JN244225

ITI Treatment Guide
Volume 10

ITI Treatment Guide

Editors:
D. Buser, S. Chen, D. Wismeijer

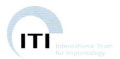

Authors:
V. Chappuis, W. Martin

監訳者：
黒江敏史
船越栄次

Volume 10

審美領域におけるインプラント治療：
単独歯欠損修復に関する
最新の治療法と材料

QUINTESSENCE PUBLISHING

Berlin, Barcelona, Chicago, Istanbul, London,
Mexico-City, Milan, Moscow, Paris, Prague,
Seoul, Tokyo, Warsaw

German National Library CIP Data

The German National Library has listed this publication in the German National Bibliography. Detailed bibliographical data are available at http://dnb.ddb.de.

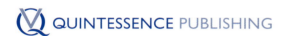

© 2017 Quintessenz Verlags-GmbH
Ifenpfad 2–4, 12107 Berlin, Germany
www.quintessenz.de

All rights reserved. This book or any part thereof may not be reproduced, stored in a retrieval system, or transmitted in any form or by any means, whether electronic, mechanical, photocopying, or otherwise, without prior written permission of the publisher.

Illustrations:	Ute Drewes, Basel (CH), www.drewes.ch
Copyediting:	Triacom Dental, Barendorf (DE), www.dental.triacom.com
Graphic concept:	Wirz Corporate AG, Zürich (CH)
Production:	Juliane Richter, Berlin (DE)
Printing:	Bosch-Druck GmbH, Landshut (DE), www.bosch-druck.de

Printed in Germany

The materials offered in the ITI Treatment Guide are for educational purposes only and intended as a step-by-step guide to the treatment of a particular case and patient situation. These recommendations are based on conclusions of the ITI Consensus Conferences and, as such, in line with the ITI treatment philosophy. These recommendations, nevertheless, represent the opinions of the authors. Neither the ITI nor the authors, editors, or publishers make any representation or warranty for the completeness or accuracy of the published materials and as a consequence do not accept any liability for damages (including, without limitation, direct, indirect, special, consequential, or incidental damages or loss of profits) caused by the use of the information contained in the ITI Treatment Guide. The information contained in the ITI Treatment Guide cannot replace an individual assessment by a clinician, and its use for the treatment of patients is therefore in the sole responsibility of the clinician.

The inclusion of or reference to a particular product, method, technique or material relating to such products, methods, or techniques in the ITI Treatment Guide does not represent a recommendation or an endorsement of the values, features, or claims made by its respective manufacturers.

All rights reserved. In particular, the materials published in the ITI Treatment Guide are protected by copyright. Any reproduction, whether in whole or in part, without the publisher's prior written consent is prohibited. The information contained in the published materials can itself be protected by other intellectual property rights. Such information may not be used without the prior written consent of the respective intellectual property right owner.

Some of the manufacturer and product names referred to in this publication may be registered trademarks or proprietary names, even though specific reference to this fact is not made. Therefore, the appearance of a name without designation as proprietary is not to be construed as a representation by the publisher that it is in the public domain.

The tooth identification system used in this ITI Treatment Guide is that of the FDI World Dental Federation.

ITI の使命とは…

「患者の利益のため、研究、開発、教育を通して、インプラントと関連組織再生についてのあらゆる知見の発展と普及を推進することである」

序文

審美領域における単独歯欠損修復を扱ったTreatment Guideシリーズの第1巻が刊行されてから10年の月日が経った。10年後の今日、より多くの臨床医が日常的に患者へインプラント治療を提供するようになり、この分野において多くの進歩があった。

インプラントデザイン、外科手技と材料、アバットメントデザイン、修復材料ならびに患者評価における進歩と発展が蓄積された現在は、審美領域における単独歯欠損修復を振り返るのに絶好のタイミングである。初診時からフォローアップとメインテナンスに至るまで、第10巻は現代のインプラント歯学が提供すべき治療法と材料に焦点を当てる。

Preface

本巻はまず第5回ITIコンセンサス会議からの合意声明と臨床的推奨事項で幕を開ける。そして、インプラントを用いた単独歯欠損修復を必要とする患者の審美的要求に対する評価ならびに治療計画立案とその遂行に関する詳細なプロトコールがそれに続く。

長期的に安定した審美的結果を獲得するための手技をステップバイステップで解説する、14のコンプレックスな臨床ケース報告が本巻の中核となる。意思決定プロセスと合併症の予防において、臨床医を支援することを目的としている。

D. Buser   S. Chen   D. Wismeijer

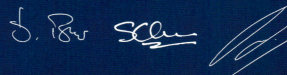

謝辞

著者らはDr. Kati Benthausの本Treatment Guideに対する準備と調整に対して感謝の意を表したい。またわれわれはMs. Ute Drewesのプロフェッショナルなイラストレーション、Ms. Juliane Richter(Quintessence Publishing)の組版と出版ワークフローの調整、Mr. Per N. Döhler(Triacom Dental)の言語編集に対しても感謝したい。ITIの企業パートナーであるInstitut Straumann AGの継続的なサポートに対しても感謝の念を示す。

編集委員・著者一覧

編集委員

Daniel Buser

DDS, Dr med dent, Professor
Chair, Department of Oral Surgery and Stomatology
School of Dental Medicine
University of Bern
Freiburgstrasse 7
3010 Bern
Switzerland
E-mail: daniel.buser@zmk.unibe.ch

Stephen Chen

MDSc, PhD, FRACDS
Clinical Associate Professor
School of Dental Science
University of Melbourne
720 Swanston Street
Melbourne, VIC 3010
Australia
E-mail: schen@periomelbourne.com.au

Daniel Wismeijer

DMD, Professor
Head of the Department of Oral Implantology and
Prosthetic Dentistry
Section of Implantology and Prosthetic Dentistry
Academic Center for Dentistry Amsterdam (ACTA)
Free University
Gustav Mahlerlaan 3004
1081 LA Amsterdam
Netherlands
E-mail: d.wismeijer@acta.nl

著者

Vivanne Chappuis

DDS, Dr med dent, PD, Assistant Professor
Department of Oral Surgery and Stomatology
School of Dental Medicine
University of Bern
Freiburgstrasse 7
3010 Bern
Switzerland
E-mail: vivianne.chappuis@zmk.unibe.ch

William Martin

DMD, MS, Clinical Professor
The University of Florida
Center for Implant Dentistry
1395 Center Drive, Room D7-6
Gainesville, FL 32610-3003
United States of America
E-mail: wmartin@dental.ufl.edu

寄稿者一覧

Urs Belser

DMD, Dr med dent
Professor emeritus, University of Geneva
Guest Professor, University of Bern
Freiburgstrasse 7
3010 Bern
Switzerland
E-mail: urs.belser@unige.ch

Dieter Bosshardt

PhD, Associate Professor
University of Bern
Head, Robert K. Schenk Laboratory of Oral
Histology
School of Dental Medicine
Freiburgstrasse 7
3010 Bern
Switzerland
E-mail: dieter.bosshardt@zmk.unibe.ch

Allen Russell Burgoyne

BSc, DDS, MSD, Cert Prostho
966 King Street West
Suite 101
Kitchener, ON N2G 1G4
Canada
E-mail: dr.burgoyne@sympatico.ca

Daniel Buser

DDS, Dr med dent, Professor
Chair, Department of Oral Surgery and
Stomatology
School of Dental Medicine
University of Bern
Freiburgstrasse 7
3010 Bern
Switzerland
E-mail: daniel.buser@zmk.unibe.ch

Paolo Casentini

DDS, Dr med dent
Via Anco Marzio 2
20123 Milano
Italy
E-mail: paolocasentini@fastwebnet.it

Stephen Chen

MDSc, PhD, FRACDS
Clinical Associate Professor
School of Dental Science
University of Melbourne
720 Swanston Street
Melbourne, VIC 3010
Australia
E-mail: schen@periomelbourne.com.au

Wagner Duarte

DDS, PhD
University of Brasilia
SCN Quadra 2 Bloco D Sala 516/517
Edificio Liberty Mall, Asa Norte
Brasilia, DF
70712-903
Brazil
E-mail: duartew@yahoo.com

Michael Gahlert

Dr med dent
High Tech Research Center
University Hospital Basel
Spitalstrasse 21
4031 Basel
Switzerland
E-mail: mgahlert@uhbs.ch, m.gahlert@
knihagahlert.de

Jason Gillespie
DDS, PA
4118 McCullough Ave
San Antonio, TX 78212-1905
United States of America
E-mail: jrgillespiedds@sbcglobal.net

Adam Hamilton
BDSc, FRACDS, DCD
Harvard School of Dental Medicine
Restorative Dentistry and Biomaterials Sciences
Division of Regenerative and Implant Sciences
188 Longwood Avenue
Boston, MA 02115-5819
United States of America
E-mail: adam_hamilton@hsdm.harvard.edu

Alessandro Januário
DDS, MS, PhD
Aria Institute
Centro Médico Lúcio Costa
SGAS 610 Lote 74 Bloco II Sala 307
Brasília, DF
70200-700
Brazil
E-mail: januarioal@gmail.com

Scott Keith
DDS, MS
1111 Civic Drive
Suite 320
Walnut Creek, CA 94596-3894
United States of America
E-mail: skeithdds@hotmail.com

Chatchai Kunavisarut
DDS, MS, Assistant Professor
Mahidol University
School of Dentistry
Advanced General Dentistry Department
6 Yothee Road
Bangkok 10400
Thailand
E-mail: drjub@hotmail.com

Eduardo R. Lorenzana
DDS, MS
3519 Paesano's Parkway
Suite 103
San Antonio, TX 78231-1266
United States of America
E-mail: drlorenzana@yahoo.com

Dean Morton
BDS, MS, Professor
Professor and Chair, Department of Prosthodontics
Assistant Dean for Strategic Partnerships and
Innovation
Director, Center for Implant, Esthetic and
Innovative Dentistry
Indiana University School of Dentistry —
Prosthodontics
1121 W Michigan Street, DS-S316
Indianapolis, IN 46202-5186
E-mail: deamorto@iu.edu

Paulo Eduardo Pittas do Canto
DDS
Prosthodontics
Contento – Odontologica Especializada
Rua Marcelo Gama, 1148
Porto Alegre, RS
90540-041
Brazil
E-mail: pittasdocanto@gmail.com

Waldemar D. Polido
DDS, MS, PhD
Clinical Professor and Program Director,
Predoctoral Oral and Maxillofacial Surgery
Co-Director, Center for Implant, Esthetic and
Innovative Dentistry, Indiana University
School of Dentistry
1050 Wishard Boulevard, Room 2200
Indianapolis, IN 46202-2872
United States of America
E-mail: cirurgia.implantes@polido.com.br

Simon Storgård Jensen
DDS
Department of Oral and Maxillofacial Surgery
Copenhagen University Hospital
Blegdamsvej 9
2100 København Ø
Denmark
E-mail: simon.storgaard@jensen.mail.dk

Daniel S. Thoma
PD, Dr med dent, Head of Academic Unit
Clinic of Fixed and Removable Prosthodontics and
Dental Material Science
Center for Dental Medicine, University of Zürich
Plattenstrasse 11
8032 Zürich
Switzerland
E-mail: daniel.thoma@zzm.uzh.ch

目次

目次

1章　イントロダクション ……………………………………………………………… 1
W. Martin、V. Chappuis／（訳）塩田　真

2章　合意声明：第5回ITIコンセンサス会議から得られた声明と推奨事項 ……… 3
V. Chappuis、W. Martin／（訳）塩田　真、今　一裕

2.1　インプラント歯学における現代の手術と放射線学技術 ………………………… 4
2.2　インプラント歯学における修復材料と技術 ……………………………………… 8
2.3　インプラント歯学における審美治療の最適化 …………………………………… 11
2.4　インプラントの荷重プロトコール ………………………………………………… 15
2.5　インプラントの生物学的、技術的合併症の予防と管理 ………………………… 18

3章　審美的に最良の結果を得るための術前リスク評価と治療計画 …………… 23
W. Martin、V. Chappuis、D. Morton、D. Buser／（訳）塩田　真、今北千春

3.1　**患者選択** ……………………………………………………………………………… 26
3.1.1　単独歯欠損補綴のためのSAC分類 …………………………………………… 28

3.2　**審美リスク評価** ……………………………………………………………………… 29
3.2.1　全身状態 …………………………………………………………………………… 31
3.2.2　喫煙習慣 …………………………………………………………………………… 31
3.2.3　フルスマイル時の歯肉の見え方 ………………………………………………… 32
3.2.4　欠損部の近遠心径 ………………………………………………………………… 33
3.2.5　歯冠形態 …………………………………………………………………………… 35
3.2.6　隣在歯の補綴状態 ………………………………………………………………… 37
3.2.7　歯肉のフェノタイプ ……………………………………………………………… 38
3.2.8　インプラント部位の炎症 ………………………………………………………… 40
3.2.9　軟組織の解剖学的形態 …………………………………………………………… 41
3.2.10　隣在歯の骨レベル ……………………………………………………………… 42
3.2.11　唇側骨壁のフェノタイプ ……………………………………………………… 42
3.2.12　歯槽頂の解剖学的形態 ………………………………………………………… 44
3.2.13　患者の審美性への期待 ………………………………………………………… 46

3.3　**治療計画** ……………………………………………………………………………… 47
3.3.1　解剖学的検討 ……………………………………………………………………… 49
3.3.2　審美領域におけるCBCTの適用 ……………………………………………… 50
3.3.3　デジタルによる計画と従来法での計画 ………………………………………… 52
3.3.4　インプラント埋入のためのサージカルテンプレート ……………………… 54

4章　インプラント手術に用いる生体材料の選択 ………………………………… 57
V. Chappuis、S. S. Jensen、D. D. Bosshardt、D. Buser／（訳）小林真理子、丸尾勝一郎、三田　稔、高橋恭久

4.1　**セラミック vs チタンインプラント素材** ……………………………………… 58
4.1.1　商用純チタン製インプラント …………………………………………………… 58
4.1.2　チタン合金インプラント ………………………………………………………… 61
4.1.3　セラミックインプラント ………………………………………………………… 62

4.2　**骨移植および骨補填材料** …………………………………………………………… 64
4.2.1　自家骨 ……………………………………………………………………………… 66

4.2.2	他家骨移植材料	72
4.2.3	異種骨移植材料	76
4.2.4	人工骨補填材料	76

4.3 生物製剤 ··· 77

4.3.1	成長因子	77
4.3.2	エナメルマトリックスデリバティブ(EMD)	77
4.3.3	自家濃厚血小板	78

4.4 メンブレン ··· 79

4.4.1	非吸収性メンブレン	80
4.4.2	吸収性メンブレン	80
4.4.3	傾斜機能構造を持ったメンブレンの新開発	81

5章 最適な審美的臨床結果を得るための外科的考察 ··· 83
V. Chappuis、S. Chen、D. Buser／(訳)黒嶋伸一郎、澤瀬　隆

5.1 審美領域における抜歯後の歯槽堤寸法変化 ··· 85

5.1.1	歯槽堤の寸法変化を抑制する低侵襲なフラップレスでの抜歯	85
5.1.2	抜歯後における硬組織の寸法変化	89
5.1.3	抜歯後における軟組織の寸法変化	90

5.2 抜歯後における歯槽堤保存術の指針 ··· 92

| 5.2.1 | 歯根を残すことによる歯槽堤保存術 | 92 |
| 5.2.2 | 抜歯窩への移植材料填入による歯槽堤保存術 | 94 |

5.3 軟組織移植の指針 ··· 97

| 5.3.1 | 角化粘膜幅の増大 | 97 |
| 5.3.2 | 軟組織量の改善 | 99 |

5.4 フラップデザインと縫合テクニック ··· 101

| 5.4.1 | フラップレスアプローチ | 101 |
| 5.4.2 | 粘膜骨膜弁の挙上 | 103 |

5.5 インプラントの選択 ··· 105

5.5.1	上顎前歯部におけるソフトティッシュレベルインプラント(STL)とボーンレベルインプラント(BL)の選択基準	106
5.5.2	上顎前歯部におけるインプラントの直径	108
5.5.3	上顎前歯部におけるインプラントの長径	110

5.6 インプラントの適正な三次元的埋入位置 ··· 111

5.6.1	近遠心的位置	113
5.6.2	唇口蓋的位置	113
5.6.3	埋入深度	113
5.6.4	埋入角度	113

5.7 外科的アプローチ：同時法GBR vs 段階法GBR ··· 114

| 5.7.1 | 同時法GBR | 114 |
| 5.7.2 | 段階法GBR | 115 |

5.8 外科的アプローチ：即時 vs 早期 vs 遅延インプラント埋入 ··· 116

5.8.1	即時インプラント埋入(Type 1)	116
5.8.2	早期インプラント埋入(Type 2と3)	120
5.8.3	遅延インプラント埋入(Type 4)	123

目次

6 章　審美性を最大限に向上するための補綴的マネージメント ·················· 133
W. Martin、A. Hamilton／（訳）木原優文、古谷野　潔

6.1	単独歯欠損補綴における審美的結果の評価 ·················	134
6.2	暫間補綴装置 ···················	137
6.2.1	インプラント埋入前	137
6.2.2	インプラント埋入後	140
6.3	インプラント周囲組織のマネージメント ···················	144
6.3.1	移行部位の形態形成	144
6.3.2	移行部位の印象	145
6.4	歯科技工所とのコミュニケーション ···················	149
6.4.1	写真	149
6.4.2	記録	151
6.4.3	技工指示書	151
6.5	スクリュー固定 vs セメント固定 ···················	152
6.6	アバットメントとクラウンに関する材料の選択 ···················	154
6.6.1	既製アバットメント	154
6.6.2	鋳造カスタムアバットメント	156
6.6.3	CAD/CAMカスタムアバットメント	157
6.6.4	純正 vs 非純正	160
6.6.5	アバットメントの材料	160
6.6.6	生体親和性	161
6.6.7	審美性への影響	161
6.6.8	物性	161
6.7	補綴デザイン ···················	163
6.7.1	クラウン／前装材料	163
6.8	アバットメントと補綴装置の取扱い ···················	167

7 章　臨床ケース報告 ························· 169

| 7.1 | 経過不良の上顎左側中切歯に対する補綴：RCボーンレベルインプラントの抜歯後即時埋入と暫間修復 ··················· | 170 |

E. R. Lorenzana、J. Gillespie／（訳）北條正秋

| 7.2 | 穿孔した上顎左側中切歯の補綴：RCボーンレベルインプラントの早期埋入 ·········· | 181 |

A. Januário、W. Duarte／（訳）北條正秋

| 7.3 | 歯根破折した上顎右側中切歯の補綴：RCボーンレベルインプラントの早期埋入、Variobaseアバットメント ··················· | 192 |

C. Kunavisarut／（訳）北條正秋

| 7.4 | 経過不良の上顎右側中切歯の補綴：歯槽堤保存術とNCボーンレベルインプラントの遅延埋入 ··················· | 202 |

W. D. Polido、P. E. Pittas do Canto／（訳）林　秀一

| 7.5 | 歯根吸収が起きた上顎右側中切歯の補綴：歯槽堤保存術とNCボーンレベルRoxolidインプラントの遅延埋入 ··················· | 222 |

P. Casentini／（訳）林　秀一

| 7.6 | 歯根吸収を起こした上顎右側中切歯の補綴：歯槽堤保存術、RCボーンレベルインプラントの早期埋入 | 234 |

S. Chen／（訳）豊嶋健史

| 7.7 | 歯肉退縮を伴った骨性癒着を起こした中切歯の補綴：抜歯と同時の抜歯窩骨移植術とカントゥアオグメンテーションを伴う遅延埋入 | 244 |

D. Buser、U. Belser／（訳）豊嶋健史

| 7.8 | 状態の不良な上顎右側中切歯の置換：硬・軟組織の増大、RCボーンレベルインプラントの遅延埋入 | 258 |

P. Casentini／（訳）船越栄次、日高祥吾、重永梨紗

| 7.9 | 経過不良の補綴済上顎右側中切歯の置換：歯槽堤保存術とRCボーンレベルインプラントの早期埋入 | 273 |

D. Thoma／（訳）船越栄次、明石悠子、重永梨紗

| 7.10 | 破折した上顎左側中切歯の置換：段階法によるボーンレベルテーパードインプラントの遅延埋入 | 288 |

S. Keith／（訳）船越栄次、明石悠子、周藤　巧、肱川和彦

| 7.11 | 骨性癒着を起こした上顎左側中切歯の置換：骨増生および歯槽堤保存術、RCボーンレベルインプラントの遅延埋入 | 300 |

A. Burgoyne／（訳）船越栄次、肱川和彦、安藤武明

| 7.12 | 上顎左側中切歯の欠損補綴：RCボーンレベルインプラントの遅延埋入およびCAD/CAMジルコニア製アバットメント | 318 |

E. R. Lorenzana、J. Gillespie／（訳）船越栄次、笹田雄也、安藤武明

| 7.13 | 上顎右側中切歯の欠損補綴：RCボーンレベルインプラントの遅延埋入と隣在歯の修復 | 330 |

A. Hamilton／（訳）船越栄次、笹田雄也、樋口　悠、久芳瑛史

| 7.14 | 破折した上顎左側中切歯の置換：モノタイプのジルコニア製インプラントの早期埋入、半粘膜下治癒 | 340 |

M. Gahlert／（訳）船越栄次、高尾康祐、久芳瑛史

8章　審美的合併症 　351

V. Chappuis、W. Martin、D. Buser／（訳）三田　稔、丸尾勝一郎、小林真理子、高橋恭久

8.1　審美的合併症の原因 　352

8.1.1	不適切なインプラントの三次元的位置	353
8.1.2	インプラントの選択	358
8.1.3	唇側骨壁の不足	360
8.1.4	顔面の晩期成長による審美的失敗	361
8.1.5	科学的検証が十分でないインプラントやサードパーティーのインプラントコンポーネントによる審美的失敗	362

8.2　審美的合併症の対処 　364

| 8.2.1 | 審美領域のインプラントを救済するための意思決定基準 | 364 |
| 8.2.2 | インプラント撤去の基準 | 375 |

9章　結論 　389

W. Martin、V. Chappuis／（訳）船越栄次、柴戸和夏穂

10章　参考文献 　393

翻訳者一覧

［監訳者］（五十音順、敬称略）

黒江敏史（Toshifumi Kuroe）／山形県開業、黒江歯科医院、Center of Implant Dentistry（CID）

船越栄次（Eiji Funakoshi）／福岡県開業、船越歯科歯周病研究所、Chairman of ITI Section Japan

［訳者］（五十音順、敬称略）

明石悠子（Yuko Akashi）／福岡県勤務、船越歯科歯周病研究所

安藤武明（Takeaki Ando）／福岡県勤務、船越歯科歯周病研究所

今北千春（Chiharu Imakita）／東京医科歯科大学大学院医歯学総合研究科インプラント・口腔再生医学分野・医員

木原優文（Masafumi Kihara）／九州大学大学院歯学研究院 口腔機能修復学講座 インプラント・義歯補綴学分野・助教

久芳瑛史（Eiji Kuba）／福岡県勤務、船越歯科歯周病研究所

黒嶋伸一郎（Shinichiro Kuroshima）／長崎大学生命医科学域 口腔インプラント学分野・准教授

小林真理子（Mariko Kobayashi）／神奈川県勤務、汐田総合病院

古谷野　潔（Kiyoshi Koyano）／九州大学大学院歯学研究院 口腔機能修復学講座 インプラント・義歯補綴学分野・教授

今　一裕（Kazuhiro Kon）／東京医科歯科大学大学院医歯学総合研究科インプラント・口腔再生医学分野・特任助教

笹田雄也（Yuya Sasada）／福岡県勤務、船越歯科歯周病研究所

澤瀬　隆（Takashi Sawase）／長崎大学生命医科学域 口腔インプラント学分野・教授

三田　稔（Minoru Sanda）／昭和大学歯科補綴学講座・助教

塩田　真（Makoto Shiota）／東京医科歯科大学大学院医歯学総合研究科インプラント・口腔再生医学分野・准教授

重永梨紗（Risa Shigenaga）／福岡県勤務、船越歯科歯周病研究所

柴戸和夏穂（Wakaho Shibato）／福岡県勤務、船越歯科歯周病研究所

周藤　巧（Takumi Suto）／福岡県勤務、船越歯科歯周病研究所

高尾康祐（Kosuke Takao）／福岡県勤務、船越歯科歯周病研究所

高橋恭久（Yukihisa Takahashi）／東京都開業、高橋スマイル歯科、一ノ塾

豊嶋健史（Takeshi Toyoshima）／香川県開業、豊嶋歯科医院、Center of Implant Dentistry（CID）

林　秀一（Hidekazu Hayashi）／奈良県開業、ファミリー歯科、Center of Implant Dentistry（CID）

樋口 悠（Haruka Higuchi）／福岡県勤務、船越歯科歯周病研究所

肱川和彦（Kazuhiko Hijikawa）／福岡県勤務、船越歯科歯周病研究所

日高祥吾（Shogo Hidaka）／福岡県勤務、船越歯科歯周病研究所

北條正秋（Masaaki Hojo）／神奈川県開業、MM デンタルクリニック、Center of Implant Dentistry（CID）

丸尾勝一郎（Katsuichiro Maruo）／神奈川歯科大学・口腔統合医療学講座・補綴・インプラント学・特任講師、一ノ塾

1章 イントロダクション

Introduction

W. Martin、V. Chappuis／（訳）塩田　真

デンタルインプラント治療の成功の歴史は、今日の臨床におけるインプラントの広範な展開を導き、あらゆる形態の欠損に対する解決をもたらしてきた。臨床医と患者の双方は、前歯や臼歯の修復にとどまらず、無歯顎までのさまざまな状況でインプラント維持補綴を応用し得るという便益を受けてきた。複数の研究者は90％を超える長期残存率を報告しており、欠損補綴の第一選択肢としてデンタルインプラントが広く受け入れられることとなっている（Adellら、1990；Lindquistら、1996；Wennströmら、2005；Buserら、2012；Chappuisら、2013a）。しかしながら、インプラントの成功基準は時とともに変わってきているために、残存率は必ずしも審美的な回復の成功を意味していない。審美性の優先度が高い部位では、補綴装置の出来栄えや歯列との調和と並んで、インプラント周囲粘膜の評価が成功基準に含まれる必要がある（Belserら、2004；SmithとZarb、1989）。

審美領域の歯を失った患者は、自然な外観を回復するために臨床医に対して自らの抱える課題を提示することとなる。すべての審美的な修復は予知性を持つべきであり、再現性のある安定した結果が短期的にも長期的にも求められる。これらをいかに達成するかは、臨床医と歯科技工士の相互関係（経験）に左右されるとともに、生体因子（解剖学的因子、宿主反応）、外科的因子（手術法、材料、技術）、インプラント（寸法、組成、表面性状、デザイン）、補綴的因子（技術、材料）にも左右される。

ITIは審美的な修復処置が必要な患者の課題を認識しており、多数の刊行物（SAC Classification、ITI Treatment Guide）や過去16年間に行われた第1回から第5回までのITIコンセンサス会議議事録の中でその問題に焦点を合わせている。SAC分類では、インプラント治療を受ける際の補綴的、外科的難易度の情報を提供するとともに、審美的な成果を上げるためのリスクを個々の治療状況に応じた臨床要因に基づいて判定するために、審美的リスク評価（ERA）の具体的な活用を提案している。ITI Treatment Guideでは、第1巻の「審美領域におけるインプラント治療：単独歯欠損修復」から始まり、第2巻から第8巻へと至るまで、審美的な結果に対する治療プロトコールの影響が述べられている。コンセンサス会議議事録（第1回から第5回）では合意声明および臨床的推奨事項の中で、患者の評価と治療、埋入時期、荷重プロトコール、修復材料に関連した合併症に照準した治療ガイドラインを通して、審美的要求の高い患者の治療に焦点を当てている。

2007年にITIは審美領域における単独歯欠損修復を主題としたITI Treatment Guideシリーズ第1巻を刊行した。それ以来、患者評価、インプラントデザイン、外科手技と材料、アバットメントデザイン、修復材料に多くの発展があり、このタイムリーなトピックの再検討が必要となった。

ITI Treatment Guideシリーズのこの巻では、第5回ITIコンセンサス会議における最新の合意声明および臨床的推奨事項をまず取り上げ、それから　インプラントによる単独歯欠損の審美的修復を要する患者の評価と治療計画に関する詳細なプロトコールを解説する。ERAの表には見直しが入り、最新版はデジタル技法を組み込んだ現代の評価法や技術に合致するように表現されている。

1章　イントロダクション

　審美領域に応用されるインプラント治療では、補綴計画に基づく理想的な三次元的ポジションに配置されたインプラントに対して、失われたティッシュサポートを回復するために、使用する外科手技や材料に細心の注意が必要である。インプラント材料、移植骨、骨補填材料、生物製剤、メンブレンが紹介され、それらを使用する際の適用や技法を概説する。一般に審美領域で遭遇するさまざまな外科的状況を紹介し、推奨される治療法を提案する。

　審美領域における補綴処置では、審美性に関する高い予知性と永続性を持った結果を得るために、臨床上の手技と材料に関する高度の知識を必要とする。本書では、暫間補綴装置の使用、歯科技工所との意思疎通、アバットメントデザイン、修復材選択、補綴装置装着などを通して、提案されたインプラント部位の埋入前後における臨床操作にハイライトを当てている。

　すべてのITI Treatment Guideが備えている独特の特徴として、ITIフィロソフィーが拠って立つ治療本体や治療計画に対するエビデンスベースのアプローチを支持する世界中の臨床医から寄せられた臨床ケース報告がある。本書においても、単独歯欠損インプラント治療の外科と補綴の双方におけるさまざまなアプローチに焦点を当てたいくつもの症例を紹介している。さらに、審美的な不調がみられるインプラント症例に対する原因解明と対処法が、問題点を解決するための外科的、補綴的選択肢を中心に俯瞰している。

　このトリートメントガイドのゴールは、審美的な結果を希望する患者に対し、臨床医が初診からメインテナンスまでの診療を成功へと辿れるよう、包括的なエビデンスベースのアプローチを示すことである。

2章　合意声明：
第5回ITIコンセンサス会議
から得られた声明と推奨事項

Consensus Statements:
Statements and Recommendations
Obtained from the
5th ITI Consensus Conference

V. Chappuis、W. Martin／(訳)塩田　真、今　一裕

2章　合意声明：第5回ITIコンセンサス会議から得られた声明と推奨事項

2.1　インプラント歯学における現代の手術と放射線学技術

International Journal of Oral and Maxillofacial Implants 2014, Vol. 29（Supplement）：インプラント歯学における現代の手術と放射線学技術（Michael M. Bornsteinら、2014）

緒言

デンタルインプラントによるリハビリテーションを成功させるには外科介入に先立った補綴主導の術前計画と有効な処置方法の検討が必要である。この10年間のインプラント歯科におけるコーンビームコンピュータ断層撮影（以下CBCT）を用いたクロスセクション画像の導入と普及によって、術者たちは三次元的にデンタルインプラント埋入前後の顎骨を診断、評価することができるようになり、CBCTはコンピュータ断層撮影法（以下CT）に代わる標準となった。さらに、コンピュータガイドによるインプラント手術は通常CBCTスキャンから得られたクロスセクション画像によるデータを用いている。科学および臨床診療の急速な変化を考慮し、本グループにおいて、Bornsteinら（2014a）とTahmasebら（2014）による2編のシステマティックレビューはこれらのトピックスを中心に捉えた。

狭窄した顎堤には二通りの手術介入法がある。骨増生を避け患者の侵襲を小さくするためにナローダイアメターインプラントを使用することがすでに議論されている。それにもかかわらず、いまだにシステマティックレビューで評価は行われていない。水平的な骨増生はインプラント埋入のために骨量を増やす目的で広く応用されている。しかしながら、上顎前歯部におけるこの手法の有効性および長期経過の情報はまだ限られている。そのため、Kleinら（2014）ならびにKuchlerとvon Arx（2014）がグループ1で行ったシステマティックレビューでは、この2つのかなり異なった治療法の既存データを評価した。

インプラント歯学におけるコーンビームコンピュータ断層撮影（CBCT）

合意声明

インプラント治療におけるCBCT画像診断とその使用ガイドライン、適応症と禁忌症、付随する照射線量リスクなどについて、以下の声明が発表された：

- 現在のインプラント歯学におけるCBCT臨床応用のガイドラインはコンセンサスベースもしくは規格化されていない方法から推奨されたものである。
- 発表されたインプラント歯学におけるCBCTの適応は術前分析から合併症を含む術後評価にわたっている。しかしながら、CBCT画像が従来の二次元法と比べて、治療計画の変更、インプラント残存率・成功率の向上と合併症の減少などに関して臨床上有意義な利点を持つことはまだ報告されていない。
- CBCT撮影の照射線量リスクは従来のCTと比べて有意に低いが、二次元画像放射線撮影より高い。CBCT装置の違いによる照射線量の差が大きい。適切な被曝パラメータの使用と視野（FOV）を実際の関心領域（ROI）まで縮小することにより実効線量をかなり減らすことができる。

トリートメントガイドライン

- 術者がインプラント治療のためにCBCTスキャンを実行ないしは解釈する際には、現行の放射線ガイドラインを参考にすべきである。
- インプラント治療の計画立案のためのCBCT画像診査は、綿密な検査後の各患者の必要性を基にして判断すべきである。

- クロスセクション画像が必要な場合はCTよりCBCTのほうが望ましい。
- 従来の放射線画像と臨床診査の補足情報が必要な場合、CBCT撮影が行われる。状況（例えば、複数の処置選択肢が予想された場合あるいは顎骨ないし上顎洞病変が疑われる場合）によりCBCTが画像診断の第一選択になる場合もある。
- 外科と補綴の情報を最大限に生かすため、CBCT撮影時にラジオグラフィックテンプレートを用いることが望ましい。
- 可能ならCBCT検査でのFOVは常にROIに限局させるべきである。
- 常に患者と装置に特有の線量削減対策をとるべきである。
- 画像データの転換性を高めるために、術者はDICOMデータ出力に完全に対応している放射線装置ならびに独立ソフトウェアを求めるべきである。

ITIコンセンサスペーパーの全文PDF（英語、無料）は、ITI Online AcademyのITIコンセンサスデータベースで閲覧可能。その他Online Academyのコンテンツ（英語、有料の場合あり）はacademy.iti.orgを参照。

コンピュータガイドによるインプラント手術

合意声明

- コンピュータガイドによる手術を応用して埋入されたインプラントの12ヵ月経過時点の平均残存率は97.3%（n = 1,941）を示し、従来の術式と同等であった。
- 2008年と比べ、コンピュータガイドによるインプラント手術の正確性を示すデータがかなり増えてきた。正確性のメタ分析から、平均誤差は起始点で0.9mm（n = 1,530）、インプラント先端部では1.3mm（n = 1,465）、平均角度偏差は3.5°（n = 1,854）と認められたが、すべての測定で結果の偏差が大きかった。
- 粘膜、歯とミニインプラント支持型テンプレートはインプラント埋入の正確性において骨支持型ガイドよりすぐれていた。
- テンプレートを用いた埋入窩形成後では、インプラント埋入の正確性はフリーハンドでのインプラント埋入より、テンプレートを使用した埋入のほうがすぐれていた。

トリートメントガイドライン

- ガイド手術は適切な診断と治療計画にとって代わるものではなく、それらの補助とみなすべきである。
- ガイド手術は常に補綴主導で行われるべきである。これには、ワックスアップあるいは適切なソフトウェアによるデジタルワックスアップによって作製されたラジオグラフィックテンプレートが含まれる。
- 高品質のCBCT画像とデジタルプランニングを統合した情報には重要構造の位置、適切なインプラント位置と寸法、骨増生の必要性、補綴装置の設計を含むべきである。
- 変位量の報告に従えば、重要な構造物とインプラントとの間には2mmの余裕を設けてインプラントの位置を計画するべきである。ボーダーライン症例においては、術中のデンタルX線写真を安全策として撮影すべきである。
- ガイド手術はフラップレスあるいはオープンフラップで行われる。
- 粘膜、歯あるいはインプラント支持型のサージカルテンプレートのみを使用すべきである。
- 正確性向上のため、可能であれば常に（ガイドによる埋入窩形成のみではなく）インプラント埋入まで完全にガイドを用いて行うべきである。
- ガイド手術が部分欠損と無歯顎におけるさまざまな荷重プロトコールで応用できる。
- ガイド手術の適応症には下記のものが含まれる：治療計画の補助、複雑な解剖構造に直面した際、最小限の侵襲での手術の実施、治療オプションおよび治療法に対する患者の理解を高めること。

ITIコンセンサスペーパーの全文PDF（英語、無料）は、ITI Online AcademyのITIコンセンサスデータベースで閲覧可能。その他Online Academyのコンテンツ（英語、有料の場合あり）はacademy.iti.orgを参照。

ナローダイアメターインプラント

合意声明

- 下顎無歯顎（インプラント4本）のオーバーデンチャーと、前歯部単独歯欠損（上顎側切歯、下顎切歯）に用いられた直径1.8〜2.9mmのワンピースチタン製ミニインプラントの平均3.9年（1〜6年）経過時の平均残存率は94.3%（91%〜100%）であった。
- 単独歯（上顎側切歯、下顎切歯）のみに用いられた直径3.0〜3.25mmのツーピースチタン製インプラントの平均2.8年（1〜5年）経過時の平均残存率は98.5%（94%〜100%）であった。
- 臼歯部領域も含む全適応症に用いられた直径3.3〜3.5mmのツーピースチタン製インプラントの平均4.1年（1〜11年）経過時の平均残存率は96.9%（89%〜100%）であった。
- すべてのNDIsに対し、成功率に関するエビデンスが不十分である。臨床パラメータと治療プロトコールの記述が不十分であることと、比較対照試験が行われてないことから、バイアスリスクが非常に高い。

トリートメントガイドライン

- 近遠心的スペースあるいは骨幅が不足している場合、通常の埋入位置ルールに準ずるかぎりはNDIsが適応であろう。
- NDIsにはいくつかの適応症がある。しかしながら、長期荷重後の生体力学的な問題（例えば、破折）と臨床上の挙動に関する知識がいまだ限られていることを考慮すべきである。
- この点において、インプラント径はエマージェンスプロファイルと歯槽頂の形態との関係を考慮しできるかぎり太い径を選択すべきである。
- NDIsは10mm以上の長さのものを用いるべきである。
- 臨床上の適応症は：
  1. 前歯部域での単独埋入：カテゴリー1、2、3（カテゴリー1と2は切歯のみ）。ワンピースインプラントには特有の補綴学的な欠点を伴うことが多い。
  2. オーバーデンチャーを用いて無歯顎を回復する場合：カテゴリー2と3、カテゴリー1は下顎のみ（インプラント4本）に適応。
  3. 臼歯部単独、複数連結の固定性補綴装置（以下FDP）、FDPを用いた無歯顎症例の回復：カテゴリー3のみ；各症例のインフォームドコンセントには技術的な合併症の可能性を含むべきである。他の代替治療法も議論されるべきである。

*カテゴリー1：ワンピースインプラント、<3.0mm（ミニインプラント）
カテゴリー2：ツーピースインプラント、3.00〜3.25mm
カテゴリー3：ツーピースインプラント、3.30〜3.50mm

ITIコンセンサスペーパーの全文PDF（英語、無料）は、ITI Online AcademyのITIコンセンサスデータベースで閲覧可能。その他Online Academyのコンテンツ（英語、有料の場合あり）はacademy.iti.orgを参照。

上顎前歯部における水平的骨増生

合意声明

- 適正なインプラント埋入を可能にするために、上顎前歯部における水平的な骨増生は有効な治療選択肢として挙げられる。
- 段階的アプローチで獲得した水平的骨幅の平均(インプラント埋入時に測定)は2.2〜5 mmである。レビューに含まれた研究には、水平的骨増生で得られた骨幅の長期安定性についての情報はなかった。
- 特定な方法あるいは材料が他よりすぐれていることを証明できるデータが不十分である。
- インプラントの残存率・成功率は、水平的に増生された骨への埋入と適切な幅を持った元来の骨への埋入の報告結果とで差がなかった。

トリートメントガイドライン

- 顎堤頂幅が不足している場合、適切なインプラント埋入を行うために水平的骨増生が適応である。理想的には、インプラントの頬側に2 mmの骨を獲得すべきである。
- 上顎前歯部における水平的骨増生の主たる目的は、機能と審美的な結果を向上させるためにインプラント位置を最適化することである。増生骨の形状と位置は軟組織のプロファイルに影響するが、それは隣在歯のカントゥアに準ずるべきである。
- 術者が上顎前歯部における水平的骨増生を行う際には、顆粒状骨移植材料による同時埋入かブロック骨移植による段階的アプローチを選ぶ、また、吸収性あるいは非吸収性メンブレンを使用するか否かを選ぶといった幅広い治療オプションを選択することが可能である。
- 審美的な結果を向上させるため、付加処置として軟組織増生術が必要となる場合がある。
- 軟組織状態が適切であり、インプラント埋入が初期固定良好かつ正確な位置取りが可能であれば、水平的骨増生と同時のインプラント埋入が適応である。
- 同時埋入で良好な骨再生が得られる見込みのない欠損形態では段階的アプローチを用いるべきである。
- インプラント初期固定と三次元的に適正なインプラント埋入位置が得られないほどの大きな欠損の場合、段階的アプローチが推奨される。
- 骨増生材料は一般的に、信頼性の高い文献に基づいて、長期的に増生骨量の安定が見込めるものを選択すべきである。

ITIコンセンサスペーパーの全文PDF(英語、無料)は、ITI Online AcademyのITIコンセンサスデータベースで閲覧可能。その他Online Academyのコンテンツ(英語、有料の場合あり)はacademy.iti.orgを参照。

2章　合意声明：第5回ITIコンセンサス会議から得られた声明と推奨事項

2.2　インプラント歯学における修復材料と技術

International Journal of Oral and Maxillofacial Implants 2014, Vol. 29（Supplement）：インプラント歯学における修復材料と技術（Daniel Wismeijerら、2014）

緒言

インプラント治療におけるコンピュータ支援による設計（以下CAD）と製作（以下CAM）の利用は過去10年増加してきている。これら新しいテクニックの継続した改良が開発者によって行われていることから、従来のインプラント補綴装置の製作方法に対する挑戦が始まったといえる。従来の製作方法に比べてより良い結果がCAD/CAMならば得られることがその前提になっている。KaposとEvansによるシステマティックレビュー（2014）はCAD/CAM法と従来法による上部構造の成績に焦点を当てている。

多くの患者が40〜50歳の間にインプラントの処置を受けているので、補綴治療の長期安定性を確実なものとするためにも、インプラントならびに上部構造の長期的な残存率が、術者、患者双方から期待されている。「長期」とは少なくとも5年のフォローアップを伴うものと定義される。このため、残存率と、生物学的、機械的、審美的な合併症の発生は少なくとも平均5年の経過に基づくべきである。しかしながら、患者に異なる治療の選択肢を助言するうえでインプラントの残存率のみが重要視されるわけではない。補綴装置、インプラントとアバットメントの治療効果も同様に考慮すべきである。異なった種類のアバットメントが材料（メタル、セラミック）、形態（既製、カスタム、それぞれに多様な内部構造のデザインがある）に応じて使用可能である。現在メタルのアバットメントがゴールドスタンダードとはされているが、高強度のジルコニア製アバットメントが広く利用されるようになっており、臨床的にメタルアバットメントに代わるものとして適切と考えらえている。Zembicらのシステマティックレビュー（2014）は単独のインプラントに支持された補綴装置に関して、5年以上のデータが十分になかったので、少なくとも平均3年の観察期間を有するデータを含む文献でメタルとセラミックのアバットメントの残存率に焦点を当てて分析している。加えて、生物学的、技術的、審美的な合併症の発生についてもメタル、セラミックの双方のアバットメントについて比較している。

インプラント補綴での重要な決定のひとつに、インプラントへスクリューで固定されたアバットメントに上部構造を固定する方法を決めることがある。それには、スクリューあるいはセメントで固定する方法がある。スクリュー固定式の補綴装置では、アバットメントあるいは中間構造は上部構造と別個に製作（ツーピース）あるいは一体化して製作（ワンピース）する方法がある。一般的に、いずれの固定方法にも利点と制約がある。その選択においての臨床上ならびに技術上の論点には、製作の容易さ、精度、フレームワークの受動的な適合（パッシブフィット）、維持、咬合、審美性、到達性（口腔内での操作において）、リトリーバビリティ、合併症の生じやすさ、コストが含まれる。Wittnebenらのレビュー（2014）においては、セメント固定式とスクリュー固定式の上部構造に関して生物学的ならびに技術的な失敗と合併症の発生頻度に焦点を当てている。

インプラントのアバットメント、クラウン、上部構造の製作におけるCAD/CAM法

合意声明

インプラントのアバットメント、クラウン、上部構造の製作におけるCAD/CAM法については次のことが言える：

- CAD/CAM法はインプラント治療に成功裡に取り入れられている。
- CAD/CAM法によって製作されたインプラント支持の補綴装置は、短期間においては従来法によるものと同様の臨床結果を出している（平均：クラウンで1年［1〜1.1年］、アバットメントで3.5年［1〜5年］、フレームワークで4年［1〜10年］）。
- インプラント上部構造の製作に用いるCAD/CAM法のソフトウェアならびにハードウェアの多様性が比較を困難にしている。
- CAD/CAM法によるインプラント上部構造において、結果の評価法ならびに材料の選択の違いが比較を困難にしている。
- 個々にCAD/CAMにより製作されたアバットメントの短期（平均3.5年［1〜5年］）の残存率は、従来法で製作されたもの、あるいは既製のアバットメントと同様であった。

- 個々にCAD/CAMにより製作されたフレームワークの短期(平均4年[1～10年])の残存率は、従来法で製作されたフレームワークと同様であった。

トリートメントガイドライン

- CAD/CAM法を用いることは、臨床的に受けいれられる結果をもたらす。
- 修復を担当する歯科医師ならびに歯科技工士の継続的なトレーニングがCAD/CAM法によるインプラント治療を成功させるうえで不可欠である。
- 業界主導で継続的にCAD/CAM用機器、技法、材料の開発が行われている。歯科医師、歯科技工士はハードウェア、ソフトウェアならびにサポート体制が機種の世代によって変化することに注意しなければならない。
- 歯科医師が治療結果に責任を持つことは変わらないので、中心的な役割を果たしつつ歯科技工士とともに注意してCAD/CAMのコントロールと材料選択を行うことが推奨される。
- 歯科医師がアバットメントやフレームワークのデザインを左右するバーチャルの最終補綴(バーチャルの診断用ワックスアップ)を承認すべきである。
- デジタル技術で製作された補綴装置はデータセットを保存すれば再製作が可能である。このためにデジタルのデータセットは保存・保護すべきであり、またデジタルのプラットフォームはプログラムの互換性と透明性を維持すべきである。

ITIコンセンサスペーパーの全文PDF(英語、無料)は、ITI Online AcademyのITIコンセンサスデータベースで閲覧可能。その他Online Academyのコンテンツ(英語、有料の場合あり)はacademy.iti.orgを参照。

単独インプラントの固定性上部構造の残存率ならびに合併症の発生頻度

合意声明

- 審美的、技術的、生物学的な臨床的結果においては、セラミックとメタルのアバットメントに差はみられなかった。
- 審美的、技術的、生物学的な臨床的結果においては、メタルのアバットメントでインターナル、エクスターナルの結合様式による差はみられなかった(3～10年、平均5年の観察期間において)。
- 技術的な合併症の発生率が審美的、生物学的なものよりも高かった(3～10年、平均5年の観察期間において)。

トリートメントガイドライン

- ジルコニアで異なった微細構造および特性を有するタイプが数多く紹介されインプラント治療に利用されているが、材料は定評があり品質を保証できるメーカーのものを用いるべきである。
- 前歯部、小臼歯部の上部構造にジルコニアアバットメントが適用できる。しかしながら、ジルコニアはメーカーが推奨しないかぎり、シンタリングの後に術者や歯科技工士が切削、研削あるいは調整をするべきではない。
- セラミックアバットメントはメタルアバットメントの代わりにすべての適応症で使用できるわけではない。予備的調査の結果は、セラミックに固有の性質が設計や製作に関わる問題点(応力の集中、厚みの薄さ、シンタリング、切削時の欠陥など)に反映されていることを示唆している。
- フルセラミックのアバットメントのデザインは、メタルアバットメントとは異なり応力集中や、不適切な応力の発生を回避するためメタルアバットメントをベースにすべきではない。
- 大臼歯部にセラミックアバットメントを使用する場合には、この部位での治療経過について十分に検討されていないので注意が必要である。
- チタンとジルコニアを接着させたアバットメントはまだ実証が行われていない。このようなアバットメントを利用する場合にはデータが不足しているので注意が必要である。

ITIコンセンサスペーパーの全文PDF(英語、無料)は、ITI Online AcademyのITIコンセンサスデータベースで閲覧可能。その他Online Academyのコンテンツ(英語、有料の場合あり)はacademy.iti.orgを参照。

スクリュー固定式、セメント固定式による上部構造の臨床的結果の比較

合意声明

- セメント固定式、スクリュー固定式のインプラント補綴装置は、いずれも高い残存率を示している。失敗や合併症の発生を固定方法の選択で回避することはできない。
- オールセラミックの補綴装置をセメント固定した場合には、メタルセラミックの補綴装置をセメント固定した場合に比べて失敗率が高い。しかしスクリュー固定した場合には差はない。
- 文献レビューに基づくと、セメントの種類は補綴装置の失敗率には影響しない。
- セメント固定式、スクリュー固定式のいずれにおいても機械的な合併症は発生する（推定の年間発生率は最大10％になる）。データをプールしてみると、セメント固定式の補綴装置のほうでより合併症が多く発生している。
- セメント固定式の上部構造よりもスクリュー固定式のほうで、セラミックのチッピングがより多く発生している。
- 生物学的な合併症（推定の年間発生率は7％近くに及ぶ）はセメント固定式、スクリュー固定式のいずれにも発生している。セメント固定式のほうで、よりフィステルの形成や排膿の頻度が高い。

トリートメントガイドライン

本レビューを基にスクリュー固定式、セメント固定式」のいずれかを普遍的に推奨することはできない。しかしながら臨床的な状況においていずれの維持のタイプを選択するかについては次の推奨が可能である。

セメント固定式が推奨される場合：

- ショートスパンで、製作過程を単純化するためマージンを粘膜縁あるいは縁上部に設定する場合
- インプラントの埋入位置が不良な場合、あるいは咬合面にスクリューアクセスホールがくる状況で、審美性を改善したい場合
- 咬合面に手を付けたくない場合
- 初期の治療コストを低く抑えたい場合
- なお、インプラント支持のクラウンをセメント固定する方法は、単純なものではなく十分な注意を払って行うべきものであることを付け加える

スクリュー固定式が推奨される場合：

- 上下の顎間距離が最小限しかない場合
- セメントマージンを避け、それによってセメントの残留の可能性を防ぐ（マージンが粘膜縁下に設定される場合には特に有効である。というのは、マージンを粘膜縁から1.5mmより下方に設定すると完全に余剰セメントを取り除くことが困難になるとされているからである）
- リトリーバビリティ（再利用性）が重要である場合
- 審美領域において、移行部の軟組織（エマージェンスプロファイル）部のカントゥアを改良し調整したい場合
- スクリュー固定する場合、インプラントの埋入は補綴主導により決定した部位に行うことが推奨される

ITIコンセンサスペーパーの全文PDF（英語、無料）は、ITI Online AcademyのITIコンセンサスデータベースで閲覧可能。その他Online Academyのコンテンツ（英語、有料の場合あり）はacademy.iti.orgを参照。

International Journal of Oral and Maxillofacial Implants 2014, Vol. 29 (Supplement)：インプラント歯学における審美治療の最適化(D. Mortonら、2014)

緒言

上顎前歯部において審美的な満足を達成するには、インプラント支持補綴が硬組織や軟組織を再現している必要がある。グループ3では、審美治療の最適化というテーマに取り組むため、3件のシステマティックレビューを行った。

抜歯後、インプラントの埋入にはさまざまなタイミングの選択肢がある。抜歯後インプラント埋入は、残存骨欠損のマネージメントや審美的結果の改善のため骨増生を伴う場合が多い。したがって、ChenとBuserによる一番目のシステマティックレビュー(2014)は、インプラント埋入のタイミングと骨増生法の影響を審美的結果に与える効果との関連で分析した。

残念ながら、インプラント治療に伴い合併症は発生し得る。審美領域においては、これらの合併症はインプラント周囲軟組織に関連する退縮や欠損によって審美的治療成績を損なう場合が多い。そこで、Levineらによる二番目の論文(2014)では、審美領域におけるインプラント埋入ならびに修復後の粘膜欠損を治療する方法に関する文献がレビューされている。許容できる審美性を実現するため、インプラント支持補綴の審美治療を最適化する目的で多数の修復手法が開発されてきた。しかし、これら手法の審美関連の有効性を評価したシステマティックレビューはない。よって、Martinらによる三番目のシステマティックレビュー(2014)の目的は、各種の修復手法が審美的結果に与える影響を評価することであった。

これら3件のシステマティックレビューから、審美的結果に関するデータはケースシリーズ研究によるものが圧倒的に多いという全体所見を得た。ランダム化比較対照試験(以下RCT)やコホート研究は比較的まれで、バイアスリスクが低いと判断されたのはこれらのうち少数であった。しかしながら、ケースシリーズ研究からは、審美的結果に関連するテクニックや材料に関する現在の臨床的トレンドを明らかにするうえで貴重な情報が得られた。事実、良くデザインされた前向きケースシリーズ研究で、明確な被験者包含基準ならびに除外基準を設定し被験者を連続登録しているものからは、臨床手法や材料を検証するうえで重要な情報が得られる。

審美的結果を損ねるリスクを高めることが知られている臨床状態が研究対象となる場合、グループでは、RCTが必ずしも実行可能でないあるいは倫理的でないとの認識であった。審美領域におけるインプラント治療は難しい治療であり、SAC分類ではadvancedまたはcomplexに分類される(Dawsonら、2009)。ほとんどの患者が複数の審美的リスクファクターを有し、しかも期待度が高い場合が多い。審美上の合併症がいったん発生すると、そのマネージメントは、通常、困難あるいは不可能である。結果として、審美上の合併症の予防を第一目的とする必要がある。よって、予知性が高くかつ合併症のリスクの低い治療成功を可能にするには、保存的アプローチが推奨される。

上顎前歯部におけるインプラント即時埋入や早期埋入後の審美的結果

合意声明

選択した研究は、天然歯に隣接する抜歯後の単独インプラントに関して報告したものであった。抜歯後インプラントの場合、客観的指標ならびにインプラント周囲粘膜の位置変化により評価された審美的結果を、大多数のケースで達成可能である。しかし、審美的に不良な治療結果となる。

即時インプラント（type 1）埋入後の軟組織の位置に関しては、かなりのばらつきがある。インプラントの即時埋入後1年から3年の間に、1mm以上の唇側中央部粘膜の退縮が9％〜41％（中央値：26％）の部位で発生している。

即時インプラント埋入における唇側中央部の退縮に関連する要因には、（1）薄い唇側骨板、（2）唇側骨板の欠損、（3）インプラントの唇側への位置異常、（4）薄い軟組織のフェノタイプがある。被験者数の少ない2件の後ろ向き研究に基づけば、即時インプラント埋入後に、唇側骨壁が欠損していると粘膜退縮が大きくなることが頻繁に観察される。

少数の研究（RCT1件ならびにケースシリーズ1件）に基づけば、早期インプラント埋入（type 2またはtype 3）は1mm以上の唇側中央部粘膜の退縮を示していない。骨誘導再生法（以下GBR法）による同時法の骨増生（カントゥアオグメンテーション）を併用した早期インプラント埋入（type 2）の研究2件は、コーンビームCTで唇側骨壁が高頻度（90％超）で確認されたことを示している。

トリートメントガイドライン
抜歯部位ではインプラント埋入のタイミングとは関係なく審美的な治療結果を達成できる。ただし、埋入時期の違いには、それぞれに固有の治療上の問題や審美的結果の予知性の違いがある。

即時埋入に関しては、治療を実施するために高水準の臨床能力と経験を要する。また、十分な審美的結果を達成するには患者を慎重に選択しなくてはならない。下記の臨床条件を満たす必要がある：

- 抜歯窩壁が完全な状態であること
- 唇側骨壁の厚みが1mm以上であること
- 軟組織が厚いこと
- インプラント部位に急性感染がないこと
- 抜歯窩の根尖側と口蓋側に初期固定を確立できる骨があること

即時埋入については、上記の骨の解剖学的状態の測定に術前の三次元（3D）X線診査を行い、治療計画に役立てることが考えられる。

フラップを挙上するか否かにかかわらず、即時埋入で予知性のある審美的結果を達成するには下記の治療条件を満たすことが必要である：

- インプラントプラットフォームの適切な三次元的ポジション（以前のITIの推奨に従う）
- このポジションが抜歯窩内となる場合は、インプラントプラットフォームと抜歯窩唇側壁の内面との間に2mm以上の距離があるはずである。置換率の低い骨補填材料など、抜歯後の吸収を補償する手法を使用すべきである。

これらの条件を満たしていなければ、即時インプラント埋入は推奨されない。

即時埋入のための上記の前提条件が満たされることはまれである。したがって、ほとんどの場合に早期インプラント埋入（type 2）が第一選択になる。ただし、初期固定が得られないと予想される場合には、抜歯後の治癒期間を延長すべきである。患者側の理由またはインプラント部位に関連する理由によってインプラント埋入を遅らせる必要がある場合には、歯槽堤保存／増生手法を考慮する。

早期インプラント埋入（type 2、type 3）の審美的結果を最適化するには、適切な補綴主導の三次元的ポジションにインプラントプラットフォームを位置付けなければならない。インプラント埋入には置換率の低い骨補填材料によるGBR法を併用して、歯槽堤の唇側をオーバーカントゥアにする。その後、バリアメンブレンで増生材料を被覆し、生体材料を粘膜下におく。

ITIコンセンサスペーパーの全文PDF（英語、無料）は、ITI Online AcademyのITIコンセンサスデータベースで閲覧可能。その他Online Academyのコンテンツ（英語、有料の場合あり）はacademy.iti.orgを参照。

審美領域における軟組織欠損に対する軟組織増生法

合意声明

対象とした研究は、症例報告ならびに少人数かつ短期間のケースシリーズが大多数であった。これらの研究では、単独インプラント周囲の唇側軟組織退縮の原因や時期について必ずしも明らかにされていなかった。

唇側軟組織退縮の治療には歯周軟組織外科術式が適用されていた。審美領域の唇側軟組織欠損をどう治療するかに関するコンセンサスはない。報告の中には、インプラント修復物の撤去や唇側部分の修正(クラウン、アバットメント、インプラント)によって治療しやすくしたものもあった。

軟組織増生術で達成できる軟組織改善(軟組織の厚みや角化組織の幅、あるいは唇側辺縁軟組織の高さの増大を含む)は限定的である。

軟組織増生術後に軟組織欠損の完全解決がみられたのは0％から75％までさまざまであった(3件の研究、患者32名)。

トリートメントガイドライン

審美領域の軟組織欠損のマネージメントにおいて、審美的結果の予知性を改善し、リスクを低減するには、チームアプローチと審美的リスク評価を行うべきである。

単独インプラント周囲に軟組織退縮が発見された場合、三次元的インプラントポジション、修復物、存在している硬組織や軟組織の支持、さらには、ブラッシングやフロス使用による外傷など人為的な(自ら招いた)外傷の評価に基づいて原因を診断する必要がある。

単独インプラント周囲軟組織の唇側退縮を是正する外科術式は複雑である。系統的な評価ならびに治療プロトコールが必要である。評価には下記を含むべきである:

- 患者の期待度
- 健康状態
- 喫煙習慣
- スマイル時における欠損の見え方
- 欠損部に残存している角化組織の幅
- 修復物のカントゥア
- インプラント部位の感染
- 患者に関連した要素の寄与
- 三次元的インプラントポジション
- インプラントと隣在歯の近接度
- 隣接部における骨喪失のX線診査
- インプラント部位の軟組織の瘢痕

上記の要素が良好な場合には、硬組織や軟組織の増生が有効な可能性がある。患者には治療結果に大きなばらつきが生じることを説明しておくべきである。上記の要素が不良な場合、硬組織や軟組織の増生の有効性は低くなる。外科と補綴装置修正(アバットメント／クラウンの交換や形状修正)の併用が適応になる場合もある。インプラント撤去も選択肢のひとつとみなすべきである。インプラントを撤去しなければならない場合、骨喪失を最小限に抑える手法が望まれる。専用のインプラント撤去用キットが販売されており、トレフィンよりも望ましいとされている。

ITIコンセンサスペーパーの全文PDF(英語、無料)は、ITI Online AcademyのITIコンセンサスデータベースで閲覧可能。その他Online Academyのコンテンツ(英語、有料の場合あり)はacademy.iti.orgを参照。

インプラント歯学における、審美的結果に対する補綴術式の影響

合意声明

現存の文献では、下記によって審美的結果が改善可能であるかは実証されていない：

- サージカルテンプレート（サージカルガイド）の使用
- インプラント維持型暫間補綴装置の使用
- インプラント維持型暫間補綴装置のタイミング
- 補綴装置の維持様式（セメント固定式またはスクリュー固定式）

セラミックアバットメント／補綴装置のコンビネーションを利用してインプラント治療の審美的結果の改善（色調の一致）を報告したエビデンスは少ない（1件の研究）。

水平オフセット、すなわちプラットフォームスイッチング（径の小さいアバットメントを使用する）の存在によって審美的結果を改善できる（唇側中央部粘膜辺縁で平均0.3mm）。

トリートメントガイドライン

以前のITIの出版物で報告された最適領域（comfort zone）内の、三次元的に最適なインプラントポジションを明示する補綴主導型アプローチで作製されたサージカルテンプレートの使用が推奨される。

また、審美領域ではインプラント維持の暫間補綴装置の使用が推奨される。暫間補綴装置は治療チーム全員および患者とのコミュニケーションを強化する。暫間補綴装置は、解剖学的かつ機能的に正しくなくてはならず、組織量を最大にするため、計画している粘膜辺縁（最大豊隆部）より根尖側における修復物のエマージェンスプロファイルに配慮しなくてはならない。暫間的な修復物では、いくつかの理由からスクリュー固定が有利と考えられる（リトリーバビリティ、組織の形態調整、組織の健康と成熟、調整のしやすさ）。

インプラントの即時荷重あるいは即時修復は、リスクが高くなり審美的な結果にもばらつきがあることから、日常的手法としては推奨できない。以前に発表されたITI出版物同様、審美領域ではインプラントの早期荷重が推奨される。

審美的リスクが高い部位においては、単独歯はインプラント／アバットメントの水平的オフセット（プラットフォームスイッチング）が有利である。さらに、歯間部や唇側部に配慮して、オーバーサイズのインプラントプラットフォームや補綴コンポーネントの使用は避けなければならない。

アバットメントや補綴装置の材料は、患者や部位に応じて臨床医が選択するものである。選択した材料が高品質かつ十分な裏付けのあるものならば、選択した材料よりもアバットメントや補綴装置の設計のほうが重要である。これは次のような理由による：

- エマージェンスプロファイルのコントロール
- 材料の性質や強度
- フィニッシュラインへのアクセス
- リトリーバビリティ

組織が薄い患者の場合は、アバットメントや粘膜縁下から立ち上がる最終補綴装置は歯冠色のものが審美的に有利である。インプラントの角度が適していれば、補綴装置のスクリュー固定は臨床的利点がある。

ITIコンセンサスペーパーの全文PDF（英語、無料）は、ITI Online AcademyのITIコンセンサスデータベースで閲覧可能。その他Online Academyのコンテンツ（英語、有料の場合あり）はacademy.iti.orgを参照。

2.4 インプラントの荷重プロトコール

International Journal of Oral and Maxillofacial Implants 2014, Vol. 29 (Supplement)：インプラントの荷重プロトコール（German O. Gallucciら、2014）

緒言

　この報告は、第5回ITIコンセンサス会議時の参加者間のコンセンサスに関して、インプラントの荷重プロトコールに対する声明と臨床的推奨をまとめたものである。

　グループ4は13ヵ国の歯科医学のさまざまな専門家で構成されていた。会議の前に、通常荷重、早期荷重、ならびに即時荷重プロトコールにおけるエビデンスが、明確に区別された臨床的状況（単独インプラント修復、複数歯欠損部位を伴う部分欠損患者、固定性補綴装置を用いる無歯顎患者、ならびにオーバーデンチャーを用いる無歯顎患者）に従い作成された4本のシステマティックレビューで評価された。主要評価項目はインプラントの残存であった。加えて第2の評価項目は、インプラントの数、補綴設計、辺縁骨吸収、インプラント周囲軟組織の安定性、補綴装置の失敗、治療の修飾因子、審美性ならびに患者の満足度であった。

　前回のコンセンサス会議(Cochranら、2009；Weberら、2009)において、通常ならびに早期荷重は確立された荷重プロトコールであり、通常使用すべきであると述べられていた。特に、いくつかの臨床研究(Cochranら、2011；Bornsteinら、2010；Mortonら、2010)で早期荷重のプロトコールは高い予知性を示し、通常荷重と比較した場合にはインプラント残存率に差がみられなかった。これに関して、第5回ITIコンセンサス会議におけるシステマティックレビューのデザインは、即時荷重が早期および通常荷重と同等の臨床結果を示すかどうかを評価することが目的であった。

　会議で筆者らは、4編のシステマティックレビューの方法論、結果、結論を、荷重プロトコールグループの参加者全員に対して提示した。これらの原稿は、偏見のない合意声明、臨床的推奨事項、ならびにインプラントの荷重プロトコールにおける今後の研究の方向性を導くための包括的かつ秩序立った議論の材料を提供した。その後、グループの決定は全体会議へとかけられ、そこで追加の情報がこの最終レポートの作成のために集められた。

用語の定義

　Weberら(2009)により示された荷重プロトコールの定義がシステマティックレビューの校正に使用され、グループにより以下のように、修飾されることなく定義づけされた。

- インプラントの通常荷重の定義は、インプラント埋入から2ヵ月以上のことである。
- インプラントの早期荷重の定義は、インプラント埋入から1週間〜2ヵ月の間のことである。
- インプラントの即時荷重の定義は、インプラント埋入から1週間以内のことである。

部分欠損患者における単独インプラントに対する荷重プロトコール

合意声明

1. 一般的に、インプラントの残存と辺縁骨の高さの安定性という点で、単独インプラントにおける即時荷重と通常荷重の両方を支持するエビデンスレベルの高い比較証明が行われている。
2. 少なくとも、埋入トルクが20〜45Ncmの範囲、インプラント安定指数(以下ISQ)が60〜65の範囲にあること、ならびに埋入と同時の骨増生の必要性が、もっとも共通した包含／除外基準であった。

3. 乳頭組織の高さと唇側粘膜の辺縁高さの安定性に関しては、即時荷重と通常荷重を比較したデータは限られていた。
4. 審美性と患者の満足度は、即時荷重と通常荷重の比較をした研究の中でごく少数でしか測定が行われていなかったため、結論を導き出すにはデータが不足していた。

トリートメントガイドライン

単独インプラント修復における即時および早期荷重は、以下の必要条件を満たす場合のみに限り推奨される。

1. インプラントの初期固定性（埋入トルクが20〜45Ncmの範囲、ならびに／またはISQ値が60〜65）。
2. 全身的もしくは局所的禁忌症がない（例えばパラファンクションの活動、大きな骨欠損、上顎洞底挙上術の必要性など）。
3. 臨床的利益がリスクを上回るとき。
4. 前歯部および小臼歯部において、単独インプラント修復に対する即時および早期荷重は、インプラントの残存と辺縁骨吸収に関しては予知性の高い術式である。しかしながら、即時もしくは早期荷重を審美的要求が高い部位に対して通法として推奨するには、軟組織に関するデータは決定的ではない。審美部位における即時荷重は十分注意し、経験豊富な臨床家によって行われるべきであろう。
5. 下顎の大臼歯部において、単独インプラント修復に対する即時および早期荷重は、予知性のある術式であり、一般的には臨床的な利益が見込める場合に推奨される。
6. 上顎大臼歯部における単独インプラント修復に対する即時および早期荷重に関するデータが少ないため、これらの荷重プロトコールは一般的には推奨されない。このような部位に対しては、通常荷重が術式の選択となるべきである。

複数歯欠損を有する部分欠損患者における荷重プロトコール

合意声明

1. 限られたエビデンスに基づいた厳密な選択基準のもとでは、完全治癒した臼歯部における、複数歯欠損を有する部分欠損患者に対する即時インプラント荷重は、早期や通常荷重と比較して同様のインプラント残存率を示していた。
2. 即時インプラント荷重を上顎前歯部や下顎の複数歯欠損部分に適応することを支持するエビデンスは不足している。
3. 埋入トルク、ISQ値、インプラントの長径、骨増生術式の必要性、インプラントの埋入時期、喫煙ならびにパラファンクションの存在などが荷重プロトコールを選択する際における共通の基準である。

トリートメントガイドライン

1. 修飾因子がない場合、複数歯欠損を有する部分欠損患者に対して、充実型スクリュータイプで微小構造が付与されたインプラントを用いた4〜8週後の早期荷重は予知性のある治療アプローチである。
2. 完全治癒した複数の臼歯部欠損への即時荷重は予知性が高いようである。しかしながらそのような場合の即時インプラント荷重の臨床的利益は限られている。
3. 複数の前歯部欠損を有する部分欠損患者に対する即時荷重の適応は十分注意し、経験豊富な臨床家によって行われるべきであろう。これは、そのような治療を支持するエビデンスが不十分だからである。
4. 即時インプラント荷重が行われるときには、以下の基準を考慮するべきである：インプラントの初期固定性、大規模な骨増生の必要性、インプラントのデザインと寸法、咬合因子、患者の態癖、全身的な健康状態、ならびに臨床家の経験値。

ITIコンセンサスペーパーの全文PDF（英語、無料）は、ITI Online AcademyのITIコンセンサスデータベースで閲覧可能。その他Online Academyのコンテンツ（英語、有料の場合あり）はacademy.iti.orgを参照。

ITIコンセンサスペーパーの全文PDF（英語、無料）は、ITI Online AcademyのITIコンセンサスデータベースで閲覧可能。その他Online Academyのコンテンツ（英語、有料の場合あり）はacademy.iti.orgを参照。

無歯顎患者の固定性補綴装置における荷重プロトコール

合意声明

1. 現存する文献によれば、上顎および下顎無歯顎患者におけるワンピースの暫間補綴装置を用いた微小構造が付与されたインプラントに対する即時荷重は、早期荷重や通常荷重と同様に予知性が高い。
2. 30Ncm以上の埋入トルク、60以上のISQ値、ならびに最低でも10mm以上のインプラント長径のような包含基準が、大部分の検討された研究で使用されていた。
3. 固定性補綴装置を支持するインプラント本数は下顎で2〜10本、上顎で4〜12本であった。

トリートメントガイドライン

1. 固定性補綴装置を伴う無歯顎患者の治療はITIのSAC分類ではcomplexに分類されている。したがって、慎重な患者選択と治療計画の立案、ならびに臨床家の適切な知識と技術と経験が、術式を行ううえでのカギとなる。ワンピースの暫間補綴装置を用いた即時、早期または通常荷重では、インプラントと補綴装置の高い残存率が示されており、上下顎両方に推奨される。
2. 即時荷重における患者視点での利益には総治療時間の短縮化だけでなく、即時の機能回復、可撤性暫間補綴装置による術後の不快感の減少が含まれる。
3. フルアーチの固定性補綴装置に対するインプラントの本数、サイズならびに分布は、荷重プロトコールにかかわらず、インプラントにおける補綴学的な計画、アーチの形態ならびに骨量などに基づいて決定される必要がある。
4. インプラントの初期固定性は、荷重プロトコールに関係なく予知性のあるオッセオインテグレーションの獲得にきわめて重要である。無歯顎における即時荷重を行う前に、各インプラントの初期固定を確認すべきである。
5. インプラントと同時の骨増生や上顎洞底挙上術が必要な場合は、即時荷重の相対的禁忌症であると考えるべきである。

ITIコンセンサスペーパーの全文PDF（英語、無料）は、ITI Online AcademyのITIコンセンサスデータベースで閲覧可能。その他Online Academyのコンテンツ（英語、有料の場合あり）はacademy.iti.orgを参照。

無歯顎患者のインプラント支持型オーバーデンチャーにおける荷重プロトコール

合意声明

1. 現在の臨床研究では、微細構造を有した直径が3mm以上のスクリュータイプインプラントで支持されたオーバーデンチャーの場合、即時、早期または通常荷重を用いてインプラントの高い残存率を得られることがわかっている。上顎におけるインプラントオーバーデンチャーに対する即時荷重に関しては、エビデンスが不足している。
2. Schimmelら(2014)による即時荷重に対するこのグループのレビューから得られた記述によれば、埋入トルク（30Ncm以上）、ISQ値(60以上)、下顎では2本以上のインプラント、上顎では4本以上のインプラントという包含基準が示されている。
3. インプラントの連結とアタッチメントシステムの種類は、単独植立のインプラントと比較して1年のインプラント残存率には影響を与えない。

トリートメントガイドライン

1. 荷重プロトコールの選択には、機能、社会心理的、経済性ならびに患者の好みと同様に、インプラントの補綴的パラメータを考慮すべきである。
2. インプラントオーバーデンチャーを選択するとき、早期荷重は無歯顎の対処において満足のいく治療の選択肢であり、修飾因子が存在しなければ通法として使用することが推奨される。
3. インプラント支持／維持型オーバーデンチャーに対する即時荷重プロトコールは予知性があると考えられる。現存の研究では、即時荷重を行う基準として30Ncm以上の埋入トルクおよび／または60以上のISQ値を任意に用いていた。上顎への即時荷重に関するエビデンスは不足している。しかしながら、即時荷重が可能かを臨床医が術前に予測するための信頼できる判断材料は、確定していない。
4. 研究が不足しているため、オーバーデンチャーを支持／維持する目的で1本のインプラントに即時荷重を行うことは推奨されない。

ITIコンセンサスペーパーの全文PDF（英語、無料）は、ITI Online AcademyのITIコンセンサスデータベースで閲覧可能。その他Online Academyのコンテンツ（英語、有料の場合あり）はacademy.iti.orgを参照。

2章　合意声明：第5回ITIコンセンサス会議から得られた声明と推奨事項

International Journal of Oral and Maxillofacial Implants 2014, Vol. 29（Supplement）：インプラントの生物学的、技術的合併症の予防と管理(L. J. A. Heitz-Mayfieldら、2014)

緒言

多くの科学的文献で述べられているように、インプラント治療は大きな成功を収めている。　しかしながら、患者や臨床医らは日常臨床の中で、合併症に遭遇することを予期すべきである。このグループにより提示された論文の目的は、臨床診療および今後の研究における推奨事項を作成するため技術的、生物学的合併症の予防と管理に取り組むことである。インプラント治療の合併症の分野から、3つのトピックが選択され、インプラント周囲疾患の予防と治療、そして技術的合併症の予防を扱った。

3つのシステマティックレビューが実施され、GROUP 5のディスカッションの基盤となった。システマティックレビューの調査結果に基づいて、グループのコンセンサスにより決定された声明や推奨事項の作成が、ディスカッションで導き出された。これらは総会にて提示され、必要に応じた修正の後に受理された。

インプラントの生物学的合併症およびインプラント喪失に対する抗感染予防処置の効果

合意声明

SalviとZitzmannによるレビューの目的は、補綴装置装着後、最低10年の平均観察期間ののち、インプラントの生物学的合併症およびインプラント喪失の予防において、抗感染プロトコールが効果的か否かを体系的に評価することであった。採用された15の研究のうち、1件の比較研究だけが生物学的合併症の発症やインプラント喪失におけるサポーティブペリオドンタルセラピー(以下SPT)に従うことの効果について評価した。ランダム化試験が存在しないため、SPTに従った場合と従わない場合を含んだ観察研究は、インプラントの長期予後や生物学的合併症発症に関するSPTの効果を評価するために有益であるとされた。

- 全体的に見ると、本システマティックレビューの結果は、SPTに従った部分欠損患者、および完全無歯顎患者においてインプラントの高い長期残存率および成功率が達成可能であることを示した。
- 歯周病の既往のない患者と比較すると、SPTに従っている歯周病の既往歴を有する患者は、長期的なインプラントの残存率および成功率が低かった。
- 本システマティックレビューの調査結果は、すでにインプラント周囲粘膜炎に罹患し、SPTに従わなかったことが、インプラント周囲炎の高い発症率と関連していたことを示している。

トリートメントガイドライン

インプラント埋入前の予防的処置：

- 残存する歯周ポケットは、インプラント周囲疾患およびインプラント喪失のリスクである。それゆえ、歯周疾患を有する患者においては、インプラント埋入に先立って、プロービング時に出血を伴う残存ポケットを取り除くことを目的とした動的歯周治療を完了しておくべきである。
- プロービング時に出血を伴う残存プロービングデプス(以下PD) > 5 mm、全顎プラークスコア>20%、そして関連するリスクファクターを有する場合は、インプラント埋入前に歯周組織の再治療や再評価を行うことが推奨される。
- 侵襲性歯周炎と診断された患者においては、より短い間隔でのSPTプログラムが必須である。
- インプラントの治療計画を立案する際、生物学的合併症に至ると考えられる要素としてインプラント部位の不十分な角化歯肉および骨量、インプラントの近接、インプラントの三次元的位置、補綴装置の設計と清掃性が含まれる。患者個々の状況に応じた、代替的な修復処置が検討されるべきである。

インプラント埋入後の予防的処置：

- インプラント周囲の病的状態の臨床的兆候を認識できるように、またインプラント周囲の健康を維持または回復するため、学部生を含む、口腔ケアに携わるすべての者が訓練されるべきである。

- インプラント支持最終補綴装置装着後、臨床的およびX線写真上でのベースライン測定が行われるべきである。
- SPT中、医科既往歴と歯科既往歴のアップデートそして医原性要素(例えばセメントの残留、補綴装置の不適合、歯間部清掃のための器具の到達性が不十分なインプラントの近接など)の評価を含んだインプラント支持補綴装置の臨床診査が、適切な診断過程の基盤となるべきである。
- インプラント周囲組織の通常診査には、プラークの存在、PD、軽いプロービング(約0.25N)による出血かつ/あるいは排膿についての評価が含まれる。
- 定期的に一定のランドマークからのPDの変化を評価し、以前の検査と比較するべきである。
- 病変の臨床的兆候が認められる場合、以前の診査と比較した骨の高さの変化を調べるための適切なX線写真が必要である。
- インプラント周囲組織が健康であるという診断は、炎症の臨床的兆候がないことをもって下される。全身的かつ/あるいは局所的な状態によって、より頻繁なリコールが必要でない限り少なくとも年1回の頻度のリコールが推奨される。インプラント周囲組織が健康である場合、予防的処置として患者自身による口腔清掃の徹底を含むプロフェッショナルクリーニングが推奨される。
- インプラント周囲粘膜炎という診断は、個々の軟組織炎症の臨床的兆候(発赤、浮腫、排膿など)や、軽いプロービングによる出血の存在をもって下される。インプラント周囲粘膜炎と診断された場合、患者自身による口腔清掃の徹底に加えて、消毒薬(クロルヘキシジンなど)を併用あるいは併用しない機械的なデブライドメントを行う。インプラント周囲粘膜炎の治療に抗菌薬の全身的投与を行うことは妥当ではない。インプラント周囲粘膜炎の治療は、インプラント周囲炎発症の予防的処置としてとらえられるべきである。
- インプラント周囲炎の診断は、進行性の歯槽骨の喪失を伴う粘膜炎の存在をもって下される。インプラント周囲炎と診断された場合、さらなる疾患の進行を予防するため、適切な治療の早期実施が推奨される。

ITIコンセンサスペーパーの全文PDF(英語、無料)は、ITI Online AcademyのITIコンセンサスデータベースで閲覧可能。その他Online Academyのコンテンツ(英語、有料の場合あり)はacademy.iti.orgを参照。

インプラント周囲炎の治療

合意声明

「インプラント周囲炎と診断された、オッセオインテグレーションが獲得されたインプラントを有する患者において、疾患の治癒を目的とした治療がどのように成功したか？」は、Heitz-MayfieldとMombelliによるレビュー(2014)の焦点となった問題である。

現在、インプラント周囲炎治療に関する基準はない。外科的療法および再生療法のみならず、機械的デブライドメントや消毒薬、局所的・全身的抗菌薬の使用といった、インプラント周囲炎治療のためのさまざまな臨床的プロトコールが推奨されてきた。ランダム化比較試験(RCTs)が存在しないという観点から、本レビューではランダム化および観察研究を含んだ可能な限り多くの関連研究を対象とするように幅広いアプローチを採用しているが、採用された研究の強みや限界を考慮している。

インプラント周囲炎治療の理想的なゴールは疾患の治癒であり、例えばプロービング時の排膿あるいは出血なし、さらなる骨の喪失なし、そして健康なインプラント周囲組織の回復と維持である。これを反映した複合転帰は、さらなる骨喪失がないことに加え、出血や排膿を伴うインプラント周囲PD＞5mmがないことが含まれるであろう。もしこれらの基準を満たせば、非外科的メインテナンス以外の追加的な介入は必要ないと考えられ、そのため、治療結果は成功とみなされるであろう。残念ながらこれらのデータは滅多に文献に報告されることがなかったため、たとえば平均PD＜5mm、さらなる骨喪失のないインプラントの残存といった、成功した治療結果のための妥協的複合基準が使用された。5mmのインプラント周囲PDのみが、健常か病的状態かを表すのかについて文献上の合意は得られていないにもかかわらず、この閾値はレビューの目的として採択された。

本レビューは、同一のプロトコールで治療された少なくとも5名の患者のケースシリーズや比較研究を含む43の文献中の33件の研究に基づいていた。外科的および非外科的プロトコールを比較した研究はなかった。この文献に基づき、以下の結論が出された。

2章　合意声明：第5回ITIコンセンサス会議から得られた声明と推奨事項

1．インプラント周囲炎の症例定義がいまだ不明確であり、研究間でかなり多様である。

2．非外科、外科の双方において、非常に多様な治療プロトコールが存在する。

　a．非外科的治療：手用器具や動力器具によるデブライドメント、エアーパウダー研磨機、レーザー治療、局所的および全身的抗菌療法。

　b．外科的治療：インプラント表面および欠損部にアクセスするための粘膜骨膜弁の翻転および肉芽組織の除去、インプラント表面の修正を伴うあるいは伴わないインプラント表面の除染(さまざまな方法)。また、いくつかの研究は切除療法あるいはさまざまな再生療法を評価した。その研究の大多数では全身的抗菌薬の投与を採用していた。

3．インプラント周囲炎の治療プロトコールの大半において、以下のことが共通している。

　a．良好な口腔衛生の確立を含む治療前段階。

　b．非外科／外科的アクセスによるインプラント表面の清掃を含む抗感染療法。

　c．サポーティブメインテナンスケア。

4．入手可能なエビデンスは、インプラント周囲炎に対する特定の治療オプションの提言を許容しない。しかしながら複合的成功基準に沿った完全な治癒は、通常すべての患者においては達成されていなかったものの、患者の大多数において臨床パラメータの改善が報告された。多くの研究において良好な短期結果が報告されたが、治療したにもかかわらず疾患が治癒しなかっただけでなく、疾患の進行あるいは再発、ならびにインプラント喪失もまた報告された。

5．不明瞭あるいは高いバイアスリスク、研究デザインの不均一性のため、そして喫煙者やコントロールされていない糖尿病患者、その他臨床結果に影響を及ぼす全身状態の患者を頻繁に除外することに起因する、結果を日常臨床に一般化することの困難さのために、研究結果の解釈は複雑である。

6．患者報告結果や治療の経済的分析を調査したデータはない。

7．インプラント周囲炎の治療には軟組織の退縮を伴い、それは外科的治療後に最も顕著であった。メンブレンの露出や感染といった術後合併症もまた報告された。

トリートメントガイドライン

1．インプラント周囲炎は、インプラント周囲における粘膜縁下の細菌性バイオフィルムの存在に関連した感染症であるため、治療の主たる目的は感染の治癒でなければならない。そのため、バイオフィルムの破壊や歯石除去、かつ／あるいは過度に張り出している修復物のマージンの解消や疾患の再発予防などを行う。

2．医原性、もしくは不適合または清掃性の悪いオーバーカントゥアの補綴装置、不正な位置に埋入されたインプラント、印象材や余剰セメントなどの異物などといった、その他の要素が感染の一因であるかどうかを立証しようと試みることは重要である。非医原性の要素としては、デンタルフロスが粘膜縁下に残留する場合が考えられる。

3．インプラント周囲炎の治療として以下のような治療手順が通常推奨される。

　a．治療前段階。

　　i．徹底した評価および診断。

　　ii．インプラント周囲炎に対するリスクファクターの軽減……特に口腔清掃不良、プラークコントロールのための適切なアクセスを妨げる補綴装置、喫煙、歯周疾患の存在、そしてインプラント周囲疾患の素因となりうる全身疾患。

　　iii．必要であれば補綴装置の除去、調整／置換。

　b．抗菌薬を併用あるいは併用しない、バイオフィルムの最大限の除去に重点を置いた非外科的デブライドメント。

　c．インプラント周囲組織の健康状態の早期再評価……通常1～2ヵ月以内。

　d．インプラント周囲炎の治癒が達成されなかった場合の外科的アクセス。これは以下を含むべきである。

　　i．インプラント表面を徹底的に清掃できるような全層粘膜骨膜弁と肉芽組織の除去。

　　ii．インプラントと修復コンポーネントの表面の徹底的な除染。局所応用された薬剤、生理食塩水や消毒薬を浸したガーゼ、手用器具、エアーパウダー研磨機、Er:YAGレーザー、光線力学的治療法、そしてインプラント表面の修正といった手技が提唱されている。なおいずれかのアプローチがすぐれているというエビデンスはない。

　　iii．外科的療法はまた、再生療法あるいは切除療法を含むであろう。

20　ITI Treatment Guide・Volume 10

2.5 インプラントの生物学的、技術的合併症の予防と管理

1. 再生的アプローチは、吸収性バリアメンブレンを併用あるいは併用しない代用骨／骨移植材料／生物活性物質の、インプラント周囲の骨内欠損への充填を含む。通常、再生に優利な欠損形態としては、骨壁に囲まれた欠損である必要がある。なお粘膜下における治癒によりメンブレン露出のリスクが減少する可能性がある。なお治療後のオッセオインテグレーションの再獲得はヒトでは証明されていない。
2. 切除的アプローチは、粘膜弁の根尖側移動を伴う骨整形を含む。

  iv. 機械的口腔清掃が再び可能となるまでの治癒期間中、術直後の抗感染プロトコールは、毎日のクロルヘキシジン洗口を含むべきである。抗菌薬を併用あるいは併用しない外科的療法を比較したエビデンスがない限り、疾患の侵襲性を考慮すると、周術期または術後の抗菌薬の全身的投与が推奨される。この期間中は治癒とプラークコントロールのため、専門家によるサポートが必要とされるであろう。

  e. 臨床的モニタリングを定期的に行い、また必要に応じた適切なX線写真での評価が追加されるべきである。効果的な口腔清掃の強化や、専門家によるバイオフィルムの除去を含むサポーティブセラピーが、口腔内の健康状態やリスク特性に応じて決定された頻度で行われるべきである。なおそれは3〜6ヵ月ごとであることが多い。

4. 深度のある病変の多くは、インプラントのスレッドや表面へのアクセスが困難であるため、外科的なアクセスが必要とされることが多い。
5. 患者は以下のような説明を受けるべきである。
   a. インプラント周囲炎の治療後、特に外科的療法後ではインプラント周囲の粘膜退縮が予期されるべきである。
   b. 疾患の進行あるいは再発が認められた場合、追加的な治療またはインプラントの除去が必要となる可能性がある。
6. 臨床家は、インプラントの除去も治療のオプションの1つとして考慮すべきである。この決定に影響する要因は、インプラント周囲炎の重症度、インプラントの埋入位置、周囲組織の状態、あるいは治療結果が不満足であった場合などを含む。
7. 無反応なインプラント周囲炎に対する、専門医治療のための紹介が考慮されるべきである。
8. 早期に疾患を特定するため、SPT中にインプラント周囲組織の健康状態の定期的な評価が推奨される。
9. 歯科治療チームの専門家のトレーニングは、インプラント周囲疾患の診断や管理を含むべきである。

過去数十年にわたるインプラント支持固定性補綴装置の残存率

合意声明

インプラント支持補綴装置の残存率や合併症の発症率について、2000年までに出版された研究と2000年以降に出版された研究における報告を比較するため、Pjeturssonら（2014）によるシステマティックレビューが行われた。近年の臨床研究において報告された、より高い残存率と全体的により低い機械的、技術的合併症の発症率により、出版の時期とインプラント支持固定性補綴装置の治療結果における関連性がわかった。しかしながら、報告された技術的合併症の発症率はいまだ高い。残存率における相違はスクリュー固定性補綴装置で最も明らかであり、古い文献で77.6%と報告された残存率は、新しい文献では96.8%に増加していた。

トリートメントガイドライン

破折のリスク――インプラント：

1. インプラントの破折は稀な合併症である。インプラント体の破折を回避するため、臨床家は、適切な研究と低い破折率の立証により、正しく設計され製造されたインプラントの使用を心掛けることが推奨される。同様に臨床家は徹底的に研究された材料により製造したインプラントを使用すべきである。
2. インプラントの破折のリスクは以下の場合において限りなく低いと考えられる。
   a. 適切な配置、本数、径でインプラントが使用されたとき。
   b. インプラントが補綴主導型プロトコールを用いて埋入されたとき。
   c. インプラントが十分な適合の補綴装置と結合するとき。

ITIコンセンサスペーパーの全文PDF（英語、無料）は、ITI Online AcademyのITIコンセンサスデータベースで閲覧可能。その他Online Academyのコンテンツ（英語、有料の場合あり）はacademy.iti.orgを参照。

破折のリスクかつ／あるいは緩み──補綴スクリュー：

メーカーによって精密に作られたスクリューの破折は、誤操作、不適合、咬合力の三つの要素に影響されうる。

1. 誤操作：補綴スクリューの破折のリスクを減らすため、臨床家はメーカーの取扱説明書に従うことが推奨される。
2. 不適合：適合不良のフレームワークが、補綴スクリューの破折や緩みの素因になるかもしれない。緩みや破折のリスクを減じるため、接触するすべての範囲において、機械加工されたスクリューヘッドとその座面との接合部における正確性の評価を優先することが推奨される。
3. 咬合力：その他の誘発因子や不適合、誤操作がある場合、通常は咬合力による補綴スクリューの破折や緩みが引き起こされるかもしれない。

破折のリスクかつ／あるいは緩み──アバットメント：

1. 文献では、いずれのタイプのスクリューが緩みやすいかを結論づけるためのアバットメントあるいは補綴スクリューの緩みの鑑別を十分にしていないため、臨床家はスクリューの緩みの特異的な原因を注意深く評価すべきである。
2. メタルアバットメントの破折は、稀な合併症である。セラミックのアバットメントに対してより大きな注意が喚起されている。セラミックのアバットメントを選択・設計し取り扱う際に、セラミックという特定の材料に基づく要求が尊重されるべきであることが推奨される。

フレームワークかつ／あるいはベニアリングの破折のリスク：

1. 現在、フレームワークの破折は稀な合併症である。材料の選択や適切なデザイン、そして作製方法はすべてフレームワークの破折のリスクを減少させる因子である。
2. ベニアリング材の破折のリスクを減らすため、フレームワークベニアリング材の過度な厚みを避けるように、ベニアリングセラミック、あるいはレジンの適切なサポートを与えなければならない。
3. 材料の選択やフレームワークデザイン決定の際、フレームワーク作製に先立ち、最終補綴装置の最終的なカントゥアを可視化することが推奨される。
4. 計画的な定期的メインテナンスのアポイントは、注意深い咬合の評価も含むべきである。ベニアリング材の破折のリスクを減らすため、臨床家はセラミック摩耗面の微細な研磨を含んだ、必要とされるいかなる調整も実施することが推奨される。

品質保証：

臨床家や歯科技工士、そしてメーカーはインプラントや修復コンポーネントに対して追跡システムを採用することが推奨される。臨床家は、インプラントシステムについて学術文献の情報管理がすべて同じレベルで行われているとは限らないことを認識すべきである。またそのコンポーネントが使用された由来を認識すべきである。

ITIコンセンサスペーパーの全文PDF（英語、無料）は、ITI Online AcademyのITIコンセンサスデータベースで閲覧可能。その他Online Academyのコンテンツ（英語、有料の場合あり）はacademy.iti.orgを参照。

後の章で関連する文献を網羅しているため、文献レビューはここに示していない。

3章 審美的に
最良の結果を得るための
術前リスク評価と治療計画

Preoperative Risk Assessment
and Treatment Planning
for Optimal Esthetic Outcomes

W. Martin、V. Chappuis、D. Morton、D. Buser／
（訳）塩田　真、今北千春

3章　審美的に最良の結果を得るための術前リスク評価と治療計画

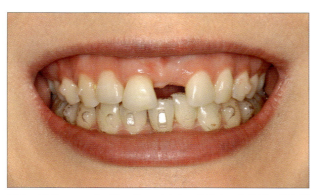

図1　術前。スマイル時のリップラインが高く、臼歯部の歯と歯肉まで完全に見えている。

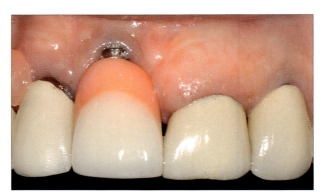

図2　上顎右側中切歯部のインプラントが審美的に好ましくない結果である。

　審美領域には、「口腔内でフルスマイル時に見える範囲」という客観的な定義があるが、「患者が自分にとって審美的に重要だと思う範囲」という主観的な定義もある（図1）（Belserら、2004）。自然な見た目を保つために必要な治療が患者ごとに異なるように、笑顔も患者ごとに異なるものである。審美領域のインプラント治療は、解剖学的な形態の不足と同様に、患者の高い審美的要求が理想の結果を得るうえで障壁となるため、チャレンジングな行為である。審美領域における欠損歯の回復は予測可能な処置である必要があり、それは短期的結果、長期的結果ともに再現性と安定性を備えているということを意味する（Elianら、2007a）。インプラントで審美的および機能的に良好な結果が得られなかった場合は悲惨な状態となる可能性があり、その問題を修正するために外科処置や補綴処置を加える必要が生じる（図2）（Buserら、2004；Levineら、2014）。

　したがって、審美的に最高の結果を得るためには、潜在的な問題を明らかにしておく必要があり、患者の希望の把握と、徹底的な術前診査が重要である。補綴治療を行うのであれば、組織生物学を完全に理解し、それぞれの場合におけるすべての治療法についての知識を持っていなければならない。なぜなら、インプラントは必ずしも第一選択とはならないからである。

3 審美的に最良の結果を得るための術前リスク評価と治療計画

正確な診査診断と、的確な治療計画の立案を行った努力の末に、硬組織および軟組織の仕上がりを視覚化できるようになるはずである。(MagneとBelser、2002)。そのような視覚化により、インプラント治療で注意すべき問題点を見分けることができるようになる。最終的な上部構造と周囲組織の外形を模型上でのワックスアップまたはコンピュータ上でのモックアップで表すことにより、治療のゴールを明確にすることができる（図3a〜c）。この治療のゴールは、設計図としてだけでなく、審美的に良好な結果を得るための治療計画立案や治療そのものにも活用できる。このプロセスでは、インプラントによる理想的な審美補綴の基準について理解しておく必要がある。第3回ITIコンセンサス会議の議事録(Belserら、2004)では、審美的な固定性インプラント補綴の基準について以下のように明記している。

・審美的なインプラント支持補綴とは、患者の口もと、顔貌に調和しているものである。
・審美的なインプラント周囲組織とは、健康状態、高さ、厚み、色調、豊隆が周囲の健全歯列に調和しているものである。
・審美的な補綴装置とは、色調、形態、質感、大きさ、光学的特性が、欠損した部分の見た目を自然な形で再現しているものである。

術前にこれらのパラメータに関して考慮しておくことで、期待される結果を左右する、治療全体を通したリスクを明らかにすることができる。本章では、審美領域の単独歯欠損症例の場合の診断と治療計画におけるキーポイントに焦点を当てている。

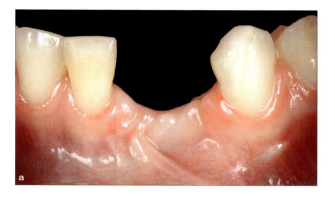
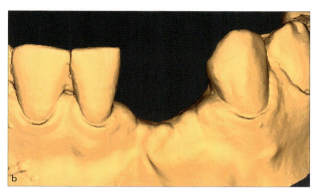
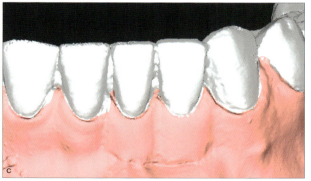

図3a〜c　硬・軟組織のデジタルモックアップ。

3章　審美的に最良の結果を得るための術前リスク評価と治療計画

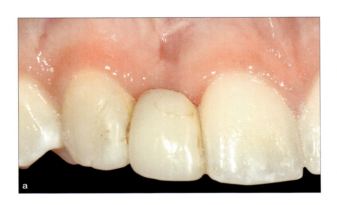

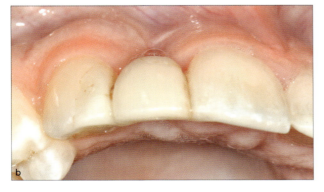

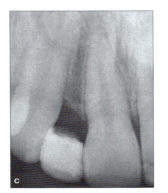

図4a～c　先天性欠如歯。歯根間距離が狭く、インプラントには硬組織が不十分である。

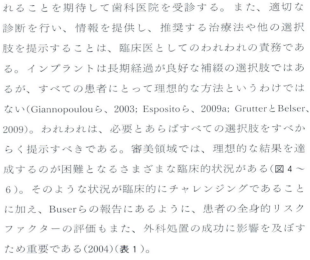

　歯科の患者は、われわれが主訴に向き合い満足させてくれることを期待して歯科医院を受診する。また、適切な診断を行い、情報を提供し、推奨する治療法や他の選択肢を提示することは、臨床医としてのわれわれの責務である。インプラントは長期経過が良好な補綴の選択肢ではあるが、すべての患者にとって理想的な方法というわけではない（Giannopoulouら、2003；Espositoら、2009a；GrutterとBelser、2009）。われわれは、必要とあらばすべての選択肢をすべからく提示すべきである。審美領域では、理想的な結果を達成するのが困難となるさまざまな臨床的状況がある（図4～6）。そのような状況が臨床的にチャレンジングであることに加え、Buserらの報告にあるように、患者の全身的リスクファクターの評価もまた、外科処置の成功に影響を及ぼすため重要である（2004）（表1）。

3.1 患者選択

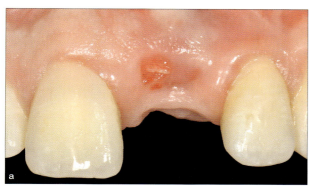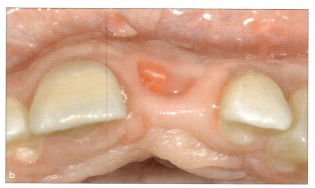

図5 a、b　外傷後の単独歯欠損。インプラントには硬組織、軟組織ともに不十分である。

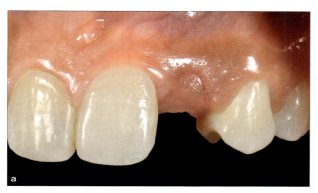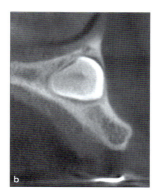

図6 a、b　犬歯の埋伏により左側側切歯部へのインプラント埋入は不可能である。

表1　インプラント治療予定の患者の全身的リスクファクター（Buserら、2004）

リスクファクター	注意を要する項目
医科	・骨治癒の低下による重度の骨疾患 ・免疫疾患 ・ステロイド療法 ・コントロールされていない糖尿病 ・放射線治療を受けた骨 ・その他
歯周炎	・侵襲性歯周炎 ・難治性歯周炎 ・遺伝性素因
口腔衛生／コンプライアンス	・歯周組織の指標により評価したホームケア ・性格、デンタルIQ
咬合	・ブラキシズム

©2009 International Team for Implantology

3章　審美的に最良の結果を得るための術前リスク評価と治療計画

患者を体系的に評価することで、隠れたリスクを見落とす可能性を減らすことができるであろう。いくつかの評価ツールが開発されており、そこでは全体的な治療のリスクを把握するために、個々の臨床的要因を分類して作業に役立てている（インプラント歯学におけるSAC分類、DawsonとChen、2009）。全体的なリスクが確認できたら、自分の知識と技術に照らし合わせて、治療を開始できるのか、それとも依頼する必要があるのか臨床医は判断しなければならない。これらの評価ツールは本書全体を通して紹介される。

3.1.1　単独歯欠損補綴のためのSAC分類

すべての治療において、外科の段階、補綴の段階ともに診断、治療計画立案とその実行を正しく行う必要がある。2009年にthe International Team for Implantology（以下ITI）が出版した「インプラント歯科学におけるSAC分類」という教科書は、2007年のコンセンサス会議の内容に基づいており、外科および補綴における治療の難易度を分類して、上記過程の手助けとなっている。このSAC分類は歯科医師、教育機関、歯科医療団体が導入しており、臨床医の経験値と治療の難易度を基とした患者のための診断や治療計画立案に役立っている。この分類システムは、治療のリスクの総合的な評価や歯科医師の基礎的なオンライン教育に資する無料のバーチャルツールとしてITIオンラインアカデミーで重要視されている（ITIオンラインアカデミーについての詳細はwww.academy.iti.org参照）。

SAC分類の目的は、対象患者の治療の難易度を把握することであり、ストレートフォワード（低難易度、低リスク）、アドバンス（中難易度、中程度リスク）、コンプレックス（高難易度、高リスク）に格付けする方式をとっている。ほとんどの臨床状況は、SAC分類の標準的な区分に当てはまっており、基準に即していると考えられる。

SAC分類で特徴的なのは、患者の臨床状況がさまざまであり、全般的に基準に即した分類であっても、それにポジティブあるいはネガティブな影響を及ぼす修飾因子を少なからず患者が持っていることを想定していることである。

例えば、審美的要求度の高い中切歯1歯欠損症例は、基準に即すると外科と補綴でアドバンスに分類される。しかし、垂直的な骨欠損のような外科的な修飾因子や、即時荷重といった補綴的な修飾因子が加わった場合には、総合的な治療リスクはコンプレックスに引き上げられる。重要な臨床的修飾因子評価のひとつに審美的リスク評価（以下ERA）があり、これは2006年にITI Treatment Guide第1巻で最初に発表された。ERAの表では、審美的結果に大きく影響を与えうる医学的、解剖学的、臨床的要素を分類している。患者の評価に応用した際に、ハイリスクとなる項目が（外科、補綴を問わず）あると、SAC分類全体に大きな影響が及ぼされる。3.2において、ERAの表の改良版を紹介する。

SAC分類を十二分に活用するには、担当医の知識、技術と経験、さらに、患者の臨床的情報を客観的に解釈する能力が必要である。本書の目的は、SAC分類を再び発表することではないため、読者には本書をくまなく読み込んでこのトピックを理解していただきたい。

SAC分類についてのさらに詳しい情報は、ITI Online Academyのラーニングモジュール「The SAC Classification」（Dr. Anthony S. Dawson、英語、有料の場合あり）を視聴のこと。その他Online Academyのコンテンツはacademy.iti.orgを参照。

審美的リスク評価(ERA)の表は、審美領域の治療において診断と治療計画立案の手助けとなるために、また審美的問題の原因となり得る臨床的状態を明らかにするために作られた。ERAは使いやすく、治療のリスクに関わるキーファクターを包括的に含んでいる。それゆえ、ITIはERAを取り入れ、治療の難易度を見極めるひとつの手段としてSAC分類のテキストに組み込んだ。コンサルテーションの段階では、ERAは、審美的結果を達成する際のリスクを術者と患者の両者で確認するチェックリストおよび視覚的アナログ尺度(VAS)として利用できる。

2006年以降、インプラント歯学においては、インプラント体とアバットメントのデザインの改良、外科および補綴材料の改善、コーンビームコンピュータ断層撮影(以下CBCT)やデジタルプランニングソフトウェアなどのデジタルの診断ツールの導入といったいくつもの進歩が重ねられ、既存のERAの表を改定せざるを得なくなった。そこで2006年以降の知識を元にして、ERAを書き換えるだけではなく、より現状に即した形となるように配慮して改訂が行われた。表2に審美的リスク評価を行うための最新版のERAの表を示す。

3章　審美的に最良の結果を得るための術前リスク評価と治療計画

表2　審美的リスク評価（ERA）

審美的リスクファクター	リスクレベル		
	低い	中程度	高い
全身的な状態	健康で、治癒力に問題なし		治癒力低下
喫煙習慣	非喫煙者	軽度の喫煙者（≦10本／日）	重度の喫煙者（＞10本／日）
フルスマイル時の歯肉の見え方	低い	中程度	高い
欠損部の近遠心径	1歯（≧7mm）[1] 1歯（≧6mm）[2]	1歯（＜7mm）[1] 1歯（＜6mm）[2]	2歯もしくはそれ以上
歯冠形態	方形		三角形
隣在歯の補綴状態	天然歯		補綴済み
歯肉のフェノタイプ	低いスキャロップ、厚い	中程度のスキャロップ、中程度の厚さ	高いスキャロップ、薄い
インプラント部位の炎症	なし	慢性	急性
軟組織の解剖学的状態	欠損なし		欠損あり
隣在歯の骨レベル	コンタクトポイントから≦5mm	コンタクトポイントから5.5〜6.5mm	コンタクトポイントから≧7mm
唇側骨壁のフェノタイプ*	厚い骨壁≧1mm		薄い骨壁＜1mm
歯槽頂の解剖学的状態	骨欠損なし	水平性骨欠損	垂直性骨欠損
患者の審美性への期待	現実的		非現実的

*抜歯前の状態を三次元構築により観察できる場合
[1]標準的な直径のインプラント、レギュラーコネクション
[2]細い直径のインプラント、ナローコネクション

3.2.1　全身状態

インプラントの埋入予定者には、通常の外科処置を行うにあたり十分健康かどうか、医科的なリスク評価を行う(Ata-Aliら、2014; Zadikら、2012; Michaeliら、2009; Moyら、2005; Buserら、2004; Morrisら、2000)。これには医科的既往歴、常用薬、アレルギーについての評価も含まれる。ERAでは、患者の健康状態がインプラントに適していることを前提としているが、その健康状態が審美的結果にどのように影響を及ぼすかという観点から評価した危険度を適用している。例えば、副腎皮質ステロイド剤を(吸入器でも)常用している患者では、硬・軟組織の増生処置で問題が起きる可能性があり、それは潜在的に審美的結果を障害することとなる。創傷治癒力に問題がある患者は、審美的にハイリスクである。

3.2.2　喫煙習慣

喫煙習慣は、移植術、インプラントのインテグレーション、インプラント周囲組織の長期的な安定性に悪影響を及ぼす可能性がある(Buserら、2004)。近年のシステマティックレビューでは、喫煙者は非喫煙者に比べてインプラント周囲炎のリスクが高く(オッズ比3.6〜4.6)、X線写真上での辺縁骨吸収のリスクも高い(オッズ比2.2〜10)と報告されている(Heitz-MayfieldとHuynh-Ba、2009)。

審美領域にインプラントを埋入する場合、同時に硬・軟組織の増生を行うことが多い。喫煙は、創傷治癒に悪影響を及ぼし、移植の失敗のリスクが高くなる可能性がある。ニコチン、一酸化炭素、シアン化水素といったタバコの毒素と同様に熱も創傷治癒に対するリスクファクターとして関与しており、外科処置の成功や関連する合併症の発生へとつながりうる(LevinとSchwartz-Arad、2005)。骨誘導再生法(以下GBR)に関する2件の研究で、喫煙は合併症の発症率や治療の失敗率と関連性があるとしている(Lindforsら、2010; Schwartz-Aradら、2005)。喫煙患者には、治療の開始前に禁煙プログラムを教育するか、プログラムを受けるよう指示すべきである。ヘビースモーカー(>10本／日)は審美的リスクが高い。

臨床的な推奨：喫煙はインプラント埋入の禁忌ではない。しかし、患者には喫煙者の残存率、成功率が低いことは伝えるべきである。ヘビースモーカーには、インプラントの失敗や辺縁骨吸収のリスクが高くなることを伝えるべきである。喫煙者には、上顎洞底挙上術を行う場合にはインプラントの失敗リスクが上がることを伝えるべきである(第4回ITIコンセンサス会議)。

3.2.3　フルスマイル時の歯肉の見え方

笑顔は、審美領域の補綴を行う際に客観的な指標としばしば考えられている。笑顔の分析に用いられる基本項目として報告されてきたものは、正中線の位置、バッカルコリドーの見え方、上顎切縁と下唇のカーブのバランス、笑った時に見える歯の長さである（Kokichら、1999；Jensenら、1999；Hochmanら、2012）。リップラインの位置は、咬んだり、話したり、笑ったりした時に見える歯そのものと支持組織の範囲によって決まる。Tjanらは、スマイルタイプを、ロー、アベレージ、ハイという3つに分類した（1984）。これらは、臨床的歯冠と周囲の歯肉の露出具合に対する上口唇の相対的な位置に基づいて定義されている。ハイに分類される患者は、フルスマイル時に上顎の歯が完全に露出し、支持軟組織も著しく露出する（図7）。これらの患者は、歯肉が広範に見えることによって、歯肉歯槽粘膜を隣在歯と対称性をもって維持するという審美的要件に対するリスクが大幅に高くなる。健康的で、対称性が維持され、理想的な豊隆の軟組織を作るには、繊細な外科と補綴の技術が必要であり、いかなる失敗もただちに露見してしまうであろう。広範囲の欠損補綴の場合はなおさらである（Buserら、2004；Mitraniら、2005；Mankoo、2008）。

歯肉と歯間乳頭は、いったん失われると回復させるのがもっとも困難であるため、その見え方が治療リスクの決定的要因とされることが多い（VailatiとBelser、2011）。中程度に歯肉が見える患者は、一般的に、大半の前歯と歯間乳頭が見え、支持歯周組織はほとんど見えない（図8）。この場合も審美的リスクは高く、歯や補綴装置の見え方に関与する因子の影響もより大きい。特に注意を払うべきなのは、大きさ、形、色、質感、光学的特性、隣在歯とのバランスから構成される補綴装置の形象である。これら補綴装置の形象は、上部および下部鼓形空隙を調整し、歯と周囲組織の豊隆具合を創出することで首尾よく仕上げることができる（SpearとKokich、2007）。

歯間乳頭は、低いスマイルラインの患者でも、会話中や笑っている時に見える頻度が高いため（87％）、もっとも重要な審美的評価項目であると報告されている（Hochmanら、2012）。笑っている時に歯間乳頭が見えないリップラインの低い患者は、通常隣接コンタクト面が広くなっており、あまり理想的な笑顔とならないことがある（図9）。術前にリッ

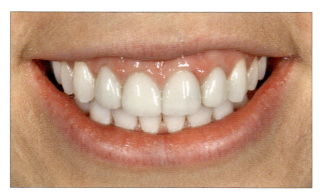

図7　フルスマイル時の大きな歯肉の露出。

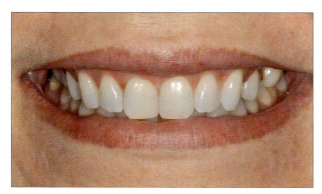

図8　フルスマイル時の中程度な歯肉の露出。

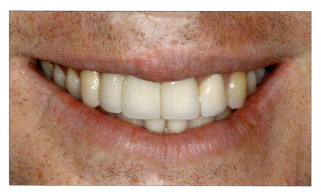

図9　補綴装置にロングコンタクトが付与されているために、低いスマイルラインでもあまり好ましくない結果となっている。

プラインの位置とそれに伴う歯、歯肉、歯間乳頭の見え方を評価し、それらの持つ審美的なリスクへの影響に格別の注意を払うべきである。軟組織の欠損があり、外科的な回復ができない場合には、補綴的に回復する計画をインプラント埋入前に立てておくべきである。VailatiとBelserは新しいアプローチとしてピンクパワーコンセプト（以下PPC）を発表した（2011）が、これは、審美領域の複数歯欠損に対する治療を行う際に、インプラント補綴の体系的戦略として人工歯肉の使用を根本的に再評価したものである。このアプローチでは、最適なインプラントの選択（デザインとサイズ）や位置の設定を含む治療計画を抜歯前に綿密に立てることを重要視している。また、人工歯肉は審美的ではないという烙印を押されており、事前説明がないと受け入れられにくい可能性があるため、患者教育もPPCの重要な要素のひとつである。

3.2.4　欠損部の近遠心径

補綴を行うにあたり欠損領域を評価する際には、欠損歯に置き換わる補綴装置の材質とその長期安定に必要なスペースについて細心の注意を払わなければならない。このことを補綴的ボリューム（prosthetic volume）と呼ぶ。軟組織の欠損のない前歯部単独歯欠損の場合、隣在歯があることで軟組織が維持されるため審美的要素も含めて予測どおりの治療結果を得ることができる（Belserら、2004；Buserら、2004；Belserら、2009；den Hartogら、2013；Furzeら、2012）。隣在歯の歯間部歯槽骨によって歯間乳頭が支持されている場合や、その骨から補綴装置のコンタクトポイントまでの距

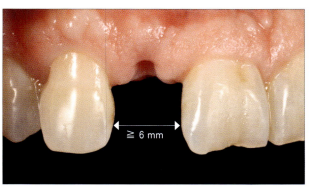

図10　インプラントと補綴に十分なスペースのある単独歯欠損。

離が短い場合には、審美的リスクは大幅に低減する（Kanら、2003a；KanとRungcharassaeng、2003b；Degidiら、2008a；Lopsら、2008）。コンタクト間距離や歯根間距離が十分にある場合（頚部およびインプラント体の直径がレギュラー径の場合は7 mm以上、ナロー径の場合は6 mm以上）には、インプラント周囲組織に支持が十分に得られ、アバットメントと補綴材料のための補綴的ボリュームが十分にとれることで自然な豊隆をもった外観を創り出すことができる（図10）。

周囲組織の状態が良くない場合や、インプラントの埋入と補綴に必要な補綴的ボリュームを確保できない場合には、審美的な結果を得にくい。コンタクト間距離や歯根間距離が短くなると、インプラント体や補綴パーツの選択肢は狭められ、理想的なエマージェンスプロファイルや豊隆を付与しようとすると審美的リスクが上がってしまう（図11a、b）。

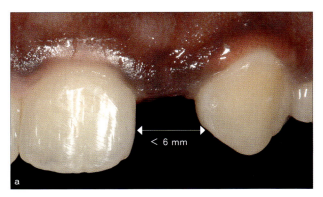
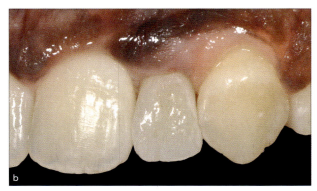

図11a、b　補綴スペースが制限されており妥協的な豊隆の補綴となった単独歯欠損。

3章　審美的に最良の結果を得るための術前リスク評価と治療計画

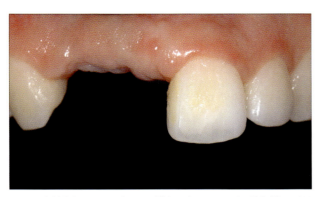

図12　連続欠損。インプラント補綴を行うには硬・軟組織が不足していることに注目。

　歯間乳頭を温存できる理想的なインプラント体と隣在歯の歯根との距離に関してはさまざまな報告があるが（1.5mm〜＞3mm）、距離が小さくなれば歯間乳頭を失うリスクが増加することは明白である（Buserら、2004, Lopsら、2008）。補綴の選択肢（例えば、セラミック製アバットメントとチタン製アバットメント）に影響がでない範囲で、この距離は最大限確保するよう努めるべきである。

　多数歯欠損となり欠損幅が大きくなった場合も、インプラント間の硬・軟組織がいかに支持されるか予測が立ちにくいことや、粘膜の形態の対称性を保つことが難しくなることから、審美的リスクは大きくなる（Mitraniら、2005; Mankoo、2008）（図12）。したがってインプラントを隣接して埋入する場合には、埋入後にも硬・軟組織が維持され、理想的な辺縁形態となるように、補綴的にだけでなく生物学的にも考慮して埋入を行わなければならない。

　多数歯欠損部にインプラントを隣接して埋入する場合には、インプラントの形態によっては、インプラント間の歯槽頂部の骨吸収が引き起こされ、軟組織の支持が減ってしまう可能性がある（Buserら、2004; Tarnowら、2003）。したがって、インプラント間の支持組織を最大限にするよう考慮したうえで補綴主導のインプラント埋入を行うことが望ましい。ほんの小さなミスでも弊害が生じ組織の不足を招くことから、補綴装置の理想的なエマージェンスプロファイルに必要なスペースが足りなくなる可能性がある（Priest、2007）。

　ボーンレベルインプラントを使う場合は、歯槽骨頂を温存し軟組織を維持できるインプラント間の最短距離は2mmとされている（Elianら、2007a; Elianら、2014; Koutouzisら、2015）。2007年にPriestにより隣り合うインプラント（直径4mm）の場合の3×3×3 PIEコンセプトが提唱された。これは以下の内容を推奨するものである。

・予定している補綴マージンから3mm根尖側に埋入する。
・インプラントの中心が、予定している補綴装置の唇側縁から3mm以上口蓋側に位置するよう埋入する。
・インプラント間距離は3mmとし、インプラント軸の延長が予定している補綴装置の切縁口蓋側に向かうよう埋入する。

　外科的にこれらの項目をすべて満たさなければ、審美的な結果が著しく損なわれうる。このような患者の治療計画を立てる際には、隣接してインプラントを埋入することによってリスクが上がることや、精度の高い外科手技が必要となることを考慮しなければならない。審美領域では常に、適切なインプラント体を選択することが必須である。というのもインプラントが太すぎると骨が失われ、唇側や近遠心の組織の喪失につながる可能性があるからである（Buserら、2004）。十分な硬・軟組織がある場合には、周囲骨の支持を最大にし、長期安定性と理想的な補綴形態による審美性を実現するアバットメントを応用可能なインプラント体選択が推奨される。このような際に細すぎるインプラントを不適切に用いると審美的な問題が起こり得る。例を挙げると、浅い埋入になるとリッジラップ型の補綴となり、理想的なエマージェンスプロファイルを付与できない。

　複数歯欠損が正中を越えずに片側に存在する場合は、調和のとれた軟組織の豊隆や補綴装置の対称性を維持することが困難となるため、連続した欠損歯の位置は審美的リスクに影響する。両側中切歯欠損の場合、鼻口蓋領域に潜在的に組織の「余裕」があること、治癒後に求められる周囲粘膜の構造が対称であることから、審美的な結果が最大限に得られる。側切歯を含む連続欠損の補綴を行う場合には、解剖学的に正しい歯頚ラインを作る必要があるので難易度が上がる。さらに、もし歯間乳頭様組織の支持が必要な場合は、インプラント周囲組織を貫通する隣接する補綴装置の立ち上がりに適切なカントゥアを付与することがきわめて重要であり、適切なインプラント体（大きさと形態）の重要性が高くなる。このような欠損の場合は、可能であれば連

続してインプラントを埋入するのを避けることも考えるべきである。

中切歯もしくは犬歯欠損と隣接して側切歯も欠損している場合は、確実な結果を達成するために側切歯部をカンチレバーとすることを考慮すべきである。こうすることで、側切歯部にオベイトポンティックを作り、歯間部の軟組織の支持が最大になる位置にインプラントを埋入することができるようになる。側切歯を含む連続欠損がある場合には、連続してインプラントを埋入すると審美的なリスクは最高度となる（図13a～c）。

リップラインが高い、粘膜が薄いなどの他のリスクファクターも加わると、上顎前歯部の連続欠損部位に、連続してインプラントを埋入することは、審美的リスクを少なからず最大とする。このような場合には、インプラント埋入前または埋入と同時に、組織増生を行うことがほぼ必須となる。垂直方向よりも水平方向のほうが増生結果を得やすく、このような術式の結果は一定ではない。

3.2.5　歯冠形態

審美歯科を成功させる鍵として、補綴装置の対称性、形態、豊隆、質感が挙げられる（Gallucciら、2007）。インプラント補綴が隣在歯と調和していなければ、見た目と審美的な最終結果に大きく影響する。インプラント補綴が正中にある場合には、なおさらである（図14）。補綴装置の形態、豊隆、質感は、ホワイトエステティックスコア（WES）をつける際に主要な要素であり、患者の感じる理想像にも影響しうる（Belserら、2009; JonesとMartin、2014）。

最終的な粘膜の豊隆の対称性は審美的な結果に強く影響するものであり、四角い歯（かつ、しばしば厚い粘膜）の場合には審美的リスクが低くなる（Stelliniら、2013）。この場合のインプラント支持補綴装置は、長く完全な歯間乳頭を伴いにくいが、天然歯との調和をとりやすいことが特徴である（図15a、b）。歯の形態が方形か三角形かは、粘膜貫通部の形態と組織の支持に大いに関わっているため、リスクの高さと結びついている（Takei、1980; Gobbatoら、2013）。歯周組織が健全であれば、歯の形態が三角形の場合には、それに伴い、薄く高いスキャロップタイプの軟組織を呈することが多い（Stelliniら、2013; Peixotoら、2015）（図16）。歯の形態が三角形で、

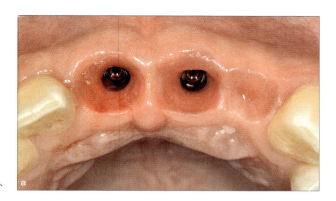
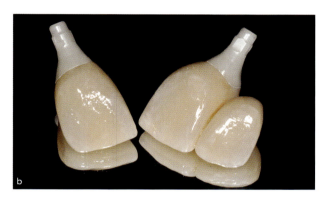
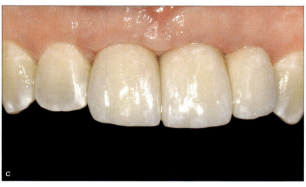

図13a～c　連続欠損。カンチレバーを付与した単冠のインプラントに注目。

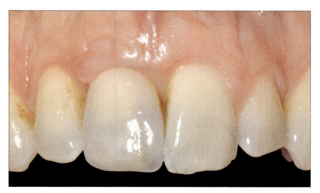

図14　上顎右側中切歯部のインプラント補綴。豊隆が隣在歯と合っていない。

3章　審美的に最良の結果を得るための術前リスク評価と治療計画

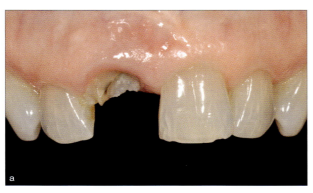
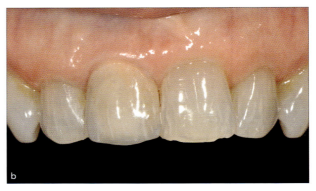

図15a、b　歯の形態が四角いので、歯間乳頭が短く、コンタクトエリアが広い。

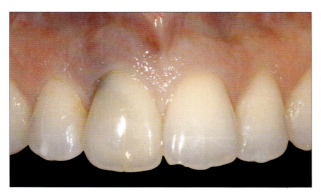

図16　三角形の歯なので、ハイスキャロップである。

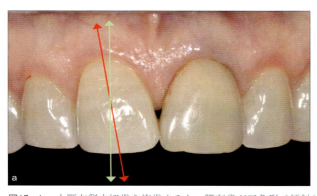
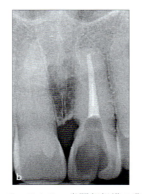

図17a、b　上顎左側中切歯を抜歯すると、隣在歯が三角形で傾斜しているため、歯間部組織の豊隆を維持できる可能性は低い。

　局所的に歯周組織が失われ、歯間乳頭がない場合には審美的リスクは明らかに高くなる。このような場合には、隣接コンタクトを広くした方形のインプラント補綴にすることを強いられ、最終的な外観に妥協せざるを得なくなる可能性がある。このような状況に直面した場合、隣在歯の豊隆を調整してインプラント補綴と調和させることで、対称性を維持し、ブラックトライアングルを回避することも選択肢のひとつとなる。Gobattoらによる単冠のインプラントの研究では、歯の形態が三角形の場合には、審美的な結果を得るために65％の隣在歯を修復する必要があったと報告されている（2015）。

　隣在歯の歯冠形態が三角形で、かつ歯冠軸が傾斜してコンタクトポイントが歯冠側に位置している場合は、歯間乳頭部が大きく欠損してしまうことを防ぐのに、歯の豊隆の修正では限界があるため、矯正も考慮に入れるべきである（図17a、b）。

3.2.6　隣在歯の補綴状態

　欠損部と術野周辺の歯の補綴状態は、審美的結果に影響する可能性があるため、治療計画を立てるうえで考慮すべきである。それら周辺の歯が未治療歯(未補綴歯)の場合、その特性(厚さ、透過性、光学的特性)を正確に模倣した補綴装置を製作する歯科技工士の技術が関与してくるため、審美的リスクは多様性に富むこととなる。隣在歯が唇口蓋的に薄く、透過性も高い場合には、正確に見栄えを一致させることは難しい(図18a、b)。スマイルラインが高いなど、他にも審美的なリスクファクターがある場合には、総合的な審美的リスクは高くなる。

　術野に含まれる隣在歯が補綴(クラウンやベニア)されており、歯肉溝内にマージンが位置している場合にも審美的リスクは高くなる(RichterとUeno、1973;Lindheら、1987;Feltonら、1991;Sanaviら、1998)。隣在歯の補綴マージンが歯肉縁下に位置する場合、インプラント埋入後に歯肉退縮が起こることが多く、補綴マージンの露出や歯肉形態の変化による審美障害が発生しうる。歯周炎に罹患している場合には、インプラント予定の歯を骨膜剥離せずに抜歯しただけで周辺の歯の歯肉退縮が顕著に起こるため、このリスクファクターは高くなりうる(図19)。このような場合には、繊細な治療計画が不可欠であり、治療の一環として隣在歯の再補綴を行ったり、必要に応じて外科手技を変えたりすることもある。

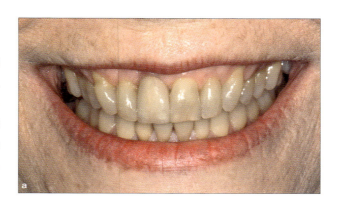

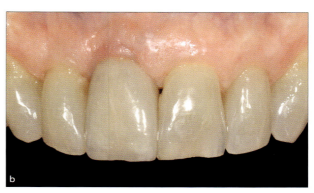

図18a、b　上顎右側中切歯部の補綴装置。ジルコニア製アバットメントにベニアを施してあるが、水平的な厚みが不足している。

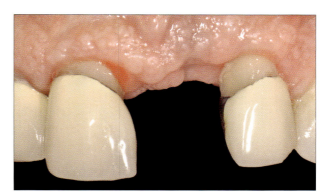

図19　左側中切歯の抜歯後、右側中切歯と左側側切歯の補綴マージンが露出した。

3.2.7　歯肉のフェノタイプ

フェノタイプとは、各個人の身体的性質を表したもので、遺伝子型が発現したものとされている(訳者注：ERAのアップデートに伴い、歯肉と歯槽骨に関して「バイオタイプ」に代わり「フェノタイプ」が使われるようになった)。インプラント埋入部位の歯肉のフェノタイプ(厚いか薄いか)は、許容される審美的結果を達成する技量だけでなく、(外科的および補綴的)治療計画にも影響しうる。歯肉のフェノタイプを把握するには、写真や視覚手法、(抜歯時の)直接的測定、放射線学的評価(CBCT)、(直接的または超音波による)サウンディング、プローブの見え方など、いくつかの方法が報告されてきた(Chappuisら、2015; Frostら、2015; Stelliniら、2013; Müllerら、2000; Kanら、2010; Egarら、1996)。

Kanらは、厚いフェノタイプと薄いフェノタイプを判別する際、見た目での評価と比べて、プローブの見え方で測定する方法($P=0.0117$)と、抜歯時に直接測定する方法($P=0.0001$)には有意差があると報告しているが(2010)、それに対して、Frostらは、プローブの見え方を用いて厚いフェノタイプと薄いフェノタイプの閾値を決定し、唇側骨の厚みと関連づけようとしたが、失敗した(2015)。しかし、彼らは、歯肉が薄いと唇側骨が薄くなる傾向にあると結論付けるに至った。

歯の形態が四角いと歯肉のフェノタイプが厚くなり、三角だと薄くなる傾向にあるというように、歯の形態と歯肉のフェノタイプが直接的に関連しているという報告が多数ある(Peixotoら、2015; Stelliniら、2013; Müllerら、2000; OlssonとLindhe、1991)。歯肉のフェノタイプと唇側骨の厚さは、口唇を排除してCBCTを撮影すれば該当歯周囲の硬・軟組織をはっきりとみることができ、より正確に測ることができる(Januárioら、2008)(図20a、b)。

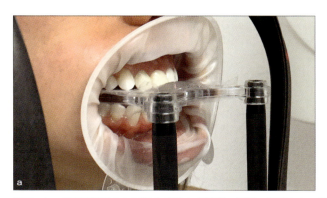 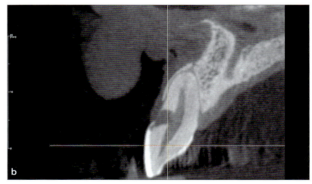

図20a、b　CBCT撮影中に口唇を排除する装置。唇側の組織から口唇を離すことで、硬・軟組織の厚みがはっきりとわかるようになる。

厚い歯肉のフェノタイプ

前歯部単独歯欠損の場合、厚い歯肉のフェノタイプであれば審美的リスクは低い。通常このような患者では厚く幅広い角化歯肉が豊富にあり、外科処置後の歯肉退縮が基本的には起きにくい(ChenとBuser、2014; Chenら、2009b; Kanら、2003a; Kois、2001)(図21)。

周囲粘膜が厚いことでインプラントの色や粘膜貫通部にある金属パーツの色が効果的に隠され、粘膜の色が変わって見えるリスクが減る。このフェノタイプであれば、審美的なインプラント周囲軟組織が長期に安定することが明らかとなっている(ChenとBuser、2014)。審美領域の複数歯欠損の場合は、厚い歯肉のフェノタイプは有利でもあり不利でもある。歯肉が厚いと配置と見え方に関して予測しやすく、退縮しにくい。しかし、このような歯肉だと、連続欠損の場合、乳頭様組織を作りにくい(図22)。

中程度の歯肉のフェノタイプ

今日まで中程度のフェノタイプを定義した論文は見当たらない。私見であるが、厚いフェノタイプの特徴——多くは厚い付着組織を持つ——と薄いフェノタイプの特徴——長く薄い、もしくは鈍的な歯間乳頭——を合わせ持つ患者は少なからずいる。このような特徴は、歯冠形態が四角と三角の中間の患者によくみられる。このような場合は、外科処置の結果がより多様化し、その結果として補綴もより困難となって審美性の長期的予知性が幾分低下するため、審美的リスクは上昇する。

薄い歯肉のフェノタイプ

薄い歯肉のフェノタイプはハイスキャロップ形態の特徴を持ち、単独歯欠損インプラントの審美的結果と関連することが多い。軟組織の構造を良好に維持するには、唇側骨の支持と隣在歯からの歯周組織の支持が不可欠である(Cardaropoliら、2004; Kanら、2003a; Kois、2001; Weisgold、1977)。隣在歯との間には結合組織や上皮があるため、隣接部組織の健康と近接度は、歯間乳頭を作り維持するために重要である。これらの組織には、刺激に反応し退縮するという性質があり、これは満足できる審美的結果を得るためには著しいリスクとなるため、無視できないものである(図23)。

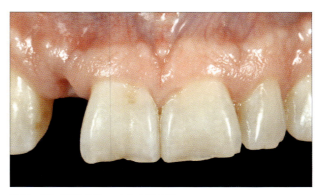

図21　厚い歯肉のフェノタイプの例。

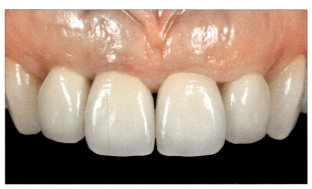

図22　上顎右側側切歯部から左側側切歯部までのインプラントの12年経過時。厚い歯肉のフェノタイプの症例。

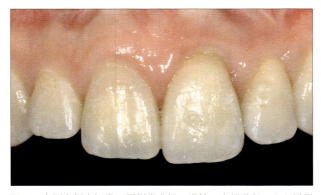

図23　上顎左側中切歯の唇側歯肉縁の退縮。内部吸収により唇側の骨が吸収したことで引き起こされた。

軟組織の具える薄さと繊細な性質は、自然で予知性のある歯間乳頭を形成し維持するための助けになるが、即時埋入を行う際には粘膜退縮の可能性があるため審美的リスクが上昇する(ChenとBuser、2014, Chenら、2009b)。フラップレスかつ即日に暫間補綴装置装着を行ったtype 1インプラント埋入の研究では、薄いフェノタイプのほうが厚いフェノタイプよりも1年後の粘膜退縮が有意に大きかった(それぞれ0.75±0.59mmと0.25±0.33mm)(BrownとPayne、2011)。通常の外科手技と荷重プロトコールを行ったtype 1インプラント埋入の後ろ向き研究では、唇側中央部の粘膜が1mm以上退縮した割合が、薄いフェノタイプ(24部位中11部位)で厚いフェノタイプ(18部位中6部位)よりも高かった(EvansとChen、2008)。退縮が生じた部位の中でも、薄いフェノタイプの11部位中6部位は2mm以上の重度の退縮が認められた。

これらの研究とは対照的に、Kanらはフラップレス埋入で即時荷重と結合組織移植を行った場合、フェノタイプによる違いは認められなかったと報告している(2009b)。早期埋入(type 2)でGBRによる豊隆の増加を同時に図った場合には、粘膜マージンの維持(>3年)が期待できるという報告がある(Buserら、2011)。長期経過を見込むには、細心の注意を要するが、特にインプラントの位置、十分な支持骨、補綴装置のエマージェンスプロファイル、技工物の適合と外形は重要である(ChuとTarnow、2013)。

複数歯欠損で薄いフェノタイプの場合には、インプラント治療前または途中で組織の特性を変えるための外科処置を必要とすることが多い。隣在歯が欠損しているとインプラント埋入位置や補綴の外形付与が難しくなるため、粘膜の退縮や軟組織の変色(内側のインプラントや補綴パーツによる)が起こる危険性が増す。このような場合は、(水平的安全域の範囲内で)より口蓋側寄りにインプラントを埋入し、インプラント表面を硬・軟組織で最大限被覆できるような補綴と外科の治療計画を立てる必要がある(Buserら、2004)。

3.2.8 インプラント部位の炎症

インプラント予定部位とその付近の炎症について臨床的に診査することは、審美的リスクの術前評価の中でも重要項目である。歯周炎、根尖病変、外傷後の病変(歯根破折、歯根吸収、骨性癒着)や異物(アマルガム残留、感染した歯根の残存)に関連した局所の炎症により、インプラント予定部位や隣在領域の硬・軟組織の量と質は直接的に減少し得る(Martinら、2006)。炎症によって審美的に重要な組織、特に隣在歯の歯槽頂の骨や軟組織が失われ、粘膜退縮を引き起こす可能性があるため、炎症は抑えておくべきである。治療計画段階におけるそれら炎症の特性(急性または慢性)に応じて、硬・軟組織への影響とその結果としての審美的リスクへの影響は異なってくる。局所の炎症では、排膿と腫脹を伴う急性炎症の審美的リスクがもっとも高い。慢性炎症、特にインプラント予定部位の慢性根尖性歯周炎は、術前に消炎されなかった場合、審美的に重篤な合併症を起こすリスクが中程度にある(Lindeboomら、2006;Waasdorpら、2010;Montoya-Salazarら、2014;VillaとRangert、2007)(図24a、b)。炎症のある部位へのインプラント埋入を成功させるには、念入りな清掃、抜歯窩の掻爬とデブライドメント、0.12%クロルヘキシジン含嗽剤による洗口が重要であると報告されている(Chrcanovicら、2015)。

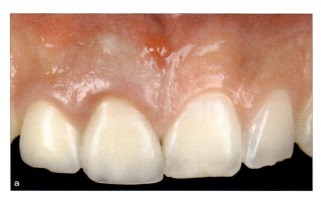 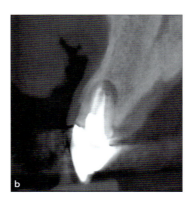

図24a、b　上顎右側中切歯部の根尖病変。

歯周炎感受性が高いかどうかや、侵襲性または難治性歯周炎になるリスクが高いかどうかを判断しておくことも重要である。このような患者では生物学的合併症(インプラント周囲炎やインプラントの脱落)が発生しやすく、喫煙者ではさらに重篤化することを示している文献が増えている(Heitz-MayfieldとMombelli、2014a；Heitz-Mayfieldら、2014b；Heitz-MayfieldとHuynh-Ba、2009)。このように、歯周炎はインプラント治療前に治癒させておく必要があり、審美的リスクにも影響すると考えるべきである。

臨床的な推奨：歯周炎の既往はインプラント埋入の禁忌ではない。しかし、このような患者にはインプラントの脱落やインプラント周囲炎のリスクが上がることを説明しておくべきである。また、個々に合わせた歯周組織のメインテナンスを行い、インプラント周囲組織の状態を定期的に把握すべきである(第4回ITIコンセンサス会議)。

3.2.9 軟組織の解剖学的形態

天然歯周囲や欠損部における軟組織の減少は審美的リスクを上昇させる。リスク評価に先立って、硬・軟組織の欠損について診断しておく必要がある。笑顔の分析には歯肉縁、歯間乳頭、唇側角化歯肉の豊隆の位置と対称性が含まれているため、軟組織の評価はここから始めるべきである。歯肉縁が対称的で、軟組織を支持する組織に欠損がある場合は、硬組織の処置にとどまるため、このような欠損は扱いやすいと考えられる。このような場合には、もし隣在歯が健全で、抜歯(必要な際)時の骨や周囲軟組織へのダメージが最低限に抑えられ、欠損が水平方向に限定されていれば、形態増生には予知性があり、審美的な結果を期待できる(HämmerleとJung、2003；HermannとBuser、1996)。

近年、Chappuisらによる単独歯欠損部位に対するCBCTの研究(2015)で、軟組織に関する新しく興味深い報告がされた。骨壁の薄いフェノタイプで、8週の治癒期間を設けると、軟組織の厚みが自然に7倍に増え、唇側の粘膜が厚くなったという報告である。軟組織が厚ければ、早期埋入(type 2)に有利となり、結合組織を用いた軟組織の移植を行う必要性が明らかに減ることになる。

インプラント埋入前に軟組織の欠損が認められた場合、特に十分な角化歯肉がない場合には、審美的リスクは高くなる(図25)。軟組織を補ういくつかの手技(結合組織移植(CTG)、有茎弁移植(VPG)、遊離歯肉移植(FGG)、矯正的挺出)が報告されており、それぞれ必要な治療期間や審美的結果が異なる(Akcalıら、2015；Kaitsasら、2015)。これらの移植術は骨によって内側の支持が得られていることが前提であり、骨増生に代わるものとみなすべきでないことに注意する。

軟組織移植のタイミングは、審美的リスクと審美的長期経過に大きく影響する。インプラント埋入後に軟組織の欠損が残っている場合に改善を試みても、短期的な解決にはなるかもしれないが、長期的には移植片の治癒と組織の成熟に伴って退縮するリスクがある(Levineら、2014)。

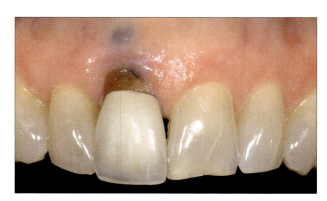

図25 インプラント埋入予定の上顎右側中切歯部の唇側歯肉マージンが退縮している。

3.2.10 隣在歯の骨レベル

単独歯欠損補綴の場合、インプラント予定部位の硬・軟組織とともに、隣在歯の歯周組織の状態を注意深く評価する必要がある。インプラント部位に隣接する歯間部組織（歯間乳頭）は、隣在歯の骨レベルと、補綴装置の豊隆に伴うコンタクトポイントの位置によって維持できるかどうかが決まる（Choquetら、2001；Kanら、2003a；Degidiら、2008b；SchroppとIsidor、2015）（図26a、b）。局所の炎症によって隣在歯周囲の垂直的骨吸収が生じると、審美的結果に対するリスクは著しく大きくなる。隣在歯の歯根に及ぶより大きな骨吸収が認められた場合には、補綴装置に適切な豊隆を付与しても隣在歯との間に空間（ブラックトライアングル）ができる可能性が上がる。さらに言えば、感染既往のある歯根表面に接する骨頂部での骨再生は予知性が低く、現在用いることができる治療オプションでは再生できる可能性は低い。

隣在歯の骨レベルを維持するには、インプラントのデザインと隣在歯までの距離が重要である。骨レベルを維持するには、隣在歯の歯根まで1.4mm以上離して埋入すべきとされている（Tarnowら、2000）。これに対してVelaらは、プラットフォームスイッチのインプラントであれば、隣在歯までの距離がより近くても（1mm）歯間部の骨レベルを維持できると報告した（2012）。しかし、この報告の解釈には注意が必要で、単独歯欠損にオーバーサイズのインプラントを用いるべきではなく、また、アバットメントと補綴材料の許容範囲内で最大限の骨量を保てるようインプラントの選択をすべきである。

3.2.11 唇側骨壁のフェノタイプ

抜歯後のインプラント補綴を予定している患者は、しばしば抜歯即時埋入を希望する。抜歯即時埋入を選択する前には考慮すべき項目がいくつかある：局所的炎症の有無と種類、隣在歯が健全かどうか、初期固定を得られるかどうか、硬・軟組織のフェノタイプなどである。唇側骨が薄い（≦1mm）もしくは欠如している場合に即時埋入をすると唇側中央の粘膜が退縮し、審美的に理想の結果を得られない（Levineら、2014；Chappuisら、2013b；ChenとBuser、2014）。したがって、即時埋入の術前計画には、唇側骨の有無と厚みを評価するために局所的CBCTを撮影することが必要である（Veraら、2012）（図27a、b）。リップリトラクターの併用で、唇側骨が評価できるようになり、フェノタイプを判別できる（Januárioら、2008）。

審美領域では、抜歯に伴う唇側骨壁の寸法変化によって、治療の結果は大きく影響を受ける可能性がある。CBCTによる三次元的な解析で、Chappuisらは唇側骨壁の厚みが≦1mmかどうかが骨吸収に関連する重要な要素であることを明らかにした（2013b）。さらに、薄い骨壁のフェノタイプ（≦1mm）の場合（骨吸収の中央値7.5mm）は、厚い骨壁のフェノタイプの場合（骨吸収の中央値1.1mm）に比べ垂直的な骨吸収が顕著であることも報告した（図28a、b）。Januárioらは、250名の上顎前歯部のCBCTから唇側骨壁の厚みを調査し、大半の部位が≦1mmであり、50％近くが≦0.5mmであると報告した（2011）。Brautらによる125名のCBCTの調査では、厚い骨壁のフェノタイプ（＞1mm）の頻度は、中切歯では5％以下であり、一方第一小臼歯では27.5％と高頻度であった（2011）。

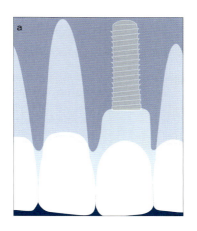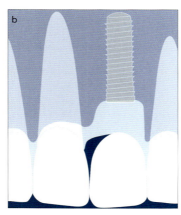

図26　隣在歯の骨支持が理想的な状態（a）と、歯間乳頭の支持が減少しうるような骨喪失が隣在歯にある状態（b）。

3.2 審美的リスク評価

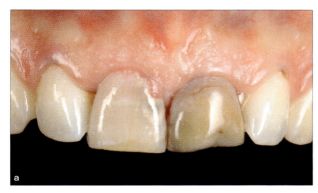
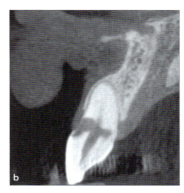

図27a、b　上顎右側中切歯部の唇側骨の厚みと吸収の程度についてCBCTによる評価を行う。

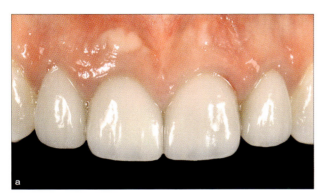
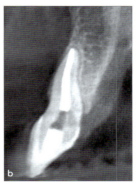

図28a、b　CBCTにより上顎左側中切歯部の唇側骨のフェノタイプは薄いと判断された。

　前歯部の抜歯即時埋入インプラントが審美的に成功することは報告されてきたが、即時埋入を考慮している部位の唇側骨の厚みが1mm以下の際は審美的リスクが大きくなる(ChenらBuser、2014)。このような場合には、抜歯部位軟組織の初期治癒が完了した後に、術前または同時の移植を併用した早期埋入(type 2と3)を行うべきであり、この方法であれば粘膜の豊隆をより確実に維持できることが示されている(ChenとBuser、2014; Chenら、2009a)。

Implant Therapy in the Esthetic Zone – Current Treatment Modalities and Materials for Single-tooth Replacements　　43

3.2.12　歯槽頂の解剖学的形態

　水平的、垂直的骨欠損は、増生処置で歯槽堤形態を完全回復させるための不確定要因であり、審美的リスクを上昇させる。萎縮、歯周炎、外傷による骨の局所的状態の悪化は、骨量不足や、垂直方向、水平方向、矢状方向の顎間関係の悪化を招き、インプラント埋入そのもの、もしくは、機能的、審美的に適切な埋入が不可能となってしまうかもしれない（Chiapascoら、2009）（図29a、b）。

　水平的骨増生はさまざまな再生方法によって成功することが証明されてきたが、その術式や使用材料に関して特に優位なものはない（Kuchlerとvon Arx、2014）。上顎前歯部における水平的骨増生の第一目標は、機能的および審美的結果が改善するよう、理想的な位置へのインプラント埋入を可能にすることである。

　増生した骨の配置と形態は、軟組織の形態に影響するが、それは隣在歯の外形に倣うべきである（Chenら、2014）。上顎前歯部の治療にはいくつかの交絡因子が関与するため、この部位における骨の安定性と審美的結果に関して文献から得られる情報は限られている（Buserら、2009；Chiapascoら、2009；Kuchlerとvon Arx、2014）。水平的骨増生がうまくいっていれば、インプラントの残存率や成功率は、増生骨に埋入した場合と十分な骨幅の既存骨に埋入した場合とで差はない（Kuchlerとvon Arx、2014）。Chappuisらによる最新の研究では、増生骨に埋入したインプラントの10年経過時の成功率は98.1％であったと報告されている（2017）。この骨増生は、自家ブロック骨の表面にDBBM顆粒を置き、非クロスリンクのコラーゲンメンブレンで被覆するという術式で行われている。このような欠損の場合は、審美的リスクは中程度とされている。

　垂直的骨欠損がある場合は、応用されるべき増生処置が技術と予知性の両面において、難易度が非常に高くなるために、審美的リスクは増大する。垂直的骨欠損には通常水平的要素も含まれる。この場合、もっとも適切な治療法を選択するには、術前に骨吸収の程度と部位を診断しておくことが重要である。複数歯欠損の場合、隣在歯による骨頂の支持が喪失して歯槽骨と支持軟組織が吸収してしまうの

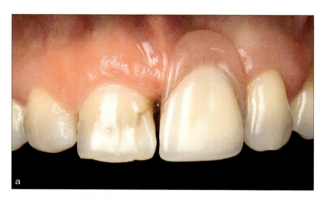
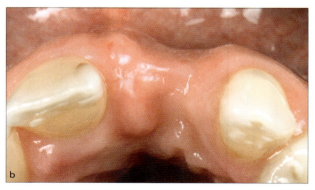

図29a、b　上顎左側中切歯が外傷により失われ、水平的欠損が生じている。

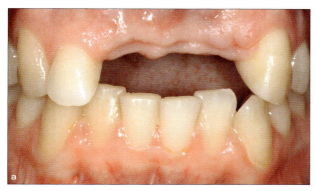 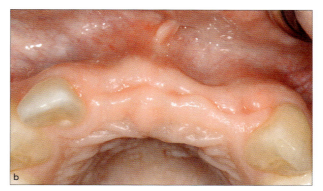

図30a、b 複数歯欠損（上顎右側側切歯から左側側切歯）。水平的にも垂直的にも骨欠損が認められる。

で、このような欠損形態がよくみられる（図30a、b）。理想的な歯冠形態を基準にして組織欠損を明らかにした診断用ワックスアップは、この難しい判定を行う臨床チームの助けになる（図31）。

硬組織が垂直的に欠損している場合には審美的リスクがもっとも高くなる。治療の選択肢のひとつは垂直的骨増生であるが、中でも自家骨顆粒にバリアメンブレンと異種骨移植材料を併用した方法がもっとも裏付けのある方法である（Simionら、2007; Urbanら、2014; Urbanら、2015; Rochiettaら、2016）。しかし、これらの方法では合併症の発生率が高くなることを認識しておかなければならない（Simionら、2004）。別の選択肢としては、GBRテクニックで水平的に骨増生を行い、垂直的にはピンクポーセレンを使って補綴的に補う方法がある。この方法のひとつの重要な必要条件は、ピンク色の補綴装置の境界がフルスマイル時でも口唇に隠れることである。PPCで強調されているように、この人工的な組織を使うことで、調和のとれた歯肉形態を作ることができる（VailatiとBelser、2011）。特筆すべき重要事項は、垂直的骨欠損部に隣接して歯周炎罹患歯がある場合には、歯周炎自体を治療しないと増生は見込めないことである。インプラント予定部位に歯周炎罹患歯がある場合には、歯を挺出させることも選択肢のひとつとして挙げられる（Salamaら、1996）。

垂直的骨増生を深刻に考えなければならない症例はわずかである。ひとつは、フルスマイル時のリップラインが高すぎてPPC法を応用できないときである。患者が若く健康で、経験を積んだ術者がこの非常に難しい外科処置を行うならば、許容範囲内の治療結果を達成することは可能である。

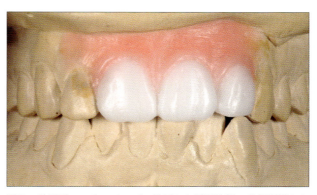

図31 診断用ワックスアップ。計画した補綴装置の歯冠形態から硬・軟組織の欠損を把握できる。

第5回ITIコンセンサス会議議事録では、該当する合意声明を挙げている。

- 適正なインプラント埋入を可能にするために、上顎前歯部における水平的な骨増生は有効な治療選択肢として挙げられる。
- 段階的アプローチで獲得した水平的骨幅の平均（インプラント埋入時に測定）は2.2〜5 mmである。レビューに含まれた研究には、水平的骨増生で得られた骨幅の長期安定性についての情報はなかった。
- 特定な方法あるいは材料が他よりすぐれていることを証明できるデータは不十分である。
- インプラントの残存率・成功率は、水平的に増生された骨への埋入と適切な幅を持った既存骨への埋入とで差がなかった。

3.2.13 患者の審美性への期待

ERA表が完成すると審美的リスクが低いか中程度か高いかが明確に視覚化され、理想的なインプラント支持補綴装置を実現するための治療全般に関するリスクを術者と患者双方で理解できるようになる。治療を進めるべきかどうかを決定づける審美的リスクファクターは患者の期待度である。審美的リスクが高いにもかかわらず、患者の期待度が高かったり非現実的であったりする場合には、治療を避けるか、高い期待をより現実に移行させるように治療の潜在的な問題点を助言すべきである。審美的リスクの高い患者が、治療の限界を理解し、妥協的な結果(例えば、長いコンタクト、狭い鼓形空隙、ピンクポーセレン)を受け入れることは珍しくない(図32a、b)。

インプラントが成功するためには、審美的リスクの高い患者に、治療に困難が伴うことを伝えておくべきである。インプラント治療での計画を立てる前に、別の補綴方法も十分に考慮すべきである。医学的観点からはインプラントの外科処置を行えるが、審美的期待度が高い患者では、欠損部だけでなく、支持硬・軟組織についても常に詳細な診査をすべきである。隣在歯、歯周組織の支持、既存の硬・軟組織は、予知性のある審美的結果を得るためには、すべて重要な要素である。これらの要素は審美的リスク評価の項目でもある。

審美的期待度が高い患者に助言する際、治療前に結果の限界を伝えること自体がリスクと考えられている。しかし、治療前に治療の限界を患者に伝えておかないと、患者は審美的に問題が生じた結果を合併症と解釈する可能性があり、多くの場合受け入れてくれない。治療説明段階でのERA表の使用は、インプラントで安定した審美的結果を達成するために有効であるが、より重要なのは、予期せぬ審美的合併症や不満を持つ患者への対応から歯科医師が解放されることである。

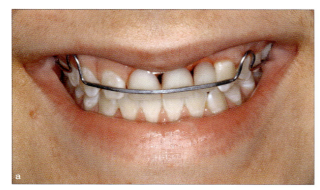
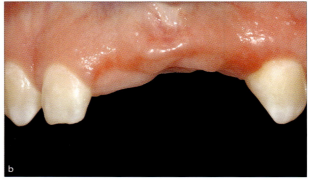

図32a、b　上顎右側中切歯から左側側切歯まで欠損している患者。総合的に審美的リスクが高い。

審美的リスク評価についてのさらに詳しい情報は、ITI Online Academyのラーニングモジュール「Esthetic Risk Assessment」(Dr. William Martin、英語、有料の場合あり)を視聴のこと。その他Online Academyのコンテンツはacademy.iti.org を参照。

審美におけるリスクファクターについてのさらに詳しい情報は、ITI Online Academyの講演動画「Esthetics: An Overview of Risk Factors」(Dr. William Martin、英語、有料の場合あり)を視聴のこと。その他Online Academyのコンテンツはacademy.iti.org を参照。

3.3 治療計画

審美領域の単独歯または複数歯欠損の補綴は、治療に携わる全員が、治療のリスクと結果の見通しを完全に理解したうえで、細部にわたり注意を払う必要のある厳しい道のりである。家の設計図と同じように、最終補綴装置によって治療の計画と過程が決まるため、治療相談は常に、終着点を見据えて始めるべきである。最終補綴装置には、硬・軟組織の形態と同様、適切な近遠心径と対合歯とのクリアランスが必要である。十分な補綴スペースと組織の支持が確保されている場合は、補綴装置の形態に従って、水平(容量と角度)、垂直、近遠心方向におけるインプラントの三次元的な位置取りを決定する(Buserら、2004)(インプラントの位置取りについては第5章5.6より詳細に解説されている)。

審美的に許容可能な補綴装置の製作に必要な補綴的ボリュームを確保するため、インプラントデザインの選択によってインプラントの三次元的位置取りは影響を受ける。三次元的に適切な位置に埋入するための重要な基準点は、インプラントのショルダーとボディ、ならびに、これらの補綴装置や解剖学的構造との位置関係であり、修復材料に対して十分なスペースが確保されれば、歯科技工士が理想的なエマージェンスプロファイルと補綴装置の豊隆を付与できる(図33a、b)。

インプラント埋入後は、インプラントショルダーと粘膜マージン間のインプラント周囲組織は移行部位と呼ばれる(Martinら、2006)(図34)。理想的に埋入されている前歯部インプラントのほとんどで、移行部位の解剖的状況がインプラントショルダーに到達する障壁となっている。唇側中央部で粘膜下3 mm、隣接面で粘膜下5 mm以上にインプラントショルダーが位置することはよくある。

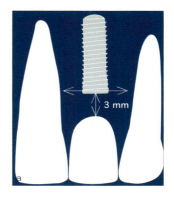
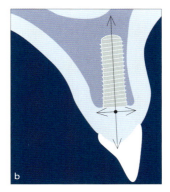

図33a、b 十分な補綴的ボリュームを確保できるボーンレベルインプラントの三次元的埋入位置。

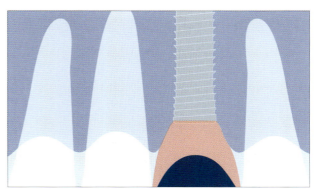

図34 移行部位。インプラントショルダーから粘膜マージンまでのインプラント周囲組織。

3章　審美的に最良の結果を得るための術前リスク評価と治療計画

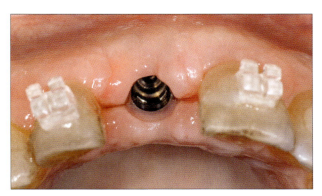
図35　ヒーリングアバットメントを除去した状態。移行部位に適切な形態が付与されていない。

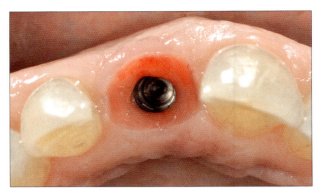
図36　暫間補綴装置を外した状態。移行部位に適切な形態が付与されている。

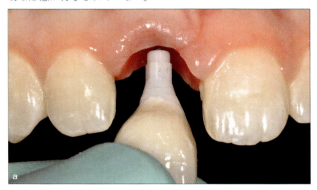
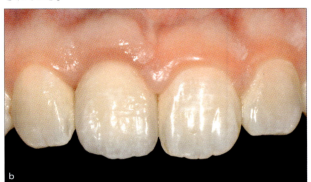
図37a、b　スクリュー固定で、長石系セラミックスを焼き付けたワンピースタイプのジルコニア製アバットメントを使用している。装着時と3年経過時。

　移行部位は、通常インプラント埋入後ヒーリングアバットメントの形態に従って治癒するため、補綴装置の粘膜貫通部の理想的な豊隆とは異なった形態となる（図35）。移行部位の形態を整えずに印象採得を行うと、最終補綴装置の適切なエマージェンスプロファイル、アバットメントの豊隆、マージン位置、コンタクトポイントの設定が難しくなる。移行部位の形態付与は、カスタムヒーリングアバットメントや暫間補綴装置によって行われ、それによりインプラントショルダーから隣在歯コンタクトポイントまでの理想的な豊隆が造形される。第5回ITIコンセンサス会議議事録の中で、すべての審美に関連する領域で移行部位の形態を付与するために最終補綴装置作製前にインプラント支持暫間補綴装置を使うことが推奨されている（Mortonら、2014）（図36）。

　セメント固定の補綴装置を計画する場合には、装着時に余剰セメントを除去しやすい位置までセメントラインを上げたアバットメントを作製することが重要である。セメントラインが深いと（＞1mm）、余剰セメント除去後にセメントが残留する危険性が高くなり、その対処が遅れると粘膜炎が惹起され、周囲炎にまで移行する可能性がある（Linkevičiusら、2011; Linkevičiusら、2013; Wadhwaniら、2012b; Wilson、2009）。

　スクリュー固定の補綴装置はセメントを使用せず、取り外し可能である。耐久性と審美性を兼ね備えた材料の登場によって、スクリュー固定は現代インプラント歯学の最前線に立つことが可能になり、審美的結果は固定方法に影響されなくなった（Sailerら、2009a）（図37a、b）。

体系化された症例評価法と治療計画についてのさらに詳しい情報は、ITI Online Academyのラーニングモジュール「Structured Assessment and Treatment Planning」（Dr. Hans-Peter Weber、英語、有料の場合あり）を視聴のこと。その他Online Academyのコンテンツはacademy.iti.orgを参照。

3.3.1 解剖学的検討

口腔の前方領域では、術前の厳しい解剖学的状態が、高い患者の期待と相まって、審美的難易度が上昇する。この領域では解剖学的または病理学的に起因するさまざまな状況によって、元々組織が欠損していることが多い（Buserら、2004）（表3）。このような組織の欠損がある場合は、GBRによってインプラント埋入前に欠損部を再建したり、インプラント埋入と同時に豊隆を増やしたりといった骨増生がしばしば必要となる（Buserら、2013b）。軟組織と骨の両方に関して三次元的に歯槽堤の解剖と、それらがインプラントの長期的予後に与える影響を理解することは、最適な治療アプローチを決定する際にきわめて重要である。

歯を抜歯すると、歯槽堤はリモデリングを始め、幅（3.87mm）と高さ（1.53mm）が減少する（Van der Weijdenら、2009）。骨吸収量は唇側骨壁の厚みによって異なり、薄いフェノタイプ（≦1mm）の場合は唇側中央部骨高径の吸収が62.3%、7.5mm（中央値）と報告されており、厚いフェノタイプの場合はたった1.1mmと報告されている（Chappuis

ら、2013b）。しかしこの骨吸収は、唇側中央部が主であり、隣在歯に近接する部分の変化量は8週の治療期間内では少ないことが示されている。この抜歯後のリモデリングによる変化は、直下の骨だけでなく支持軟組織にも起こる。Chappuisらは、審美領域での抜歯後の軟組織の変化について報告している（2015）。彼女らの報告では、8週の時点で薄い骨壁のフェノタイプ（≦1mm）の場合には軟組織の厚みが7倍になり、厚い骨壁のフェノタイプ（>1mm）の場合は変化がなかったとしている。結論のポイントは、薄い骨壁のフェノタイプの場合には軟組織の増殖で見た目の高径は1.6mmしか減らず、7.5mmもの垂直的骨吸収が目立たなくなったことである。結果として、軟組織が厚くなることで、直下の骨欠損はわかりにくくなるが、フラップが厚く血流の良いものとなり、一般的に結合組織移植の必要性が減るという利点が生まれる（Chappuisら、2015）。

単独歯欠損の場合は、隣在歯があることで、ある程度の支持組織は確保されるが、最初にインプラント予定部位の唇口蓋的幅径を評価し、骨頂部に十分な幅があるか、そして唇側骨吸収の有無について確認する。唇口蓋径はボーン

表3　上顎前歯部の組織欠損に関わる状況（Buserら、2004）

状況	特記事項
解剖学的	
狭い歯槽堤かつ／または 歯槽堤唇側のアンダーカット	歯の先天欠如
病理学的	
歯の外傷	唇側骨の骨折を伴う歯の脱臼
外傷後の状態	低位咬合、歯根吸収、歯根破折を伴う骨性癒着
急性または慢性炎症	歯周疾患、根尖性歯周炎、歯内－歯周病変
骨の廃用性萎縮	長期間にわたる歯の欠損

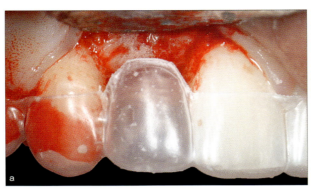 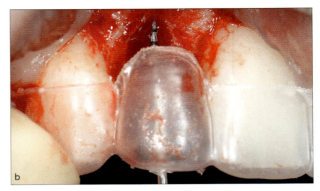

図38a、b　上顎右側側切歯部にNCインプラント（3.3mm）を埋入する際の骨削合。真空形成テンプレートを参考に、予定の粘膜マージンから根尖側へ3mm削合した。

サウンディングやCBCTによって評価できる。近遠心的径は診断用ワックスアップや隣在歯、反対側同名歯を評価することで判定する。近遠心径が不足している場合には、矯正やエナメル質の削合、補綴的な修正を治療計画に組み込むことで対処すべきである（Kanら、2009b）。もっとも重要な評価は骨高径である。これが不足する要因はさまざまで、隣在歯の歯周疾患、廃用性萎縮、外傷、感染、先天異常が挙げられる（Buserら、2004）。高径不足への対応は困難で、垂直的に高さを回復させる術式には細心の注意が必要となり、解剖学的にリスクは高くなる。

臨床的には硬組織が垂直的に過剰な場合もある（先天性欠如歯の場合）。このような場合はインプラントの埋入位置が浅くならないように、外科処置時に骨を削合する必要がある（図38a、b）。予定している補綴装置の粘膜マージンを描出した外科用テンプレートを使うことで、インプラントが適切な深さに位置するのに必要な骨削合量が決定され、補綴装置に理想的なエマージェンスプロファイルを付与できる。最後に、インプラント体を選択する際、鼻口蓋管（切歯管）、鼻腔底、隣在歯の歯根の位置を把握することは必須である。この評価は、単純X線写真（デンタル）または必要であれば断層像（CBCT）を用いて行う。

インプラント歯学における解剖学的検討についてのさらに詳しい情報は、ITI Online Academyのラーニングモジュール「Anatomy with Relevance to Implant Surgery」（Dr. Vivianne Chappuis、英語、有料の場合あり）を視聴のこと。その他Online Academyのコンテンツはacademy.iti.orgを参照。

3.3.2　審美領域におけるCBCTの適用

審美領域でインプラントの埋入と補綴に成功するには、確実な治療計画を術前に立案し、有効な治療法を取り入れて外科処置および補綴治療を行う必要がある。確定診断を行うために、患者の臨床所見や術者の専門的な判断に応じて、治療計画立案の過程で特別な画像診断法を用いる（Harrisら、2002; Harrisら、2012）。Bornsteinらは、インプラントの術前計画のための画像診断法は、以下の3つの情報を十分に得られるべきであると報告した（2014a）。

・残存歯槽堤の形態

　残存歯槽堤（以下RAR）の形態には、骨量と骨密度が項目として含まれる。欠損部歯槽堤の垂直的骨高径、水平的骨幅、近遠心径によってインプラント埋入に利用できる骨量が決まる。

・残存歯槽堤の方向

　RARの標準からの逸脱は補綴計画に対するインプラント体の軸を不良にしてしまう可能性があるため、歯槽骨－基底骨複合体の方向と形態を評価しなければならない。

・インプラント埋入を制限するRAR内の局所解剖学的、病理学的な限界

　顎骨内にあるたくさんの解剖学的構造（例：鼻口蓋孔（切歯孔）と鼻口蓋管、鼻窩、オトガイ孔、顎下腺窩、下顎管）は、インプラント埋入の障害となったり埋入そのものを制限したり、近接構造を損傷するリスクになる。解剖学的異常や局所の病変（例：残根、上顎洞疾患、近接する炎症巣）もインプラント埋入を不可能としたり、埋入の障壁となる可能性がある。

3.3 治療計画

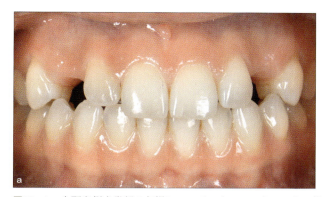 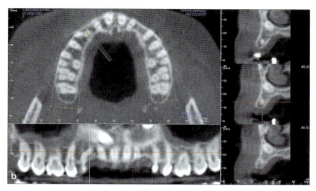

図39a、b　上顎右側犬歯部の欠損についてのクロスセクショナル像。同側第一小臼歯の歯根の位置と埋伏した犬歯についての詳細な情報が得られた。

30年以上もの間、これらの目的を果たすために必要な情報は、臨床検査と、通常は、パノラマX線写真、デンタルX線写真、側方セファロ撮影といった二次元の（2D）画像から得てきたが、それでも臨床上は予知性のある治療として高い成功率を示していた（Bornsteinら、2014a）。ここ15年で、インプラント歯学においてクロスセクショナルのCBCT画像診断法が導入され広まったことによって、三次元的に顎骨を検査し診断できるようになり、臨床検査やスタディモデル、従来の画像診断法だけでは得られなかったより精密で上質な情報が得られるようになった（図39a、b）。

現在、審美領域においてインプラントを計画する際の3D画像（CBCT）について適応、禁忌ともに明確には定まっていない。各国で出されているガイドラインや国際的なガイドラインの中で、厳密なシステマティックレビューから得られたエビデンスに基づいた行動基準を示しているものはほとんどない。情報のほとんどはコホート研究か症例対照研究などの臨床研究から得られたもので、合意に基づく推奨事項として示されることが多いが、これらは論文の部分的な検索や分析といった不十分な方法に基づいており、一般的もしくは症例特異性のない声明さえ含まれている（Bornsteinら、2014a）。特筆すべきもののひとつは、EAOコンセンサス会議の要旨の中にあるHarrisらによるもの（2012）で、「インプラント部位の臨床的評価で十分な骨幅が示され、従来のX線検査で解剖学的構造の境界が明瞭で、十分な骨高径とスペースがあることがわかれば」クロスセクショナル画像は不要としている。この声明では、ある特定の臨床状況に対して撮影方法を選択する前に、臨床医は包括的な臨床的診査を行う必要があることが強調されている。

第5回ITIコンセンサス会議で、インプラント歯学におけるCBCTに関する治療ガイドラインが提示された（Bornsteinら、2014b）：

- インプラント治療のためにCBCTスキャンを撮影あるいは読影する臨床医は、現行の放射線ガイドラインを参考にすべきである。
- インプラント治療の計画立案のためのCBCT画像診査は、綿密な検査後の各患者の必要性を基にして判断すべきである。
- クロスセクショナル画像が必要な場合はCTよりCBCTのほうが望ましい。
- 従来の放射線画像と臨床診査の補足情報が必要な場合、CBCT撮影が行われる。状況（例えば、複数の処置選択肢が予想された場合あるいは顎骨ないし上顎洞病変が疑われる場合）によりCBCTが画像診断の第一選択になる場合もある。
- 外科と補綴の情報を最大限に活かすため、CBCT撮影時にラジオグラフィックテンプレートを用いることが望ましい。
- 可能ならCBCT検査での視野（FOV）は常に関心領域（ROI）に限局させるべきである。
- 常に患者と装置に特有の線量削減対策をとるべきである。
- 画像データの転換性を高めるために、術者はDICOMデータ出力に完全に対応している放射線装置ならびに独立ソフトウェアを求めるべきである。

3章　審美的に最良の結果を得るための術前リスク評価と治療計画

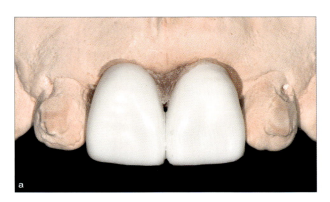
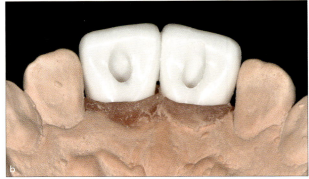
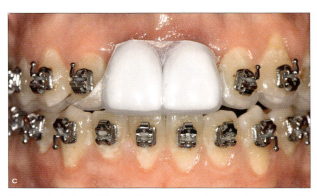
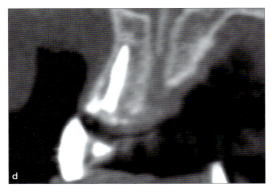

図40a〜d　X線不透過性の歯（Ivoclar Vivadent, Amherst, NY, USA）を理想的な豊隆に削り、歯の中央にアクセスホールを設定し、薄い真空形成シートを使ってピックアップすると、CBCT撮影中に装着できる。計画を立てる時は、歯の中の穴がはっきりするような断面が適切なクロスセクションである。

　インプラントを計画し、CBCTを撮影する場合は、インプラント予定部位にX線不透過性の歯を設置したラジオグラフィックテンプレートを用いるか、撮影後に理想的な豊隆を示すデジタルワックスアップを行うことで、補綴主導型計画の立案と欠損形態の評価にとって重要な基準ができる（図40a〜d）。

インプラント歯学におけるCBCTの利用についてのさらに詳しい情報は、ITI Online Academyの講演動画『Indications and Recommendations for CBCT in Implant Dentistry』（Dr. Michael M. Bornstein、英語、有料の場合あり）を視聴のこと。その他Online Academyのコンテンツはacademy.iti.orgを参照。

3.3.3　デジタルによる計画と従来法での計画

　ここ数年、デジタル技術はX線画像、デジタルプランニング、テンプレート作製、インプラント埋入、印象採得、アバットメント／補綴装置製作など、インプラント歯学のあらゆる面で広く応用されるようになってきた。重要な患者情報をデジタル化することで、診療チームのメンバー間で共有し、正確に計画を立てることができるようになる。この情報のデジタル化により、外科医、補綴医、歯科技工士間に相乗効果が生まれ、全員で異なる場所から立案した治療方針を見て、操作することができる。これにより、インプラント予定部位の（一般的解剖の）術前診断が改善し、実際の手術の前にコンピュータ上でシミュレーションできるようになる。

　さらに、暫間および最終補綴装置のデザインをより確実にコントロールし、工業的に制御された工程を経て製作することで、デジタル技術によってサージカルテンプレートの精度と最終補綴装置の質を高めることができる（Tahmasebら、2014; Hämmerleら、2015）。

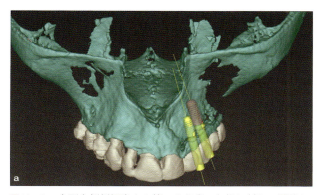 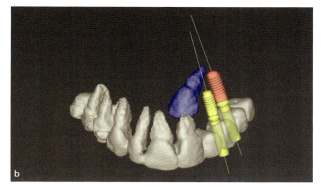

図41a、b　上顎右側側切歯から第一小臼歯の欠損に対し、埋伏している犬歯を避けてインプラント補綴を行う治療の選択肢をデジタルでプランニングした。

　従来法によるインプラントの治療計画は、徹底した臨床検査、診断用模型、デジタル写真、放射線学的評価（単純撮影とCBCT）から始まる。インプラントの治療計画は、硬・軟組織欠損と、予定している補綴装置との関係性を明らかにした診断用ワックスアップによって決定する。このワックスアップは提案された治療をアナログで表現したもので、計画立案の原動力となり、インプラントを理想的な三次元的位置に埋入するために必要な外科術式を決定する。テンプレートは石膏模型上で、模型表面の形態とX線写真上で特定した重要な解剖学的構造に基づいて製作する。この方法ではインプラント埋入位置を模型のドリリングによって任意に決定するため、詳細の把握が不可能な解剖学的状況が存在する場合には応用できない。

　デジタルプランニングの導入によって、インプラント予定部位と局所的解剖を三次元的に評価するために患者の画像（CBCT）データと臨床データ（サーフェススキャン）を融合できるソフトウェア環境が構築された。この情報によって、埋入すべきインプラントの種類、サイズ、位置、傾きといった包括的な術前計画を補綴主導型で立てることができる（Vercruyssenら、2015）。硬・軟組織の欠損、解剖学的制限、局所的炎症が明確に可視化され、術前に考慮することができる（図41a、b）。デジタルプランニングの完了後に、光造形法でテンプレートを作製することで正確な位置にインプラント埋入を行えるようになり、治療は円滑に進む。

　従来法に比べたデジタルプランニングの大きな利点は、患者とのコミュニケーションに利用できることである。治療前に計画した術式を概観する強力なツールとして、治療の選択肢と、理想的な審美的結果を達成するために必要な術式を患者に提示することが可能である。

デジタルプランニングについてのさらに詳しい情報は、ITI Online Academyの講演動画「How is the Digital Workflow Integrated into Patient Treatment」（Dr. German Gallucci、英語、有料の場合あり）を視聴のこと。その他Online Academyのコンテンツはacademy.iti.orgを参照。

3.3.4 インプラント埋入のためのサージカルテンプレート

審美領域のインプラント埋入は、あらゆる方向への偏位が審美的結果を低下させるため、補綴計画に基づく正確な三次元的位置づけが必要である（Buserら、2004）。インプラント埋入をガイドするサージカルテンプレートを使うことで、周囲組織や歯、最終補綴装置の補綴的ボリュームを侵害する可能性を減らすことができる。

CBCTが3D画像ツールとしてインプラント歯学に導入され、プランニングソフトウェアで活用されるようになり、重要な解剖学的構造と計画された補綴装置に対して最適なインプラントの位置をコンピュータ上で計画できるようになった（Tahmasebら、2014）。そして、そのデジタルプランを利用してサージカルテンプレートを製作し、コンピュータ上で計画されたインプラントの位置を患者で再現することで、周囲の解剖学的構造を損傷せずにインプラント床形成と最終的な位置決めができるようにする（Widmannら、2010）。

サージカルテンプレートは静的と動的の2つの使用タイプに分類できる（Jungら、2009）。静的システムは、サージカルテンプレートやインプラントガイドを用いて術野の中に事前に計画した位置を再現するものである。静的ガイドの作製には、石膏模型と単純X線写真を使う方法や、CBCT画像に基づくバーチャルな設計を光造形法で実現する方法がある（Higginbottomら、1996；Ersoyら、2008；Di Giacomoら、2005）（図42a〜c）。動的システムは、口腔内に固定したガイドではなく、コンピュータのモニター上の画像ツールを用いて、術野の中で事前に計画した位置を再現するものである。動的システムは、サージカルナビゲーションとコンピュータ支援ナビゲーション技術から構成され、術前計画やCTまたはCBCT撮影から得られた解剖学的情報を利用して、術者が外科術式やインプラント位置を術中に変えることができる（Tahmasebら、2014）。

Jungらによるシステマティックレビュー（2009）では、静的システムは動的システムに比べより正確性が高い傾向にあるとしている。しかし、動的システムについての論文のほとんどは臨床研究で、それに対し静的システムについての研究のほとんどはより正確な測定が可能な前臨床研究（模型、屍体など）であるため、この結論の解釈には少し注意を

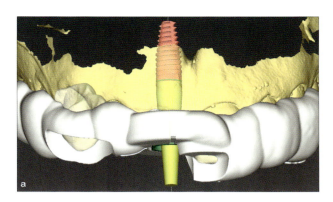

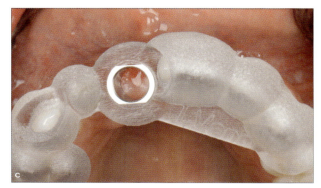

図42a〜c　上顎右側中切歯部インプラントのバーチャルプランニングとテンプレートデザイン、ならびに光造形法でプリントされたテンプレート。

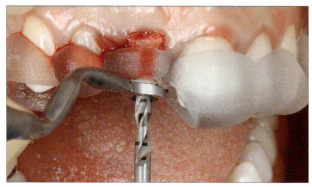

図43　上顎右側中切歯部のインプラント埋入をフラップレスかつフルガイドで行っている。

3.3 治療計画

要する。後者に関する研究で正確性が上回ったのは、アクセスしやすいこと、形成軸を見ながらコントロールできること、屍体は動かないこと、前臨床研究用模型では唾液や血液がないことにより説明がつけられる（Tahmasebら、2014）。概して言えば、現在入手できるデータのばらつきを考慮すると、ある特定のアプローチが他者よりも優れていると判断することはできない。しかし、埋入までガイドを用いた場合、ガイド法がフリーハンドでの埋入に正確性で勝ると考えるべきである。

解剖学的制限がある場合やフラップレス法の希望がある場合には、コンピュータ上の計画から得られたサージカルテンプレートを用いることが望ましい（図43）。これにより、埋入床形成に最大限の注意が払うことが可能となり、インプラントは理想的な骨支持が得られ、将来の審美的問題を排除できる適正な位置に確実に埋入されることになる。

第5回ITIコンセンサス会議議事録で、インプラント埋入にテンプレートを用いることに関する治療ガイドラインが明文化されている：

- ガイド手術は適切な診断と治療計画にとって代わるものではなく、それらの補助とみなすべきである。
- ガイド手術は常に補綴主導で行われるべきである。これにはワックスアップあるいは適切なソフトウェアによるデジタルワックスアップによって作製されたラジオグラフィックテンプレートが含まれる。
- 高品質のCBCT画像とデジタルプランニングを統合した情報には重要構造の位置、適切なインプラント位置と寸法、骨増生の必要性、補綴装置の設計を含むべきである。
- 変位量の報告に従えば、重要な構造物とインプラントとの間には2mmの余裕を設けてインプラントの位置を計画するべきである。ボーダーライン症例においては、術中のデンタルX線写真を安全策として撮影すべきである。
- ガイド手術はフラップレスあるいはオープンフラップで行われる。
- 粘膜、歯あるいはインプラント支持型のサージカルテンプレートのみを使用すべきである。
- 正確性向上のため、可能であれば常に（ガイドによる埋入床形成のみではなく）インプラント埋入まで完全にガイドを用いて行うべきである。
- ガイド手術が部分欠損と無歯顎におけるさまざまな荷重プロトコールで応用できる。
- ガイド手術の適応症には下記のものが含まれる：治療計画の補助、複雑な解剖構造に直面した際、最小限の侵襲での手術の実施、治療オプションおよび治療法に対する患者の理解を高めること。

ガイデッドサージェリーについてのさらに詳しい情報は、ITI Online Academyの講演動画「The Precision of Guided Surgery」（Dr. Ali Tahmaseb、英語、有料の場合あり）を視聴のこと。その他Online Academyのコンテンツはacademy.iti.orgを参照。

4章 インプラント手術に用いる 生体材料の選択

Selecting Biomaterials for Implant Procedures

V. Chappuis、S. S. Jensen、D. D. Bosshardt、D. Buser／
（訳）小林真理子、丸尾勝一郎、三田　稔、高橋恭久

4.1 セラミック vs チタンインプラント材

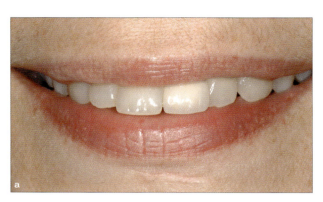
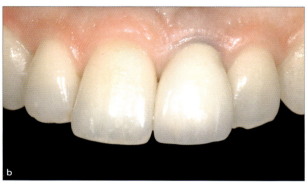
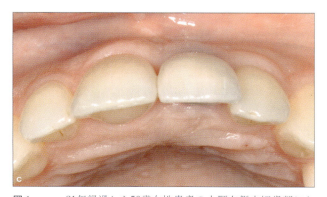

図1a〜c　21年経過した50歳女性患者の上顎左側中切歯部における中空シリンダータイプインプラント（Institut Straumann AG, Basel, Switzerland）。インプラントには生物学的または技術的合併症の徴候はなく、周囲組織は健康であった。クラウンマージン部が若干グレーに変色している。

4.1.1　商用純チタン製インプラント

　チタン製オッセオインテグレーテッドインプラント（Brånemarkら、1969；Schroederら、1976）の導入は、再建歯科医学に大きなパラダイムシフトをもたらした。1970〜1980年代において、研究開発段階にあったこの新しい治療法では、機械加工されたスムースサーフェスと、チタンプラズマ溶射（以下TPS）によって多孔質にコーティング処理されたラフサーフェスの2つの表面性状が市場における主流であった。どちらの表面性状も、最大20年間フォローアップされた申し分のない残存率と成功率が報告されている（Adellら、1981；Buserら、1997；Lekholmら、1999；JemtとJohansson、2006；Jacobsら、2010；Chappuisら、2013）。追跡期間の長さによって変化するが、大半の研究で残存率は90%〜95%の範囲であった（図1a〜h）。

　主に商用純チタン（以下cpチタン）から作られたインプラントに関して、表面性状は過去20年間に幅広く研究され著しく改善された（Buserら、1998；Gotfredsenら、2000）。今日、サンドブラストや酸エッチングなどのさまざまな技術を用いて加工されたマイクロラフサーフェス性状を持つcpチタン製インプラントが市場を占め、その耐食性ならびに生体親和性のため「ゴールドスタンダード」と考えられている。これらのインプラントは、サンドブラストや酸エッチング、またそれらの組み合わせといったさまざまな技術が用いられて製造されている（Wennerbergら、2009）。

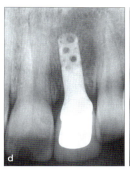 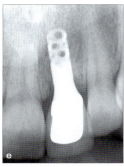 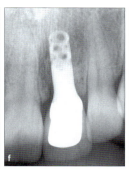 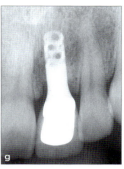 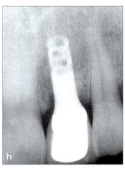

図1d〜h 粗いTPS表面を有するインプラントは、1年(d)、3年(e)、5年(f)、8年(g)、および20年(h)後に安定したインプラント骨レベルを示した。1年から20年後の診査までにごくわずかな骨吸収(0.02mm)しか観察されなかった。

まずサンドブラストと酸エッチング処理されたcpチタン表面(SLA)を化学的に処理して親水性にすることによって(SLActive)、大幅に骨－インプラント接触率(以下BIC)が向上した(Buserら、2004；Fergusonら、2006)。これらの研究から、BICが向上し治癒初期の除去トルク値が高まるため、治癒期間を短縮できることが明らかになった(Bornsteinら、2009a)(図2a〜h)。

良好な条件下で健康な部分欠損患者に埋入されたcpチタン製インプラントは、10年後に97％、20年後に90％の成功率を示した(Buserら、2012；Chappuisら、2013)。

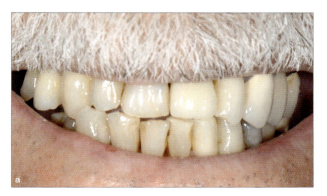
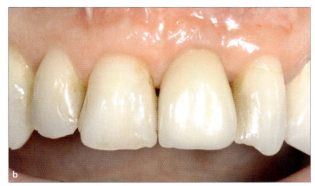
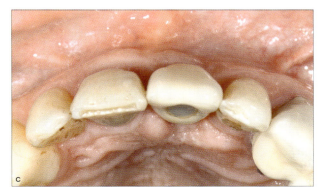

図2a〜c 男性患者の上顎左側中切歯部に埋入され、11年経過したSLAインプラント(Institut Straumann AG)。インプラントには生物学的または技術的合併症の徴候はなく、周囲組織は健康であった。クラウンマージン部が若干グレーに変色している。

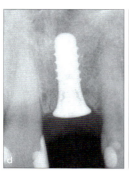 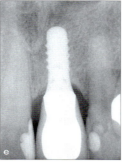 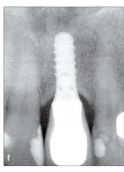 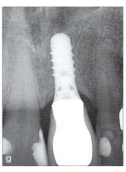 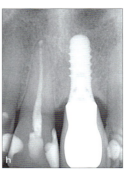

図2d〜h　SLA表面のインプラントは、1年(d)、3年(e)、5年(f)、8年(g)、および20年(h)後に安定したインプラント骨レベルを示した。1年から20年後の診査までにごくわずかな骨吸収(0.02mm)しか観察されなかった。

しかし、これらの優れた結果が得られているものの、技術的、生物学的、審美的合併症は起こり得る。平均追跡期間5年のインプラント単独冠に関する近年のシステマティックレビューにおいて、発症率は技術的合併症が16.4％、生物学的合併症が7.1％、審美的合併症が7.1％であった(Jungら、2012)。観察された合併症のうちのひとつが、直径の細いインプラントが数年間機能した後に起きた疲労破折であった(Zinsliら、2004)。そのため、インプラント材料の機械的特性の改善により、細いインプラントの弱点を克服することに研究のフォーカスが当てられた(図3a〜f)。

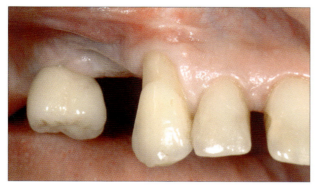

図3a　インプラント埋入からわずか5ヵ月後に、63歳男性患者の上顎右側第一・第二小臼歯および第一大臼歯部で複数のインプラントが破折した。

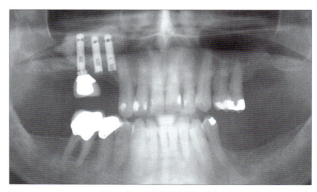

図3b　パノラマX線写真。上顎洞底挙上術が行われていた部位で2本のインプラントが破折している。

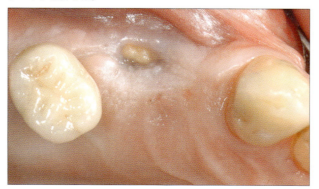

図3c　咬合面観。第一大臼歯の補綴装置が緩んでおり、第二小臼歯相当部から排膿がある。

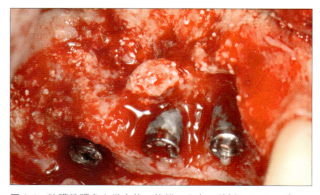

図3d　粘膜骨膜弁を挙上後の状態。3本の破折したインプラントと、骨移植部位の感染。

4.1 セラミック vs チタン製インプラント素材

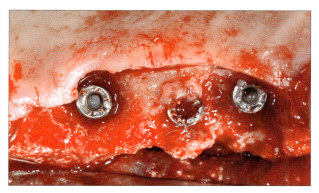

図3e 咬合面観。破折したアバットメント−インプラント界面。

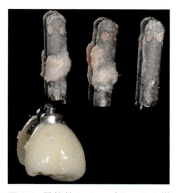

図3f 最終的にインプラントを撤去した。

4.1.2 チタン合金インプラント

インプラントの機械的特性を改善するために新たなチタン合金が開発されたことによって、インプラント破折のリスクが減少しただけでなく、骨量の限られた部位における直径が細いインプラント(NDI)の適応症も拡大した(Engforsら、2004；Müllerら、2015；Sohrabiら、2012；Ioannidisら、2015)(表1)。

表1 最適化された機械的特性を備えた新規インプラント材料とグレード4の商用純チタン(cpTi)の比較

	グレード4の商用純チタン(冷間加工)	Ti-6 Al-4 V	Straumann Roxolid	ジルコニア[1] (3Y-TZP)
組成 (wt. %)	N ≦ 0.05 C ≦ 0.08 H ≦ 0.015 Fe ≦ 0.5 O ≦ 0.4 Ti = 残り	N ≦ 0.05 C ≦ 0.08 H ≦ 0.012 Fe ≦ 0.25 O ≦ 0.13 Al 5.5 〜 6.5 V 3.5 〜 4.5 Ti = 残り	13% Zr Ti = 残り 不純物は グレード4チタンより 低レベル	$ZrO_2 + HfO_2 + Y_2O_3$ ≧ 99.0 Y_2O_3 ≧ 4.5 〜 ≦ 5.4 HfO_2 ≦ 5.0 Al_2O_3 ≦ 0.3 その他の酸化物 < 0.5
弾性係数(GPa)	102	114	98	200 〜 220
強度(MPa)	860[2] (≧ 550[3])	1,000[2] (≧ 860[3])	990[2]	1,500[4] (≧ 800[5])

[1] インプラント材料のみに当てはまるデータ
[2] 引張強さの代表値
[3] 外科用インプラントに関するASTM規格で定められた引張強さの最小値
[4] 4点曲げ強さの代表値
[5] ISO 13356で定められた最小値

4章　インプラント手術に用いる生体材料の選択

強度を高めるために、チタンは、アルミニウム（Al）、バナジウム（V）、あるいはジルコニウム（Zr）のような他の元素と合金化することができる。cpチタン製（SLActive）やある種のチタン合金製インプラントに対しては、サンドブラスト・酸エッチングといった同じ表面加工を行うことはできるが、新しいインプラント材料では異なる表面性状（例えば、粗さ、親水性および濡れ性で異なる）になってしまう可能性がある。そのため、チタン合金インプラントの物理化学的表面性状は、異なる組織応答を惹起する可能性がある（Saulacicら、2012）。以下の2つのチタン合金は、主に歯科および医療領域で使用されている。

・チタン合金

チタン－6－アルミニウム－4バナジウム（Ti-6Al-4V）を含有するチタン合金は、cpチタン（Williams、2001）に比べて機械的および物理的特性が優れているため、整形外科で主に使用されていた。Ti-6Al-4Vは生体親和性に優れているが（Velasco-Ortega、2010）、その耐食性と生体親和性はcpチタンには劣る（Ikarashiら、2005）。歯科適用に関しては、相反する結果が報告されている。直径3.75mmで長さの異なるインプラントを多様な適応症に用いた場合、5年後に98％と高い残存率および成功率が示された（De Leonardisら、1999）一方で、実験的研究では除去トルク値が明らかに低いことや骨反応が不良であることが示された（Hanら、1998；Johanssonら、1998；Stenportら、2008；Saulacic、2012）。これらの結果に対し考えられる理由のひとつとして、アルミニウムイオンの漏洩が示唆された（Johanssonら、1998）。

・チタンジルコニウム合金（TiZr）

商用純チタンよりも優れた引張強さと疲労強度を示す、チタンを13％～15％のジルコニウムと合金化したチタンジルコニウム合金（TiZr）が近年開発された（Kobayashiら、1995；Hoら、2008）。前臨床試験において、TiZrインプラントはオッセオインテグレーションに関してcpチタン製インプラントと同等の成績を示した（Thomaら、2011；Gottlowら、2012；Jimboら、2015）。部分欠損患者で最大3年の短期的経過観察を行ったいくつかの臨床研究で、直径が細いTiZr製インプラントの臨床成績が調査された（Al-Nawas、2012；Chiapascoら、2012；Benicら、2013；Ioannidis、2015）。しかし直径の細いTiZr製インプラントが、前歯部および小臼歯部の単独歯欠損補綴のゴールドスタンダードである標準径のcpチタン製インプラントに代わる確実な選択肢となり得るかという臨床的疑問には、まだ答えが出ていない。生体力学的およびその他の潜在的な合併症のリスクを分析するために、直径が細いインプラントの残存率と成功率に関する長期的研究がさらに必要である（Ioannidisら、2015）。

4.1.3　セラミックインプラント

近年、生体材料の性質に関する新しいパラダイムが出現してきた（Williams、2008）。それらのデザイン戦略は、強度と靱性の向上だけでなく、特定の細胞反応を系統的にめざした表面仕上げにフォーカスしている（Franzら、2011）。

さらに最近では、イットリア安定化ジルコニアが新しいデンタルインプラント材料として市場に登場した。チタン製インプラントと同様に、ワンピースないしツーピースのジルコニア製インプラントが開発された（Kohalら、2004；Gahlertら、2007；Olivaら、2010；Depprichら、2008；Cioncaら、2015；Payerら、2015）。

ジルコニア（ZrO$_2$）で作られたセラミックインプラントは、医療用途として非常に興味深い生体材料と思われる（Hisberguesら、2009）。ジルコニア製インプラントは、チタン製インプラントに代わる新たな選択肢となる可能性が提唱されている（Andreiotelliら、2009）。しかし、ジルコニア製インプラントは、現時点ではチタン製インプラントよりも臨床的には残存率および成功率が低いことが示されている（Andreiotelliら、2009；Siddiqiら、2015；Depprichら、2014；Cioncaら、2015）。ジルコニアの潜在的な弱点は低温劣化であり、それは「経年劣化」とも呼ばれている（Chevalierら、2006；LughiとSergo、2010）。

酸化アルミニウム（Al_2O_3、アルミナ）を添加すれば、正方晶相から単斜晶相への相転移率が低下するため、ジルコニアの機械的性質は向上する（Chevalierら、2006）。アルミニウムもチタンに添加されてきたが、組織学的試料から多核巨細胞（MNGCs）が増え、インプラント表面への骨形成が減少することがわかったため、生体親和性に関する懸念が高まっている（Saulacicら、2014；Albrektssonら、2014）。セラミックインプラントの残存率または成功率に関する意義ある評価を行って、チタン代替物質としての適応症に関する声明を出すためには、良好に計画・実行された長期的研究が一刻も早く必要である（Depprichら、2014）（図4 a～e; 表1）。

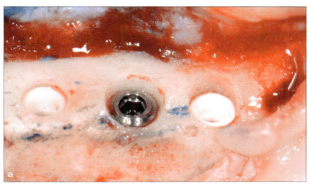 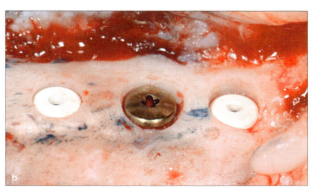

図4 a、b　ミニブタ上顎前歯部での実験的研究（Chappuisら、2016b）。2種類のセラミックインプラント——イットリアを5％含むイットリア安定化ジルコニア（TZP、左のインプラント）とイットリアを4％とアルミナを20％含むアルミナ強化型ジルコニア（ATZ、右のインプラント）——を埋入し、親水性表面を持つ商用純チタン製インプラント（cpチタン、中央）と比較した（a）。カバースクリューを装着した；治癒を促進するため一次閉鎖した（b）。

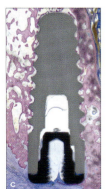 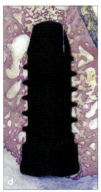 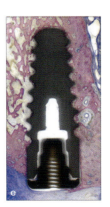

図4 c～e　4週の治癒期間後、セラミックインプラント（TZP（c）およびATZ（e））は、オッセオインテグレーションに関してグレード4の商用純チタン（d）と同等の結果を示した。

デンタルインプラントの発展についてのさらに詳しい情報は、ITI Online Academyの講演動画「The Evolution of Dental Implants and the ITI」（Dr. David L. Cochran、英語、有料の場合あり）を視聴のこと。その他Online Academyのコンテンツはacademy.iti.orgを参照。

デンタルインプラントのオッセオインテグレーションについてのさらに詳しい情報は、ITI Online Academyのラーニングモジュール「Tissue Integration of Dental Implants」（Dr. David L. Cochran、英語、有料の場合あり）を視聴のこと。その他Online Academyのコンテンツはacademy.iti.orgを参照。

4章　インプラント手術に用いる生体材料の選択

自家骨は骨欠損を再建するのに理想的な材料であるが、採取できる量には限界があり、骨採取は合併症につながる可能性がある。近年のバイオテクノロジーの進歩により、非常に多様な骨移植材料と治療を単純化できる可能性がもたらされた(HallmanとThor、2008)。

理想的な骨補填材料は、生体親和性、生体吸収性、骨伝導能、骨誘導能を有し、構造的に骨と類似し、使いやすく、費用効果が高いものである(Kolkら、2012)。これら特性をすべて兼ね備えた理想的な骨補填材料はまだ見出されていないが、骨新生を促進し、その後新生骨によって徐々に置換される特性を有することが重要である(Hjørting-Hansen、2002)。互いにつながった直径300μm以上のマクロ多孔性構造は、細胞浸潤、骨成長および血管新生に都合が良いため、周囲組織と細胞との相互作用が骨補填材料の臨床的成功にきわめて重要である(Karageorgiouら、2005)。材料の組成と表面性状の違いが、骨形成、骨誘導および骨伝導能、生物分解性および操作性に関して、明確に異なった特性を生み出す(**表2**)。

表2　起源が異なる骨補填材料の骨形成能および骨伝導能、そして生物分解性

	骨形成／骨誘導能	骨伝導能	生物分解性
自家骨 （同一個体から採取した骨）	＋＋＋	＋＋	＋＋／＋
他家骨 （同種の別個体から採取した骨） ・新鮮凍結他家骨 ・凍結乾燥他家骨 ・脱灰凍結乾燥他家骨 ・脱タンパク他家骨	－	＋＋	＋＋
異種骨 （異種から採取した生体由来） ・動物骨からの骨ミネラル ・サンゴの石灰化物 ・藻類の石灰化物	－	＋＋	＋＋
人工材料 （合成して作られた材料） ・リン酸カルシウム ・ポリマー ・生体活性ガラス	－	＋＋	＋＋／＋

＋＋＋：高い能力／生物分解性；＋＋：中程度の能力／生物分解性；＋：低い能力／生物分解性

骨再生を成功に導くためには、骨移植片および骨補填材料をさまざまな目的で用いる：(1)大小の骨欠損を埋めるための骨治癒を促進し支援する；(2)骨誘導再生法(以下GBR)の際にメンブレンが落ち込むリスクを減らすために、バリアメンブレンを支持し安定させる；(3)骨吸収のリスクを防ぐ。

もっとも重要なことは、骨移植片そして骨補填材料は、安全で生体親和性に優れていなければならず、病原体を宿主に伝播してはならないということである。臨床状況に応じて、顆粒状またはブロックで移植することができる。骨移植材料は、生物学的特性をさらに細かく分類するために、自家(同一個体)、他家(同種)、異種(他種)、人工材料(合成)の4グループに分けることができる(図5a〜d；表2)。

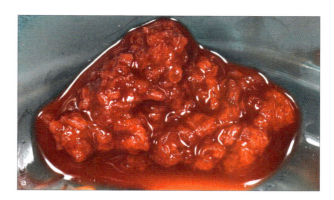

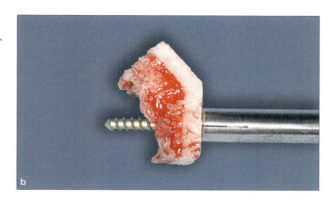

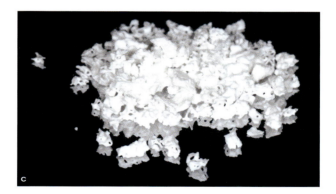

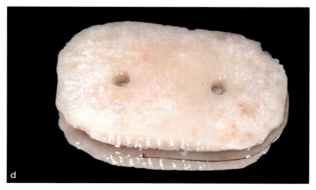

図5a〜d　骨移植と骨補填材料：(a)自家骨顆粒、(b)皮質−海綿自家ブロック骨、(c)脱タンパクウシ骨ミネラル(DBBM)、(d)他家ブロック骨。

4章　インプラント手術に用いる生体材料の選択

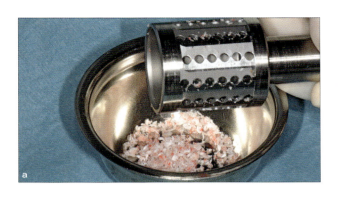
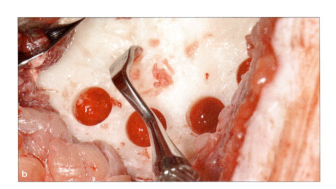
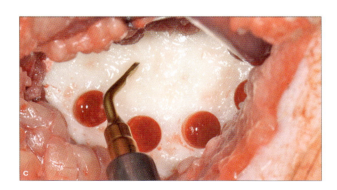
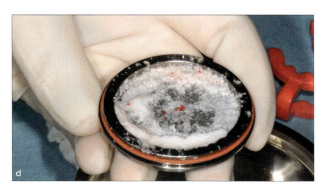

図6a～d　骨採取方法。ボーンミル（a）、ボーンスクレイパー（b）、ピエゾサージェリー（c）、ボーントラップ（d）。

4.2.1　自家骨

　自家骨は、骨形成能と骨誘導能を持ち合わせる唯一の骨移植材料であるため、今もなおゴールドスタンダードであり、多くの臨床医にとって第一選択となっている。自家骨は、主に炭酸ハイドロキシアパタイト（LeGeros、2008）から構成される無機質の足場と、細胞と細胞外マトリックスタンパク質から構成される有機質成分から成る。そして、骨前駆細胞、骨細胞、骨芽細胞、破骨細胞、休止期骨芽細胞、内皮細胞などが含まれている。

　皮質骨あるいは皮質－海綿骨は、主に骨細胞から構成され、骨細胞は成人骨格内に存在する骨関連細胞の90％以上を占めている（Lanyon、1993）。最近の研究では、骨形成を制御、調整しているのは、骨表面に存在する骨芽細胞ではなく骨細胞であることが示唆されている（Bonewald、2011）。骨細胞は、細胞の遊走性・分化・アポトーシスのメカニズムに関連するシグナル伝達因子を分泌することで骨のリモデリングにおける主要な役割を果たし、骨芽細胞・破骨細胞・休止期骨芽細胞らの細胞活動をコントロールすることによって骨表面とのコミュニケーションを図っているようである（Bonewald、2011）。

　細胞外マトリックスタンパク質は、主にタイプIコラーゲンから成るが、重要な点として非コラーゲンタンパク質であるオステオポンチン、骨シアロタンパク質、オステオカルシン、フィブロネクチン、そして骨形成タンパク質（以下BMP）も含み、これらは骨移植片材料と母床骨との結合に必要な骨新生を促している（Urist、1965；Uristら、1967；Burchardt、1983；GoldbergとStevenson、1993；Colnot、2009；Tsujiら、2006；Gorski、2011；Chappuisら、2012）。これらの非コラーゲンタンパク質は、骨移植片のリモデリングの過程で徐々に放出される。自家骨移植片の性質は、患者の全身状態、骨移植片の発生由来、骨採取方法、骨移植片の取扱いや処理に左右される。加えて、自家骨は顆粒状の骨小片としても、大きな欠損に対するブロック骨としても用いることが可能である。自家骨の大きな制約は、特に大量の移植材料が必要な場合に、採取できる量に限りがあることと、不快症状が大きくなることである。

顆粒状自家骨

　今日、自家骨移植小片はボーンスクレイパーやチゼルな

4.2 骨移植および骨補填材料

どによって、術野周囲から局所的に採取されることがほとんどである。この局所的な術野周囲からの骨採取方法は、侵襲を軽減させ、時間およびコストを節約させることができる。

ボーンスクレイパーやボーンミルによって採取された骨移植片は、ピエゾサージェリーやサクション内部に設置したフィルターによって集められた顆粒と比較して、生きた細胞数がはるかに多い（Springerら、2004；Mironら、2011）（図6）。加えて、ボーンスクレイパーやボーンミルによって採取された骨には、BMP-2やVEGFのような成長因子の発現が有意に高く認められている（Mironら、2013）。骨採取過程における振動や持続的な注水は、細胞活性を低下させている可能性があると推測されている（Mironら、2011）。ボーンフィルターでも生きた骨細胞や骨芽細胞を採取できるかもしれないが、成長因子の濃度は著しく減少している（Chiriacら、2005；Mironら、2011）。さらに、フィルターで採取された骨には、細菌汚染のリスクがあることがいくつか研究で報告されている（Youngら、2001；Manzano-Morenoら、2015）。

自家骨を小さい顆粒にして用いる場合は、露出した表面積が大きく、体積に対する表面の比率も良好であるため成長因子の発現が増加する一方で、大きな顆粒と比較して吸収率もまた増加する（Pallesenら、2002）。自家骨小片から周囲に放出される成長因子のパラクリン作用は、bone conditioned medium（以下BCM）と呼ばれている（Caballé-Serranoら、2014）。プロテオーム解析によると、BCMには150を超える異なる成長因子が含まれ、骨移植片統合の過程のすべてに寄与している可能性がある（Caballé-Serranoら、2014）。

これらの自家骨移植片が、骨欠損に移植された後にシグナルパラメータを経時的にどう変化させているかはいまだ明らかにされていないが、欠損部の新生骨形成にとって有利にはたらくさまざまな成長因子やサイトカインを放出することによって、局所的な環境に影響を与えていることが予想される（図6a〜d）。

自家ブロック骨

外傷、疾病、抜歯後の歯槽堤変化などに起因する審美領域のより大きな歯槽骨再建は、インプラント歯学においていまだ課題である。広範囲に及ぶ水平的骨欠損に対する有効な治療プロトコールのひとつに、下顎枝やオトガイ部から採取した自家皮質−海綿骨ブロックを利用する方法がある（Buserら、1996；von ArxとBuser、2006；Chiapascoら、2006；Nyströmら、2009；Cordaroら、2011；KhouryとHanser、2015）。ブロック骨はより機械的に安定しているため、顆粒状自家骨と比べ増生したボリュームが明らかに安定して維持されることが示されている（Rocchiettaら、2016）。

自家ブロック骨移植にはいくつかの欠点がある：(1)ブロック骨採取に伴い不快症状が増加すること、(2)長期的研究が不足していること、(3)移植時の骨量から相当量（18%〜60%）の吸収が起きること（Widmarkら、1997；Ozakiと Buchman、1998；Antounら、2001；Cordaroら、2002；Araújoら、2002；Donosら、2002；Maioranaら、2005；Sbordoneら、2009；Cordaroら、2011；Dasmahら、2012）である。

この吸収を防止するために、非クロスリンクのコラーゲンメンブレンと脱タンパクウシ骨ミネラル（ABBM）で移植部位を保護することが提唱されている（ProussaefsとLozada、2003；Maioranaら、2005；von ArxとBuser、2006；Cordaroら、2013）。自家ブロック骨移植とGBRテクニックを用いて増生を行った歯槽堤に埋入したインプラントを10年追跡した最近の研究では、成功率98.1%、骨移植片の吸収がわずか7%と良好な結果が示された（Chappuisら、2017）。自家ブロック骨の使用および応用の詳細は、ITI Treatment Guide Vol. 7に記載されている（CordaroとTerheyden、2014）（図7a〜y）。

4章　インプラント手術に用いる生体材料の選択

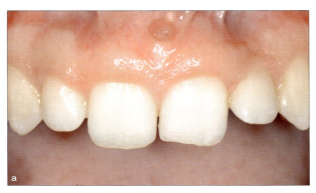
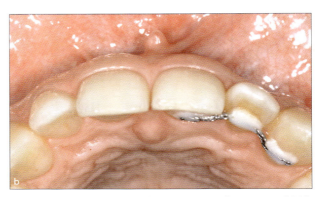

図7 a、b　矯正治療後に著しい歯根吸収が起きた女性。歯肉縁のスキャロップが低い比較的薄い歯肉のフェノタイプを示した。上顎左側側切歯は隣在歯と連結したにもかかわらず進行性の動揺が見られた。

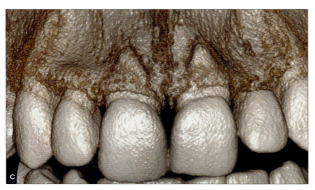
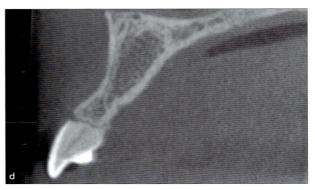

図7 c、d　CBCTより、上顎左側側切歯歯根が完全に吸収していることが示された。根尖部に著しいアンダーカットがあり、骨頂部の幅径が2.2mmであったため、インプラントの同時埋入は不可能であった。

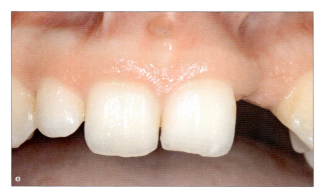
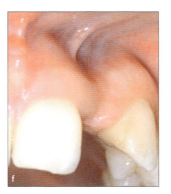

図7 e、f　上顎左側側切歯をフラップレスで抜歯した6週後、軟組織は完全に治癒し、特に根尖部において歯槽堤の著しい平坦化を認めた。

4.2 骨移植および骨補填材料

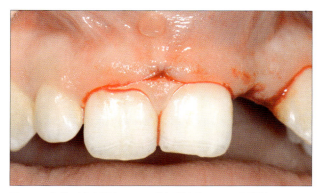

図7g 犬歯の遠心隅角にのみ縦切開を加えた三角形状のフラップデザインを選択し、術野への十分なアクセスを確保するため中切歯部で歯間乳頭基底部切開を組み合わせた。

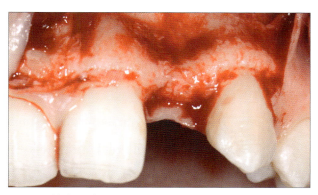

図7h 骨欠損を露出するように全層弁を挙上した。

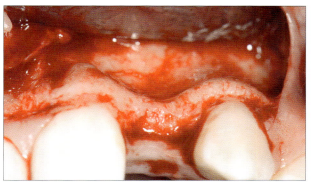

図7i 根尖部に著しい骨欠損を伴い骨頂部幅径も不足していたため、補綴主導の三次元的に適正なインプラント埋入は不可能であった。

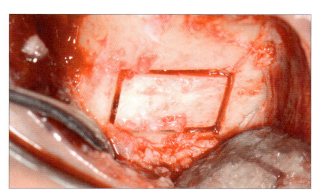

図7j オトガイから自家ブロック骨を採取した。

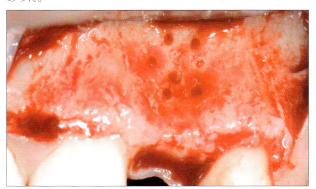

図7k 受容部位の皮質骨を直径1 mmの小さなラウンドバーで穿孔した。

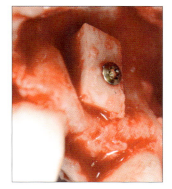

図7l トラクションスクリューシステム（Medartis, Basel, Switzerland）を用いてブロック骨を固定した。

Implant Therapy in the Esthetic Zone – Current Treatment Modalities and Materials for Single-tooth Replacements

4章 インプラント手術に用いる生体材料の選択

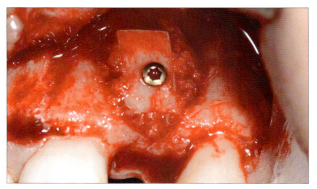

図7m　ブロック骨と受容部位の隙間は自家骨小片で埋めた。

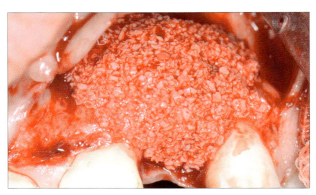

図7n　増生部位の吸収を最小にするために、自家ブロック骨を置換率の低い生体材料(Bio-Oss, Geistlich Pharma, Wolhusen, Switzerland)で被覆して保護した。

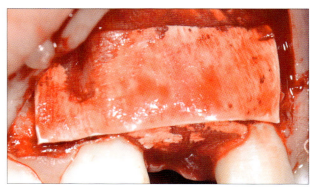

図7o　一時的なバリア機能を長持ちさせるために非クロスリンクのコラーゲンメンブレンを二枚重ねで使用した。

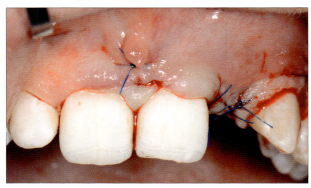

図7p　骨膜への減張切開を加えた後、移植部位を保護するために一次創閉鎖を行った。

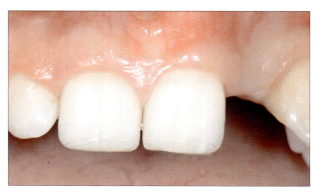

図7q　順調に治癒した6ヵ月後、十分な骨および軟組織のボリュームが確保されていたため、リエントリーを行うこととした。

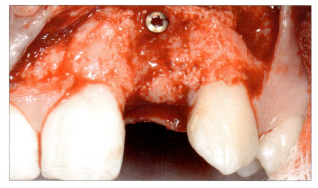

図7r　骨移植時と同様のフラップデザインにて切開し、全層弁を挙上して増生部位を露出した。骨頂部でわずかな骨吸収が起きたが、増生部位では骨量にほとんど変化がなかった。

4.2 骨移植および骨補塡材料

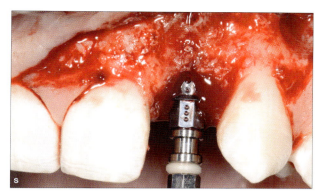
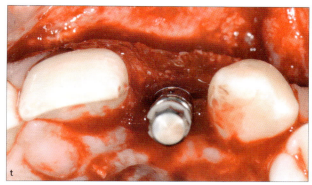

図7 s、t　補綴主導の埋入プロトコールに従ってインプラント埋入を行った（BLナロークロスフィット、直径3.3mm、長さ10mm；Institut Straumann AG）。インプラントショルダーが隣在歯のCEJから3mm下方かつ切端から1mm口蓋側に位置するように埋入した。

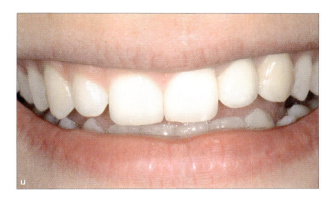
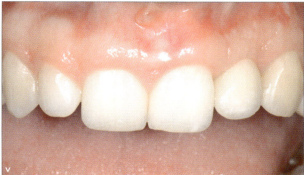

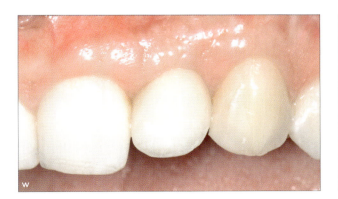
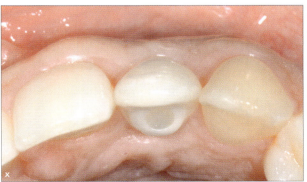

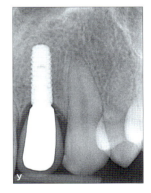

図7 u〜y　3年後のフォローアップ時において、補綴装置は良好であり、軟組織の高さと厚みは十分かつ唇側カントゥアは安定しており、審美的に良好であった。X線写真から、インプラント周囲の骨レベルが安定していることが示された。

Implant Therapy in the Esthetic Zone – Current Treatment Modalities and Materials for Single-tooth Replacements　　71

4章 インプラント手術に用いる生体材料の選択

4.2.2　他家骨移植材料

他家骨移植材料は、採取量や不快症状といった自家骨採取に関する制約を克服できるが、その反面、移植と受容部位が別個体であることや高いコストなど、別の制約もある（Gruskinら、2012）。

他家骨移植材料の使用と疾病伝播との関連については、いまだ議論が続いている（Palmerら、1999；Traoreら、2013）。他家移植材料に関するこの大きな懸念を解消するためには、組織処理・滅菌・タンパクの非活性化が求められる。したがって、−70℃以下で処理された凍結他家骨は、凍結乾燥した他家骨と比較して強い免疫反応を引き起こす（EhrlerとVaccaro、2000；ShegarfiとReikeras、2009）。凍結乾燥他家骨（FDBA）では、骨は凍結、脱脂、乾燥される。そして脱灰凍結乾燥他家骨（以下 DFDBA）においては、骨基質内部に沈着した骨誘導能を有する分子を露出させるため、塩酸を用いて無機質構造骨ミネラル成分が取り除かれる（Holtzclawら、2008）。しかしながら、DFDBAは骨ミネラルを除去しているため機械的強度が低下しており、機械的安定性を要する部位には適さない。

まとめると、他家骨移植材料により強力な処理を施すほど、免疫反応は弱くなる。しかしながら、骨誘導ならび骨伝導能は低下することになる（Kolkら、2012）。

他家骨移植材料はさまざまな状態で製品化されており、皮質海綿骨や皮質骨から、顆粒状の海綿骨あるいは脱灰された骨基質まである。他家骨は屍体の骨に由来するものと、関節形成術時に生きたドナーから採取されるものとがある。たとえ他家骨に生きた細胞成分が含まれなくても、BMP群のような成長因子は細胞外基質に存在する（Reddi、2000）。Uristは脱灰凍結乾燥したウサギの骨移植片を筋肉内に移植したところ、骨形成が誘導されたという重大な発見をした（Urist、1965）。したがって、脱灰他家骨材料は骨誘導能があると考えることができる。しかし、BMP群の濃度は自家骨よりも低い。その濃度に臨床的意義があるか否かはいまだ議論が続いている（Boyanら、2006；Chappuisら、2012）。

顆粒状他家骨

凍結乾燥骨や脱灰凍結乾燥骨を、インプラント埋入と同時の骨増生に用いて良好な結果が得られたことが、いくつかの研究から報告されてきた（Fugazzotto、1997；Parkら、

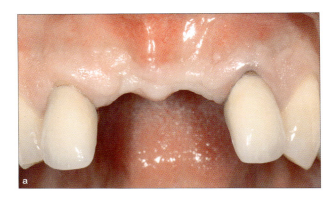
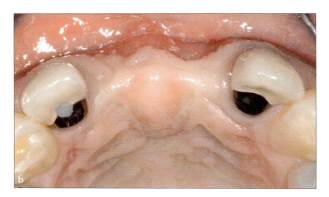
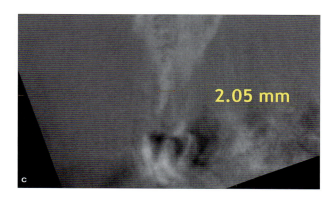
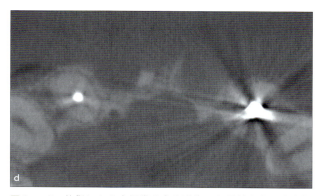

図8a〜d　外傷により中切歯2本を喪失した男性患者。歯肉縁のスキャロップは低く、比較的薄い歯肉のフェノタイプであった。CBCTから、骨頂部幅径はわずか2mmと不足していること、切歯孔が大きいことが示された。

4.2 骨移植および骨補填材料

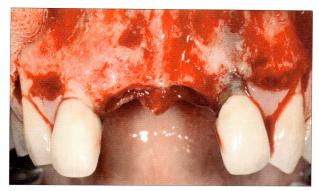

図8e 術野への十分なアクセスが得られるように、両側犬歯の遠心隅角に縦切開を加えた台形状のフラップデザインと、乳頭基底部での切開を組み合わせた。

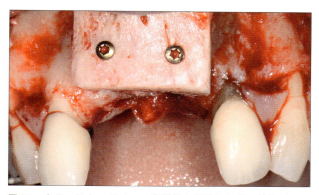

図8f 小さいラウンドバーで皮質骨を穿孔した後、他家ブロック骨を手術部位に適合させ、トラクションスクリューシステム（Medartis）で固定した。

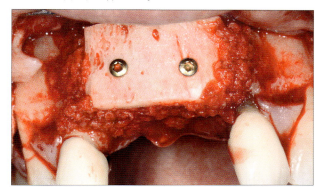

図8g ブロック骨と受容部位の隙間は自家骨小片で埋めた。

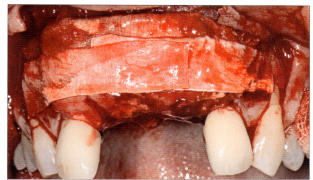

図8h 増生部位の吸収を最小限にするため、他家ブロック骨を置換率の低い生体材料で覆い、その上に非クロスリンクのコラーゲンメンブレン（Bio-Oss/Bio-Gide；Geistlich Pharma）を二枚重ねにして保護した。

2008）。米国では他家骨は広く用いられている；ヨーロッパではヒトの骨を収集することが法律によって規制されているため、臨床医の間で顆粒状他家骨移植はあまり受け入れられていない。

他家ブロック骨

吸収性のメンブレンの設置と併用する他家ブロック骨は、段階法インプラント埋入術において歯槽堤増生の有効な選択肢となりうる（Keithら、2006；Nissanら、2011）。しかしながら、最新データによると、他家ブロック骨に埋入したインプラント周囲で、骨の部分的あるいは全体的な骨喪失を伴う、晩期の腐骨化が起きる頻度が高いことが示されている（Chiapascoら、2015a；Chiapascoら、2015b）。

新鮮凍結他家ブロック骨移植と自家ブロック骨移植を比較した最近の報告から、ブロックの構造が、骨の生着やリモデリングに大きな影響を及ぼすことがわかった。他家皮質ブロック骨に含まれる生きた骨はもっとも少なく、自家皮質海綿ブロック骨は経時的な吸収がより大きい。自家ブロック骨移植と比べると、他家ブロック骨では移植から6〜8ヵ月後において生きた骨で構成される部分は非常に小さい（Spin-Netoら、2015）。

あるシステマティックレビューでは、他家ブロック骨に関する臨床研究は症例数が少なく、インプラントの長期経過がないと結論づけている。それゆえ、他家ブロック骨について、骨移植片の結合、歯槽堤増生、インプラントの長期的残存に関して治療の有効性を確立するだけの十分なエビデンスは得られていない（図8a〜d）。

4章　インプラント手術に用いる生体材料の選択

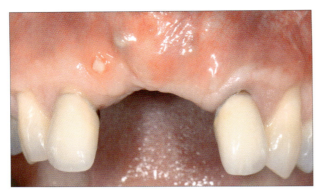
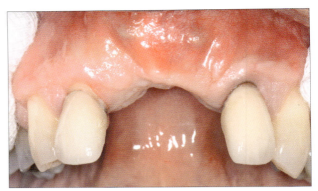

図8i　4ヵ月後に、小さな裂開が起きて他家ブロック骨の一部が失われた。

図8j　6ヵ月後、移植部位は治癒し、骨と軟組織の量は十分であった。

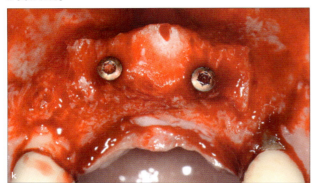
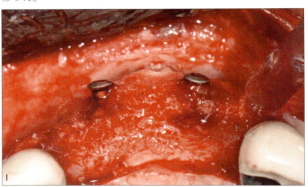

図8k、l　最初の手術と同様の切開線のデザインを選択し、増生部位を露出するために粘膜骨膜弁を挙上した。歯槽頂部で増生時の量から部分的な吸収が起きていた(k)；しかしながら、歯槽堤幅径は著しく改善していた(l)。

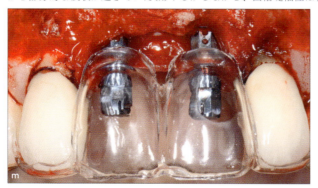
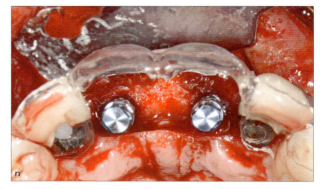

図8m、n　補綴主導の埋入プロトコールに従い、サージカルテンプレートを用いてボーンレベルインプラントを2本(BL、直径4.1mm、長さ10mm; Institut Straumann AG)埋入した。インプラントショルダーは隣在歯のCEJから3mm下方かつ将来の切端から1mm口蓋側に位置するようにし、インプラント間距離は3mmとなるようにした。

4.2 骨移植および骨補填材料

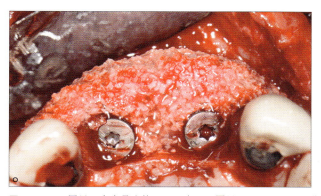
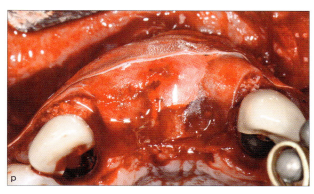

図8 o、p 一層目に自家骨小片、その上に二層目としてDBBMと非クロスリンクのコラーゲンメンブレン（Bio-Oss/Bio-Gide；Geistlich Pharma）を用いて、増生部位に再度移植を行った。

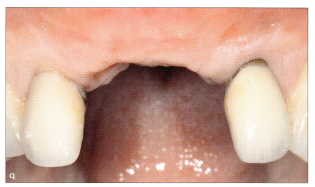
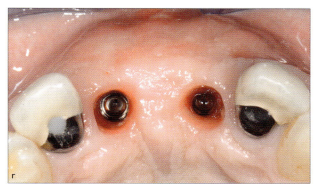

図8 q、r 12週の治癒期間後にアバットメントを装着した。

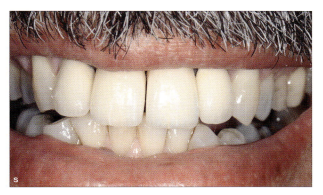
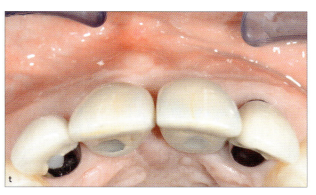

図8 s、t 2年後のフォローアップ時。良好な補綴装置および十分な高さと厚みを有する安定した唇側のカントゥアがみられ、審美的に良好である。

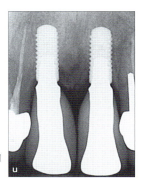

図8 u X線写真。インプラント周囲の骨レベルは安定している。

Implant Therapy in the Esthetic Zone – Current Treatment Modalities and Materials for Single-tooth Replacements

4.2.3　異種骨移植材料

顆粒状の異種骨移植片

　動物、サンゴ、藻類由来のミネラルなどさまざまな異種骨移植材料が市販されている。口腔外科およびインプラント歯学の分野においてもっとも実証された骨補填材料は、脱タンパクウシ骨ミネラル（以下DBBM）である（JensenとTerheyden、2009）。異種骨移植材料、特に天然の骨に由来するものは、広範に研究されてきた。移植材料が不活化されつつ生体親和性を有するように、有機成分は熱または化学的作用によって除去されていることがある。しかしながら、脱タンパク処理は材料の骨新生能力に影響を及ぼす可能性がある。同一個体から採取し化学的方法あるいは高温によって脱タンパク化した2種類のウシ由来異種骨移植材料は、ウサギの脛骨に埋め込んだ際に非常に異なる骨伝導能力を示した（Jensenら、1996）。異種骨移植片の吸収は、自家骨または他家骨よりも少ない（Buserら、1998、JensenとTerheyden、2009）。DBBMが本当に生体で吸収される否かについては、いまだに議論が続いている（BerglundhとLindhe、1997；Busenlechnerら、2012）。移植後にDBBM顆粒上に破骨細胞様細胞が観察されるものの（Piattelliら、1999、Jensenら、2014；Jensenら、2015）、日々の臨床において異種骨の中にはいったん骨と結合してしまうと、ほぼ吸収しないと考えられるものもある。

異種ブロック骨

　異種ブロック骨は水平的骨増生のために開発された。前臨床研究のデータを比較すると、自家ブロック骨または異種ブロック骨で得られた歯槽堤幅の増大は同等であった。しかし組織学的には異種ブロック骨は主に結合組織に被包され、異種ブロック骨の基底部において新生骨の内部への成長はわずかであった（Araújoら、2002；Schwarzら、2008）。母床骨部分でのオッセオインテグレーションによってインプラントは安定しているものの、インプラントが異種ブロック骨と接した部分ではオッセオインテグレーションは進行していなかった（De Santisら、2012）。

4.2.4　人工骨補填材料

　人工骨補填材料とは、通常はリン酸カルシウム（リン酸三カルシウム、ハイドロキシアパタイト、リン酸カルシウムセメント）、生体活性ガラス、またはポリマーといったさまざまな材料で作られた、化学的に多様な生体材料群である。人工材料は生体親和性が非常に高く骨形成を助けるが、吸収率は材料によって異なる（Jensenら、2007）。しかしこれらの骨誘導能は自家骨より劣っている（Jensenら、2007）。

　ハイドロキシアパタイト（以下HA）は骨の主な無機質成分で、天然に存在するリン酸カルシウムの中でもっとも溶解性が低く、そのため通常は生理的吸収に抵抗性を示す。一方β-リン酸三カルシウム（以下β-TCP）も骨伝導性を示すが、吸収されるのが早い（Jensenら、2006；Jensenら、2007）。水平的歯槽堤増大術のような臨床的に難易度の高い骨欠損形態においては、β-TCPの吸収速度が速すぎるため、増生したボリュームが新生骨で置換され安定化するためのスペースを作る能力は小さい（von Arxら、2001）。

　HAおよびβ-TCPを組み合わせて二相性リン酸カルシウムが作られた。二相性リン酸カルシウムはHAの安定したスペース維持能力およびβ-TCPの分解特性の恩恵を受ける（LeGerosら、2003）。ランダム化比較対照試験では、二相性リン酸カルシウムはインプラント周囲の裂開型骨欠損の再生においてDBBMと同等の垂直的骨欠損の減少を示した（Van Asscheら、2013）。結果は今のところ期待が持てるものであるが、DBBMと同等であることを証明するためには、さらなる長期的臨床研究が必要である。

生体材料についてのさらに詳しい情報は、ITI Online Academyの講演動画「Biomaterials for Bone Augmentation」（Dr. Simon S. Jensen、英語、有料の場合あり）を視聴のこと。その他Online Academyのコンテンツはacademy.iti.orgを参照。

4.3.1 成長因子

大規模な自家骨移植片採取の必要性を減らすために、見込みのある成長因子を特定する方向に研究が進んできた。成長因子は、組胞増殖・細胞活性・走化性・細胞分化を制御し、歯科用途のために動物実験で研究が行われてきた（Schliephake、2002；Bosshardt、2008；Jungら、2008a）。

創傷治癒過程における分子と細胞がおりなす複雑で統制のとれた一連の現象は、再現することが困難であり、ティッシュエンジニアリング戦略における未解決の課題である。*in vitro*の研究では個々の成長因子の役割が明らかになってきたが、生体環境においては複雑な正と負のフィードバックのループが働くことによって予想外の挙動を示すことが多い。加えて、成長因子の再生能は、運搬システムおよび細胞の足場としての役割を果たす担体材料に左右される（Chenら、2010）。

もっとも効果的な個々の成長因子（BMP、TGF-β）あるいはそれらの組み合わせ（BMP/VEGF、BMP-2/BMP-7）と、欠損形態の違いによる放出様式を特定することで、生体内での骨誘導能の改善を促す可能性がある（Sigurdssonら、1996）。材料と成長因子の組み合わせを最適化するためにはさらに研究が必要であるが、生体材料担体によって生物活性因子の運搬を制御することにより、骨の修復を最適化できる可能性が高い（Schwarzら、2008；Sigurdssonら、1996）。組織再生で重要な役割を果たすモルフォゲンおよび成長因子の組

換え体を同定および生産することについて、数多くの臨床試験が非常に熱心に行われてきたが、これらの試みの多くは失敗に終わった（Voら、2012）。最近の進歩により、再生医療の領域では、成長因子運搬における材料学と工学が重要であることが強調されてきている（Leeら、2011）。

4.3.2 エナメルマトリックスデリバティブ（EMD）

メタロエンドプロテアーゼおよびセリンプロテアーゼ活性を有するアメロジェニン類とその他のエナメルタンパク質から構成されるエナメルマトリックスデリバティブ（以下EMD）は、歯根組織形成時に起こる特定の現象を模倣することによって、歯周再生を促進するようである（GiannobileとSomerman、2003；Mao ら、2006）。／これらの複雑な上皮/間葉組織相互作用におけるEMDの正確な役割はまだ解明されていないが、EMDはいくつかのヒトでの比較対照臨床試験において、歯周組織再生を促進することが示されている（Pontorieroら、1999；Tonettiら、2002；Sculeanら、1999）。EMDは創傷治癒と歯周組織再生を助けるというエビデンスが存在する（Bosshardt、2008）。EMDは支持のない（骨壁の少ない）欠損よりも支持のある（骨壁の多い）骨欠損において、より多くの骨形成をもたらす可能性がある（Ratheら、2009）。水平性骨吸収に対しては、EMDの効果は小さいようである（Grazianiら、2014）。いくつかの研究は、EMDが新生骨の形成を促すことでインプラント周囲海綿骨の初期成長を増加させることを示唆しているが、これについては、さらに研究を重ねて確認する必要がある（Ratheら、2009）。

4章　インプラント手術に用いる生体材料の選択

4.3.3　自家濃厚血小板

　血小板は骨の治癒に関与する成長因子の多くを含むことが知られている(Khanら、2000)。これらの自家成長因子を患者の全血から生理的な割合で容易かつ安価に採取するため、いくつかの技術が用いられてきた(Marxら、1998；Roffiら、2013)。整形外科および口腔外科手術において、多くの科学者や臨床医が濃厚血小板を用いてきたが、それらの骨再生への影響に関して議論が続いている。良好な影響を報告した研究者もいるが、使っても意味はなかったと結論付けた研究者もいる(Jensenら、2005、Intini、2009)。

　最近のシステマティックレビューでは、われわれの理解はまだ不十分で、濃厚血小板の生成と適用方法の最良のプロトコールといった多くの側面がいまだ明らかとなっていないことが示された(Roffiら、2013)。自家濃厚血漿は抜歯窩への移植および歯槽堤保存術にも使用されてきた。濃厚血漿は抜歯窩の治癒および軟組織の上皮化を促進し、術後の痛みや不快感を軽減するようである。しかし、その濃厚血漿が硬組織の再生を改善するというエビデンスは今のところ存在しない(MoraschiniとBarboza、2015)。

バリアメンブレンを用いたGBRの原理は、1980年代後半にインプラント周囲骨欠損の治療および骨増生のための前臨床試験によって開発された。（Dahlinら、1990；Schenkら、1994）。再生過程にある骨欠損内部に、骨を形成しない結合組織細胞が侵入するのを防ぐため、さまざまな種類のメンブレンが使用されてきた。過去27年間に、GBRで使用するための多様なバリアメンブレンが開発された。適切なバリアメンブレンを選択する基準には、生体親和性、細胞の遮断、組織との親和性、スペースメイキング能力、臨床的な取扱い、および合併症の起こりやすさ、といったものがある(Bornsteinら、2009c)。メンブレンは吸収性/生体吸収性/生体不活性の非吸収性メンブレンに分類される(表 3)。

表 3　バリアメンブレンの分類

	長所	短所
非吸収性メンブレン ・PTFE ・ePTFE ・チタン強化型 ePTFE	＋バリア機能が長続きする	－メンブレン除去手術が必要 －テクニックセンシティブ －メンブレンの露出と感染 －機械的固定の必要性
生体吸収性メンブレン ・天然ポリマー(コラーゲン) ・合成ポリマー(ポリグリコール酸、ポリ乳酸、ポリエチレングリコールなど)	＋メンブレン除去手術が不要 ＋不快症状が少ない ＋外科手技がシンプル	－好ましくない組織反応を惹起する可能性 －バリア機能が継続する期間をコントロールできない －メンブレンが潰れないように機械的支持が必要

4.4.1 非吸収性メンブレン

生体不活性の非吸収性メンブレンは、除去されるまでバリア機能を発揮する。GBRにおける延伸ポリテトラフルオロエチレン(以下ePTFE)メンブレンは、臨床的によく実証されている(Dahlinら、1990；Buserら、1990；Jovanovicら、1992；Simionら、1994b；Buser、1996)。ePTFEは多孔性構造を有する合成ポリマーで、免疫反応を惹起せず、宿主細胞や細菌による酵素分解に抵抗性がある。補強のためのチタンを組み込むことでePTFEメンブレンのスペースメイキング能力が高くなり、メンブレンを個々のケースに合わせて賦形することができるようになる(Simionら、1998)。スペース維持と新生骨量には正の相関があることが観察されている(Polimeniら、2005)。チタン強化型高密度PTFEメンブレンは、その上を被覆する軟組織の圧力に抵抗する機械的支持が高いために、従来のePTFEと比較して優れた再生能力を示した(Jovanovicら、1995；Carbonellら、2014)。

これらePTFEメンブレンの主な欠点は、早期にメンブレンが露出した場合に軟組織の合併症を起こしやすいことであり、吸収性メンブレンよりも合併症の発生率がはるかに高い(Augthunら、ChiapascoとZaniboni、2009)(図9a、b)。もうひとつの欠点はメンブレンを除去するための手術が必要であり、不快症状が増えることである。

これらの欠点を回避するために、高密度PTFE(以下dPTFE)メンブレンが開発されてきた。これはePTFEメンブレンと同様に生体不活性であり、細胞遮断性があり、チタンで補強することが可能である。ePTFEメンブレンとは異なり治癒期間に露出したとしても感染が起きにくく、除去が容易である。しかしながら、現時点では臨床的エビデンスは非常に少ない(Carbonellら、2014)。

4.4.2 吸収性メンブレン

吸収性メンブレンは、メンブレン除去のための手術をなくすために開発され、術後の不快症状を軽減できる可能性がある。しかし、吸収性メンブレンにもいくつかの欠点がある。第一に、バリア機能を維持できる期間に大きなばらつきが出る可能性があることである(Gielkensら、2008)。第二に、メンブレンの分解が創傷治癒過程を妨げる可能性があることである。最後に、組織再生を成功させるためにメンブレンは少なくとも4～6週間維持される必要があり、バリア機能の持続期間はきわめて重要なことである(Piattelliら、1996、Milellaら、2001)。メンブレンの形が崩れたり早期に分解するリスクがあるため、増生したボリュームを保つ目的で吸収性メンブレンを置換率の低い骨補填材料で支える必要がある(Hürzelerら、1997)。吸収性メンブレンは除去手術が不要であり、より良い生体親和性を示す。しかし、メンブレンが急速に分解した場合に外部組織が侵入する可能性や、手術時やその後の治癒期における強度不足などの問題が残されている(Fujiharaら、2005；Bottinoら、2012)。

コラーゲンメンブレン

コラーゲンは細胞外マトリックスの主要な構成要素である。ほとんどの市販のコラーゲンメンブレンは、I型コラーゲンまたはタイプIおよびIIIを組み合わせて作られており、ウシの腱や真皮、子ウシの皮膚、またはブタの真皮を原料としている(BunyaratavejとWang、2001)。コラーゲンメンブレンはその優れた細胞親和性および生体親和性ゆえに、GBRにおいて合成ポリマーの貴重な代替品である(Hürzelerら、1998)。コラーゲンメンブレンの利点として、止血効果および血管新生が速いこと、歯周線維芽細胞および歯肉線維芽細胞の走化性、免疫原性が低いこと、手術時の取扱いが容易なことが挙げられている(Schlegelら、1997)。

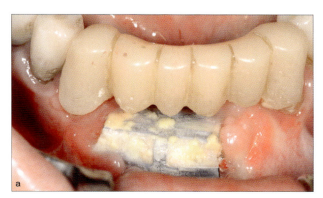 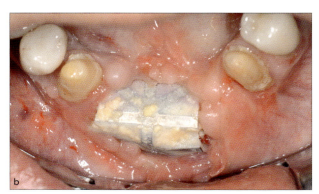

図9a、b　ePTFEメンブレンにおける重度の哆開。

コラーゲンメンブレンはより組織への親和性が高いようであるが、機械的特性が劣り分解特性が一定しないことが報告されている(Hürzelerら、1998；Strietzelら、2006；Rothamelら、2012)。コラーゲン線維をクロスリンク(架橋)させることで、遮蔽能を長持ちさせることができるが、クロスリンク処理によって組織との親和性が低下し、血管新生の遅延や炎症性の細胞浸潤の増加が起きる(Rothamelら、2005；Bornsteinら、2009b)。

ポリマーメンブレン

合成吸収性メンブレンはポリグリコール酸(PGA)、ポリ乳酸(PLA)、トリメチルカーボネート(TMC)、またはそれらのコポリマーといったポリエステルであり、これらは効果的であると報告されている(Simionら、1997)。しかしながらこれらのメンブレンは、その分解生成物に関連する問題がある可能性がある(von Arxら、2005)。

ポリ乳酸／ポリグリコール酸コポリマー(以下PLGA)メンブレンは、前臨床試験および臨床試験において有望な結果を示してきた(Miguelら、2009；Zwahlenら、2009)。市販されているポリエステルを用いたメンブレンは高い初期引張強さを示したが、4週間の培養試験後には強度と機械的特性は失われた(Milellaら、2001)。最近の研究でePTFEをコントロールとして改良型PLGAメンブレンと比較したが、一方が優れているとする統計学的エビデンスを見い出すことはできなかった。メンブレンの露出をもたらす軟組織の合併症が両群で観察され、新生骨量に影響する可能性があった(Schneiderら、2014)。これらのメンブレンの信頼性を向上させるためには、より多くの臨床研究が必要である。

ポリエチレングリコール(PEG)から作られたハイドロゲルは、最適な細胞増殖と生物活性タンパク質の保持のための生体内形成マトリックスとして機能する可能性がある(Lutolfら、2003)。PEGハイドロゲルの生体親和性は知られており、現在いくつもの医療機器で使用されている(Boogaartsら、2005；Wallaceら、2001)。臨床での取扱いをさらに簡素化するために、ポリエチレングリコールから生体内で重合させることが試みられたが、周囲組織に異物反応を惹起することが示された(Wechslerら、2008)。機械的特性

としては、ハイドロゲル単独では安定性が不十分な可能性がある。骨補填材料の顆粒とハイドロゲルを組み合わせて機械的に補強することで、効果的な局所の骨再生が可能となった(Jungら、2007a；Thomaら、2012；Thoma、2015)。しかし、生体と接触する合成物質を製作し適用することは、現在でも生体材料の研究にとって重大な課題である(LutolfとHubbell、2005)。

4.4.3　傾斜機能構造を持ったメンブレンの新開発

PTFEベースのメンブレン(2回目の手術の必要性があること)と吸収性メンブレン(崩壊や早期劣化のリスク)には重大な欠点があるため、代わりとなるメンブレン材料の研究が進められてきた(Bottinoら、2012)。

ナノマテリアル技術の進歩によって、ナノファイバー製スキャフォールドやメンブレンの効率的製造法として認識されているエレクトロスピニングのようなアプローチへの関心が高まってきている(Huangら、2003)。これらのエレクトロスピニング法で作られたナノファイバー材料は、細胞外マトリックスタンパク質をより正確に模倣し、放出を制御したドラッグデリバリーのための貯蔵装置およびティッシュエンジニアリングのための人工マトリックスとして用いられてきた(Goldbergら、2007)。分解の調整が可能で、機械的特性が向上したさまざまな層構造を有する管状スキャフォールドを作るためにシークエンシャルスピニング法が用いられてきた(Thomasら、2009；McClureら、2010)。

治癒期間の十分な機械的特性、予測可能な分解速度および生物活性特性を維持するために、傾斜機能構造を有するメンブレンの可能性をいくつかの研究グループが検証している(Bottinoら、2012；GiannobileとSomerman、2003；Liaoら、2005；Chenら、2011；Eriskenら、2008)。これらのメンブレンを用いると、リン酸カルシウムベースのナノ粉末あるいは骨／メンブレン界面の成長因子によって骨形成が刺激され、軟組織／メンブレン界面で放出される抗菌薬によって細菌コロニーの形成が抑制されるであろう(Bottinoら、2012)。

4章　インプラント手術に用いる生体材料の選択

骨移植についてのさらに詳しい情報は、ITI Online Academyのラーニングモジュール「Biological Principles of Bone Grafting」（Dr. Andreas Stavropoulos、英語、有料の場合あり）を視聴のこと。その他Online Academyのコンテンツはacademy.iti.orgを参照。

GBRについてのさらに詳しい情報は、ITI Online Academyの講演動画「Guided Bone Regeneration: Factors for Success」（Dr. Nikolaos Donos、英語、有料の場合あり）を視聴のこと。その他Online Academyのコンテンツはacademy.iti.org を参照。

GBRの活用についてのさらに詳しい情報は、ITI Online Academyの講演動画「How to Use GBR in Implant Patients」（Dr. Daniel Buser、英語、有料の場合あり）を視聴のこと。その他Online Academyのコンテンツはacademy.iti.org を参照。

骨再生の材料についてのさらに詳しい情報は、ITI Online Academyの講演動画「Advances in Bone Regenerative Materials」（Dr. Nikos Mardas、英語、有料の場合あり）を視聴のこと。その他Online Academyのコンテンツはacademy.iti.org を参照。

カントゥアオグメンテーションについてのさらに詳しい情報は、ITI Online Academyの講演動画「Current Approaches of Horizontal or Contour Augmentation」（Dr. Simon S. Jensen、英語、有料の場合あり）を視聴のこと。その他Online Academyのコンテンツはacademy.iti.org を参照。

5章 最適な審美的臨床結果を得る ための外科的考察

Surgical Considerations for Optimal Esthetic Outcomes

V. Chappuis、S. Chen、D. Buser／
（訳）黒嶋伸一郎、澤瀬　隆

5章　最適な審美的臨床結果を得るための外科的考察

近年における歯科学の発展に伴って、歯槽骨治癒、オッセオインテグレーション、ならびに組織再生の根底にある生物学的プロセスの理解を深めるための研究に焦点が当てられるようになった（BerglundhとGiannobile、2013）。このような局面は、質の高い患者ケアを提供するという究極のゴールに向けて、予知性が高く良好なインプラント治療プロトコールの開発を一層促進するために重要である（BerglundhとGiannobile、2013）。インプラント歯学における審美的要求の増大は、臨床的にはいまだに課題となっており、上顎前歯部におけるインプラント支持型固定性補綴装置の成功に対して重要な意味を持つ（Belserら、2009）。

医学的、歯学的、審美的ならびに解剖学的なリスクファクターの厳格な評価は、最適な治療アプローチを選択するうえで鍵となるものであり、予知性が高く、合併症のリスクが低い良好な結果を提供する（ChenとBuser、2009）。

臨床医にとって、すべての治療オプションには利点と欠点があり、それぞれが特徴を有していると理解することが重要である。有用な文献エビデンスを基盤として、臨床医の意思決定プロセスをサポートするために治療オプションの差異を説明することを本章の目的とした。

審美的な成功には、天然歯列における硬軟組織構造の再生が最大の関心事項である。近年の歯科研究では、抜歯後の治癒とそれに関連した硬・軟組織の寸法変化が重要なトピックとなっている（Araújoら、2015a）。

上顎前歯部における審美的結果の重要な必要条件は、適正な補綴主導型インプラント埋入ポジションに加え、十分な厚みと高さを持つ残存唇側骨壁を有した、歯槽堤の適切な三次元的骨量である（Buserら、2004a；Grunderら、2005）。唇側骨の欠損は審美性に悪影響をもたらし、合併症や失敗の原因となる（ChenとBuser、2009）。臨床医は、上顎前歯部における抜歯やインプラント埋入に伴う歯槽堤の生理的な寸法変化を知っておく必要性がある。この知識に基づいて、臨床医はもっとも適切なプロトコールと最適な生体材料を選択することが可能となる。

5.1.1 歯槽堤の寸法変化を抑制する低侵襲なフラップレスでの抜歯

抜歯は単純でストレートフォワードな術式であると考えられてきたものの、抜歯に伴う歯槽堤変化が起こることを理解したうえで、注意深く行わなければならない（Araújoら、2015b）。抜歯は血管構造を断裂し、軟組織ならびに関連する歯根膜組織にダメージを与える、侵襲的な外科術式であるといえる（Cardaropoli、2003）。

したがって、最小限の侵襲で外傷を極力与えないような抜歯術式が行われるべきで、可能なかぎりフラップレスアプローチが望まれる。フラップレスでの抜歯は、全層弁の挙上を伴う抜歯と比較すると、治癒過程初期（抜歯後4～8週）での骨喪失量を抑制することが示されている（Ficklら、2008）。しかしながら抜歯後6ヵ月では、フラップを挙上してもしなくても骨喪失量に差異がないことも報告されている（AraújoとLindhe、2009a）。したがって、早期のインプラント埋入プロトコールが選択される際には、常にフラップレスでの抜歯を考慮すべきであろう（Buserら、2008b）。

5章　最適な審美的臨床結果を得るための外科的考察

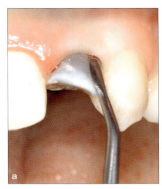 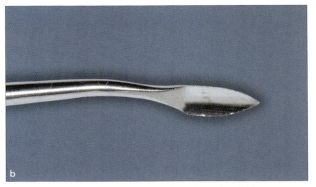

図1a、b　ペリオトームは歯根膜線維をていねいに切断することで、歯根を少しずつ動揺させていくために用いられる。

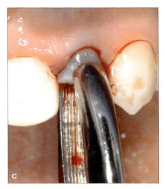 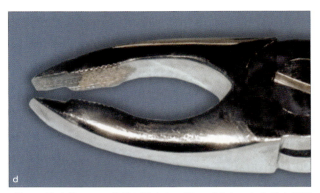

図1c、d　先端にダイヤモンド粒子が付いた抜歯鉗子は、残根を除去する際にデリケートな歯肉組織の損傷を防ぐ手助けとなる。

　抜歯は、薄い唇側骨壁に対して力を加えないように行うべきである。外傷をできるだけ与えないような抜歯を手助けするために、ペリオトーム（図1a～d；Dr. V. Chappuis）、ピエゾサージェリー（図2a～h；Dr. V. Chappuis）、ならびに垂直的抜歯のためのデバイス（図3a～f；Dr. V. Chappuis）のような、いくつかの新しい器具がある。

5.1 審美領域における抜歯後の歯槽堤寸法変化

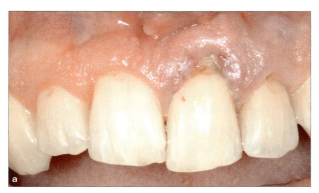
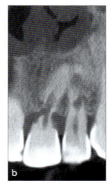
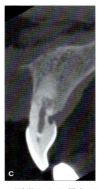
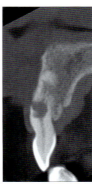

図2a～c　この患者ではCBCT撮影で、上顎左右側切歯に外傷後の歯根外部吸収が認められた。両歯ともに保存は不可能で、抜歯が必要であった。歯根は骨性癒着が見られ骨内で破折していたため、ピエゾサージェリーを用いることにより、外傷を小さくし最少の侵襲で抜歯した。

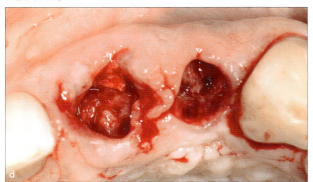
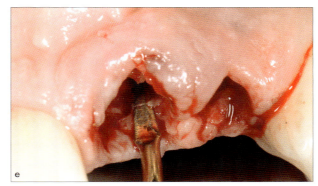
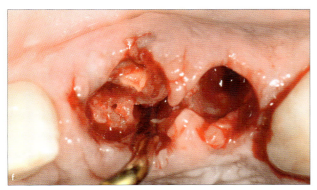
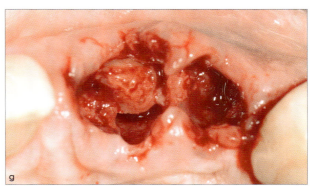

図2d～g　歯根を小さい外傷かつフラップレスで抜去するために、歯根膜線維をピエゾサージェリーで切断した。

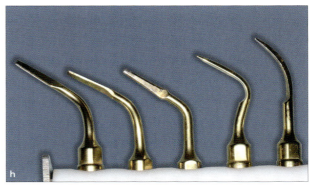

図2h　低侵襲で抜歯をするために使用する、さまざまな種類のピエゾサージェリー用器具。

5章 最適な審美的臨床結果を得るための外科的考察

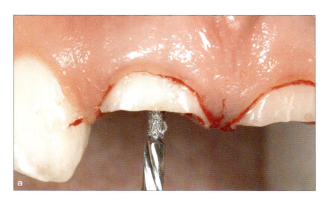

図3a 歯冠部を除去した後に、細長い穴を形成。

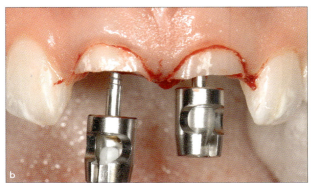

図3b スクリュードライバーを用い、スクリュー挿入アダプターを設置。

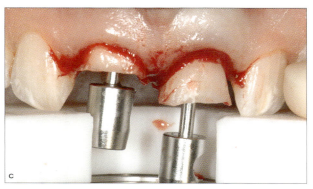

図3c Benexデバイスを用い、スクリューアダプターに接続されたワイヤーを引っ張る。

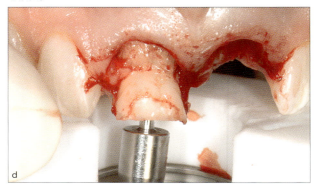

図3d Benexデバイスを強固に固定し、歯軸方向に力を加えることで、唇側骨壁に加わる力を最小限にして両方の歯根を垂直的に抜去した。

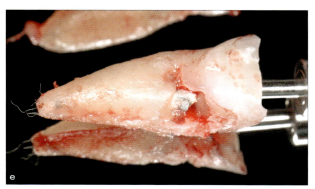

図3e 抜去された歯根は、歯頚部に大きな吸収を認めた。

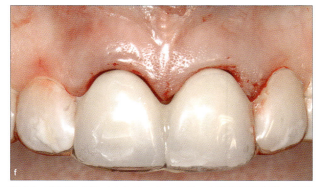

図3f 真空形成（Essix）リテーナーを使った暫間補綴装置を装着した状態。

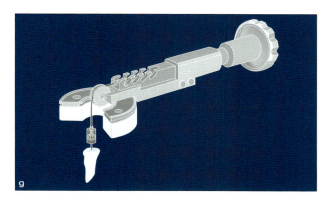

図3g Benexデバイス（Hager & Meisinger, Neuss, Germany; Helmut Zepf Medizintechnik, Tuttlingen, Germany）。

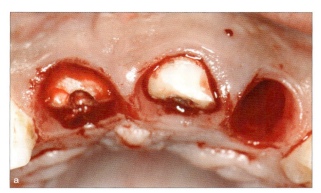

図4a　骨縁下で破折した歯冠を除去した後の状況。

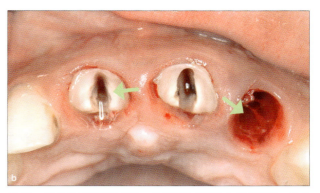

図4b　歯根の長軸方向に沿って歯根を分割した後の状態。こうすることで、ほとんどの力は近遠心の骨構造へと向かうため、薄い唇側骨壁に加わる力を減じることができる。

　もしこれらのテクニックが適用できない場合には、分割歯根を別々に抜去して唇側骨壁に加わる力を小さくするために、歯根の長軸方向に沿って近遠心的に分割することが推奨される（図4a、b；Dr. V. Chappuis）。

低侵襲な抜歯テクニックについてのさらに詳しい情報は、ITI Online Academyのラーニングモジュール「Minimally Traumatic Extraction Techniques」(Dr. Eduardo R. Lorenzana、英語、有料の場合あり）を視聴のこと。その他Online Academyのコンテンツはacademy.iti.org を参照。

抜歯後治癒についてのさらに詳しい情報は、ITI Online Academyの講演動画「Post-Extraction Healing - Implications for Implant Treatment and Ridge Maintenance」（Dr. Stephen Chen、英語、有料の場合あり）を視聴のこと。その他Online Academyのコンテンツはacademy.iti.org を参照。

抜歯後の歯槽堤変化についてのさらに詳しい情報は、ITI Online Academyの講演動画「Post-Extraction Ridge Alteration, A Risk for Esthetics」(Dr. Stephen Chen、英語、有料の場合あり）を視聴のこと。その他Online Academyのコンテンツはacademy.iti.org を参照。

5.1.2　抜歯後における硬組織の寸法変化

　動物実験における寸法変化：ビーグル犬を用い、下顎小臼歯部の抜歯に伴う硬組織の寸法と構造変化が研究されている（Cardaropoliら、2003；AraújoとLindhe、2005）。抜歯に伴う硬組織の異化作用は、抜歯窩内を裏打ちする束状骨の吸収から始まる。それらは歯根膜からの血液供給の分断と関連しており、その後、破骨細胞の活動性上昇が認められる（Cardaropoliら、2003；AraújoとLindhe、2005）。

　束状骨は歯に依存した構造体であるため、抜歯に伴って徐々に吸収し、ビーグル犬の下顎小臼歯部頬側で2.2mmの垂直性骨吸収を引き起こす（AraújoとLindhe、2005）。対照的に、舌側における骨吸収はもっとも小さい。この現象は、唇側骨壁の厚みが薄いことに起因していると考えられている。

5章　最適な審美的臨床結果を得るための外科的考察

イヌを用いた実験において、もともと唇側骨壁が2mmの場合に唇側骨壁が完全に維持されることが報告されている（Qahashら、2008）。しかしながら、抜歯後の寸法変化は、手術時の侵襲、残存骨壁に対する機能的な刺激の喪失、歯根膜の欠如、ならびに遺伝情報などを含むいくつかの付加的要因と関連しているようである（Araújoら、2015b）。

臨床研究における寸法変化：90％の臨床的状況において、実際の患者では唇側骨壁の厚みは1mm未満であること、また、ほぼ50%の症例では0.5mmに満たないことが報告されている（Huynh-Baら、2010；Brautら、2011；Januárioら、2011；Veraら、2012）。このような唇側骨壁の厚みが1mmもしくはそれ未満である骨壁の薄いフェノタイプでは、抜歯後8週間の治癒過程において、垂直的骨吸収の中央値は7.5mm（もともとの唇側骨高さの62％に相当）であったことが報告されている（Chappuisら、2013b）。反対に、唇側骨壁が1mm超の厚みを有する骨壁が厚いフェノタイプの患者においては、垂直的骨吸収の中央値はわずかに1.1mm（もともとの唇側骨高さの9％に相当）であった。

隣在歯が健全状態な単独歯抜歯部位では、フラップレスでの抜歯によるこれらの変化は主に抜歯窩壁の中央部で起こるが、両隣在歯に近い部分はほとんど変化しない。抜歯後8週の治癒過程において両隣在歯に近い部分では骨吸収がほとんどないため、唇側骨壁が吸収してしまった場合は2壁性の骨欠損となり、唇側骨壁が厚ければ3壁性の骨欠損となる。このような2壁もしくは3壁性の骨欠損は、単独インプラント埋入部位において、予知性の高い再生結果に重要だと考えられている（Buserら、2009）。露出した骨髄部分の面積と再生されるべき欠損部の体積の比率が良好であるため、このような2壁もしくは3壁性の骨欠損は高い再生能力を有している（Schenkら、1994、図5a〜h）。

5.1.3　抜歯後における軟組織の寸法変化

唇側軟組織の外観は上顎前歯部の審美的な成功を獲得するうえできわめて重要な役割を果たすけれども（Belserら、1998）、抜歯部位における軟組織の寸法変化が与える影響については、臨床研究においてはほとんど注目されてこなかった（Sculeanら、2014）。

創傷治癒は、多くの種類の組織や細胞の間に起こる協調した相互作用や、空間的・時間的に制御された遺伝子発現を必要とする複雑な過程である（Gurtnerら、2008）。結果として抜歯窩の創傷治癒は、抜歯窩壁を構成する骨だけでなく、それを覆う軟組織の寸法変化も起こす。抜歯窩を覆う唇側軟組織の寸法変化と、それが抜歯後の骨リモデリングに与える影響に関する知見は少なく、理解も不十分である（Chappuisら、2016a）。

たいていの患者において、上顎前歯部における唇側軟組織の厚みはもともと薄く、0.5〜1.0mmの範囲にある（Müllerら、2000；Fuら、2010）。角化粘膜幅や軟組織量の増大を目的として、遊離歯肉移植や上皮下結合組織移植が提唱されている（Thomaら、2014b）。より厚い軟組織は細胞外基質とコラーゲンの含有量が豊富なだけでなく、毒性産物の排除や免疫反応を促進する血管が多く分布している（HwangとWang、2006；Nautaら、2011）。したがって、より厚い軟組織は、歯周外科（HwangとWang、2006）だけでなくインプラント手術（EvansとChen、2008；Vervaekeら、2014）においても、創傷治癒、フラップの管理ならびに補綴に関連する外傷に対して好ましい反応性を示すことが明らかにされている。

上顎前歯部において、薄い骨壁のフェノタイプと厚い骨壁のフェノタイプでは軟組織の厚みは同等である（Chappuisら、2015）。興味深いことに、薄い骨壁のフェノタイプでは抜歯から8週の治癒期間後に軟組織の厚みが7倍増大するが、厚い骨壁のフェノタイプでは軟組織の寸法変化が起こらない（Chappuisら、2015）。

5.1 審美領域における抜歯後の歯槽堤寸法変化

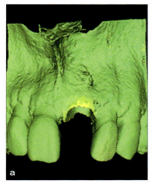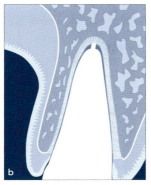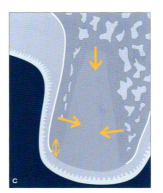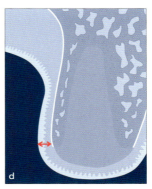

図5a〜d　厚い唇側骨壁のフェノタイプ：唇側骨壁が厚い患者の場合（＞1mm）、抜歯窩中央部における寸法変化は最小限となる（a：黄色い部分は最小限の骨喪失を示す）。垂直的骨高さの喪失は1.1mmとかなり小さかった（b、c）。唇側軟組織の厚みは抜歯後8週の治癒期間中は変化しない（d：赤い両矢印、図5aはChappuisら（2013b）の論文よりSage Journals；© International & American Associations for Dental Researchから許可を得て掲載されている）。

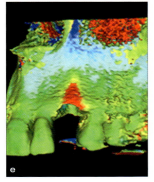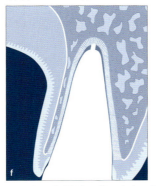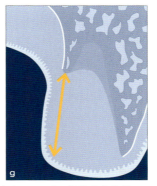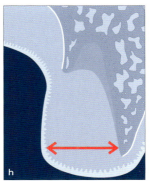

図5e〜h　薄い唇側骨壁のフェノタイプ：唇側骨壁が薄い患者の場合（≦1mm）、抜歯窩中央部において進行性の寸法変化が起こる一方で、両隣在歯に近い部分はほとんど変化しない（a：赤い部分は大きな骨喪失を示す）。7.5mmという大きな垂直的骨喪失が認められる（f、g）。このことは、唇側の軟組織の厚さの変化とは対照的である。唇側軟組織の厚みは抜歯後8週の治癒期間に、中央値で4.8mm、自然に増加する（h：赤い両矢印、図5eはChappuisら（2013b）の論文よりSage Journals；© International & American Associations for Dental Researchから許可を得て掲載されている）。

軟組織の増殖率は高いため、急速に進行する薄い骨壁の吸収によって唇側軟組織の内部への増殖が誘発されると仮説を立てることができるかもしれない。これらの軟組織細胞は抜歯窩欠損部内のスペースの大部分を占有するようになり、結果として薄い骨壁のフェノタイプでは軟組織が自然に厚みを増すことになる。対照的に厚い骨壁のフェノタイプでは、全周を歯槽骨に囲まれた欠損が存在するため、結果的に抜歯窩骨壁や周囲の骨髄からの細胞が内部へ増殖する。唇側の骨吸収が少ない部位では、軟組織の内部への増殖は骨頂部に限局して起きるであろう。

抜歯に伴って軟組織が厚みを増す傾向は、他の研究でも示されている。ある研究は、抜歯窩に何もしない場合と、骨補填材料とコラーゲンメンブレンで処置した場合を比較した（Iasellaら、2003）。治癒期間の4ヵ月もしくは6ヵ月後において、移植材料を保護するコラーゲンメンブレンにより処置された抜歯部位では軟組織の厚みが統計学的に有意に減少し（－0.1mm）、何もしなかった抜歯部位では統計学的に有意に増大（0.4mm）した（Iasellaら、2003）。

歯槽堤保存術に関する近年の報告によれば、抜歯したままの部位と比較して移植を行った部位では骨喪失が少ないことが示されている（Jungら、2013）。しかしながら、軟組織の豊隆には大きな変化が認められなかったことから、移植を行わなかった部位では軟組織が厚くなることが示唆される（Schneiderら、2014、図5a〜h；Dr. V. Chappuis）。

5章　最適な審美的臨床結果を得るための外科的考察

5.2　抜歯後における歯槽堤ケアの増生

抜歯に伴う寸法変化は不可逆的かつ回避不能なプロセスであるため、即時インプラント埋入を行うこと（Araújoら、2005）、即時に移植材料を填入すること（Araújoら、2015a）、もしくは、唇側骨を増生すること（Faveroら、2013）で、唇側骨壁を温存しようとする試みがなされてきた。このような試みで、寸法変化という回避不能な生物学的プロセスを止めることはできていないが、特に歯槽骨量の温存に関しては、種々の生体材料を抜歯窩に移植しバリアメンブレンで被覆することで寸法変化の程度を小さくすることができる（Avila-Ortizら、2014）。

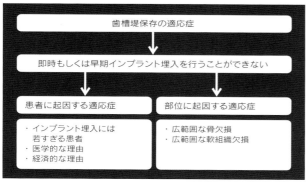

図6　抜歯後における歯槽堤保存のデシジョンツリー。

即時または早期のインプラント埋入が不可能な場合は、常に歯槽堤保存術を行う必要がある。その適応症は、患者に起因するものと部位に起因するものがある。患者に起因する歯槽堤保存術の適応症は、インプラント埋入に対して患者が若すぎる場合や、医学的もしくは経済的理由からインプラント埋入を延期すべき場合である。部位に起因する歯槽堤保存術の適応症は、抜歯部位の大きな骨欠損と関連している。そのような大きな病変では、適切な三次元的インプラント埋入ポジションにおいて十分な初期固定を獲得するために、部分的な骨治癒が必要となる。軟組織が広範に欠損した部位でも、インプラント埋入前に角化粘膜あるいは軟組織量を増やすために軟組織移植が必要となる場合がある（図6）。

5.2.1　歯根を残すことによる歯槽堤保存術

歯槽堤吸収を防止するために最初に行われた試みは、可撤性補綴装置の安定性を高めることを目的として歯根を残す方法であった（Osburn、1974）。骨の高さまで歯冠を削除して歯根だけを残せば歯槽堤の寸法変化を抑制でき、既存骨量を維持することができるという仮説が、臨床研究で検証された（Filippiら、2001；Anderssonら、2003）（図7a〜h；Dr. V. Chappuis）。

唇側骨構造の温存を目的として、インプラント埋入時に唇側の歯根を盾のように残す方法をも提唱した研究者もいる（Hürzelerら、2010）。しかしながら、破折やう蝕あるいは患歯に関する戦略的理由から、インプラント埋入と同時に歯根を残すことができることはほぼない。もし問題のある歯根をインプラントと接触した状態で保存したならば、インプラントに対して重篤なダメージを与える可能性がある（Langerら、2015）。

5.2 抜歯後における歯槽堤保存術の指針

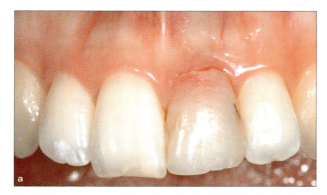
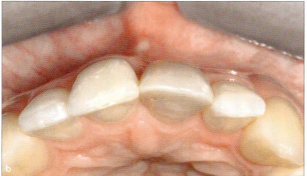

図7a、b 歯根を残すことによる歯槽堤保存術：炎症性の歯根吸収を伴って歯冠の唇側部分に紅斑が存在している。患者は旅行中であったため治療を行うことができず、歯根を残すことによる歯槽堤保存術を選択した。

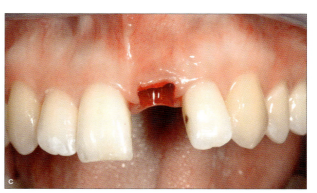
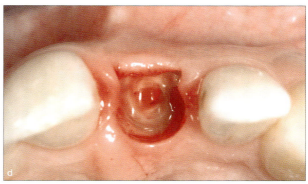

図7c、d 歯冠を骨レベルまで削除した。軟組織は二次治癒するようにした。

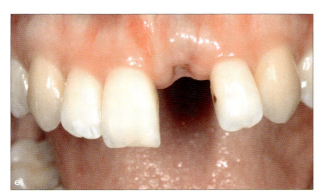
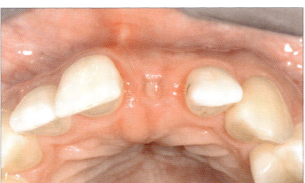

図7e、f 2週後、創部は順調に治癒した。

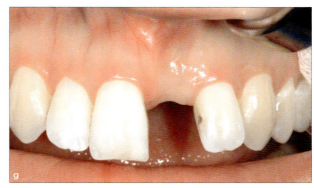
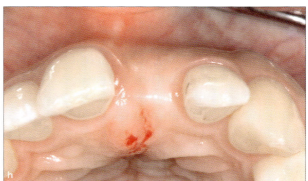

図7g、h 歯冠切除から1年後：歯槽堤は良好に保存されていた。

5.2.2 抜歯窩への移植材料填入による歯槽堤保存術

抜歯窩への移植材料填入は、そのコンセプトの魅力や技術的な簡便さから、近年人気を得ている術式である(Christensen、1996)。いくつかの研究において、自家骨、骨補填材料(他家移植材料、異種移植材料、人工材料)、自己血由来産物、ならびに生物活性物質を含む、非常に多くの生体材料が使用・試験されてきた(Darbyら、2009)。

2012年に開催されたOsteologyコンセンサス会議で、大部分の研究とシステマティックレビューにおいて、種々の生体材料と治療アプローチによる結果に明らかな差がなかったことが示されている。創の一次閉鎖は重要な因子であると考えられたが、文献から異なる術式の意義ある比較を行うことはできなかった(Hämmerleら、2012)。

近年のシステマティックレビューでは、創の閉鎖、メンブレンの使用、ならびに異種移植材料や他家移植材料の適用がより良好な結果を招くことが示されており、特に唇側中央部と舌側中央部の垂直的高さの保存に効果があることが示されている(Avila-Ortizら、2014、図8a〜r；Dr. V. Chappuis)。

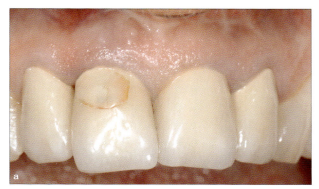
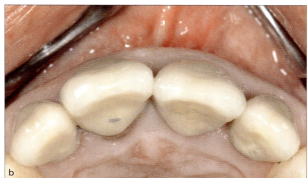

図8a、b　患者は上顎左右中切歯部に繰り返し感染を起こしていた。

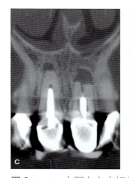
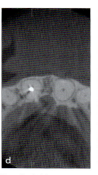
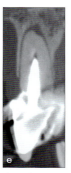
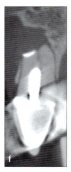
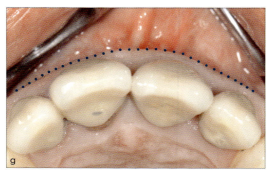

図8c〜g　上顎左右中切歯の抜歯前における、上顎前歯部のCBCTスキャン(正面観、水平面観、矢状面観)ならびに歯槽堤の豊隆。不良な根管治療と不適合なクラウンに起因する根尖病変が認められる。

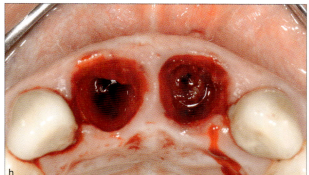
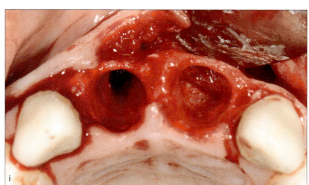

図8h、i　低侵襲で外傷の小さい上顎左右中切歯の抜歯を行った後。抜歯窩から摘出できなかったため、上顎左側中切歯の囊胞摘出のために小さなフラップを挙上しなければならなかった。

5.2 抜歯後における歯槽堤保存術の指針

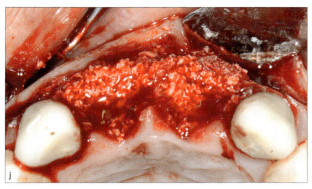
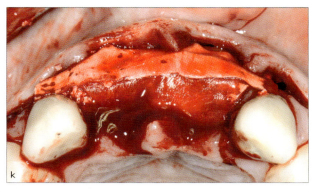

図8 j、k　移植材料（Bio-Oss; Geistlich Pharma, Wolhusen, Switzerland）を設置し、吸収性コラーゲンメンブレン（Bio-Gide; Geistlich Pharma）で移植材料を被覆した後の咬合面観。

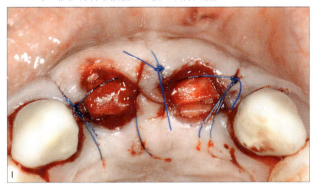
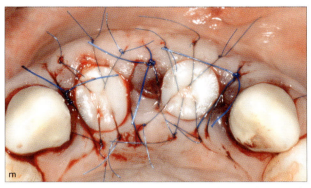

図8 l、m　骨膜減張切開せずにテンションフリーの創部閉鎖を行うため、抜歯後の軟組織欠損を増生する目的で口蓋部から採取した角化遊離歯肉を移植した。このアプローチは、角化粘膜幅を増加させることで将来のインプラント周囲組織に機能的・生物学的安定性を確立する。

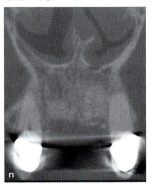
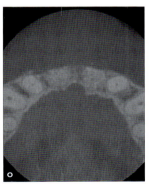
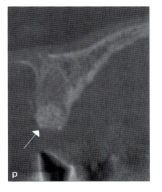
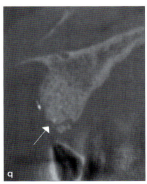

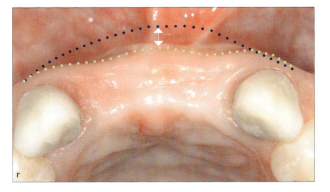

図8 n～r　抜歯窩に移植を行った6ヵ月後における上顎前歯部のCBCTスキャン（前頭断、水平断、矢状断）と歯槽堤の豊隆。根尖側には十分な骨量が獲得されたが、束状骨の吸収に起因して、増生された歯槽堤頂部では増生分の相当量が失われた。抜歯前における歯槽堤の豊隆（r；青い点線）を移植6ヵ月後における歯槽堤の豊隆（緑の点線）に重ね合わせて可視化すると、抜歯窩に移植を行ったにもかかわらず、寸法変化が大きいことがわかる。

Implant Therapy in the Esthetic Zone – Current Treatment Modalities and Materials for Single-tooth Replacements　　95

歯槽堤保存術についてのさらに詳しい情報は、ITI Online Academyの講演動画「Socket Preservation - When and How is it Evidence-based」(Dr. Simon S. Jensen、英語、有料の場合あり)を視聴のこと。その他Online Academyのコンテンツはacademy.iti.org を参照。

抜歯後の歯槽堤保存についてのさらに詳しい情報は、ITI Online Academyの講演動画「Maintenance of the Ridge Post-extraction」(Dr. Stephen Chen、英語、有料の場合あり)を視聴のこと。その他Online Academyのコンテンツはacademy.iti.org を参照。

審美領域において調和のとれた軟組織形態を再建することは、臨床的な成功を導くうえで重要である。軟組織の移植は、角化粘膜幅や軟組織量を増やすことで、天然歯やインプラント周囲の機能的ならびに生物学的な安定を確立するために提唱されてきた(Cairoら、2008；Thomaら、2009)。このような軟組織に対するいくつかの介入方法には議論の余地があるが、いくつかのパラメータから、インプラント周囲の軟組織増生が必要である可能性が示唆されている(Thomaら、2009；WennströmとDerks、2012)。

5.3.1 角化粘膜幅の増大

1990年代、臨床的エビデンスは、デンタルインプラント周囲における角化粘膜の欠如は、インプラント周囲軟組織の健康維持にとっては重要ではない可能性(Wennströmら、1994)と、その後の骨吸収につながらない可能性(Chungら、2006)を示唆していた。しかしながら近年の臨床研究では、角化歯肉の幅がより大きいと、インプラント周囲の硬軟組織がより多く保存される可能性(Bouriら、2008)と、デンタルインプラントの長期維持安定により有利である可能性(Kimら、2009b)が示されている。加えて、角化歯肉の欠如は口腔清掃状態を悪化させ、より広範な軟組織の退縮を招く結果となり得る(Schrottら、2009；Linら、2013a)。このような観察研究により、臨床的に推奨される角化歯肉の幅は2mmであるという結論に至っている(Adibradら、2009)。

遊離歯肉移植は、インプラント周囲軟組織欠損を増生するための信頼性の高い術式であると考えられており、角化歯肉幅を増やすためにもっともよく用いられる方法である。遊離歯肉移植のもっとも一般的な採取部位は角化した口蓋であるが、色と明るさが隣接する軟組織に対して必ずしも自然に調和しないことから、審美的結果を不良にする可能性がある。角化粘膜増生術には歯肉弁根尖側移動術や口腔前庭形成術が含まれる(PalacciとNowzari、2008)。この術式はインプラント埋入前、二次手術と同時あるいは最終補綴装置装着後に行うことができる。

近年のシステマティックレビューで、多様な方法と材料で良好な結果が得られることが示されている。行われたすべての術式は、自家軟組織(結合組織移植)、遊離歯肉移植、もしくは軟組織補填材料(無細胞真皮マトリックス／コラーゲンマトリックス)を併用した歯肉弁根尖側移動術か口腔前庭形成術を基盤にしたものであった。最大48ヵ月の観察期間において、これらの術式により角化粘膜が増加した(Thomaら、2009)。しかしながら、このレビュー論文は、用いられたすべての移植材料で、2、3ヵ月以内に角化粘膜幅を50%以上減少させる可能性がある収縮が起きることを示した(図9 a〜h；Dr. V. Chappuis)。

5章　最適な審美的臨床結果を得るための外科的考察

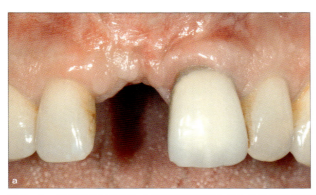
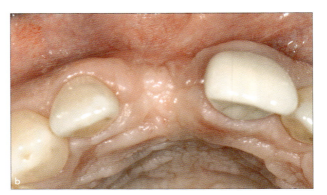

図 9 a、b　前の手術に起因した瘢痕組織形成を伴う角化粘膜が存在しない上顎右側中切歯部のインプラント埋入予定部位（唇側面観と咬合面観）。治療の目的は、口蓋から採取した遊離歯肉移植を用いて角化粘膜幅を増大させ、瘢痕組織を減少させることにあった。

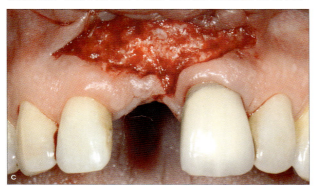
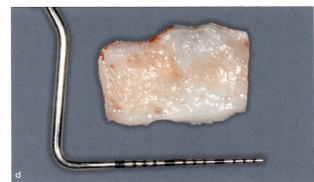

図 9 c　口腔前庭形成術による受容部位の形成。　　　　　図 9 d　口蓋から遊離歯肉移植片を採取。

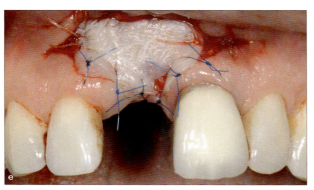
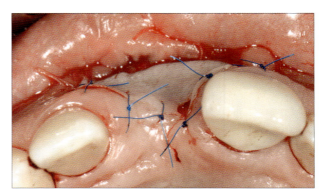

図 9 e、f　単結節縫合された移植片の状態（唇側面観と咬合面観）。

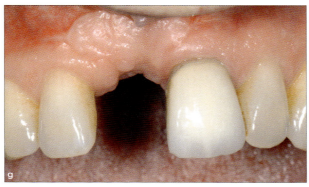
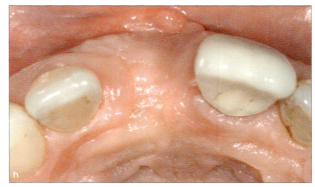

図 9 g、h　遊離歯肉移植で軟組織増生を行った 3 ヵ月後。インプラント埋入予定部位周囲で角化粘膜が著しく増大し、瘢痕組織が減少し、軟組織の状態は改善した。

5.3.2 軟組織量の改善

デンタルインプラント埋入と同時か埋入後の治癒期間中に、軟組織の厚みを増大させるための形成的増生術式が推奨されている(Schneiderら、2011)。

粘膜退縮の対処や歯槽堤豊隆の増生のために、結合組織移植もしくは結合組織有茎移植が用いられてきた。軟組織結合を促進し、遊離歯肉移植に関する患者の不快感を軽減できるように、いくつかの外科的術式が開発されてきた。不快症状を軽減するため、無細胞性の真皮他家移植材料(無細胞性真皮マトリックス)や異種移植材料(コラーゲンマトリックス)のような軟組織補填材料が、口蓋から採取する組織の代替となり得るかが試験されてきた(Yanら、2006;Sanzら、2009)。

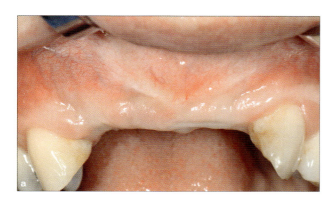
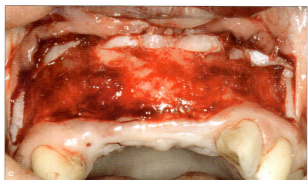
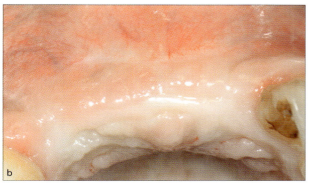
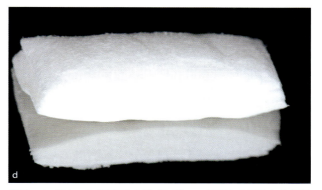

図10a、b　インプラント埋入後の上顎右側側切歯から左側中切歯にかけた部位。角化粘膜幅は非常に小さい。

図10c、d　Urbanら(2015b)の術式に従い、口蓋から採取した細長い歯肉移植片と異種移植材料のコラーゲンマトリックスを併用して口腔前庭形成術を行った。

4件の研究で、自家軟組織および軟組織補填材料(前述の無細胞性真皮マトリックスとコラーゲンマトリックス)を移植材料として使用した場合の、軟組織量の二次元的寸法変化が報告されている(Batistaら、2001；Speroniら、2010；Wiesnerら、2010；Simionら、2012)。ある程度の軟組織収縮が起きることは不可避であるが、インプラント部位における軟組織の厚みを増加させるため自家軟組織を用いた増生術が第一選択と考えるべきである(Thomaら、2014a)。厚いインプラント周囲軟組織が長期の臨床的成功とインプラントの残存率を向上させるかに関する科学的根拠は現時点では不足している(Thomaら、2009)(図10a〜h；Dr. V. Chappuis；軟組織の調整と暫間補綴装置はDepartment of Reconstructive Dentistry and Gerodontology, University of Bern, SwitzerlandのDr. Fiona Forrerによる)。

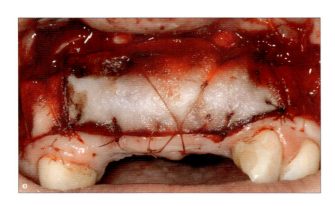

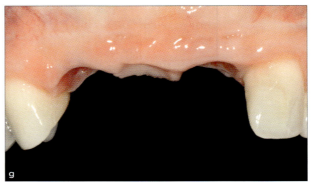

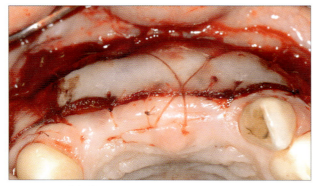

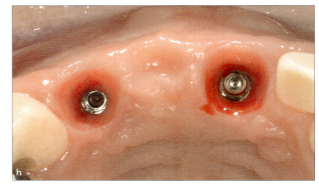

図10e、f　手術部位に異種移植材料のコラーゲンマトリックス(Mucograft, Geistlich, Switzerland)を縫合した。

図10g、h　軟組織の調整時期において、インプラント部位の軟組織量と角化組織が増大したことがわかる。

5.4.1　フラップレスアプローチ

　フラップレスインプラント手術コンセプトにより、患者の術後不快症状が減少することが主張されてきた（Komiyamaら、2008）。フラップレスインプラント手術は、十分な角化粘膜と骨量が存在している部位において、粘膜骨膜弁を挙上せずにインプラント床形成と埋入を行う外科術式と定義されている。

　フラップレスの外科アプローチには、より快適であること、疼痛が少ないこと、出血が少ないこと、腫脹が小さいこと、縫合が不要であること、手術時間が短いこと、ならびに治癒期間が短いことなど、多くの利点がある（Beckerら、2005）。このように多くの利点がある一方、フラップレスインプラント手術は歯槽骨の豊隆や角度の評価が困難であることから、一般的には「盲目的」な術式と捉えられている。加えて、ガイドシステムを使用しない場合には、インプラントを埋入する部位と角度は患者の解剖学的特徴のみが基準となってしまう（Sclar、2007）。

　インプラントが不適正な位置に埋入されてしまうリスクが高くなることと、不可避な抜歯後の歯槽堤変化を補償するための骨増生術式が行いにくいことから、フラップレスアプローチは厚い骨壁のフェノタイプで解剖学的に理想的な部位のみ適応となるニッチな術式と考えられている（Mortonら、2014）。そのような部位においては、インプラントの三次元的埋入位置を適正化するために、三次元的CBCT分析を行うことが望ましく、コンピューターガイデッドサージェリーを用いることが推奨されている（Mortonら、2014；図11a〜j；Dr. V. Chappuis；補綴担当：Dr. D. Cornioley, Bern, Switzerland）。

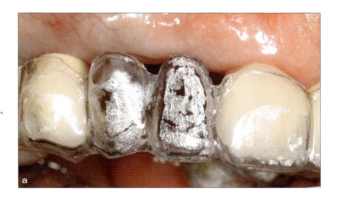

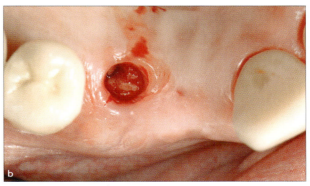

図11a、b　ステントを指標に粘膜のパンチアウトを行った。患者は経口抗凝固薬であるフェンプロクモン（Marcumar；MEDA Pharma, Bad Homburg, Germany）を服用中である。手術当日、INR（International Normalized Ratio、国際標準比）は2.5であった。低侵襲の術式として、フラップレスインプラント埋入手術が行われた。

5章 最適な審美的臨床結果を得るための外科的考察

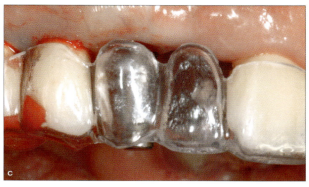
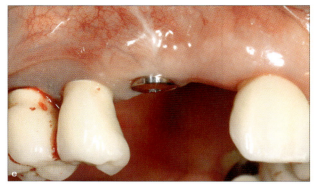
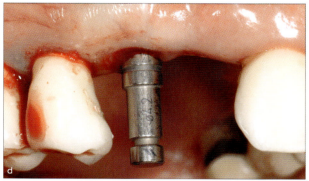
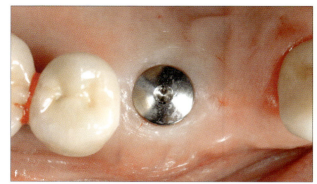

図11c、d　インプラント床が形成された口腔内。

図11e、f　3mmのヒーリングキャップが装着された。

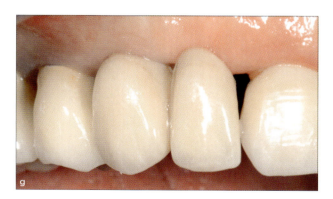
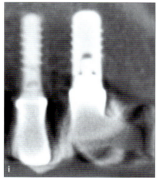
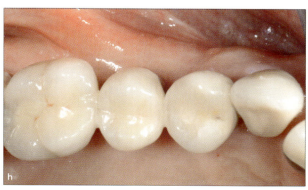
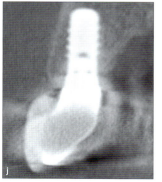

図11g～j　4年後の最終上部構造とCBCT画像。唇側骨壁は十分な高さと幅を維持している。

5.4.2 粘膜骨膜弁の挙上

軟組織マネージメントは、再生療法において非常に重要な局面である。GBRテクニックにおいてテンションや圧をかけずに創部辺縁を密接に接触させることで、創部を一次閉鎖することが望ましい。

しかしながら軟組織の裂開は起こりうることであり、感染や吸収性メンブレンの早期吸収をもたらし、再生骨量を減少させる結果となるかもしれない（Simionら、1994a；Zitzmannら、1999；NemcovskyとArtzi、2002；Machtei、2001）。外科手術の基本的原則として、フラップデザインは術前に計画されていなければならない。加えて、切開、フラップ挙上、ならびにフラップの取扱いは、血液供給と創部閉鎖を適正化するように計画されていなければならない（Greensteinら、2009）。繊細な器具と縫合は創傷治癒を最適化する（CortelliniとTonetti、2001；Burkhardtら、2008）（図12a～d；Dr. V. Chappuis）。

軟組織に関する合併症を避けるために、以下の外科術式が推奨される：

フラップデザイン

審美領域に関連する術式では、縦切開は審美領域の外側（犬歯あるいは第一小臼歯の遠心部分）で１ヵ所のみ行うことが望ましい（Grunder、2015）。遠心部に１本の減張切開を伴う三角形のフラップデザインにより十分なアクセスを確保でき、２本の減張切開を伴う台形のフラップデザインと比較してより多い血液供給を得ることができる（Kleinheinzら、2005）。単独歯欠損症例の大半では、三角形のフラップデザインで十分対応が可能であるが、多数歯欠損の症例、もしくは、ブロック移植とGBRを使用する歯槽堤増生の症例に対しては、テンションフリーでフラップを閉鎖するために２本の減張縦切開が必要な場合がしばしば生じる。

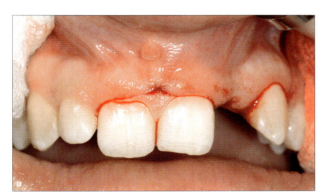
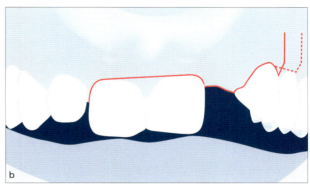

図12a、b　歯肉溝内切開を併用した歯間乳頭基底部での切開（犬歯もしくは小臼歯の遠心に１ヵ所減張切開を加える）により、良好な血液供給と創部閉鎖が達成できる。

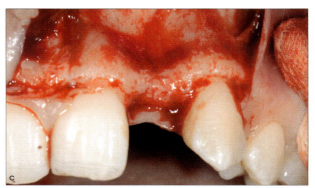

図12c　粘膜骨膜弁により、術野に同時法もしくは段階法GBRを行うために十分なアクセスを確保できる。

切開デザイン

　切開に関しては、一筆書きで組織切開を行うために鋭い刃先の円刃メスが推奨される。欠損部における歯槽頂中央切開もしくはわずかに口蓋側寄りの切開と、歯肉溝内切開や乳頭基底部での切開を併用することで、大半の部位で十分な外科的アクセスを達成できる（Velvartら、2004；von ArxとSalvi、2008）。切開線は通常、骨欠損の辺縁部よりも少なくとも1歯分は離すべきである。縦切開は、遠心隅角部分のやや中央寄りの位置に加える。縦切開は歯肉縁部の走行に対して垂直に開始し、切開線が徐々に歯軸と平行になるようにする。インプラント埋入部位への十分な外科的ならびに視覚的アクセスを確保するために、通常は粘膜骨膜弁で挙上する。

創部閉鎖

　創部閉鎖に関して、フラップに伸展性を与えてテンションフリーで閉鎖を行うためには、骨膜減張切開が必要不可欠である（Parkら、2012）。減張切開の短期的な欠点として、2～5日間続く上唇の術後腫脹が挙げられる。閉創は単結節縫合で行われ、結合組織を近接させ創部の断端を合わせるために必要に応じて水平または垂直マットレス縫合が併用される。縫合テクニックは移植材料の量やフラップの可動範囲に依存する。切開部と直接接触しないように、可撤性暫間補綴装置は十分に短く削合すべきである。GBRの症例では、術後の腫脹、血腫の形成ならびに軟組織の状態を確認するため、手術2～3日後に経過観察を行うことが推奨される。抜糸は術後10～14日で行う。

フラップデザインについてのさらに詳しい情報は、ITI Online Academyのラーニングモジュール「Flap Design」（Dr. Merete Aaboe、英語、有料の場合あり）を視聴のこと。その他Online Academyのコンテンツはacademy.iti.org を参照。

5.5 インプラントの選択

　歯槽骨頂の高さにおける変化を最小限にするため、過去20年間にわたり、インプラントデザインや表面テクノロジーの新規開発が行われてきた（WennebergとAlbrektsson、2009；Strietzelら、2014；Gittensら、2014）。ソフトティッシュインプラントデザイン（STL）よりもインプラントショルダー部における骨をさらに保存することを目的として、これらの新しい要素はボーンレベルインプラントデザイン（BL）に組み込まれた（図13）。その他、インプラントの破折リスクを減少させるため、細いインプラント（NDI）向けのより強度の高いチタン合金の開発にも力が注がれてきた。適切なインプラントの種類（インプラントの直径や長径）は、歯槽頂幅径、埋入部位における骨高径、ならびに補綴設計といった臨床的パラメータによって決まる（Buserら、2000）。審美領域では、調和のとれた軟組織形態とバランスのとれた相対的な歯の大きさを再構成することを、まず念頭に置くべきことである（Belserら、2009）。したがって、解剖学的または補綴的観点から妥協が必要とされないかぎり、インプラント外科医はインプラントの長径や直径をないがしろにすべきではない（図13a〜c）。

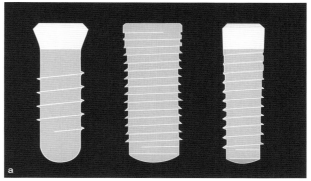

図13a　ソフトティッシュレベルインプラント（左と右）とボーンレベルインプラント（中央）（Institut Straumann AG, Basel, Switzerland）。

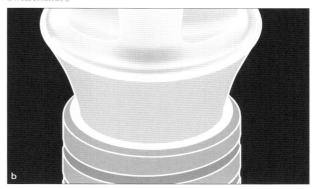

図13b　マイクロラフサーフェスのカラーデザインを持つプラットフォームスイッチングの接合部。

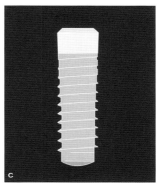

図13c　機械加工のカラーデザインを持つバットジョイントの接合部。

5章　最適な審美的臨床結果を得るための外科的考察

5.5.1　上顎前歯部におけるソフトティッシュレベルインプラント(STL)とボーンレベルインプラント(BL)の選択基準

　新たな開発によってもたらされた最初のコンセプトは、インプラントショルダーの高さまでマイクロラフサーフェスとなっていることである(Le Guehennecら、2007；WennebergとAlbrektsson、2009；Svanborgら、2010)。インプラントネック部における表面性状が、辺縁部における硬・軟組織の保存に影響を与えるといういくつかの科学的根拠がある(Schwarzら、2007)。ネック部がスムースだとプラークの付着がもっとも少なくなるが(Teughelsら、2006)、臼歯部での臨床研究から、ネック部がマイクロラフサーフェスであるインプラントと比較して、辺縁部の骨リモデリングがより大きいことが示されている(Shinら、2006；Bratuら、2009；Nickenigら、2009)。前歯部を対象とした近年の研究から、たとえ骨移植材料やバリアメンブレンがカバースクリューを被覆するようにしても、ネック部がスムースな場合は唇側面での再生療法が奏功しづらいことが示された(Fuら、2014)。この結果は、審美領域における隣接面では、18ヵ月後にスムースとラフなインプラントネックデザイン間に有意な差が認められなかったとするden Hartogらの研究とは対照的である(den Hartogら、2011)。なぜこのような相反する結果となったかは明らかではない。

　2つめのコンセプトでは、通常直径のアバットメントを装着した直径の太いインプラント周囲では骨頂部の高さが長期に維持されることが偶然発見された(LazzaraとPorter、2006)プラットフォームスイッチングの原則に則っている。インプラントとアバットメントの境界面に発生するマイクロギャップに起因する微少漏洩を減少させるための努力が続けられてきた。プラットフォームスイッチングのコンセプトでは、インプラントとアバットメントの水平的オフセットは炎症性細胞浸潤を抑制するだけでなく(Brogginiら、2006)、骨頂部における最大生体力学的応力が加わる範囲を小さくすること(Maedaら、2007)が示されている。近年のメタアナリシス研究で、インプラントとアバットメントのオフセットが0.4mm以上だと、より好ましい骨反応を示すことが確認された(Atiehら、2010)。しかしながら、特に長期データに関して、そしてインプラント周囲骨吸収は多因子性であることから、プラットフォームスイッチングの効果についていまだ結論は出ていない(AbrahamssonとBerglundh、2009；Atiehら、2010；Annibaliら、2012a；Cumboら、2013；Striezelら、2014；RomanosとJaved、2014)。

　健全な天然歯に挟まれた単独歯欠損では、STLデザインでもBLデザインでも好ましい審美的結果を得ることが可能である(Jungら、2012；Buserら、2013a；Buserら、2013b；Mortonら、2014)。しかしながら単独歯欠損部位では、BLデザインのほうがインプラントショルダーの唇側面において骨組織がより多く保存されるようである(Chappuisら、2015)。BLデザインによってインプラントとアバットメントの境界よりも歯冠側まで唇側骨壁が再建できたケースがいくつかあり、このことにより唇側中央部の軟組織が支持される。したがって、BLのインプラントデザインは、審美領域における単独歯欠損に対してより好ましい(**図13d**)。

　このような所見が多数歯欠損にもあてはまることを示す科学的根拠は少ない。しかしながら、審美領域におけるSTLデザインのインプラントは、現在でも垂直的な欠損を伴う部位における有用な治療選択肢の一つである。そのような部位では、マイクロラフサーフェスは骨頂部より下に位置することになるが、垂直的欠損を補償するためSTLインプラントのショルダー部を1.8mmもしくは2.8mm歯冠側に位置させることが可能である。

5.5 インプラントの選択

A：ソフトティッシュレベルインプラント（STL）　　B：ボーンレベルインプラント（BL）

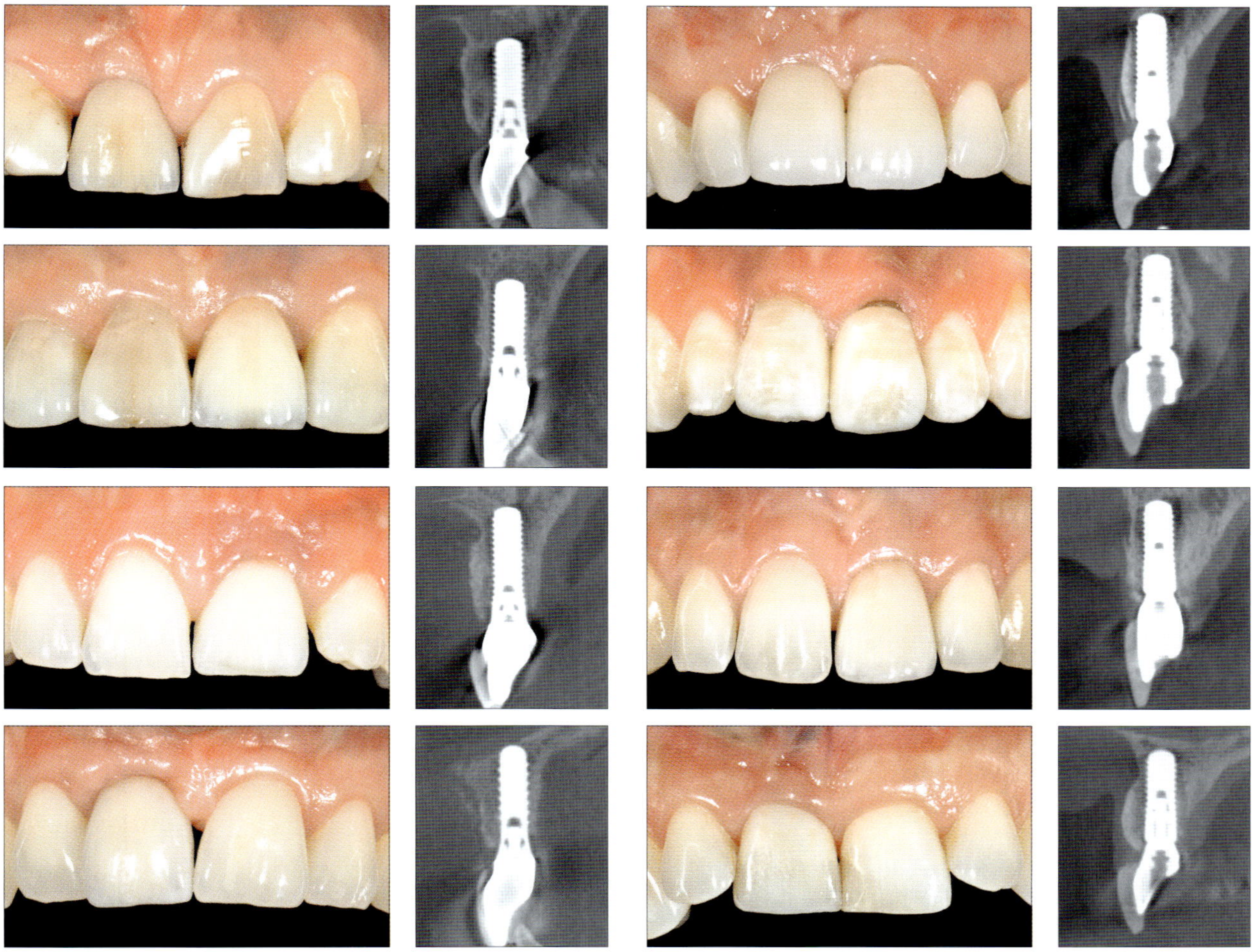

図13d　症例の臨床およびX線的評価：カントゥアオグメンテーション後5年から9年におけるインプラント支持型単独冠の臨床的写真と同部位のCBCT（Chappuisら（2016a）の論文よりJohn Wiley & Sons Ltd; © 2015 John Wiley & Sons A/S.から許可を得て転載されている）。

5.5.2 上顎前歯部におけるインプラントの直径

適切なインプラント直径は歯槽頂幅径と補綴する歯の大きさによって決まる。少なくとも1～2mmの口蓋骨壁の厚さを残すことが推奨されており、GBRと同時に直径の小さいインプラント（以下NDI）を適応するには最小で5.5～6.0mmの歯槽頂幅径が必要である（Buserら、2000）。

近年、NDIは以下のような使用の仕方が推奨されている（Kleinら、2014）：荷重負担が必要な臼歯部を含むすべての適応症で、直径3.3～3.5mmのNDIについて十分な報告がある。荷重負担が不要な単独歯欠損に対してのみ直径3.0～3.25mmのより細いインプラントについて十分な報告がある。どのようなときにこれらのNDIを上顎前歯部に使用するべきか、臨床医が知ることは重要である。審美領域では、調和のとれた軟組織外形と自然な解剖学的形態の回復が最適な治療となる。しかしながら、段階法の骨増生はより侵襲が大きく、満足のゆく審美性を含めたインプラント治療を患者が受け入れやすいように、治療による不快症状を最小限に抑えなければならない。したがってNDIを使用することで、歯槽堤の萎縮したボーダーラインケースにおいて、段階法の骨増生を避けてインプラント埋入と同時のGBRで対応できる可能性がある。

そうではあるものの、NDIには一定のリスクが伴う。まずNDIはオッセオインテグレーションする面積が少ない。したがってNDIは、少なくとも長さ10mmで（Sohrabiら、2012）、小さい骨インプラント接触面積を補償する質の高いインプラント表面を持つものを使用するべきである（Oatesら、2007）。2つめに、直径が小さいとインプラント体は歪みやすくなり、インプラントの破折率が0.67％と高くなるような力学的および技術的合併症のリスクとなる可能性がある（Zinsliら、2004；Karlら、2014）。NDIの破損リスクを減少させるため、TiZrのような強化型チタンの使用が推奨されている（Chiapascoら、2012）。最後に、NDIを使用することでインプラントと隣在歯の間の水平的距離が大きくなると、エマージェンスプロファイルと口腔清掃のアクセスが不良となる可能性がある。

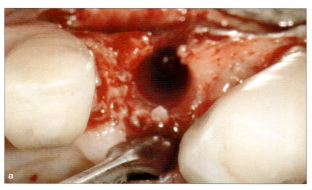

図14a 複雑な病歴を持つ68歳の患者の上顎左側犬歯部に対して、Ti-Zr合金製の直径の小さいインプラント（NDI）が使用された。フラップを翻転すると、唇口蓋的歯槽堤幅径が小さいことが明らかとなった。インプラント床を直径2.8mmまで形成した。唇側骨が裂開している。

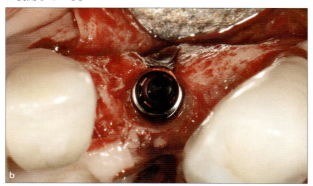

図14b 3.3mmのインプラント（SLActiveのNCボーンレベルRoxolidインプラント、直径3.3mm、長径10mm、Institut Straumann AG）が埋入された。インプラントは完全に骨のエンベロープ内に埋入されている。唇側部の骨欠損は二壁性であり、同時の骨増生に有利である。もし3.3mmよりも大きな直径のインプラントが選択されていたならば、唇側骨欠損部位には骨壁がなくなってしまうリスクがあった。

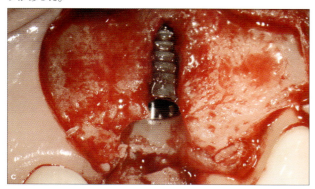

図14c インプラント埋入後における唇側骨の裂開。

5.5 インプラントの選択

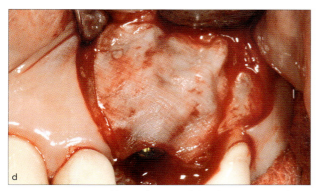
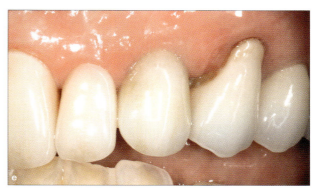

図14d　GBRの原則に従い同時法の骨増生を行った。インプラント表面上には自家骨小片を設置し、歯槽堤唇側の豊隆を変えるためにDBBMを用いてカントゥアオグメンテーションを行った。吸収性コラーゲンメンブレンで移植材料を被覆した。

図14e　上顎左側犬歯部の最終的なインプラント支持型上部構造の唇側面観。本患者において、NDIを使用することで段階法骨増生を避けることができた。

　審美領域におけるNDIは、3つの異なった臨床的状況で使用される（図14a〜e；Dr. Stephen Chen（Melbourne, Australia）から提供された臨床例）。

1．側切歯のような近遠心径が小さな単独歯欠損部位、BLのNDIがもっとも頻繁に使用される。
2．歯槽頂幅径がボーダーラインである5〜6 mmの場合、NDIは段階法の骨増生を避け同時法GBRでの対応を可能にする。
3．大きな切歯管に隣接する上顎中切歯部では、健全な口蓋骨壁を維持するため、標準直径のインプラント（直径4.1mm）を唇側寄りに埋入せざるを得なくなる。

　このような状況では、標準直径のインプラントショルダー部が唇側に出すぎてしまうことを避けるため、NDIが使用されるべきである。もし補綴主導の適正な三次元的ポジションにインプラントを埋入できないのであれば、NDIは使用すべきではない。こういった場合には骨増生が必要である。純チタンよりもチタン合金の力学的性能は勝っているが、NDIはボーダーラインケースでは十分注意して使用されるべきであり、ITIコンセンサス会議の推奨事項を遵守すべきである（Kleinら、2014）。

　NDIと異なり、ワイドプラットフォームのインプラントは上顎前歯部で使用すべきではない。直径が大きいことに起因して、埋入位置が唇側に寄りすぎるリスクが高くなる（第8章8.1.2）。審美領域における太い直径のインプラントは高頻度で唇側インプラント周囲粘膜の退縮を起こし、審美的合併症や失敗につながる（ChenとBuser、2009）。

直径の小さなインプラントについてのさらに詳しい情報は、ITI Online Academyの講演動画「The Challenges of Reduced-Diameter Implants」（Dr. Stephen Chen、英語、有料の場合あり）を視聴のこと。その他Online Academyのコンテンツはacademy.iti.orgを参照。

直径の小さなインプラントについてのさらに詳しい情報は、ITI Online Academyの講演動画「Is the Dogma of Using the Largest Diameter Still Valid?」（Dr. Bilal Al-Nawas、英語、有料の場合あり）を視聴のこと。その他Online Academyのコンテンツはacademy.iti.orgを参照。

5.5.3 上顎前歯部におけるインプラントの長径

適切なインプラントの長径は、インプラント埋入部位における垂直的骨高径によって決まる。通常の部位では、インプラントの長径は10mmか12mmが妥当であろう。より長いインプラント（14mm）は、NDIでは初期固定が得られないような大きな根尖病変を有した側切歯部といった特殊な状況で適応となる場合がある。

近年のシステマティックレビューで、長径が10mm未満のショートインプラント評価が行われた（Annibaliら、2012b）。クラウンインプラント比が大きくオッセオインテグレーションできる面積が小さいため、ショートインプラントは歴史的に信頼性が低いと考えられてきたが、平均フォローアップ期間3.2±1.7年後におけるインプラントのプールされた残存率は99.1％で、合併症の発生が少なかったことが、このレビューで報告された。

単独冠、ショートスパンのブリッジおよび可撤性補綴装置に用いたショートインプラント（6〜8mm）では、残存率が98.1％〜99.7％と良好な結果が報告されているが、「厳密な臨床的プロトコールの下で」のみ使用が推奨されている（Fugazzotto、2008；AnituaとOrive、2010）。しかしながら、長径が6mmしかないインプラントでは下顎（98.6％）よりも上顎（94.7％）でインプラントの残存率が低く、インプラント失敗の76％が早期に生じた（Srinivasanら、2014）。したがって、上顎前歯部における単独歯欠損に対して長径6mmのインプラントは推奨できないが、ある状況においては、長径8mmで通常直径の4.1mmのインプラントは適用可能であると考えられる。

インプラント治療で審美的に良好な臨床結果を得るための非常に重要な点のひとつが、補綴装置を自然な位置に存在させ、天然歯のエマージェンスプロファイルを模倣するために、補綴主導型の適切な三次元的位置にインプラントを埋入することである（GarberとBelser、1995；Buserら、2004a；Grunderら、2005）。将来の補綴装置の粘膜辺縁は、補綴される歯の位置や退縮の存在によって変化しうることを認識しておく必要がある（Belser、1980）。

審美領域において適切な三次元的位置へインプラントを埋入するために、第3回ITIコンセンサス会議にて、「最適領域（comfort zone）」と「危険領域（danger zone）」の概念が確立された（Buserら、2004a）（図15a〜k）。

コンプレックス症例において、診断用ワックスアップは適切な三次元的位置へインプラントを埋入するためのサージカルテンプレートを製作する手助けとなる。サージカルテンプレートには、以下に示す2点の重要なパラメータが反映されていなければならない：(a)理想的な唇側中央部軟組織辺縁部形態を示す、将来のインプラント支持型補綴装置の外形と(b)切端の位置。

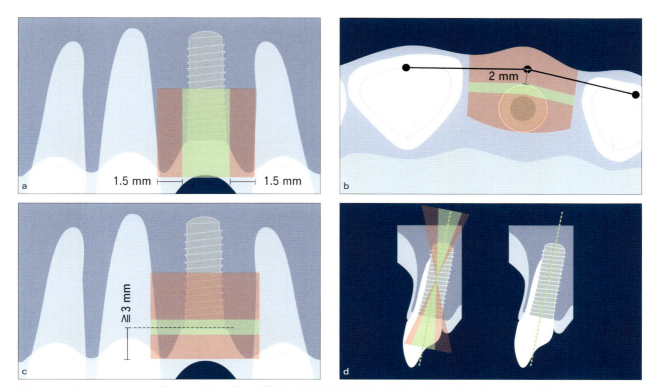

図15a〜d　ボーンレベルインプラント（BL）に対する適正な三次元的埋入位置。近遠心的(a)、唇口蓋的(b)、垂直的(c)方向；適正なインプラントの埋入角度(d)。

5章 最適な審美的臨床結果を得るための外科的考察

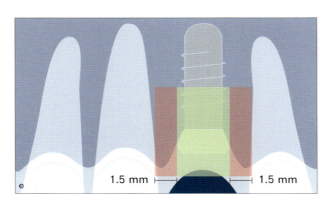
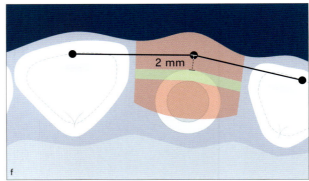
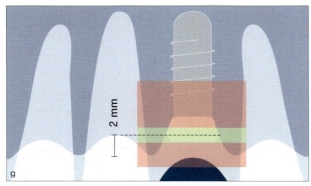
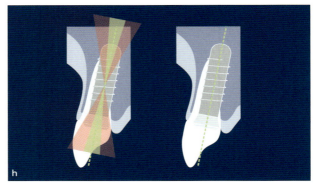

図15e〜h　ティッシュレベルインプラント(STL)に対する適正な三次元的埋入位置。近遠心的(e)、唇口蓋的(f)、垂直的(g)方向；適正なインプラントの埋入角度(h)。

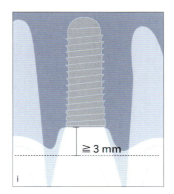
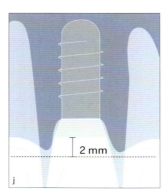
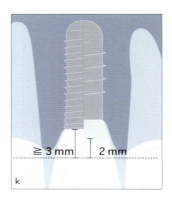

図15i〜k　ボーンレベルインプラント(BL)とソフトティッシュレベルインプラント(STL)では、埋入深度が異なる。

112　ITI Treatment Guide・Volume 10

5.6.1　近遠心的位置

　補綴される歯の歯冠幅径に対して、適切なインプラントを選択することがきわめて重要である。インプラント周囲の水平的な生物学的幅径を考慮することが大事である（Tarnowら、2000）。インプラントが隣在歯に近すぎると、骨吸収と乳頭部高さの減少につながる。インプラントデザインにかかわらず、インプラントネック部と隣在歯の歯根膜の間には少なくとも1〜1.5mmの距離をとるべきである（Krennmairら、2003；Buserら、2004a；Grunderら、2005；図15a、e）。

5.6.2　唇口蓋的位置

　インプラントショルダー部の唇口蓋的位置は、将来のインプラントクラウンが立ち上がる点から1.5〜2mm口蓋側とすべきである（Buserら、2004a；図15b、f）。インプラントの位置が唇側に寄りすぎると軟組織の退縮とインプラントの露出を招く結果となる。このことはワイドプラットフォームインプラントを使用しても起こりうる（ChenとBuser、2009）。直径の大きなインプラントは、唇側の粘膜退縮を招くような唇側に寄りすぎたインプラント埋入となるリスクがあるため、注意して使用すべきである。

　ネック部の直径が4.1mmのボーンレベルインプラントとネック部の直径が4.8mmのソフトティッシュレベルインプラントを比較すると、唇口蓋的埋入位置はSTLデザインのほうで重要度が高く、唇側の骨頂部高さにより大きな影響を与える（Chappuisら、2016a）。インプラント埋入位置が口蓋側に寄りすぎると、将来の補綴装置のエマージェンスプロファイルが理想的にならない可能性がある。

5.6.3　埋入深度

　理想的な埋入深度はSTLインプラントとBLインプラントで若干異なる。STLインプラントでは、将来のインプラント支持型補綴装置粘膜辺縁部よりもインプラントショルダーが2mm下方に位置するよう埋入するが、BLインプラントではインプラントショルダーが約3mm下方に位置するよう埋入する（Buserら、2004a；Buserら、2013b；図15c、g、i〜k）。もしインプラントの埋入深度が深すぎると明らかな垂直的骨吸収が惹起され、それに引き続いて粘膜の退縮も起きる。この現象は実験的な研究で観察されている（Hermannら、1997；Piattelliら、2003）。

　インプラントの埋入深度はギャップサイズ（欠損スペースの近遠心径）にも影響を受ける。もし大きめの中切歯（ギャップサイズ：9〜11mm）を通常のインプラント（直径4.1mm）で治療する場合は、インプラントショルダーをやや深め（将来のクラウンマージンよりも3〜4mm下方）に位置させるように埋入深度を調整する必要がある。小さめの側切歯（ギャップサイズ：5.5mm）をNDI（直径3.3mm）で治療する場合には、インプラントショルダーは浅めに設定して埋入する（良好なエマージェンスプロファイルを獲得するためには、将来のクラウンマージンよりも2〜3mm下方とする）。

5.6.4　埋入角度

　インプラントの埋入角度が適正に計画されていると、エマージェンスプロファイルは理想的になり、補綴装置を単純化できる。インプラント埋入角度が唇側に傾斜しすぎると、唇側における硬・軟組織の喪失を惹起する。適正なインプラント埋入軸は将来の補綴装置切端よりも約1mm口蓋側に位置すべきであり、そうすることで、補綴装置基底結節部にオクルーザルスクリューの開口部を設置できる（図15d、h）。審美領域ではスクリュー固定性補綴装置が明らかに望ましく、種々の臨床的利点を有しており、これらについては第6章で解説する。

5.7 外科的アプローチ：同時法GBR vs 段階法GBR

骨誘導再生法（GBR）は、長期にわたり予知性のある治療結果を提供できる標準治療である（AghalooとMoy、2007）。バリアメンブレン、自家骨、ならびに骨への置換率が低い骨補填材料の併用により、再生した骨量を長期的に安定させることができる（Buserら、2013b）。GBRによる歯槽堤増大術は、インプラント埋入と同時か、インプラント埋入前に段階法として行うことが可能である。埋入と同時および段階法のGBRはどちらもよく立証されており、予知性があると考えられている（Jungら、2013a；ChenとBuser、2014；Kuchlerとvon Arx、2014；Sanz-Sanchezら、2015；Chappuisら、2017）。

同時法あるいは段階法のどちらのアプローチがより適しているかの決定は、以下の3つの判断基準に基づいて行われるべきである（Buserら、1993；Kanら、2007）。

1．インプラント埋入時に初期固定を得ることができる。
2．インプラントを補綴主導の適切な三次元的位置に埋入することができる。
3．埋入部位の骨欠損が同時法GBRに適した欠損形態である（図16a〜c）。

5.7.1 同時法GBR

骨増生とインプラント埋入が1回の手術で行われるため、同時法GBRには明らかな利点がある。段階法のGBRと比較して、不快症状が少なく、時間と費用がかからない。

同時法は、埋入部位の骨欠損が好ましい形態の場合に推奨される。同時法GBRプロトコールを適応するには、以下に記す2つの解剖学的条件が満たされている必要がある：まず、骨治癒後にインプラント全周を骨が取り囲んでインプラントを固定できるように、インプラント埋入予定部には十分な歯槽頂幅が必要である。第2回ITIコンセンサス会議では、最小限の歯槽骨頂幅はインプラントの直径＋2mmと定義された（Buserら、2000）。次に、移植部位が十分に安定するような、好ましい骨欠損形態であることが必要である。経験則ではあるが、予知性が高く良好な再生結果を得るためには、限局した2壁性骨欠損であり、露出したインプラント表面が「骨エンベロープ」内に収まっていることが必要である。したがって、インプラント埋入予定部位の隣接面部における歯槽頂幅径がもっとも重要であり、インプラント手術前に評価しておかなければならない（図16a〜f、17）。

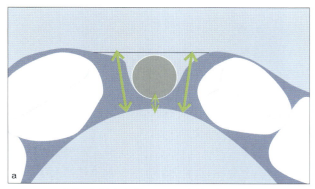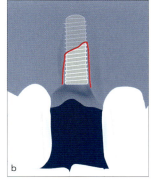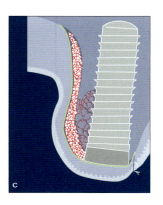

図16a〜c　中央と近遠心部位における歯槽頂幅径は、同時法GBRに適した欠損形態を示している。

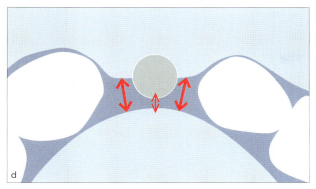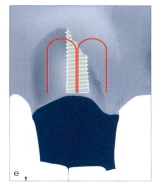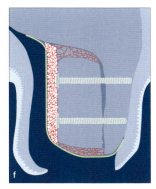

図16d〜f　中央と近遠心部位における歯槽頂幅径は、好ましくない欠損形態を示している。そのような部位に対しては、段階法が推奨される。

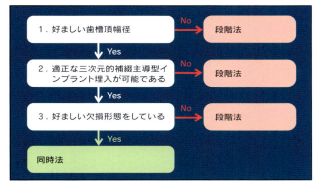

図17　デシジョンツリー：同時法GBR vs 段階法GBR。

　骨量が不足したインプラント埋入部位に対して、臨床医の意思決定を支援するためにコーンビームCT（CBCT）が使用される。ここ最近の15年でCBCTによってデジタル三次元診断放射線医学は大きく進歩し、従来型CTと比較してかなり低い被曝量でより良い画像を得られることができるようになった（Bornsteinら、2014a）。

5.7.2　段階法GBR

　段階法GBRは、計画されたインプラント埋入位置が骨エンベロープの外側に位置してしまう好ましくない1壁性骨欠損形態となった、大きな水平的骨萎縮を伴うインプラント埋入部位に適応となる（Jovanovicら、1992；Buserら、1993；GarberとBelser、1995；Chiapascoら、2006；Sanz-Sanchezら、2015）。そのような部位に対して同時法GBRが選択された場合には、インプラント床形成と適切な三次元的インプラント埋入位置の達成が難しいだけでなく、良好な再生結果の可能性を低下させることになる。したがって、大きな水平的骨萎縮がある部位には、段階法GBRが推奨される（図16a〜f）。

　大きな水平的骨欠損を再建するための十分に立証された段階法の外科術式は、下顎枝やオトガイ部のような口腔内から採取された自家皮質海綿ブロック骨移植で、しばしばオンレーグラフトと呼ばれる（Widmarkら、1997；Antoun ら、2001；Cordaroら、2002；Maioranaら、2005；Cordaroら、2011）。このテクニックは良好な結果を得ることができるが、上記の臨床研究によれば骨吸収には大きな幅があり、移植されたブロック骨の22％〜60％が吸収することが示されている。1990年代に、自家ブロック骨を吸収から守るため、バリアメンブレンや骨への置換率が低い骨補填材料が使用された。いくつかの臨床研究では、吸収率が6％〜12％にまで減少し、増生骨量が良好に維持されたことが示された（Antounら、2001；Maioranaら、2005；von ArxとBuser、2006；Cordaroら、2011；Chappuisら、2017）。段階的アプローチによる骨増生は、ITI Treatment Guideの第7巻で詳細に解説されている（CordaroとTerheyden、2014）（図16d〜f、17）。

5章　最適な審美的臨床結果を得るための外科的考察

5.8　外科的アプローチ：即時 vs. 早期 vs. 遅延インプラント埋入

抜歯即時インプラント埋入は過去20年でかなり広く受け入れられるようになってきた。前臨床試験ならびに臨床研究により、インプラントの埋入時期が治療の成功に重要な役割を果たすことが示されてきた（ChenとBuser、2009）。臨床医は、第3回、第4回ならびに第5回コンセンサス会議で定義された4つの異なる治療選択肢を有している（Hämmerleら、2004；Chenら、2009；Mortonら、2014）。

1980年代では、インプラント埋入前に少なくとも6ヵ月の治癒期間をとる遅延インプラント埋入のコンセプトが標準治療であった（Schroederら、1991）。治療期間短縮のため、即時インプラント埋入が1970年代に初めて提唱され（Schulteら、1978）、GBRとの併用で1980年代後半にも再度発表されている（Lazzara、1989）。1990年代半ばに、早期インプラント埋入プロトコールもしくは即時–遅延（immediate delayed）埋入術式が、複数の著者により提唱された（Ashman、1990；Gelb、1993；Grunderら、1999；AttardとZarb、2005）。

さまざまな治療の選択肢を整理するために第3回ITIコンセンサス会議が開催され、臨床医のために4つのプロトコールが定義された（Hämmerleら、2004）：

タイプ	内容
Type 1	即時インプラント埋入
Type 2	軟組織治癒を伴う 早期インプラント埋入（4〜6週間）
Type 3	部分的な骨治癒を伴う 早期インプラント埋入（12〜16週間）
Type 4	完全に治癒した部位に対する 遅延インプラント埋入（6ヵ月かそれ以上）

5.8.1　即時インプラント埋入（Type 1）

抜歯と同時の即時インプラント埋入は、外科的に複雑な術式だと考えられている（Mortonら、2014）。即時修復を行う／行わないにかかわらずインプラントの即時埋入は、審美的結果を高めると提唱されてきた（Kanら、2003）。しかしながら、適切な三次元的位置にインプラント床を形成するために、外科的スキルと細心の注意が要求される。適切な補綴主導型の三次元的インプラント埋入位置（第6章6.6）と、それよりも唇側にある抜歯窩との位置的不一致が、臨床医にとって難点である。

即時埋入されたインプラント周囲軟組織の退縮は、多くがインプラントの唇側への位置異常が原因であることが臨床研究で示されてきた（EvansとChen、2008）。加えて、軟組織不足のために軟組織増生が必要となることがあるが、その場合、治療はより複雑になり、不快症状ならびにコストは大きくなる。骨喪失を抑制するために、抜歯窩唇側壁の支持を目的に、インプラント表面と抜歯窩壁との間のギャップを減少させる歯根形態のインプラントデザインが提唱されてきた。

近年の動物研究で、インプラントデザインの違いが唇側骨壁の吸収に与える影響が評価された。その結果、即時インプラント埋入プロトコールにおいて、インプラントデザインは唇側骨壁の吸収に影響しないことが明らかとなった（Vignolettiら、2009；Alharbiら、2015）。

反対に、抜歯窩の大部分を占有するような大きな歯根形態のインプラントでは、より大きな歯槽骨吸収を起こす（Canevaら、2010）。インプラント埋入時と1年後に連続的にCBCTを撮像した2件の臨床研究によれば、即時インプラント埋入症例で唇側中央部において大きな垂直的骨吸収が確認された（Roeら、2012；Veraら、2012）。近年のシステマティックレビューから、もし即時インプラント埋入が厳格な包含

5.8 外科的アプローチ：即時 vs 早期 vs 遅延インプラント埋入

基準に従って適用されなければ、予知性の高い結果を得ることは難しく、大きな粘膜退縮が起きるリスクを増加させることになることが示された(Kanら、2011；Cosynら、2012；ChenとBuser、2014)。

即時インプラント埋入後、唇側中央部における1mmを超える粘膜退縮が、1～3年の間に9％～41％の部位で起こる(ChenとBuser、2009)。フラップレステクニックの使用、暫間補綴装置による即時修復、軟組織移植の適用といった他の外科的要因や、プラットフォームスイッチングを利用したインプラントとアバットメントの接合には、いまだに付加価値に関する明確な科学的根拠がないため、議論の余地が残っている。そのため、これらの要因についてよくデザインされた臨床研究でさらに検証していく必要がある(VignolettiとSanz、2014)。

第4回ITIコンセンサス会議で勧告されているように、即時インプラント埋入は厚い骨壁（1mmを超える）と厚い歯肉のフェノタイプを示す理想的な部位に対してのみ推奨される(Mortonら、2014)。もし理想的な状態でない場合には、予知性の高い審美的結果を得るために、他の埋入プロトコールを選択するほうが望ましい(Mortonら、2014；VignolettiとSanz、2014、図18a～o；臨床例はDr. Stephen Chen(Melbourne, Australia)の厚意による)。

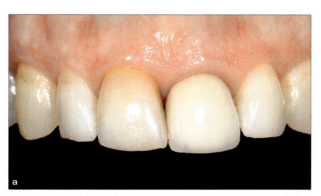

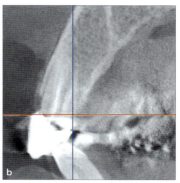

図18a 上顎左側中切歯のポストで維持されたクラウンは脱離を繰り返していた。組織のフェノタイプは厚く、唇側中央部の歯肉辺縁部の位置は隣接した右側中切歯よりも歯冠側に位置していた。軟組織の高さは過剰にあった。プロービング深さは2～3mmの範囲であった。

図18b CBCTでは、唇側骨の厚みは約1mmであった。抜歯と同時のインプラント埋入を考慮できる十分な歯槽骨が口蓋側と根尖方向には存在していた。

5章　最適な審美的臨床結果を得るための外科的考察

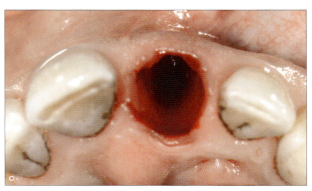

図18c　抜歯時の状況は、即時インプラント埋入（type 1）に適していた。これは、フラップレスで抜歯を行った後の咬合面観である。唇側骨はダメージを受けていなかった。

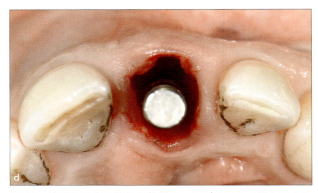

図18d　適正な三次元的埋入位置にインプラントが埋入された（SLActive RCボーンレベルインプラント、直径4.1mm、長径12mm、Institut Straumann AG）。

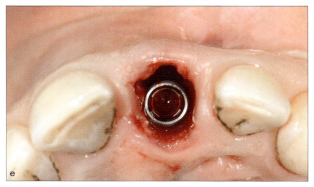

図18e　インプラントショルダーと唇側骨壁内側面との間には2mmの距離がある。

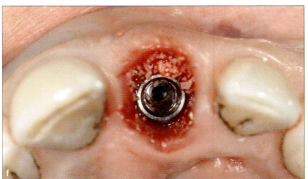

図18f　唇側の間隙にDBBM顆粒を移植した（Bio-Oss; Geistlich Pharma AG）。

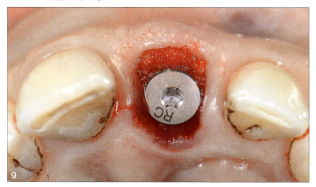

図18g　コラーゲンメンブレンにより移植材料を保護した。

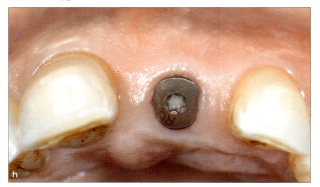

図18h　10週後。軟組織の治癒は良好で、治癒過程は順調に経過した。

5.8 外科的アプローチ：即時 vs 早期 vs 遅延インプラント埋入

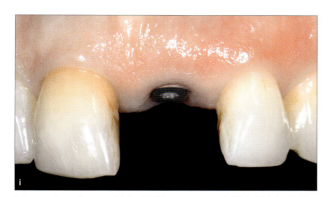

図18i インプラント埋入16週後における、上顎左側中切歯部に埋入されたインプラントの唇側面観。その後、患者は補綴治療を開始するため紹介元の補綴専門医へ戻った。

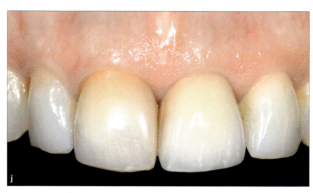

図18j インプラント埋入9ヵ月後における最終上部構造。

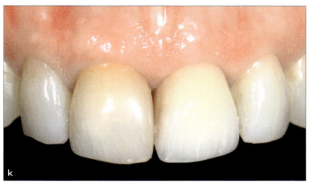

図18k インプラント埋入2年後。インプラント周囲組織は健康で安定していた。

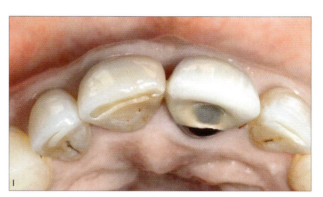

図18l インプラント埋入2年後における咬合面観。

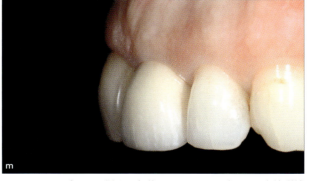

図18m インプラント埋入2年後におけるインプラント支持型補綴装置の側方面観。

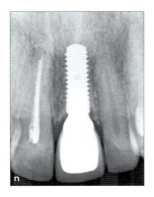

図18n インプラント手術2年後におけるデンタルX線写真。

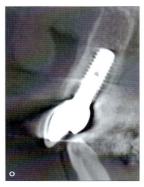

図18o インプラント埋入2年後のCBCTでは、厚い唇側骨壁が維持されているのがわかる。

Implant Therapy in the Esthetic Zone – Current Treatment Modalities and Materials for Single-tooth Replacements 119

5.8.2 早期インプラント埋入（Type 2 と 3）

　軟組織治癒を伴う早期インプラント埋入プロトコール（type 2）においては、通常インプラントは抜歯から 4 ～ 8 週後に埋入される。このプロトコールは臨床的観点からいくつかの利点を有している。

　1 つめの利点として、治癒後に抜歯窩は完全に軟組織で被覆されるため、フラップ閉鎖がしやすく骨再生に有利に働く角化粘膜量が増加することが挙げられる（Zitzmannら、1999；Nemcovskyと Artzi、2002；Buserら、2008a）。

　2 つめの利点として、いくつかの動物研究から、束状骨の吸収のため治癒期間の初期に破骨細胞活性が上昇することが示されてきた（Cardaropoliら、2003；Araújoと Lindhe、2005）。早期埋入では、このような初期の破骨細胞活性時期は、インプラント埋入時にはすでに終了している。このことは骨再生が起こるうえでより安定した環境を提供し、審美領域で唇側面における歯槽堤の寸法変化を補償するために非常に重要である（Buserら、2008a, Sanzら、2012；Chappuisら、2013）。薄い唇側骨や、薄い粘膜のフェノタイプを有する患者で大きな骨吸収が起こるため、このようなプロトコールは大きな骨吸収がある部位に対する第一選択として推奨される（Mortonら、2014）。CBCTを用いたいくつかの研究で示されたように、このような薄い唇側骨壁のフェノタイプは審美領域で非常に多く見られ、その発現頻度は 90％以上である（Brautら、2011；Januarioら、2011；Veraら、2012）。

　3 つめの利点として、早期インプラント埋入では、抜歯窩であった部位で自然に軟組織の厚みが増していることが挙げられる。（第 5 章5.1参照、Chappuisら、2016a）。歯槽頂部の口蓋側寄りに切開を加えることで、抜歯窩内部へ自然に厚くなった軟組織は粘膜骨膜弁の一部として翻転可能で、血液供給能が高く、治癒能力が良好な約 5 mmの厚みを持った軟組織となる。加えて、そのような厚い軟組織弁があれば、通常の症例においては追加の結合組織移植を必要とせず、外科的介入による不快症状を減らすことができる。最後の早期インプラント埋入に関する利点として、抜歯時に感染源が除去されるため、時には瘻孔を伴う急性もしくは慢性の感染症が抜歯後の治癒期間中に治癒することが挙げられる。

　一方早期インプラント埋入では、抜歯とその後に行うインプラント埋入という 2 回の外科的介入が必要であることが短所である。不快症状を少なくするため、最初の手術はフラップの挙上を避けてフラップレスで行う。粘膜骨膜弁の挙上による骨表面での不要な骨吸収を避けるため、フラップレスでの抜歯は早期インプラント埋入において重要である（Woodら、1972；Ficklら、2008）。フラップレスで抜歯を行うと 8 週の治癒時点で抜歯窩隣接面部の歯槽堤変化が小さくなり、結果として好ましい 2 壁性もしくは 3 壁性骨欠損形態になることが、CBCTを用いた研究で示された（Chappuisら、2013）。

　適切な三次元的位置にインプラントを埋入した後、唇側面の局所的な骨形態を過豊隆にするため、埋入と同時のカントゥアオグメンテーションを通常は行う。カントゥアオグメンテーションには、相乗効果を有する 2 種類の骨補填材料を用いる。1 つめは高い骨形成能を提供できる自家骨小片であり、露出したインプラント表面を被覆するために術野内から採取する。2 つめは脱タンパクウシ骨ミネラル（DBBM）顆粒であり、移植された自家骨表面を層状に覆うようにして設置し、骨成熟の足場となるためと、コラーゲンメンブレンを支持するために用いる。

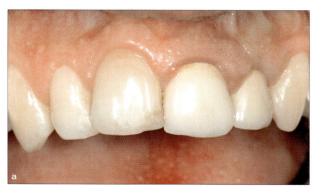 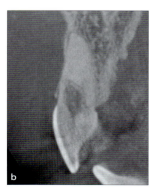 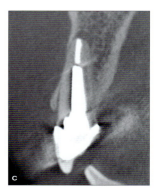

図19a～c　上顎右側中切歯に過去の外傷による重篤な歯根の内部吸収と、上顎左側側切歯に慢性根尖性病変を有する37歳の患者。

5.8 外科的アプローチ：即時 vs 早期 vs 遅延インプラント埋入

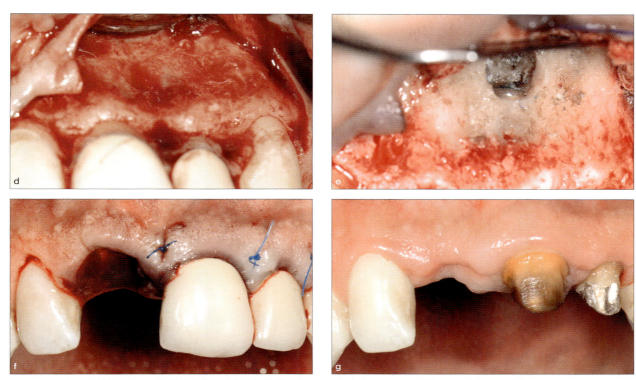

図19d〜g　上顎左側側切歯の再根管治療後に歯根端切除術を行った。根尖部はMTAで封鎖した。歯根端切除術の際に上顎右側中切歯を抜去した。血餅の安定化と軟組織治癒促進のためにコラーゲンスポンジを使用した。治癒期間中問題はなかった。

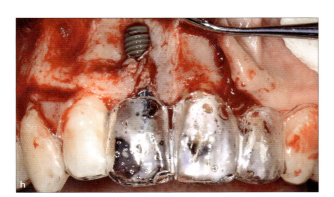

図19h　粘膜骨膜弁を挙上後、適切な三次元的インプラント埋入位置を把握するために外科用ステントを使用した。

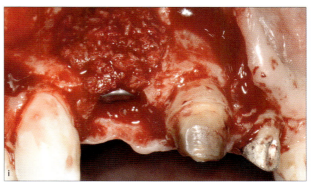

図19i　インプラント埋入後、親水性のマイクロラフサーフェス上に自家骨小片を一層設置した。

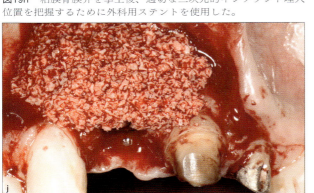

図19j　唇側骨の理想的な豊隆を得るために、自家骨の上に第二層としてDBBMを設置した（Bio-Oss; Geistlich Pharma）。

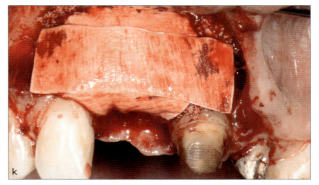

図19k　非クロスリンクのコラーゲンメンブレン（Bio-Gide; Geistlich Pharma）を2枚重ねて移植部位を被覆した。

Implant Therapy in the Esthetic Zone – Current Treatment Modalities and Materials for Single-tooth Replacements　121

5章　最適な審美的臨床結果を得るための外科的考察

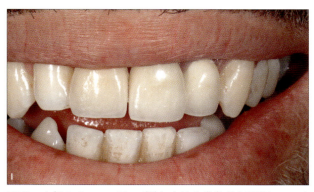

図19l　4年のフォローアップ時における患者が中程度にスマイルした状態。

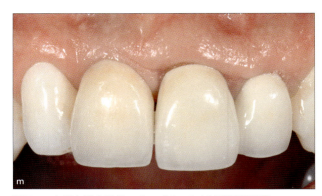

図19m　上顎右側中切歯のインプラント支持型補綴装置。

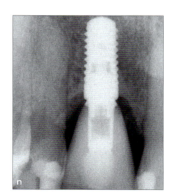

図19n　デンタルX線写真。4年後の安定したインプラント周囲骨頂部。

　自家骨小片とDBBMによる複合移植の相乗効果は、主として自家骨小片の骨形成能による欠損部における新生骨形成の促進である。一方、DBBM顆粒は骨への置換率が低いため、増生量を長期的に安定させる（Buserら、2008b）。インプラントショルダーよりも1.5～2mm上部の、ヒーリングキャップ頂部の位置まで骨増生を行う。ダブルレイヤーテクニックを用いて非クロスリンクのコラーゲンメンブレンで増生部位を被覆し、テンションフリーで創部を閉鎖する。8週の治癒期間後に、ヒーリングキャップよりも若干口蓋側に半月状切開を行ってリエントリーする（図19a～n；Dr. V. Chappuis；補綴担当：Dr. S. Ramseier, Bern, Switzerland）。

　部分的な骨治癒を伴う早期インプラント埋入（type 3）はほとんど用いられることはない。Type 3の早期インプラント埋入は、type 2の埋入では十分な初期固定が得られないような大きな根尖病変がある部位に適応される。このような部位では、12～16週という長い治癒期間をとることが望ましい（Mortonら、2014）。

5.8.3 遅延インプラント埋入（Type 4）

遅延インプラント埋入は抜歯後少なくとも6ヵ月の治癒期間を経た、完全に治癒した歯槽堤にインプラントを埋入することを意味する。遅延インプラント埋入が意図的に行われることはほとんどなく、患者が抜歯から数年後にインプラント治療を希望するような場合が相当する。そのような部位では、欠損部顎堤はしばしば大きな唇側骨欠損を伴っており、段階法の歯槽堤増生術が必要となる。

そのため、臨床医が抜歯やインプラント埋入のタイミングを決めることができる患者においては、遅延インプラント埋入（type 4）はできるかぎり避けるべきである。遅延インプラント埋入を選択する場合は、治癒期間中の歯槽堤変化を少なくするために歯槽堤保存術を行うことが望ましい。遅延埋入が必要な臨床的状況は、患者に起因する適応症と埋入部位に起因する適応症に分類することができ、それは第5章5.2に詳しく記載している（図4～6）。歯槽堤保存術は現在では十分に実証されたテクニックであり、抜歯部位の歯槽堤量を維持するのに有用である（Darbyら、2009；Avila-Ortizら、2014）。

しかしながら前臨床試験や臨床試験において、歯槽堤保存術が抜歯に伴う歯槽頂部の骨喪失を完全に抑制できないことが明らかにされている（AraújoとLindhe、2009b；Araújoら、2015a）。そのため、歯槽堤保存術のゴールは、抜歯窩が完全に治癒した後に段階法の歯槽堤増生術を避けることにある。それでも大半の患者で、インプラントが埋入された時点で、審美的結果を向上させるために同時法GBRが必要となる（図20a～aa；Dr. V. Chappuis；補綴担当：Dr. F. Jeger-Kissling, Bern, Switzerland）。

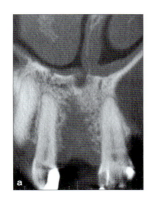
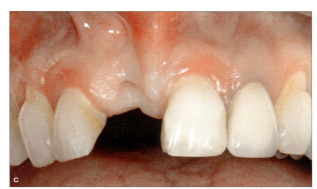
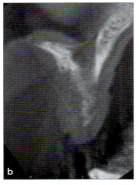
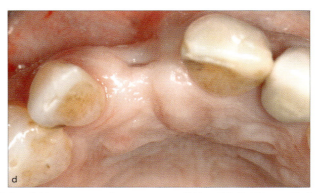

図20a～d　上顎右側中切歯喪失後の状況。CBCTから好ましくない1壁性の骨欠損形態で、骨頂部の幅径が2mmと不足していることがわかる。

5章 最適な審美的臨床結果を得るための外科的考察

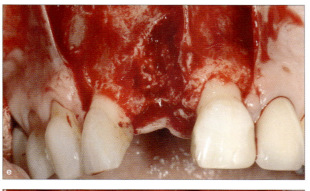

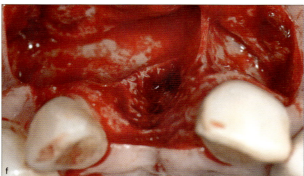

図20e、f 段階法の歯槽堤増生が必要であった。粘膜骨膜弁を挙上し、オトガイ部から自家ブロック骨を採取した。

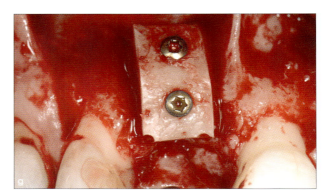

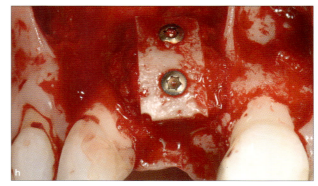

図20g、h （g）自家骨を欠損部位に適合させ、2本の固定スクリューを使用して移植骨を固定した（Medartis, Basel, Switzerland）（h）ブロック骨周囲の間隙を自家骨小片で充填した。

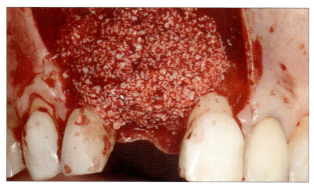

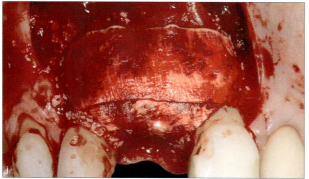

図20i、j 治癒期間中に起こる骨吸収から保護するため、自家ブロック骨をDBBM（Bio-Oss; Geistlich Pharma）とコラーゲンメンブレン（Bio-Gide; Geistlich Pharma）で被覆した。

5.8 外科的アプローチ：即時 vs 早期 vs 遅延インプラント埋入

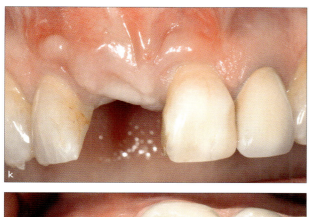

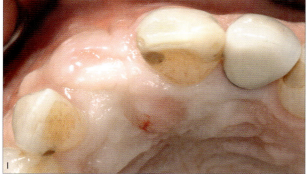

図20k、l　6ヵ月の治癒期間後。

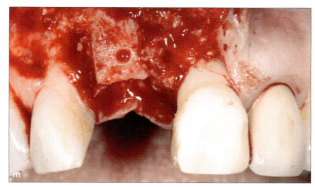

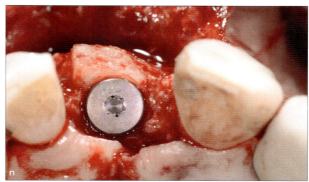

図20m、n　リエントリーして固定スクリューを除去し、良好な初期固定でボーンレベルインプラントを埋入した（Bone Level、直径4.1mm、長径10mm、Institut Straumann AG）。

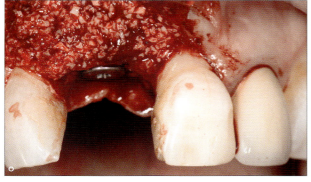

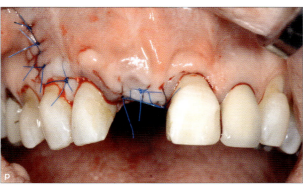

図20o、p　DBBMとコラーゲンメンブレン（Geistlich Pharma, Wolhusen, Switzerland）を用いて、追加のカントゥアオグメンテーションを行い、縫合して閉創した。

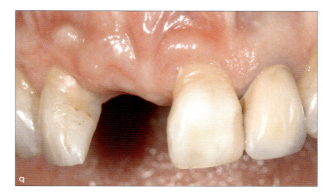

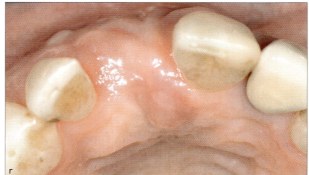

図20q、r　12週後、手術部位は良好に治癒していた。

Implant Therapy in the Esthetic Zone – Current Treatment Modalities and Materials for Single-tooth Replacements　125

5章 最適な審美的臨床結果を得るための外科的考察

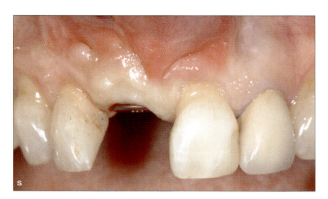

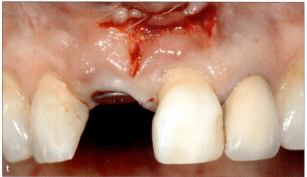

図20s、t　アバットメントを連結し軟組織の修正を行った。インプラントのISQ（Implant Stability Quotient; Ostell）は80であった。

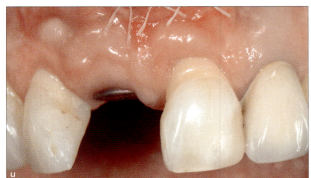

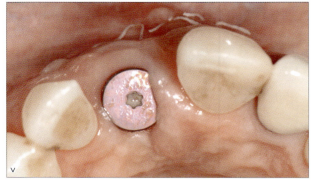

図20u、v　2週後軟組織は良好に治癒し、患者を補綴医に紹介した。

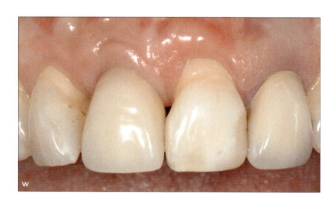

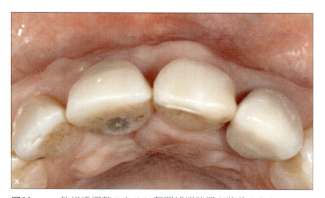

図20w、x　軟組織調整のために暫間補綴装置が装着された。

126　ITI Treatment Guide・Volume 10

5.8 外科的アプローチ：即時 vs 早期 vs 遅延インプラント埋入

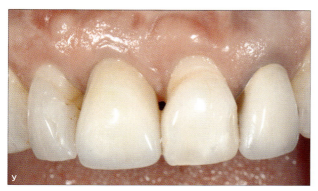
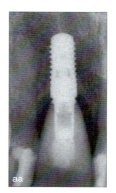

図20y〜aa　3年後のフォローアップ時。審美性が良好なスクリュー固定性補綴装置と軟組織の良好な豊隆。デンタルX線写真からインプラント周囲骨頂の安定が示された。

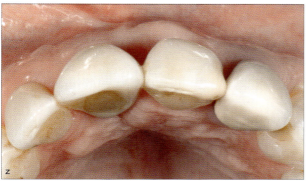

32歳の女性患者において、上顎左側中切歯部における大きな囊胞のために遅延インプラント埋入（type 4）を選択する必要があった（図21a〜z；Prof. D. Buser, 補綴担当：Dr. Julia Wittneben, Department of Reconstructive Dentistry and Gerodontology, University of Bern, Switzerland）。

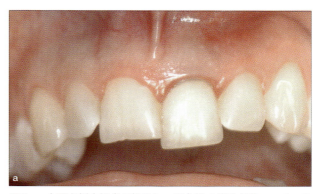

図21a　上顎左側中切歯が挺出し、亜急性の感染が起こっている。上顎左側中切歯は動揺が大きく、触診に対して圧痛があった。

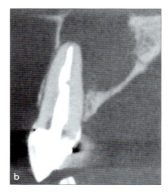

図21b　CBCTスキャンから、上顎左側中切歯の根尖に鼻腔底の吸収を伴う非常に大きな囊胞（歯根囊胞）の存在が示された。

Implant Therapy in the Esthetic Zone – Current Treatment Modalities and Materials for Single-tooth Replacements　127

5章 最適な審美的臨床結果を得るための外科的考察

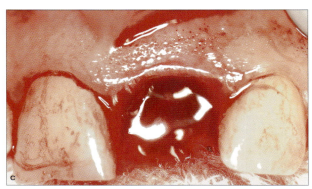

図21c 上顎左側中切歯抜去後の状態と囊胞内容液の排出。

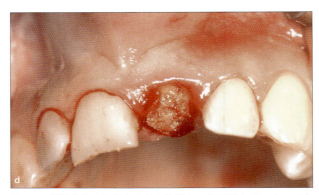

図21d 囊胞部分の欠損を十分に洗浄し、抜歯窩にドレナージを設置した。

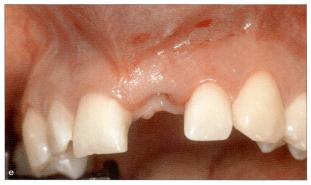

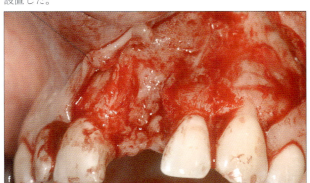

図21e、f 2ヵ月後、歯根囊胞を摘出するため囊胞摘出術を行った。

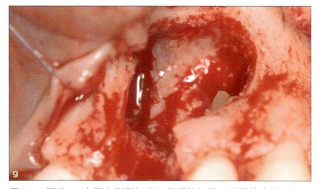

図21g 同時に、上顎左側側切歯の歯根端切除と逆根管充填を行った。

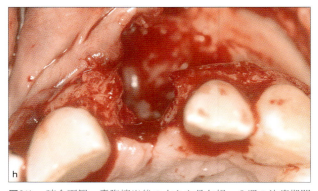

図21h 咬合面観。囊胞摘出後の大きな骨欠損。8週の治癒期間で抜歯窩唇側骨壁は吸収してしまったが、歯槽骨頂幅径は非常に良好であった。

5.8 外科的アプローチ：即時 vs 早期 vs 遅延インプラント埋入

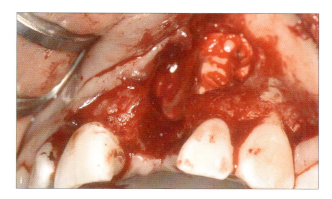
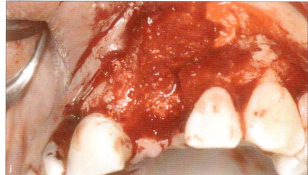
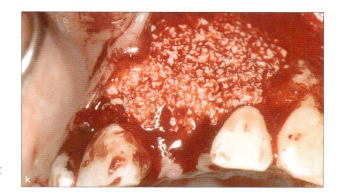

図21i～k 遅延インプラント埋入のために歯槽堤の骨量を回復・維持する目的で、自家骨小骨片と脱タンパクウシ骨ミネラル顆粒（Bio-Oss; Geistlich Pharma）を用いて歯槽堤保存術を行った。

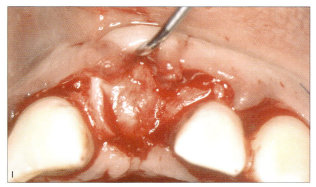
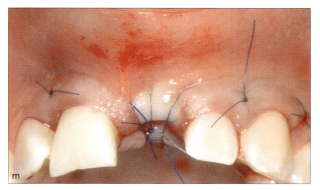

図21l 移植材はコラーゲンメンブレン（Bio-Gide, Geistlich Pharma）で被覆した。

図21m テンションフリーで創の一次閉鎖を行った。

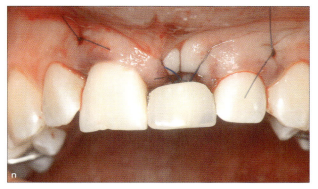

図21n 手術部位に圧を加えない暫間補綴装置のデザイン。

Implant Therapy in the Esthetic Zone – Current Treatment Modalities and Materials for Single-tooth Replacements　129

5章　最適な審美的臨床結果を得るための外科的考察

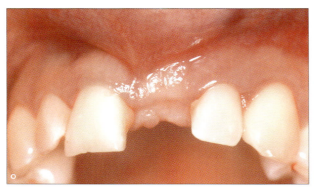

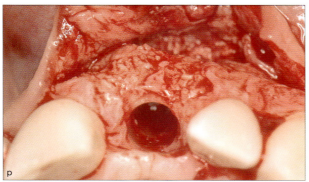

図21o、p　良好に治癒した6ヵ月後、再度フラップを挙上したところ、良好に治癒しており、遅延インプラント埋入(type 4)を行うために十分な骨量が存在していた。

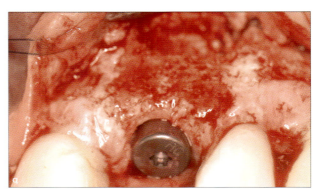

図21q　ボーンレベルインプラント（直径4.1mm、長径10mm、Institut Straumann AG）を埋入した。さらに、高さ2mmのヒーリングキャップを装着した（Institut Straumann AG）。

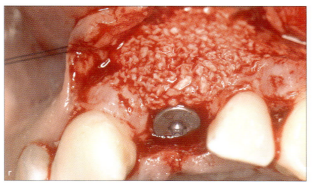

図21r、s　歯槽堤豊隆を最適化するために唇側骨壁にDBBM顆粒を薄く一層さらに増生し、その上を、ダブルレイヤーテクニックを用いてコラーゲンメンブレン（Bio-Gide; Geistlich Pharma）で被覆した。

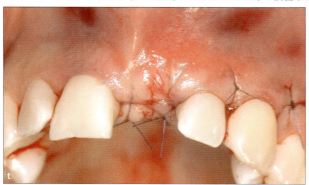

図21t　創部をテンションフリーで閉鎖した。

5.8 外科的アプローチ：即時 vs 早期 vs 遅延インプラント埋入

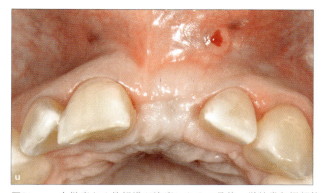 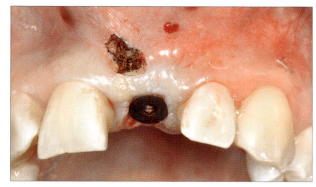

図21u、v　合併症なく軟組織が治癒した2ヵ月後、単独歯欠損部位には十分な骨量が認められた。パンチテクニックでリエントリーし、より背の高いヒーリングキャップ（Institut Straumann）を装着した。インプラント周囲粘膜にテンションが加わらないように、上唇小帯をCO_2レーザーで切除した。

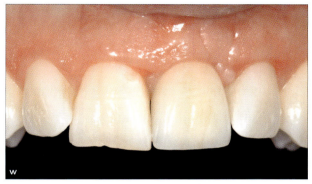 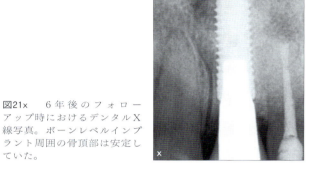

図21x　6年後のフォローアップ時におけるデンタルX線写真。ボーンレベルインプラント周囲の骨頂部は安定していた。

図21w　6年後のフォローアップ時。粘膜辺縁部の調和がとれた満足のいく審美的結果である。

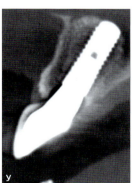 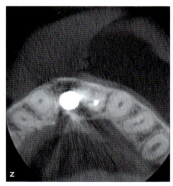

図21y、z　同部位のCBCTの矢状断面と水平面断から、インプラントショルダーを大きく越えて、十分に厚みのある唇側骨壁が存在していることがわかる。

（図21a〜c、h、k〜m、q〜s、v〜xはBuserら（2017）の論文よりJohn Wiley & Sons Ltd; © 2016 John Wiley & Sons A/S.から許可を得て掲載されている；Creative Commons license（CC-BY-NC-ND）：https://creativecommons.org/licenses/by-nc-nd/4.0）。

Implant Therapy in the Esthetic Zone − Current Treatment Modalities and Materials for Single-tooth Replacements

5章　最適な審美的臨床結果を得るための外科的考察

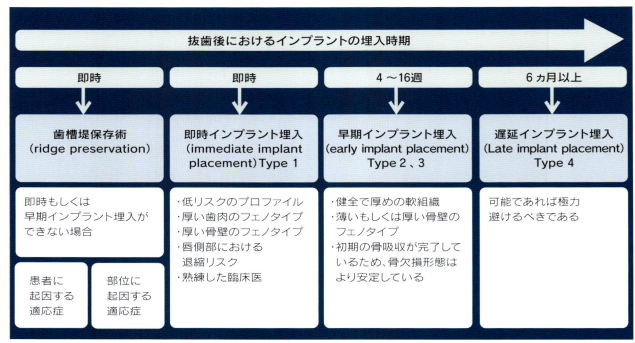

図22　抜歯後におけるインプラント埋入のデシジョンツリー。

　図22はインプラント埋入の適切なタイミングを決定する意思決定プロセスの概略である。

インプラント埋入のタイミングについてのさらに詳しい情報は、ITI Online Academyの講演動画「Implant Placement after Tooth Extraction — Selecting the Optimal Time」（Dr. Stephen Chen、英語、有料の場合あり）を視聴のこと。その他Online Academyのコンテンツはacademy.iti.orgを参照。

インプラント埋入のタイミングについてのさらに詳しい情報は、ITI Online Academyのラーニングモジュール「Timing of Implant Placement After Tooth Extraction」（Dr. Stephen Chen、英語、有料の場合あり）を視聴のこと。その他Online Academyのコンテンツはacademy.iti.orgを参照。

6章 審美性を 最大限に向上するための 補綴的マネージメント

Prosthetic Management for Optimal Esthetic Outcomes

W. Martin、A. Hamilton／
（訳）木原優文、古谷野　潔

6章　審美性を最大限に向上するための補綴的マネージメント

6.1　単独歯欠損補綴における審美的結果の評価

　インプラントを用いた審美領域における単独歯欠損補綴は、インプラント周囲組織や周囲の天然歯列、インプラントの位置、修復材料といった多くのことに配慮する必要がある、難易度の高い治療である。これらのうちのひとつでも妥協してしまうと、臨床的に満足のいく結果を得るために補綴的なアプローチの修正が必要となるかもしれない。インプラント修復における審美的な成功あるいは失敗の評価には、客観的および主観的なパラメータを用いるべきである（Gallucciら、2011；FuentealbaとJofré、2015）。

　審美性に関して、インプラント周囲組織（ピンクエステティックスコア、以下PES）や補綴装置（ホワイトエステティックスコア、以下WES）の治療結果を客観的に評価するための指標が考案されている（Führauserら、2005；Belserら、2009）。

　Belserら（2009）によるPESでは、以下の変数について評価を行う：

1　近心歯間乳頭
2　遠心歯間乳頭
3　唇側粘膜の湾曲形態
4　唇側粘膜の高さ
5　歯根部の豊隆／軟組織の色と質感

　これらの変数は0〜2にスコア付けされ、理想的なPESの値は10である（図1）。

　WESはインプラント上部構造の外観に触れる部分に着目し、以下のパラメータに基づいて評価を行う：

1　歯の形態
2　臨床的歯冠の輪郭と大きさ
3　シェード（色相や明度を含む）
4　表面の質感
5　透光性とキャラクタリゼーション

　これらのパラメータもまた0〜2にスコア付けされ、理想的なWESの値は10である（図2）。

　臨床医はPES/WESの値を20に近づけようと懸命に努力するが、いくつかの論文で一般人はたいていの場合、12以上のスコアで満足すると報告されている（JonesとMartin、2014；Favaら2014；Tettamantiら、2015）。審美領域における単独歯インプラントでは、歯科的なトレーニングを受けていない人間はPESよりもWESのほうを気にしやすいとの報告がある。それにより最終補綴時のアバットメントの材料やデザインの選択は、そうした傾向の影響を受けるかもしれない（JonesとMartin、2014；Sailerら、2014）。これらの調査結

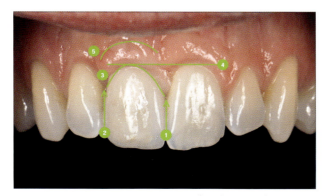

図1　ピンクエステティックスコア（PES）の計測（Belserら、2009）。

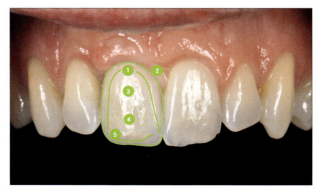

図2　ホワイトエステティックスコア（WES）の計測（Belserら、2009）。

果は唇側粘膜の厚さ、およびアバットメントの縁下部分と上部構造の立ち上がり部分に対する粘膜の遮蔽能力により左右され、その厚さの閾値は2mmと報告されている(Jungら、2008b；Van Brakelら、2011)。

治療のシナリオが理想的(適切な補綴的ボリュームが確保できる位置にインプラントが埋入されている状況)であれば、上部構造の修復材料の違い(メタルセラミックvsオールセラミック)による審美性への影響は、客観的にも主観的にも小さいようである(Gallucciら、2011)。加えて、前歯部において上部構造を支持するアバットメント(ジルコニアvsチタン)の5年残存率は同程度の成績が報告されており、アバットメントの選択は材料ではなく臨床的な状況に応じて行われるべきであるということを示唆している(Sailerら、2009a；Zembicら、2013)。唇側の粘膜が薄い状況では、アバットメントの選択によりPES値に悪影響が出ることもある。すなわち、メタルアバットメントを用いた場合は軟組織が暗く見えたり(graying)、ジルコニア製アバットメントを用いた場合には明るく見えたり(lightening)する(Jungら、2008b；Parkら、2007；Zembicら、2009；Ishikawa-Nagaiら、2007)。このような状況においては、ジルコニア製アバットメントの縁下部分にピンクセラミックを築盛し、粘膜が明るくなりすぎないようにすることを考慮すべきである(Thomaら、2015)。

同様の検討は上部構造のWES評価でも行うべきである。補綴的ボリュームが唇口蓋的に十分でない場合、上部構造の透光性はそれを支持する下部構造体により大きな影響を受ける。このような状況下で下部構造体をメタルあるいはジルコニアで製作したら、歯科技工士が上部構造に透光性を付与することは困難であり、隣在歯よりも不透明な上部構造になるであろう(図3a、b)。チタン製のボンディングベースと透光性のより高い材料(ニケイ酸リチウム)で製作した歯冠部を組み合わせることによって、審美的な結果を得るための技工操作がよりやりやすくなるであろう(図4a、b)。

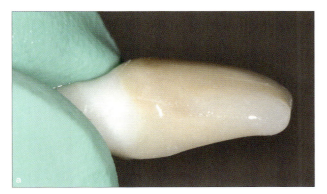
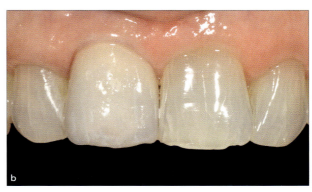

図3a、b　上顎右側中切歯部に使用したジルコニア製アバットメント(CARES Zirconia；Institut Straumann AG, Basel, Switzerland)および前装用セラミック(Vita VM9；Vita North America, Yorba Linda, CA, USA)。

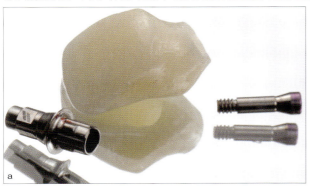
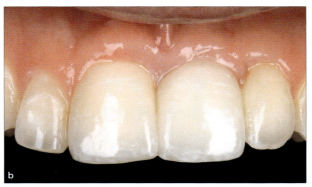

図4a、b　チタン製ボンディングベース(Variobase；Institut Straumann AG)にニケイ酸リチウム製クラウン(IPS e.max；Ivoclar Vivadent, Schaan, Liechtenstein)をセメント固定し、上顎左側中切歯部の補綴を行った。最終上部構造はスクリュー固定式。

6章　審美性を最大限に向上するための補綴的マネージメント

PES/WESの結果を最良のものにするため、臨床医は治療の補綴段階において、いくつかの重要なポイントに注目しなければならない。補綴のプロセスはインプラント埋入の直後に暫間補綴装置でカントゥアとスペースを維持することから始まり、最終補綴に向かう準備期間にインプラント周囲組織の形成を行う。これに歯科技工所との詳細なコミュニケーションが続く：

・フルスマイルと暫間補綴装置のカントゥアに加えて、調和させる対象となる隣在歯のカントゥア、シェード、表面の質感を撮影した写真。
・インプラントの位置だけでなく軟組織のエマージェンスプロファイル、インプラントショルダーから粘膜辺縁にかけての部位(移行部位)、およびインプラント周囲粘膜の形態(可及的に前庭深くまで)を採得した精密な印象。
・隣在歯の修復(もしあれば)に用いられている材料に関する情報。

最良のPES/WESを達成するために、これらの情報は臨床医と歯科技工士による理想的なアバットメントおよび上部構造の材料やデザインの決定に活用される。

審美領域において保存不可能な歯あるいは欠損歯の治療にあたる際、インプラント埋入の前あるいは後に、暫間補綴装置を活用することが求められる場合が多い。このセクションでは審美性が重要視される部位での治療過程において使用されるさまざまな暫間補綴装置の種類およびそれらの利点・欠点について紹介する。

6.2.1 インプラント埋入前

審美領域における欠損補綴治療において、硬・軟組織の不足や病的状態あるいは補綴スペースの問題により即時埋入できない場合(type 2、3、4)、暫間補綴装置を使用してインプラント埋入に備えることが求められる。良好にデザインされた暫間補綴装置は、治癒期間中に組織を保護しつつ、審美性と機能を回復する(Markus、1999)。

暫間補綴装置は固定性または可撤性のいずれかが選択される。どちらの選択肢でも患者に利益をもたらすことができるが、欠損部の組織への悪影響を防ぐためには一定の原則に従う必要がある(Buserら、2004a)。暫間補綴装置の満たすべき要件を以下に示す:

- 許容できる審美性と機能性を有する
- 移植部位への間欠的な圧を防ぐ
- 補綴スペースを維持する
- 耐久性があり、必要に応じて容易に修理できる
- インプラント埋入位置のプランニングに対して診断価値がある

垂直的な骨増生を行った場合、移植部位に間欠的な圧がかからないように暫間補綴装置をデザインする必要がある。このような状況において、可撤性装置しか選択肢がない場合は移植部位から離れた部分に限定して選択的に圧が加わるようにする。

理想的な暫間補綴装置についての選択肢を以下に示す:

- 固定性補綴装置(Fixed dental prosthesis、FDP):欠損部に隣接する歯が全部被覆冠を予定している場合、それらの歯を支台として暫間補綴装置を維持することで理想的な結果が得られるであろう。固定性の暫間補綴とすることで移植部位への圧を選択的にコントロールできるため、最適な治癒と審美性が得られるであろう(図5a〜c)。
- レジン‐ファイバー強化型の固定性補綴装置(Resin-fiber reinforced fixed dental prosthesis、RRF-FDP):欠損部の隣在歯に修復の予定がなく、垂直被蓋が浅いケースの場合、人工歯にファイバーウイングを付けて隣在歯の口蓋側(または舌側)面に接着することでも、審美的な固定性暫間補綴を行うことができる(図6a〜c)。この方法の難点は補綴装置の維持を接着に頼っている点であり、治療期間を通して装置を外す際に何度も接着を外して再接着する必要がある。
- 矯正装置による維持:矯正治療中の患者あるいは垂直的被蓋が極端に深いケースの場合、ブラケットに固定するアーチワイヤーにポンティックを取り付けることで、手がかからず取り外し容易な固定性の選択肢となりうる(図7)。
- 真空形成リテーナー(ESSIX):フリーウェイスペースに余裕がなく、矯正治療の適応でない場合、オベイトポンティックを組み込んだ真空形成リテーナーは、欠損部分に働く圧をコントロールすることが可能な暫間補綴装置となる(Moskowitzら、1997)。しかし、咬合干渉および材料の過度の摩耗が生じることが想定されるため、治癒期間が長期となりそうな状況ではこの装置は使用禁忌である。このような場合、患者の来院回数を減らすために複数の装置を提供することも検討するべきである(図8a、b)。

6章　審美性を最大限に向上するための補綴的マネージメント

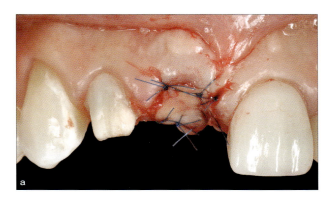
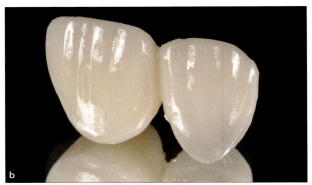
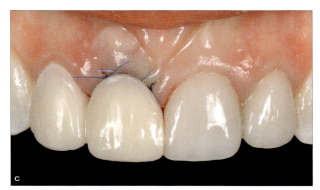

図5a〜c　上顎両側中切歯部に用いたカンチレバー型固定性暫間補綴装置（FDP）。

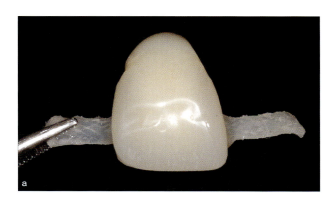
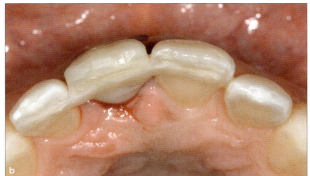
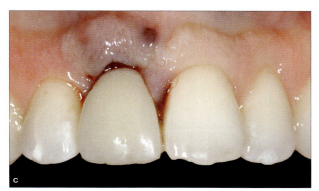

図6a〜c　上顎右側中切歯部の補綴に用いたレジン‐ファイバー強化型固定性補綴装置（RRFDP）。

6.2 暫間補綴装置

・可撤性補綴装置(RDP)：フリーウェイスペースに余裕があれば、可撤性装置は患者にとって有益となる場合がある。RDPは口蓋側の組織によって支持を得ており、ポンティックをオベイト形態にデザインすることで組織の成形が可能である。この装置は真空形成リテーナーより丈夫であるため、治癒期間が長くなりそうで固定性の装置が選択できない場合には考慮すべきである(図9a〜c)。

暫間補綴装置の選択は、審美への希望や機能的要求、費用面への配慮、使用すべき期間、製作の簡便性に基づいて行う必要がある(Choら、2007)。

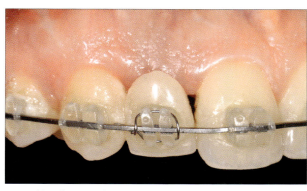

図7　矯正装置に固定した上顎右側側切歯部におけるポンティック。

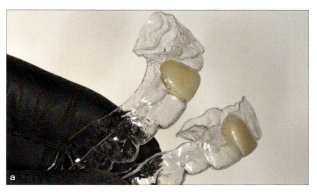

図8a、b　上顎左側中切歯補綴に用いる真空形成リテーナー(ESSIX)。損耗するため長期使用に備えて複数のESSIXリテーナーを製作した。

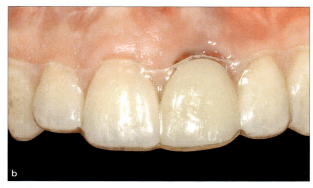

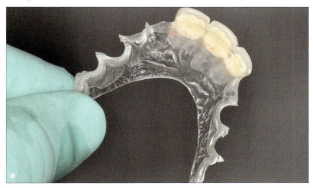

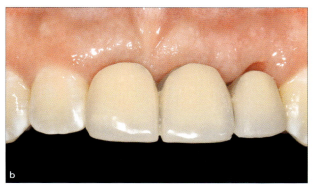

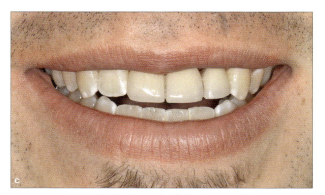

図9a〜c　上顎右側中切歯から左側側切歯までの補綴に用いた可撤性補綴装置。

Implant Therapy in the Esthetic Zone – Current Treatment Modalities and Materials for Single-tooth Replacements

6章 審美性を最大限に向上するための補綴的マネージメント

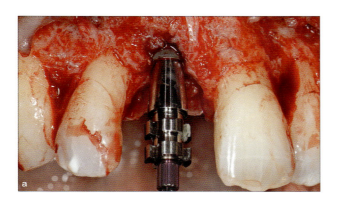
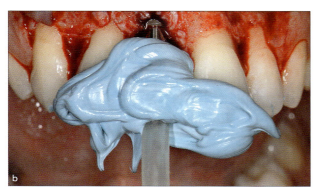
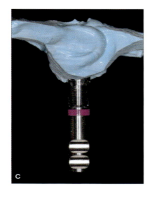

図10a〜c 上顎右側中切歯部インプラントのサージカルインデックスを、印象コーピングと咬合採得材料を用いて採得。

とで結果を比較した。研究の目的は、審美領域のインプラントに製作されたインプラント支持型暫間被覆冠が、審美的恩恵をもたらすか否かを評価することであった。20本の単独歯インプラントを連続患者に埋入し、オッセオインテグレーションを待った。リエントリー時、次の2つの群への振り分けがランダムに行われた：（1）「ダイナミックコンプレッションテクニック」を用いて組織の調整を行って暫間被覆冠を製作した群、（2）暫間被覆冠を製作しなかった群。すべてのインプラントはオールセラミッククラウンで補綴が行われた。追跡評価は3ヵ月時と12ヵ月時に行われた。その結果、両群のインプラント残存率あるいは骨レベルに差は認められなかったが、PES変法とWESの合計値には統計学的有意差が認められた（グループ1で16.7、グループ2で10.5）。この研究は、インプラント支持型の暫間補綴装置で軟組織の調整を行ったことにより最終的な審美性が向上したと結論付けている。International Team for Implantlogy（以下ITI）でも第5回ITIコンセンサス会議に基づき、審美性が要求される部位ではインプラント支持型暫間補綴装置の使用を推奨している（Mortonら、2014）。

> **トリートメントガイドライン**
>
> 審美領域ではインプラント支持の暫間補綴装置の使用が推奨される。暫間補綴装置は治療チーム全員および患者とのコミュニケーションを強化する。暫間補綴装置は、解剖学的かつ機能的に正しくなくてはならず、組織量を最大にするため、計画している粘膜辺縁（最大豊隆部）より根尖側における修復物のエマージェンスプロファイルに配慮しなくてはならない。いくつかの理由からスクリュー固定が有利と考えられる（リトリーバビリティ、組織の形態調整、組織の健康と成熟、調整のしやすさ）。

暫間補綴装置はインプラント埋入時（即時）またはオッセオインテグレーション獲得後（待時）に装着することができる。インプラントの即時修復では細心の注意を払い、インプラントの固定を損なわないように、あるいは粘膜下組織や骨移植材料（使用した場合）、インプラント体（水平的な間隙がある場合）を汚染しないように配慮する。

6.2.2 インプラント埋入後

インプラント埋入時あるいはオッセオインテグレーション獲得後に、インプラント支持型の暫間補綴装置を製作すると、インプラント周囲組織の成形を開始して同時に理想的なエマージェンスプロファイルを作り上げること、最終補綴装置のカントゥアを確認すること、および患者の満足度を向上させることの一助となる。

Furzeら（2016）はインプラント支持クラウンの審美性に関してランダム化比較対照試験を行い、固定性暫間補綴装置を用いた周囲組織の調整を行ったものと行わなかったもの

合併症を起こさないように、インプラントとテンポラリーアバットメントの位置決めは口腔内で暫間修復材料を用いて慎重に行うが、カントゥアの修正や最終的な形態付与（咬合調整を含む）は口腔外で行うべきである。粘膜下組織への

6.2 暫間補綴装置

セメントの侵入を避けるため、固定法はスクリュー固定を第一に考えるべきである。さらに、スクリュー固定ではインプラント周囲組織を通して補綴装置を根尖側に「引く」ことになるが、セメント固定では補綴装置をアバットメントやインプラントに向かって「押す」ことになり、セメントを容易に外科処置部位に入り込ませることになる。

即時修復ができない場合、印象コーピングあるいはインプラントマウントを用いてインプラントの位置を記録することで、技工物製作のためにインプラントアナログを作業模型上に正確な位置で取り付けることができる（図10a〜h）。その後、リエントリー時あるいは荷重できるようになって

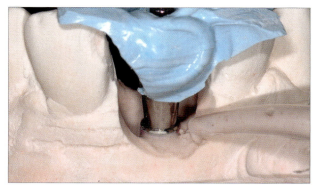

図10d　インデックスにインプラントアナログを装着し、診断用模型に速硬性の石膏で後付けした。

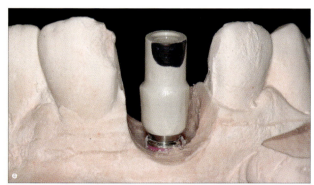
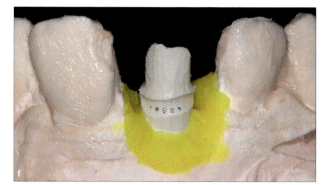
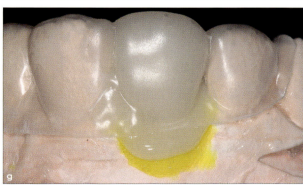
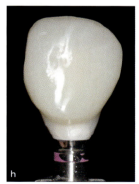

図10e〜h　ブロックアウト材（Play-Doh；Mattel, El Segundo, CA,USA）でアナログ周囲のアンダーカットを埋め、インプラント周囲組織を模した。暫間補綴装置を製作し、成形・研磨を行った口腔内装着前の状態。

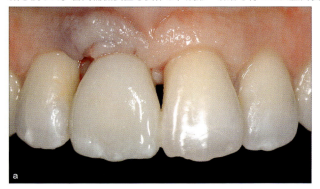
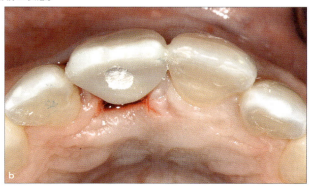

図11a、b　上顎右側中切歯部インプラントのリエントリー時に、スクリュー固定式暫間補綴装置を装着。

Implant Therapy in the Esthetic Zone – Current Treatment Modalities and Materials for Single-tooth Replacements

6章 審美性を最大限に向上するための補綴的マネージメント

からインプラントに暫間補綴装置を装着する(図11a、b)。待時の状況において、暫間補綴装置の製作は口腔内で行うか、あるいはインプラントポジションの印象を採得して口腔外で行う。重要なのは、インプラント周囲組織に過度な圧を与えて不要な退縮を引き起こすことがないように、暫間補綴装置のエマージェンスプロファイルやカントゥアをデザインすることである。

Wittnebenら(2013)はダイナミックコンプレッションテクニックと呼ばれる臨床術式を発表した。この手法は暫間補綴装置を用いて選択的加圧を行い、軟組織の調整を段階的に行う方法である。本法では適正なエマージェンスプロファイルを確立するために、暫間補綴装置のカントゥアを漸進的に調整していく。歯間乳頭の高さ／幅、ゼニスの位置、組織の三角形状の形態に関して隣在歯の歯肉と調和したバランスの良い粘膜カントゥアを再構築すること、そして隣在歯とインプラントクラウンの隣接面コンタクトエリアを正確に確立することに注意を払う。

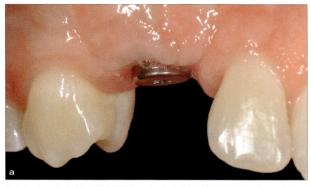
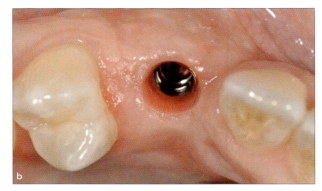

図12a、b　暫間補綴装置製作のため上顎右側犬歯部のインプラントへリエントリー。移行部位はヒーリングアバットメントの形態のままで、未調整の状態。

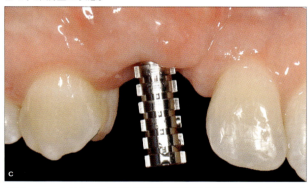
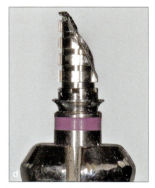
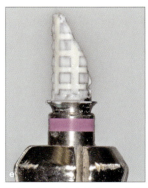

図12c〜e　スクリュー固定式暫間補綴装置の製作は、チタン製テンポラリーコーピングの設置と削合(口腔外で行う)から始まる。暫間修復材に必要なスペースが得られるようにコーピングを削合する。適正な削合を行ったら、暫間修復材料の変色を最小限にするためにアバットメントのオペーク処理を行う。

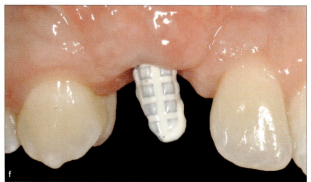
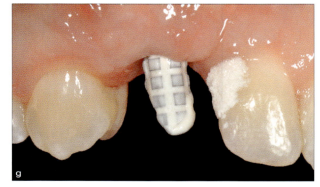

図12f、g　オペーク処理したチタン製アバットメントを口腔内に装着し15N・cmで締結する。スクリューのアクセスホールはポリテトラフルオロエチレン(PTFE)テープで封鎖し、隣接面アンダーカットのブロックアウトを行う。

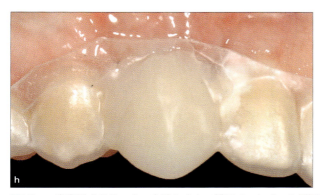
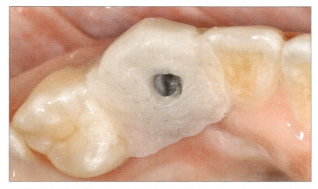

図12h、i　真空形成リテーナー内面とチタン製アバットメント周囲に暫間修復材料を盛って、口腔内に圧接する。メーカーの指示どおりに硬化させる。硬化後、真空形成リテーナーを除去し、スクリューのアクセスホールを開ける。それによりPTFEテープを除去し、アバットメントスクリューを緩めることが可能となる。

スクリュー固定式暫間補綴装置のベストな製作方法は、オペーク処理したチタン製のテンポラリーアバットメントを暫間修復材でピックアップし、口腔外でカントゥアを調整する方法である。この工程で重要なのは、補綴装置を取り外せるようにアンダーカットをブロックアウトしておくことである。そして、隣接面コンタクトポイントまでのインプラント周囲組織に対する支持を確立するため、エマージェンスプロファイルのカントゥア調整をすべての面で慎重に行う（図12a〜k）。暫間補綴装置のカントゥア調整については6.3.1で解説する。

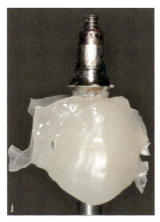
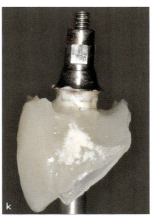

図12j、k　口腔内から取り出した暫間補綴装置。移行部位には修復材料が入っていない。暫間修復材料の追加については図13a〜fで解説する。

インプラント支持型暫間補綴装置についてのさらに詳しい情報は、ITI Online Academyのラーニングモジュール「Provisional Implant Prostheses」（Dr. William Martin、英語、有料の場合あり）を視聴のこと。その他Online Academyのコンテンツはacademy.iti.orgを参照。

6章　審美性を最大限に向上するための補綴的マネージメント

6.3　インプラント周囲組織のマネージメント

　インプラント周囲粘膜は高度に角化した口腔上皮、インプラント周囲溝上皮、接合上皮、そしてその下の結合組織で構成される。天然歯では、角化していない接合上皮は全長にわたり内側基底板とデスモゾームによりエナメル質表面に付着している。一方、インプラント周囲上皮のインプラント表面への付着は根尖側の部位に限局している（Dhirら、2013）。

　粘膜の質にも左右されるが、移行部位における線維の走行はアバットメントに平行であり、その結果、アバットメント表面への付着は弱いものとなっている（EricssonとLindhe、1993）。また、線維の走行は歯槽粘膜内でより平行に、角化粘膜内で垂直的になる傾向にある（Dhirら、2013）。

　線維の走行は別として、移行部位に結合組織が存在すると天然歯と比較して機械的抵抗性が低くなる（Hermannら、2001）。隣接する歯肉の構造を模したカントゥアを得るために、移行部位はアバットメントと補綴装置による構造的サポートに依存していることが臨床的に示唆される。予知性の高い審美的結果を達成するには、隣在歯と調和した粘膜カントゥアを作るための暫間補綴装置（またはカスタマイズしたヒーリングアバットメント）を用いたカントゥア調整でインプラント周囲組織を適切に取り扱うことが非常に重要である。

6.3.1　移行部位の形態形成

　天然歯におけるエマージェンスプロファイルは1990年にCrollにより最初に報告され、「湾曲した移行部位を持つ直線の連なりからなる幾何学的パターンであり、これを再現することで自然な形態の修復物の製作が容易になる」と記されている。インプラント周囲粘膜をサポートしつつ清掃可能である自然な形態の修復をめざすなかで、インプラント上部構造の製作にもこれらのパラメータが用いられるようになった。

　審美性が最適なものとなるようなカントゥアを付与した暫間補綴装置の製作方法がいくつか報告されている（Buserら、2004a；Shorら、2008；Wittnebenら、2013）。それらに共通する重要事項は、インプラントショルダーから円柱状の形態

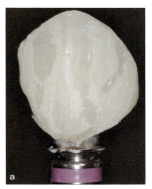 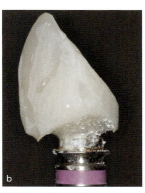 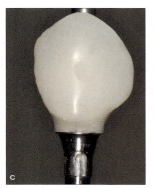 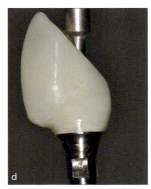

図13a、b　スクリュー固定式暫間補綴装置。移行部位にフロアブルコンポジットレジンを添加して粘膜下の立ち上がり形態を付与する前の状態。

図13c、d　スクリュー固定式暫間補綴装置。移行部位にフロアブルレジンを添加し、理想的なエマージェンスプロファイルを形成した状態。

6.3 インプラント周囲組織のマネージメント

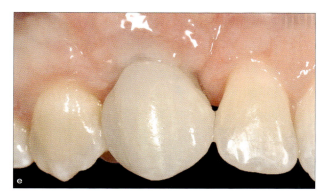

図13e　上顎右側犬歯部のインプラントに暫間補綴装置を装着。軟組織の調整を行っている部位に貧血帯が生じている。

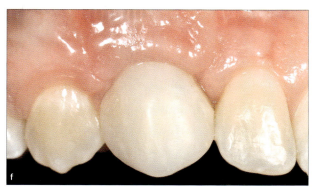

図13f　上顎右側犬歯部インプラントに暫間補綴装置を装着して4週後の状態。

で立ち上がった暫間補綴装置が、唇・口蓋側面および隣接面コンタクトポイントで粘膜辺縁から立ち上がるところでは三角形である歯の形態に移行していくことである（Gallucciら、2004）。このようなカントゥア形成にはスクリュー固定式の装置がもっとも適している。スクリュー固定式であればエマージェンスプロファイルを完全にコントロールでき、着脱が容易でセメントを取り残すこともない。

カントゥアがオーバーでもアンダーでも粘膜および歯間乳頭の高さに微妙に影響するため、移行部位におけるティッシュサポートの位置と程度に格段の注意を払わなければならない（Grunderら、2005）。まずは暫間補綴装置のカントゥアおよびコンタクトポイントを反対側同名歯と揃えて製作することから始めるとよい（プランニング時に行ったワックスアップ形態を真空形成したものを用いる）。次いで、暫間修復材料を移行部位に慎重に添加する。添加はインプラントショルダー部から始め、歯冠側方向に進めていく（図13a～f）。

エマージェンスプロファイルの形成は以下の原則に沿って行う：

- 唇側の立ち上がり：インプラントショルダーからややフラット／凹形のプロファイルで立ち上げ、粘膜辺縁がくる位置で凸面部に移行する。
- 隣接面の立ち上がり：インプラントショルダーから直線状に立ち上げ、コンタクトエリアのやや根尖側でわずかに凸状にして、隣接面部組織をサポートさせる。
- 口蓋側の立ち上がり：インプラントショルダーから直線状に立ち上げ、粘膜辺縁にかけてやや凸状にする。隣在歯の口蓋側カントゥアとの調和を重視し、インプラントショルダー部と粘膜辺縁部を滑らかに移行させる。

6.3.2　移行部位の印象

暫間補綴装置によって良好に形成された移行部位の形態は、印象採得のために暫間補綴装置を取り外すとすぐに失われてしまう。インプラント周囲粘膜は構造的な支持が弱いため暫間補綴装置を取り外した後の変形が速く、そのために作業模型上での移行部位の再現が（アナログでもデジタルでも）不正確になりがちである。そうなると歯科技工士は最終上部構造のエマージェンスプロファイルを推測して再現しないといけなくなり、ティッシュサポートが変わることで臨床結果がばらつく可能性がある。

暫間補綴装置の形態を記録して印象コーピングに再現することで、アナログ印象採得中も移行部位をサポートし続けるようにするテクニックを紹介した報告がいくつかある（Zourasら、1995；Hinds、1997；Polack、2002；Spyropoulouら、2009；SchoenbaumとHan、2012；PatrasとMartin、2016）（図14a～l）。このテクニックは印象採得時にチェアサイドで行い、作業時間がほんの数分増えるだけで、上部構造の理想的なカン

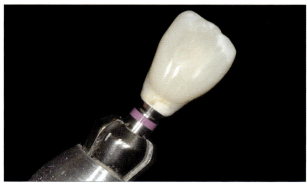

図14a　アナログホルダー（Institut Straumann AG）に取り付けたアナログに暫間補綴装置を連結。

6章　審美性を最大限に向上するための補綴的マネージメント

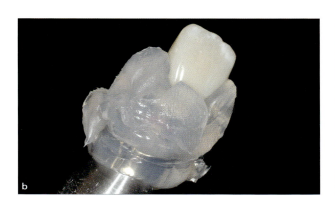
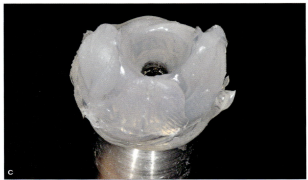
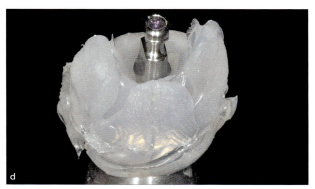

図14b〜d　暫間補綴装置周囲に透明の咬合採得材料を流した状態（b）。硬化後、暫間補綴装置を外す（c）。印象コーピングを装着（d）。

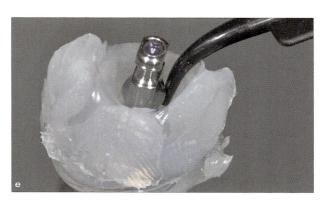
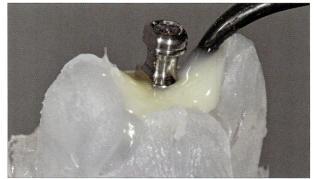
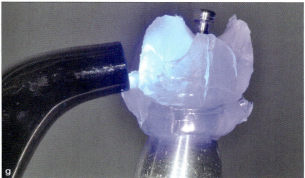

図14e〜g　印象コーピング周囲にフロアブルコンポジットレジンを流し、光重合させる。

6.3 インプラント周囲組織のマネージメント

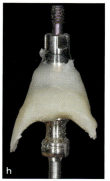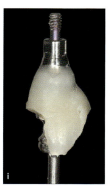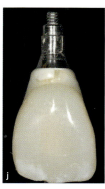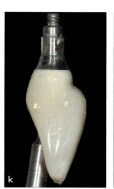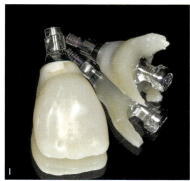

図14h～l　レジン硬化後に印象コーピングを取り外す。気泡や不具合を除去し、暫間補綴装置と比較して縁下カントゥアが全周で一致していることを確認する。

トゥアに関する歯科技工所とのコミュニケーションが大きく向上することになる（図15a～g）。デジタル印象採得では、ミリング後のポリウレタン模型を修正するといったやや異なるアプローチが必要で、最近の論文で取り上げられている（Hinds、2014；Jodaら2014；Linら、2013b）。

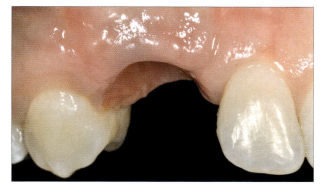

図15a　上顎右側犬歯部インプラントの暫間補綴装置を除去した後の、形成された移行部位。

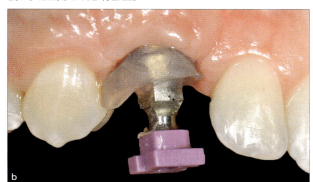

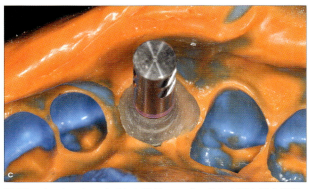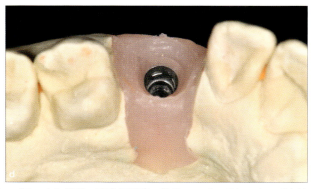

図15b～d　カスタマイズした印象コーピングを上顎右側犬歯部のインプラントに装着。印象採得後、印象コーピングとアナログを最終印象内にトランスファーし、軟組織模型と石膏作業模型を製作する。石膏硬化後、作業模型を印象から取り外すと、軟組織模型に形成された移行部位が現れる。

Implant Therapy in the Esthetic Zone – Current Treatment Modalities and Materials for Single-tooth Replacements　147

6章　審美性を最大限に向上するための補綴的マネージメント

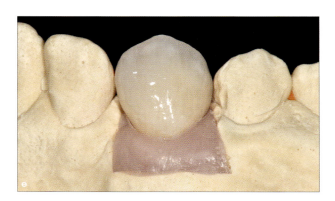
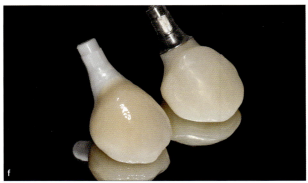
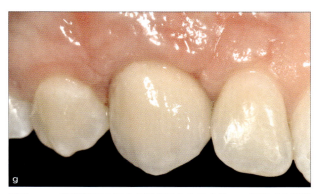

図15e〜g　歯科技工士により製作されたスクリュー固定式の最終上部構造。エマージェンスプロファイルは作業模型上の軟組織模型をもとに製作した。暫間補綴装置と最終上部構造を並べて、カントゥアを確認する。装着時、インプラント周囲組織は適切にサポートされ、理想的な審美結果が得られた。

6.4　歯科技工所とのコミュニケーション

　審美歯科における補綴工程での重要なゴールは、すべての臨床的要素について歯科技工所との包括的なコミュニケーションを実践することである。それにより歯科技工士は喪失した歯と歯周組織を模倣した、隣在歯と調和する補綴装置を製作できるようになる。これを達成するためには、写真、正確な記録、詳細な技工指示書、といったいくつかの重要な要素が必要である。

6.4.1　写真

　デジタル写真の使用は、患者が歯科技工所を直接訪問しなくても治療に関する重要な情報を伝達することができる経済的な方法である(WestonとHaupt、2011；Griffin、2009；Mendelson、2006)。臨床医は接写機能(マクロレンズとフラッシュ)を備えた歯科用カメラを使用することで、作業模型と技工指示書を補完するきわめて重要な情報を記録することができる(Lozano、2014；LozanoとGonzaga、2015b)。

　歯科技工士に提供する写真の要件を以下に示す(図16a〜g)：

・安静時とフルスマイル時の正面観
・インプラント支持型補綴装置周囲の6ブロック全体が写った引きの画像
・インプラント支持型補綴装置と隣在歯のクローズアップ画像
・わずかに角度をつけ、インプラント部に隣接する歯のカントゥアと質感をとらえた画像

・調和させる歯と同じ平面にシェードガイドを置いた画像を、フラッシュの反射の影響を最小限にするために複数の角度から撮影する。シェードガイドは周囲の歯列の透光性、色相、彩度、そしてもっとも重要である明度を伝えるために使用する。
・インプラント部位に隣接する歯を形成する場合は、模型のシェードを対応するシェードガイドを支台歯の切端部に置いて撮影する。
・暫間補綴装置の正面観と側面観

　色調を正確に表現し、それを歯科技工士が再現するためには、シェード情報伝達の際にホワイトバランスを規格化しておくことが重要である。ホワイトバランスの規格化は、撮影前にマクロフラッシュや室内光の温度をもとにカメラのケルビン値の設定を十分にカスタマイズしたり、あるいは撮影時にニュートラルグレーカードを一緒に写したりして行う(Lozano、2015a)。グレーカードを用いると、写真編集用ソフトウェアで色調の調整ができる。複数のモニターで画像を見る場合、一貫性のある結果を得るためにはモニター間のキャリブレーションが必須である。シェードに関する情報伝達を向上させるため、シェード測色計、偏光フィルター、デジタルシェードマッチングシステムといった補助機器が開発されてきた。機器の選択は歯科技工士が主導することが多いが、その選択を採用するべきである。一般的に、写真を通して歯科技工士に提供される情報が多いほど、インプラント上部構造が隣在歯に正確に調和する確率も高くなる。

6章　審美性を最大限に向上するための補綴的マネージメント

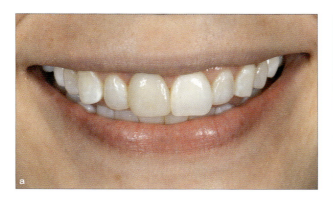
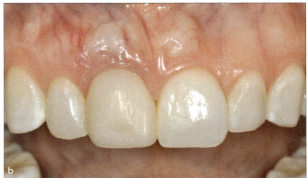
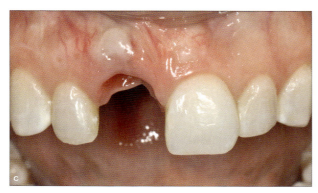
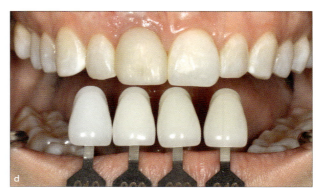
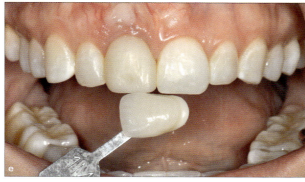
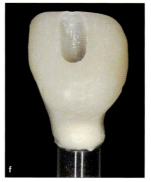
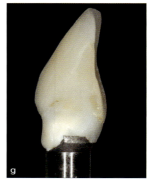

図16a〜g　上顎右側中切歯部のインプラント支持クラウン製作の際に、歯科技工士に提供される標準的な一連の写真。

写真についてのさらに詳しい情報は、ITI Online Academyのラーニングモジュール「Digital Clinical Photography」(Dr. Frank E. Lozano、英語、有料の場合あり)を視聴のこと。その他Online Academyのコンテンツはacademy.iti.orgを参照。

6.4.2　記録

　審美的な結果を最適なものにするためには、歯科技工士にインプラント上部構造を製作するための正確な記録を提供することが補綴担当医の責務である。必要な記録は以下のとおり：隣在歯に対するインプラントポジションを示す印象（デジタルまたはアナログ）あるいは作業模型、移行部位における形成されたインプラント周囲組織形態の記録（カスタマイズした印象コーピング）、暫間補綴装置が装着された状態の印象、対合歯列との咬合関係（顎間関係の記録および対合模型）。

　インプラントの印象採得時に口腔前庭部まで印象することで歯槽堤の豊隆も記録することができ、歯科技工士が補綴装置のエマージェンスプロファイルを決めるために重要な情報を提供することができる。写真撮影用のリトラクターを患者に保持してもらうと口唇が排除され、前庭部の印象採得が可能となる（図17a、b）。

6.4.3　技工指示書

　技工指示書は歯科医師による指示を記載したものであり、歯科技工士に補綴装置製作の権限を与えるものである。技工指示書は臨床医と歯科技工士間の情報伝達を効率良く行うために必要不可欠なものであり、補綴装置のデザインと製作に関する重要事項についての情報が含まれていなければならない。製作の遅延あるいは補綴装置のデザインや使用材料に関する予想外の結果が起きないように、技工指示書には歯科技工士の解釈に委ねる余地を残してはならない。

　前歯部単独歯インプラント補綴の技工指示書には以下の情報を記載する必要がある：

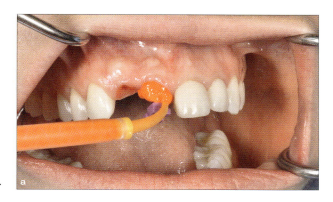

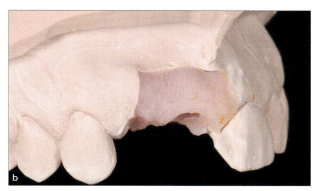

図17a、b　写真撮影用リトラクターを用いて口唇を圧排し、口腔前庭部まで印象材を流す。作業模型から歯科技工士は最終補綴装置に理想的なエマージェンスプロファイルを付与するための重要な情報を得る。

- 歯科医師と患者の社会的データ
- 納品日／締め切り日
- 同封物：印象、模型、顎間関係の記録、写真、咬合器、インプラントのコンポーネント（印象コーピング、スクリュー、アナログ、アバットメント）など
- インプラントシステムの情報（インプラント連結部のタイプ、プラットフォーム、直径）と対応する製品番号
- 予定している補綴装置の概要（スクリュー固定式またはセメント固定式）、アバットメントのデザイン、口腔内での位置
- シェードに関する情報
- 希望する修復材料およびエマージェンスプロファイルのデザイン
- 希望するアバットメントのデザインと材料。セメント固定式の予定であれば全周のマージン位置に関する記載
- 指示書記載者の署名とライセンス情報
- 製作場所：歯科医師はすべての補綴装置とコンポーネントがどこで製作されたのかを知っておかなければならない（依頼した歯科技工所から外注する場合）；この情報は技工物の納品の際に、指示書の記載者に報告されなければならない。

6章　審美性を最大限に向上するための補綴的マネージメント

6.5　スクリュー固定 vs セメント固定

単独歯インプラント支持型補綴の固定様式の決定には、しばしばさまざまな要素が影響する：審美性への要求、コスト、材料、リトリーバビリティおよびインプラントの位置(深さと角度)。

インプラント歯学の審美的結果についてまとめた最近のシステマティックレビューにおいて、Martinらは24件の研究(コホート研究1件、後ろ向き横断研究1件、ケースシリーズ22件)を取り上げた。採択された論文はプロトコール中にクラウンの固定様式(セメント固定式かスクリュー固定式か)が明記され、審美的結果について報告がなされているものであった。このレビューからは固定様式の違いによる審美面での優位性に関して確固たる結論は導き出されなかった。このレビューの問題点は、クラウンおよびアバットメントに用いた材料が多様であったこと、そしてそれらの適応症が多岐にわたっているうえ、論文中でこれらの情報が欠落していたことである。今後の研究では適応症と使用材料、材料の組み合わせ、多様な適応症に対する互換性、製作方法といったすべての状況を記録することに重点を置くべきである(Mortonら、2014)。

Wittnebenら(2014)はスクリュー固定式とセメント固定式の成績を比較したシステマティックレビューを行い、残存に関する結果と報告された合併症について評価を行った。包含基準に一致する73編の論文からデータを抽出し、著者らは残存率あるいは失敗率に関してセメント固定とスクリュー固定の間に統計学的有意差は認められなかったと報告した。また、スクリュー固定式補綴装置では機械的および生物学的合併症が全体的に少なかったことも報告した。さらに、異なるアバットメント材料(チタン、ゴールド、セラミック)間で評価しても、失敗率に差がなかったことも報告した。これらの結果をふまえると、いずれの固定方法(スクリュー固定かセメント固定か)でも審美性は同等であり、臨床医の好みで選択できる(Mortonら、2014)。

トリートメントガイドライン

(第5回ITIコンセンサス会議)

アバットメントや補綴装置の材料は、患者や部位に応じて臨床医が選択するものである。選択した材料が高品質かつ十分な裏付けのあるものならば、選択した材料よりもアバットメントや補綴装置の設計のほうが重要である。これは次のような理由による：

- エマージェンスプロファイルのコントロール
- 材料の性質や強度
- フィニッシュラインへのアクセス
- リトリーバビリティ

セメント固定式補綴装置では、クラウン装着時に余剰セメントの除去が可能であるかが重要なポイントとなる。残留セメントはセメント固定式補綴装置でよく見られる合併症であり、インプラント周囲疾患との関連が指摘されている。早期であれば残留セメントを除去することで問題は解決されるであろうが、それは異物を見つけ出して適切に取り除く能力次第である(Wadhwaniら、2012b；Sailerら、2012)。

余剰セメントの残留を減らすための臨床テクニックが文献中で報告されており、セメントの盛り方から遁路付けやアバットメントの修正に及ぶ(Wadhwaniら、2012a；Wadhwaniら、2016；WadhwaniとChung、2014；Wadhwaniら、2011)。残留セメントを除去できるかは、カスタムアバットメントのデザインが非常に大きく影響するであろう。

Linkeviciusら(2011)は、マージン設定位置がセメント固定式補綴装置装着後に見落とされた残留セメント量に与える影響について報告した。その研究ではセメントマージンを粘膜縁上1mmから縁下3mmの範囲で設定したカスタムアバットメントを製作し、セメント固定式メタルクラウンの装着を規格化して行った。余剰セメントをすべて除去できたのはマージンが視認できた場合のみであり、クラウンのマージンの位置が粘膜下に2mmより深かった場合に、残留セメントの量が最大となった。この結果は、暫間補綴装置での軟組織形成や歯科技工士への移行部位形態に関する情報伝達を通して、インプラント周囲組織の管理を慎重に行う必要性を強調するものである。このため、クラウン装着時に全周でセメント除去が可能な位置にセメントラインを設定して、カスタムアバットメントを精密に製作する。

スクリュー固定にはセメント固定に対して明らかな利点がある。すなわち、セメントを使用しないということ、そしてエマージェンスプロファイルのコントロールがしやすくリトリーバビリティを有することである。

補綴装置の固定様式についてのさらに詳しい情報は、ITI Online Academyの講演動画「Cement versus Screw Retention」(Dr. Julia G. Wittneben、英語、有料の場合あり)を視聴のこと。その他Online Academyのコンテンツはacademy.iti.orgを参照。

6章 審美性を最大限に向上するための補綴的マネージメント

6.6 アバットメントとクラウンに関する材料の選択

単独歯インプラント支持型補綴装置の設計をする際、臨床医はアバットメントを次に挙げる3つの主要なデザインから選択することになるであろう：既製（スタンダード／ストック）、鋳造カスタム、CAD/CAMカスタム。

審美性が求められる患者の治療ではアバットメントや修復材料の選択に慎重な考慮が必要であり、以下のファクターに基づいて治療を行う必要がある：治療部位の見え方、組織のフェノタイプ、隣在歯の色、患者の審美性への期待度（Sailerら、2007）。

6.6.1 既製アバットメント

既製品による補綴オプションを臨床医に提供するため、各インプラントメーカーがさまざまな既製アバットメントを製造している。それらはセメント固定式上部構造に適用される；しかしながら、既製アバットメントを修正することでクロスピン（ラテラルスクリュー）を用いた補綴装置を支持するためにも使用できる。理想的な位置にインプラントが埋入されている場合には、適した既製アバットメントがあり、鋳造カスタムアバットメントを製作するよりも既製アバットメントを修正するほうがより簡便で経済的な方法だと考えられる。インプラントの位置が理想的ではない、あるいは著しく不良な状況では、既製アバットメントを用いた補綴は妥協を強いられるか、もしくは不可能な場合が出てくる。

既製アバットメントの主な短所の一つは、その形態にある。大多数の既製アバットメントは粘膜下のカントゥアを最適にサポートするための解剖学的デザインとなっていない。多くの場合、既製アバットメントのエマージェンスプロファイルはフラットまたはオーバーカントゥアであり、形態は円柱状で、クラウンマージンはインプラント周囲粘膜辺縁の形態に沿っていない。このため軟組織のマネージメントに問題が生じたり（特に審美的に重要な部位で）、オーバーカントゥアの補綴装置を所定の位置に装着することが困難であったり、あるいは粘膜縁下の深いマージン部のセメント除去が不完全となったりすることがあり、インプラント周囲疾患につながる可能性がある（Agarら、1997；Paulettoら、1999；Weberら、2006；Gapskiら、2008；Wilson Jr、2009；Linkeviciusら、2011；Linkeviciusら、2013）。

従来からの製作法では通常、大きめの既製アバットメントを選択し、臨床的状況に合うように外側のカントゥアを削合する（図18a～c）。この方法はアバットメント壁の強度を低下させる可能性があり、角度修正の範囲も狭い。歯科技工所でのアバットメント調整は時間がかかり、しばしば費用もかかる作業となる。こういった調整により欠陥の形成や局所的な相変化が生じ、アバットメントの長期的成績に悪影響を及ぼす可能性があるため（KellyとDenry、2008）、セラミック系アバットメント材（ジルコニア）の削合は行ってはいけない。それゆえ、審美領域では、既製アバットメントを用いることは理想に対する妥協となる場合が多い。

6.6 アバットメントとクラウンに関する材料の選択

　既製アバットメントに関連する問題の多くは、鋳造あるいはCAD/CAMによるカスタムアバットメントを使用することで解決できる。

　近年の既製アバットメントに関する進歩に、チタンベース(Ti-base)コンセプトの導入がある(Linら、2014)。このタイプのアバットメントは機械加工されたチタン製の既製インプラント／アバットメントコネクションにクラウンを口腔外でセメント固定できるようにデザインされており、エマージェンスプロファイルのカスタマイズが可能である。このアバットメントではいくつかの異なる材料を組み合わせて使用することができ、審美的な結果が得られる可能性を高めている。チタンベースアバットメントは基底結節部／咬合面からダイレクトにスクリュー固定する補綴装置、あるいはオールセラミッククラウンをセメント固定するためのカスタムセラミックアバットメントに適している(図19a〜c)。このデザインにすることで、インプラント／アバットメント連結内部での破折といったオールセラミックアバットメントで生じやすい問題を軽減することができ、またセラミックアバットメントによるチタン製インプラント内面の摩耗といった問題に対処することも可能である(Klotzら、2011；Stimmelmayrら、2012)。しかしながら、このデザインではインプラントに近い部分のエマージェンスプロファイルのカスタマイズに限界があり、骨が近接している場合は補綴装置が所定の位置まで入らないこともある。

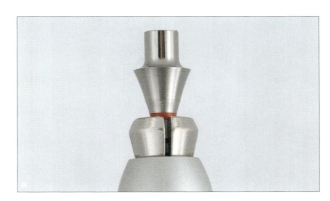
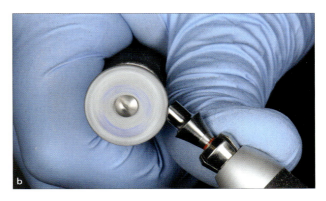
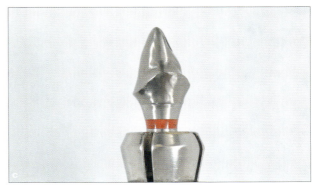

図18a〜c　チタン製の既製アバットメントをセメント固定式補綴装置の支台として理想的なカントゥアになるように削合する。

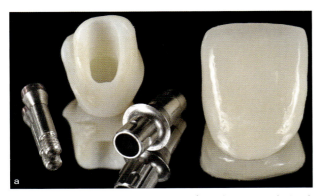
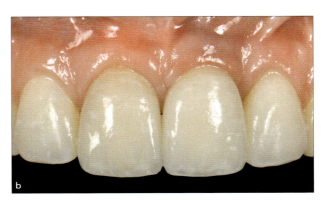

図19a、b　チタンベースアバットメント(Variobaseアバットメント；Institut Straumann AG)とニケイ酸リチウム製のカスタムアバットメントおよび上顎左側中切歯部のクラウン。

6章　審美性を最大限に向上するための補綴的マネージメント

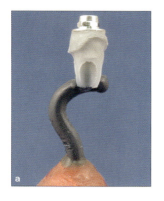
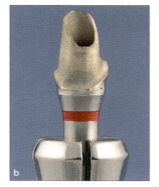
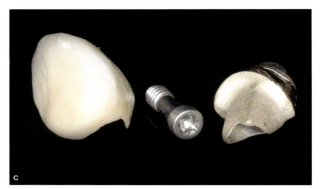
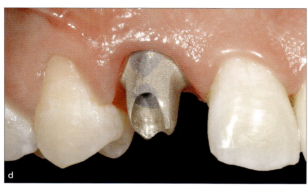
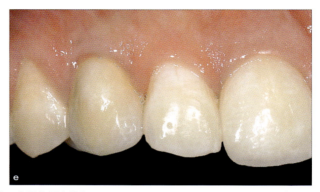

図20a～e　ロストワックス法によるカスタムアバットメントの製作。上顎右側犬歯部にカスタムアバットメントとセメント固定式メタルセラミッククラウンを装着。

6.6.2　鋳造カスタムアバットメント

　鋳造カスタムアバットメントを用いると、歯科技工士は理想的な角度、カントゥア、マージン位置を付与したアバットメントをデザインすることが可能になり、適切な機能、組織の健康、審美性を達成しやすくなる。鋳造カスタムアバットメントは、もともとアバットメント-クラウン一体型の上部構造にセラミック前装を行う場合に用いられていたが、セメント固定あるいはクロスピン（ラテラルスクリュー）固定のクラウンの支台としても加工することができる（Lewisら、1988）。

　鋳造カスタムアバットメントは従来のロストワックス法により製作する。その際、プラスチック製のアバットメント・バーンアウト・パターン上に製作したい支台形態のワックスアップを行う。または、既製ゴールド・アバットメント上にワックスアップし鋳接する（図20a～e）。既製の連結部上にワックスアップして鋳造する鋳接用アバットメントを用いた場合、バーンアウト・コーピングを用いてすべて鋳造で製作するアバットメントよりも有意に優れた適合が得られることが示されている（Byrneら、2008）。しかしながら、鋳造と仕上げの工程で「鋳接用」アバットメントに歪みや損傷が生じて適合精度が低下する可能性があることも示されている（Carrら、1996；Jaimeら、2007）。またこのテクニックで使用できるのは、既製の鋳接用ゴールドアバットメントと親和性の良い貴金属のみである。

　ワックスアップ、鋳造、ミリング、仕上げは手間がかかる工程であり、また貴金属の価格は高騰しているため、鋳造カスタムアバットメントの技工料金は高額となることが多い。懸案事項として、ゴールドアバットメントとチタン製インプラント間でガルバニー反応と腐食が起きる可能性があること、および比較的生体親和性の高いチタンに対してゴールドやセラミック周囲で起きる生物学的反応が挙げられている（LinkeviciusとVaitelis、2015）。

6.6 アバットメントとクラウンに関する材料の選択

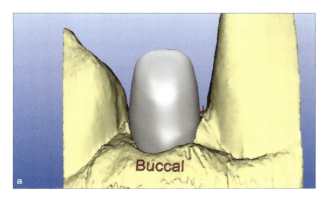
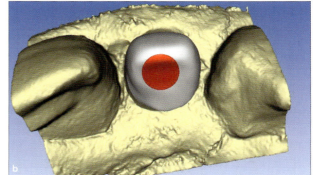
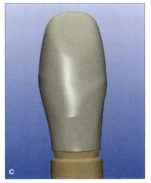
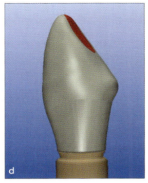
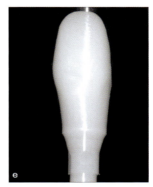
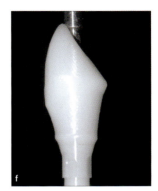

図21a〜f　セラミックをダイレクトに築盛するジルコニア製アバットメントのCAD/CAMデザインおよびミリング。

　材料費の削減および生体親和性の改善のため、チタンも鋳造カスタムアバットメントの製作に用いられる(Abduoら、2011)。しかしながら、鋳造後にチタン表面にαケース(表面反応層)が形成されることに加え、反応性と融点が高く密度が低いため、チタンや非貴金属系合金の鋳造は非常に難しく、ゴールドと比較して適合性が劣る。αケースの厚みは50〜450μmと報告されており、埋没材、鋳造機、鋳造温度、パターンのサイズ／形状によって変化する(Miyakawaら、1989)。この層の存在はチタンの表面仕上げや物性、耐食性に影響を及ぼし、この層を除去すると補綴装置の適合に問題が生じる可能性がある。

　手間がかかること、金価格の高騰、生体親和性への懸念、鋳接用カスタムアバットメントに関する鋳造の問題といった理由から、鋳造に代わるCAD/CAM技術を応用したカスタムアバットメント製作法が開発されてきた。

6.6.3　CAD/CAMカスタムアバットメント

　CAD/CAMカスタムアバットメントの製作では、インプラントの位置と周囲の天然歯のデジタルスキャンに基づいてバーチャル環境で設計を行い、それから作りたい形状・形態への加工を行う(図21a〜f)。これにより理想的な豊隆を持つエマージェンスプロファイルや各患者に合わせてデザインしたマージン位置を、一貫した製造品質と均等な材料特性で達成することが可能となる。これらの理由から、CAD/CAMカスタムアバットメントは標準的な既製アバットメントよりも優れた選択肢であると認知されている(Priest、2005；Stubら、2006)。手作業でデザインしたMAD/CAMアバットメントも、従来のワックスアップテクニックとそれに続くスキャニングやミリングとを組み合わせて製作可能で、CAD/CAMでの製作と同等の成績が得られている(Glauserら、2004)(図22a〜e)。

6章　審美性を最大限に向上するための補綴的マネージメント

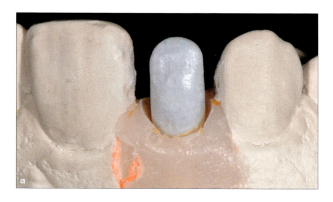
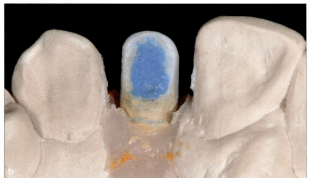
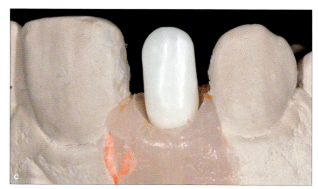
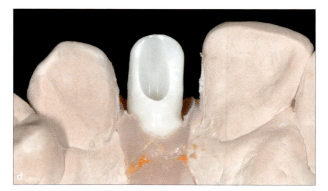
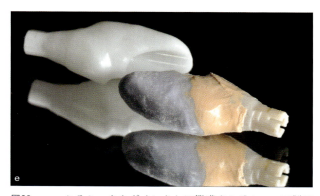

図22a～e　セラミックをダイレクトに築盛するジルコニア製アバットメントのMAD/CAMデザインおよびミリング。

　CAD/CAMアバットメントはセメント固定式またはクロスピン固定式のクラウンを支持するようにデザイン可能である。あるいは、クラウン - アバットメント一体型のフレームに直接セラミックを前装するようなデザインにもできる（図23a～e）。

　酸化被膜のコントロールが向上してチタンへのセラミック接着技術が改善されたことにより、セラミック前装したチタン製クラウン・ブリッジを日常的に臨床応用することを推奨する研究者もいる（HaagとNilner、2010）。しかし、チタンに使うことができるセラミックは限られており、またテクニック・センシティブなことが多いため、この選択肢には批判もある。

　ジルコニア製のアバットメントやフルカントゥア・クラウンは「半焼結」の状態でもミリング可能であり、この方法で製作すると単斜晶がほぼなくなって物性が向上する（DenryとKelly、2008）。

　Zembicら（2013）は5年間のランダム化比較対照臨床試験

6.6 アバットメントとクラウンに関する材料の選択

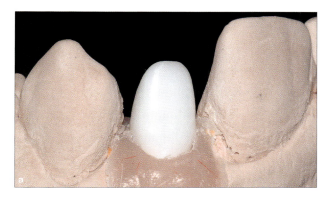
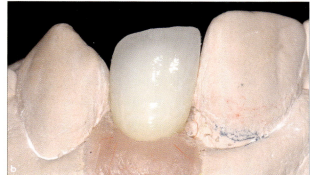
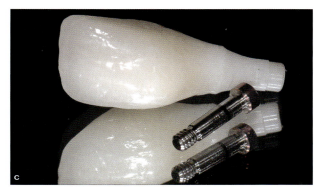
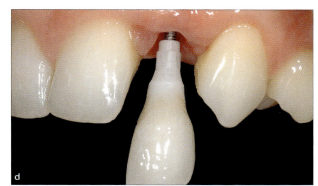
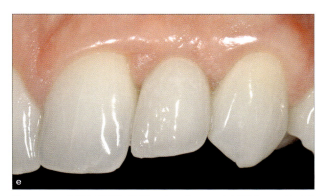

図23a〜e 上顎左側側切歯部のインプラントを補綴する、長石系セラミックで前装されたCAD/CAMジルコニア製アバットメント（Institut Straumann AG）。

を行い、単独歯インプラントクラウンの支台に用いたジルコニア製アバットメントとチタン製アバットメントの比較を行った。その結果、残存率や機械的・生物学的合併症の発生率において、2種類のアバットメント材料間に統計学的有意差あるいは臨床的な差は認められなかった。

これらの結果は、患者に合わせてキャラクタライズしたクラウンや前装したアバットメント一体型の補綴装置を支持するためにCAD/CAMカスタムアバットメントの使用が増えたことを裏付けるものである。その理由としては、追加コストなしでアバットメントにポーセレンを支持するために適正な形態を付与できることがある。CAD/CAMカスタムアバットメントへの期待から、鋳造カスタムアバットメントや既製アバットメントをカスタマイズするよりコストが低いうえに、一貫して高品質で生物学的に好ましいものと認識されるようになってきた（KaposとEvans、2014；Priest、2005）。

6章　審美性を最大限に向上するための補綴的マネージメント

6.6.4　純正 vs 非純正

　現在、幅広いインプラントシステムのアバットメントを製作できるCAD/CAMシステムが多く存在している（オープンシステム）。このことは歯科技工所にとって、多様なインプラントシステムを利用する顧客に対応できて便利なことであるが、このようなサード・パーティー（非純正）のアバットメントは各インプラントメーカーが作った製品（純正）と同等の結果が得られない可能性が、臨床研究および基礎研究から示唆されている（図24a～d）。

　インプラント／アバットメントの連結は非常に精巧なものとなっていて、破折やスクリューの緩みといった機械的なリスクおよびインプラント／アバットメント界面での動揺やマイクロギャップによる早期の骨吸収といった生物学的な合併症を減らすように特別なデザインが施されている。非純正のコンポーネントは、インプラントメーカーが意図を持ってデザインしたインプラント／アバットメント接合面を再現していないことが多い。in vitroでの実験において、非純正のアバットメントではインプラント／アバットメント連結部の適合は不良で、回転安定性が低いこと、および生体力学的な性能が劣っていることが実証されており、失敗のリスクが増大する可能性がある（MattheosとJanda、2012；Hamiltonら、2013；Berberiら、2014；Gigandetら、2014；Jodaら、2015）。長期にわたり生物学的・機械的に最良な結果を得るためには、インターナルコネクションタイプを選択し、各インプラントメーカーの純正コンポーネントだけを使用することが推奨される。

6.6.5　アバットメントの材料

　審美領域において最適なアバットメント材料を選択する際には、審美性だけではなく物性や生体親和性についても検討を行うべきである。現在、アバットメントに使用される材料にはチタン、金合金、非貴金属、ジルコニア、アルミナ、二ケイ酸リチウムがある。これらの材料はアバットメントのデザインに基づき、さまざまな組み合わせや形状で使用されることが多い。また、粘膜縁下の部分に長石系セラミックを組み合わせて用いたり、アバットメント複合体を構成する複数のコンポーネントをレジンセメントで接合したりする場合もある（Thomaら、2015）。

　Fennerら（2016）は金属（チタン）製アバットメントとセラミック（アルミナ）製アバットメントの臨床成績を比較し、平均観察期間7.2年での残存率は同程度であったと報告している。Zembicら（2015）は前向きで11年の追跡調査を行い、前歯部および小臼歯部の単独オールセラミッククラウンの支台に用いたジルコニア製アバットメントの評価を行った。その結果、アバットメントとクラウンの残存率は100％であり、累積成功率はアバットメントで96.3％、クラウンで90.7％であった（アバットメントスクリューの緩みが2例、クラウンの小さなチッピングが3例）。現在、すべてのアバットメントに普遍的に用いることができる理想的な材料は存在しない。各々の利点と欠点を臨床的状況にうまく合わせて材料を選択する必要がある。

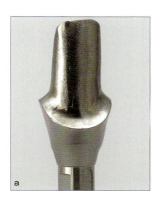
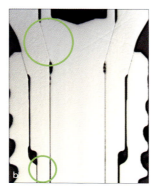

図24a、b　ボーンレベルインプラント用のStraumann社製純正アバットメント。アバットメントスクリューヘッドのデザインと連結部内でのアバットメントの到達深さに注目。

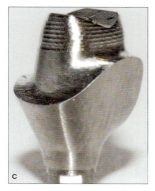
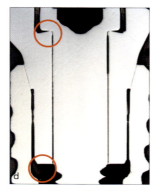

図24c、d　Straumannのボーンレベルインプラント用に製作された非純正アバットメント。スクリューヘッドのデザインと連結部内でのアバットメントの到達深さの違いに注目。

6.6.6　生体親和性

インプラント周囲組織の健康を長期的に維持するために、生体親和性は重要な要素であると考えられている。チタンは不活性で親和性の高い金属であることがよく知られており、デンタルインプラントや補綴用アバットメントの材料としての歴史は古い。しかしチタンは色調、カスタマイズ、セラミック築盛に関して難があるため、金合金や各種セラミックといった代替材料が導入されてきた。これらのうち、ジルコニアセラミックは生体親和性においてチタンに匹敵する材料である（LinkeviciusとVaitelis、2015）。

動物での組織学的研究において、金合金や歯科用長石系セラミックではチタンやジルコニアほど組織の反応が良好でないことが示唆されている（Abrahamssonら、1998）。しかしながら、この結果は質の高い臨床研究で実証されておらず、1編のシステマティックレビューでは金合金やジルコニアのアバットメントとチタンアバットメントの間に骨レベルに差を認めなかった（LinkeviciusとApse、2008；LinkeviciusとVaitelis、2015）。

6.6.7　審美性への影響

インプラント周囲粘膜が薄いと、金属製アバットメント周囲の粘膜辺縁に変色をきたす可能性がある（Jungら、2008b）。天然歯や歯肉の外見を再現するためには、外科処置を慎重かつ巧みに遂行するだけではなく、補綴的な軟組織マネージメントや材料の選択を適切に行うことが求められる。インプラント周囲粘膜が薄い場合にチタン製アバットメントを使用すると、粘膜辺縁に生じる変色が問題となる。この問題を克服するため、セラミックアバットメントが使用されるようになった。しかしながら、インプラント周囲粘膜に十分な厚みがある場合は、どのアバットメント材料を使用しても審美的結果あるいはPESに差が出ないということが動物研究でも臨床研究でも示されている（Jungら、2007b；Jungら、2008b；Zembicら、2009）。

分光光度法で評価すると、軟組織の厚さが不十分な状況においては、チタン製よりもジルコニア製アバットメントのほうがインプラント周囲組織と隣在歯周囲軟組織の色調が良好に調和した（LinkeviciusとVaitelis、2015）。組織が薄い患者に対しては、歯肉色のアバットメントが粘膜を貫通することで審美的に有利となる可能性がある。審美リスクの高い状況ではこのような設計も検討すべきである（Thomaら、2015）。

6.6.8　物性

機械的あるいは技術的な合併症のリスクを最小限にするためには、個々の患者で予測される力や機能的な要求に基づいて、適切な材料を選択しなければならない。

チタン製アバットメントに関しては以前より十分に検証がなされており、機械的合併症の発生率は低い。より審美的なセラミックをアバットメント材料に使用することは、その機械的特性が劣るため、当初はアバットメント破折のリスクの増加につながっていた。ジルコニアは他のセラミック材料と比較して機械的強度と破壊抵抗が大きく改良されているため、より有望なセラミックソリューションであることが示されている。その裏付けとして、臨床研究からジルコニアとチタンのアバットメント間で5年残存率に差がないことが報告されている（Sailerら、2015；Fennerら、2016）。とはいえ、この材料の長期挙動や低温劣化／経年劣化する性質には懸念の声もある（DenryとKelly、2008）。

破折したジルコニア製アバットメントに関する基礎研究および臨床観察から、特にコニカルコネクションの深いものでは、横断面の薄さのため連結部内でアバットメント破折を生じやすいことが示されている（Foongら、2013）。ジルコニア製アバットメントによりインプラント／アバットメント界面でチタン製インプラントの摩耗が生じた事例の報告もある（Klotzら、2011；Stimmelmayrら、2012）。摩耗によって生じたチタン粒子がインプラント周囲粘膜内に沈着し、「チタン・タトゥー」を生じることもある。重要なのは、ジルコニア製アバットメントを使用するためには、専用にデザインされたチタン製インプラントの連結部との正確かつ安定した適合が必要ということである。多くの研究は、ジルコニア製アバットメント登場以前に開発されたインプラントに装着されたジルコニア製アバットメントについて評価している。このことは、ジルコニア製アバットメントの荷重下での性能に影響を与えている可能性がある。

6章　審美性を最大限に向上するための補綴的マネージメント

審美における補綴材料についてのさらに詳しい情報は、ITI Online Academyの講演動画「Restorative Materials for Esthetic Restorations」(Dr. Irena Sailer、英語、有料の場合あり)を視聴のこと。その他Online Academyのコンテンツはacademy.iti.orgを参照。

審美結果を得るためのアバットメントデザインについてのさらに詳しい情報は、ITI Online Academyの講演動画「Abutment Design and Restorative Considerations for Esthetic Outcomes」(Dr. Konrad Meyenberg、英語、有料の場合あり)を視聴のこと。その他Online Academyのコンテンツはacademy.iti.orgを参照。

アバットメントの選択についてのさらに詳しい情報は、ITI Online Academyのラーニングモジュール「Abutment Selection」(Dr. Julia G. Wittneben、英語、有料の場合あり)を視聴のこと。その他Online Academyのコンテンツはacademy.iti.orgを参照。

アバットメントやインプラントコンポーネントの増加により、臨床医は多種多様な単独歯インプラント補綴の選択肢や補綴装置のデザインを手にするようになった。唯一無二の理想的なデザインというものはなく、各々が製作、装着あるいは性能に関して何らかの課題を有している。

審美領域における一般的なインプラント補綴のデザインを以下に述べる：

ワンピースのスクリュー固定式クラウン／アバットメント複合体

金合金またはジルコニア製のカスタムアバットメントに長石系セラミックをダイレクトに築盛し、従来型のダイレクトスクリューアクセスを行う。あるいは最近開発されたASC（angulated screw-channel）アバットメントを用いる（図25a～e）。

セメント固定式メタルセラミックあるいはオールセラミッククラウン

チタン製カスタムアバットメント（CAD/CAM）、セラミック／ゴールドアバットメント、ジルコニア製アバットメント（CAD/CAM）、あるいはカスタマイズしたチタン製またはジルコニア製の既製アバットメントにセメント固定を行う（図26a～e）。

ダイレクトにスクリューにアクセスできるセメント固定式クラウン

チタン製アバットメント（チタンベースなど）に咬合面／口蓋側にアクセスホールを設けた従来型のクラウンを口腔外でセメント固定する（図27a～f）。

トランスバーススクリューまたはクロスピンによる固定式の上部構造

チタンまたはゴールドのアバットメントを使用し、その上にメタルセラミッククラウンをラテラルスクリューで固定する（図28a～d）。

6.7.1　クラウン／前装材料

補綴装置に隣在歯とマッチした自然な外観を与えるためには、多様なセラミック材料とアバットメントの組み合わせによる光学的特性を理解することが重要である。もっとも用途が広く審美的な材料は長石系セラミックであり、個々の状況に応じて積層やキャラクタライズが可能なため、天然歯の内部構造を再現することができる。

優れた結果を得られるかどうかは、歯科技工士の技術と芸術的センスに大きく左右される。長石系セラミックは物理的強度が低いため、金属（金合金、チタン、非貴金属）あるいはより強度が高いセラミック（ジルコニア、アルミナ、二ケイ酸リチウム）製のコア構造体に前装する必要があり、その方法によって補綴装置の光学的特性や外観は大きく影響を受ける。ジルコニアや二ケイ酸リチウムを用いてより強度の高いモノリシックセラミック補綴装置を製作することも可能であり、その場合キャラクタライズは表面のステイニングにより行う。長石系セラミックを積層した補綴装置と比較してセラミックがチッピングするリスクが低い（KellyとBenetti、2011）。

最終的に、クラウン／前装材料は周囲の歯列や補綴装置、個々の歯の特徴、審美や機能面に対する要求の評価をもとに選択しなければならない。

6章 審美性を最大限に向上するための補綴的マネージメント

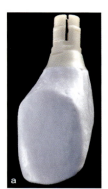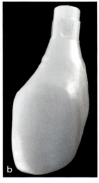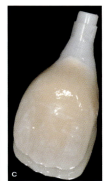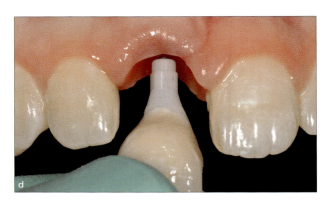

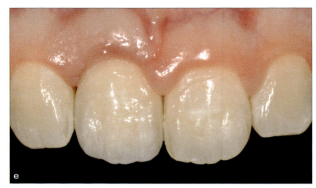

図25a〜e ダイレクトにセラミック前装するようにMAD/CAMジルコニア製アバットメント（Institut Straumann AG）をデザインし、スクリュー固定式上部構造を製作。

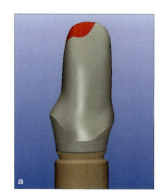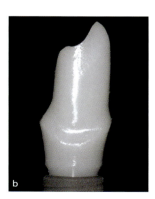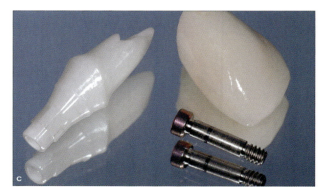

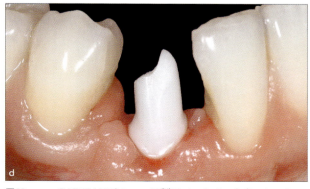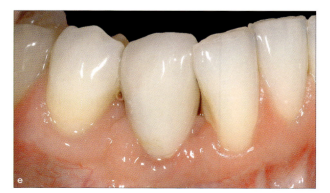

図26a〜e CAD/CAMジルコニア製アバットメント（Institut Straumann AG）をセメント固定式ニケイ酸リチウム製クラウン用に製作。

6.7 補綴デザイン

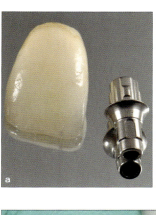
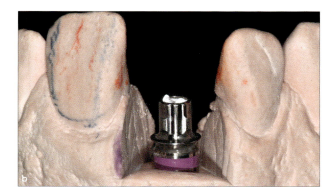
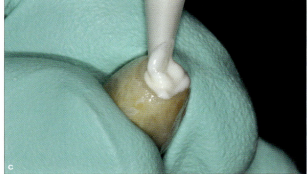
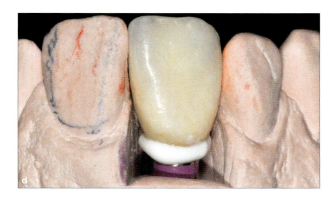
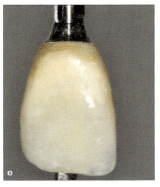
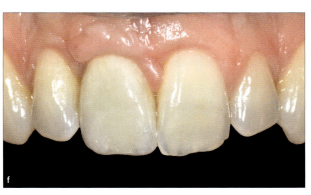

図27a〜f Variobaseアバットメント（Institut Straumann AG）に二ケイ酸リチウム製のクラウンをセメント固定し、スクリュー固定式補綴装置を製作。色調と適合の確認後、メーカーの指示どおりに口腔外でクラウンをアバットメントにセメント固定した。

Implant Therapy in the Esthetic Zone – Current Treatment Modalities and Materials for Single-tooth Replacements 165

6章　審美性を最大限に向上するための補綴的マネージメント

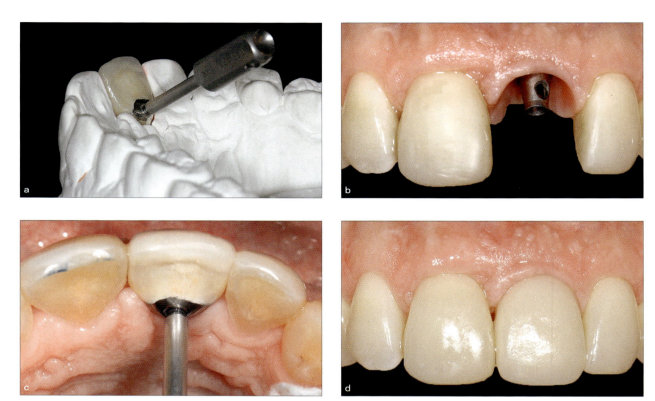

図28a〜d　上顎右側側切歯部のトランスバーススクリュー固定式メタルセラミッククラウンをトランスバーススクリュー・アバットメント（Institut Straumann AG）上に装着。

6.8　アバットメントと補綴装置の取扱い

　患者へのインプラント上部構造の提供は、スクリュー固定式であろうがセメント固定式であろうが、各材料の取扱いや加工についてメーカーの推奨を理解することから始まる。これには、補綴装置の固定に用いるセメントも含まれる。クラウンやアバットメントに利用できる材料には多くの選択肢があるが、それらの適正な強度、摩耗性、そして維持特性を得るため、修正、研磨、セメント固定(必要に応じて)に固有のプロトコールがある。

　インプラント上部構造を歯科技工所から受け取ったら、まずは作業模型上でアバットメントとクラウンの適合を確認する。もっとも高い精度で隣接面のコンタクトポイントを確認することができるため、分割していない模型で適合を確認すべきである。セメント固定式上部構造の場合、診療室においてアバットメントを装着する際は、インプラント周囲の組織が広がるように最終的な位置に収まるまでは軽い力で締めていく。臨床的に確認ができない場合はX線写真による確認を行う。その後、上部構造をアバットメント上に試適し、必要に応じて隣接面コンタクトの調整と研磨を行う。

　スクリュー固定式上部構造の場合、隣接面コンタクトポイントの評価をしながら(必要に応じて調整や研磨も行い)アバットメントスクリューを軽く締めていき、最終的な位置に至るまで上部構造を慎重に装着していく。臨床的な確認ができない場合は、やはりX線写真による確認を行う。アバットメントあるいはスクリュー固定式クラウンを装着する途中で患者が痛みを訴える場合は、粘膜縁下のカントゥアと隣接面の骨レベルとの関係をチェックする。この部分の組織を侵害していると圧迫感や疼痛が生じるため、このようなケースではこれらの部位への圧を軽減するためにアバットメント／補綴装置の粘膜縁下カントゥアの修正が必要となる。極端な場合、骨の削合が必要になることもある。暫間補綴装置を使用して移行部位を形成することで、こういった問題を印象採得前に発見し、修正することが可能となる。

　補綴装置が定位置に収まり、色調の調和が確認されたら、アバットメントスクリューをメーカーの指定値で締結する。締めたり緩めたりを繰り返すことでスクリューが伸びて締結力が減少し漏洩の増加を招く可能性があるため(Butkevicaら、2016;Calcaterraら、2016;Haackら、1995;Winklerら、2003;Theoharidouら、2008;Yilmazら、2015)、アバットメントスクリューの状態に注意を払う必要がある。その後、ポリテトラフルオロエチレン(以下PTFE)テープでスクリューヘッドを保護する。PTFEテープを用いるのは操作性が良く、X線不透過性であり、除去時の悪臭が少ないからである(MoraguesとBelser、2010)。PTFEの上にガッタパーチャを用いるとアクセスホール部の封鎖性が向上するとの報告があるが、操作や除去の容易さといった臨床的な利点からPTFEのみが使用されることが増えてきた(Cavalcantiら、2016)。封鎖性と必要時の除去ができることから、アクセスホールはコンポジットレジンで閉鎖する。

　セメント固定式クラウンの場合、クラウンの形成やセメントの選択はメーカーの推奨に従って行う。補綴装置のセメント固定にあたっては、文献で紹介されている以下のようなテクニックを用いて残留セメントを最小限にするよう配慮する:マージン部にのみ一周セメントを塗布する、セメントの逃げ道を付ける、複製アバットメント上であらかじめ余剰セメントを拭き取っておく(Santosaら、2010;WadhwaniとPineyro、2009;Wadhwaniら、2016)。全周にわたりセメントラインの位置が粘膜縁下2 mm未満となるようにアバットメントを適切にデザインすることで、クリーニング後にセメントが残留している可能性を小さくできる(Linkeviciusら、2011)。最終的な咬合調整に続いて、一連の研磨操作を行う。研磨用ラバーカップ／ポイントやサンドペーパーディスク、ダイヤモンドポリッシングペーストを使って表面粗さを最小限に抑え、表面を滑沢にする(Silvaら、2014)。すべてのセラミックに対する研磨法は同じではないため、咬合調整後の研磨の際は、メーカー指定の方法を確認することを推奨する。

7章　臨床ケース報告

Clinical Case Presentations

(7.1　訳)北條正秋
(7.2　訳)北條正秋
(7.3　訳)北條正秋
(7.4　訳)林　秀一
(7.5　訳)林　秀一
(7.6　訳)豊嶋健史
(7.7　訳)豊嶋健史
(7.8　訳)船越栄次、日高祥吾、重永梨紗
(7.9　訳)船越栄次、明石悠子、重永梨紗
(7.10 訳)船越栄次、明石悠子、周藤　巧、肱川和彦
(7.11 訳)船越栄次、肱川和彦、安藤武明
(7.12 訳)船越栄次、笹田雄也、安藤武明
(7.13 訳)船越栄次、笹田雄也、樋口 悠、久芳瑛史
(7.14 訳)船越栄次、高尾康祐、久芳瑛史

7章　臨床ケース報告

7.1　経過不良の上顎左側中切歯に対する補綴：RCボーンレベルインプラントの抜歯後即時埋入と暫間修復

E. R. Lorenzana、J. Gillespie／(訳)北條正秋

23歳の健康な女性患者が上顎左側中切歯部のインプラント治療に対するコンサルテーション目的で紹介された。患者は引っ越して来たばかりで、上顎左側中切歯に対して歯内療法と歯周治療を受けた既往があった。以前受診していた歯周病専門医は上顎左側中切歯を修復不能と考えていたが、患者の引越しが目前であったため、引越し先で歯科の診察を受け、治療を継続するよう勧めていた。全身的既往歴に特別な問題はなく、薬物アレルギーもなかった。

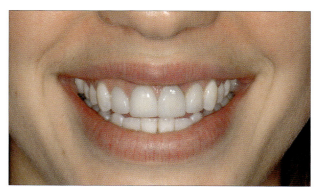

図1　スマイル時には中程度から高いリップラインを示し、前歯部全体で歯肉乳頭が露出するが、中切歯の歯肉縁は上唇で目立たない。

スマイルの分析結果は、左右対称な中程度から高いスマイルラインで、上顎左側中切歯にわずかな変色を認めた(図1)。

口唇を圧排した正面観から、軟組織は中程度から厚いフェノタイプで、歯肉縁はほぼ左右対称であった。上顎左側中切歯の歯頸部には軽度の変色が見られた(図2)。上顎右側側切歯から左側側切歯に装着されたセラミックベニアに沿って幅の広い付着歯肉が観察される。

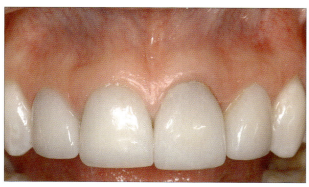

図2　口唇を圧排した正面観。中程度から厚い軟組織のフェノタイプで、歯肉縁は左右対称。

初診時のデンタルX線写真は、上顎左側中切歯遠心の外側面まで広がっている可能性のある歯根内部吸収を示唆していた(図3)。上顎左右側切歯には過去の矯正治療による歯根吸収が見られた。

審美的リスク評価を実施し、中程度から高いリップラインで、中程度スキャロップのフェノタイプと判断された。隣接歯は修復されており、抜歯すれば水平的骨欠損が起きることが予測された(表1)。

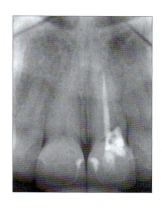

図3　デンタルX線写真。歯根の歯冠側に内部吸収による欠損があり、過去の歯内療法の結果である。

7.1 経過不良の上顎左側中切歯に対する補綴：RCボーンレベルインプラントの抜歯後即時埋入と暫間修復

表1 審美的リスク評価（ERA）

審美的リスクファクター	リスクレベル		
	低い	中程度	高い
全身的な状態	健康で、治癒力に問題なし		治癒力低下
喫煙習慣	非喫煙者	軽度の喫煙者（≦10本／日）	重度の喫煙者（＞10本／日）
フルスマイル時の歯肉の見え方	低い	中程度	高い
欠損部の近遠心径	1歯（≧7mm）[1] 1歯（≧6mm）[2]	1歯（＜7mm）[1] 1歯（＜6mm）[2]	2歯もしくはそれ以上
歯冠形態	方形		三角形
隣在歯の補綴状態	天然歯		補綴済み
歯肉のフェノタイプ	低いスキャロップ、厚い	中程度のスキャロップ、中程度の厚さ	高いスキャロップ、薄い
インプラント部位の炎症	なし	慢性	急性
軟組織の解剖学的状態	欠損なし	軟組織の炎症	欠損あり
隣在歯の骨レベル	コンタクトポイントから≦5mm	コンタクトポイントから5.5〜6.5mm	コンタクトポイントから≧7mm
唇側骨壁のフェノタイプ*	厚い骨壁≧1mm		薄い骨壁＜1mm
歯槽頂の解剖学的状態	骨欠損なし	水平性骨欠損	垂直性骨欠損
患者の審美性への期待	現実的		非現実的

* 抜歯前の状態を三次元構築により観察できる場合
[1] 標準的な直径のインプラント、レギュラーコネクション
[2] 細い直径のインプラント、ナローコネクション

7章　臨床ケース報告

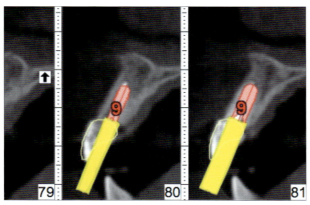

図4　CBCT画像とバーチャルインプラント埋入から、計画したインプラント位置と天然歯の位置関係が示された。天然歯の根尖側には即時埋入インプラントを固定するために十分な骨が存在する。

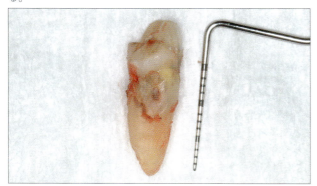

図5　抜歯時、内部吸収による歯根穿孔の範囲が明らかとなった。

手術前に、患者をCBCT撮影のために紹介した。このCBCTにより、根尖側の垂直的骨高径は抜歯後にインプラントを既存歯槽骨で固定するのに十分であることが示された。しかしながら、当初は矯正的挺出を行ってから即時インプラント埋入を行う予定とした（図4）。

残念ながら、歯の症状が強くなっていったため、患者の不快症状を考慮すると挺出は現実的でないと判断された。修正した治療計画は、抜歯と即時インプラント埋入を行い、初期固定が良好であれば補綴医が即時暫間修復を行うというものであった。

ペリオトームを使用して、歯槽骨ハウジングに損傷を与えないよう慎重に抜歯した。抜去した歯を調べると、上顎左側中切歯の遠心口蓋側に歯根外部吸収が見られた。プロービングの深さは吸収のある部位と一致したが、治療の妨げになるような重大な骨吸収は起きていなかった（図5）。

図6と7に低侵襲で抜歯した上顎左側中切歯部を示す（図6、7）。切開、組織の外傷や抜歯後変位もなかった。

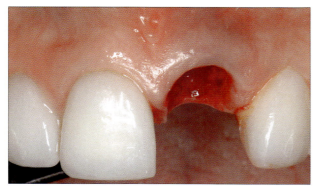 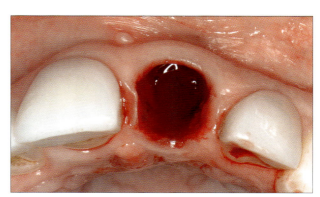

図6、7　抜歯後における軟組織のカントゥアと、抜歯窩の咬合面観。

7.1 経過不良の上顎左側中切歯に対する補綴：RCボーンレベルインプラントの抜歯後即時埋入と暫間修復

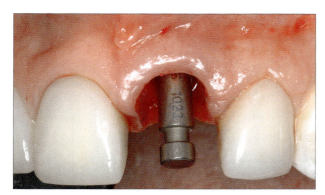

図8　インプラント床を形成後、直径3.5mmのデプスゲージを挿入。

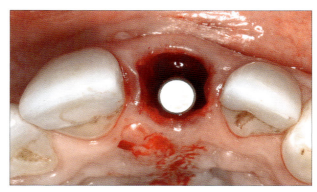

図9　インプラント床形成後の咬合面観。予定したインプラント位置が口蓋側寄りになっていることに注目。

　形成深度、エマージェンスプロファイル、予定されたインプラントの三次元的位置を、インプラント埋入前に直径3.5mmのデプスゲージを用いて確認した（図8）。咬合面観から、形成したインプラント床はわずかに口蓋側寄りになっており、抜歯窩口蓋側壁に形成されているのがわかる（図9）。

　ボーンレベルインプラント（径4.1mm、長さ14mm；Institut Straumann AG, Basel, Switzerland）（図10）を計画どおりに適正な三次元的位置に埋入した。インプラントショルダーが計画されたインプラント支持補綴装置の粘膜側マージンから3mm根尖側となるようにした（図11、12）。

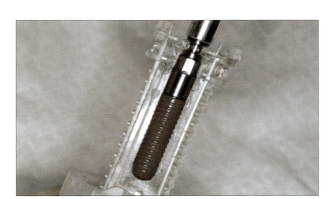

図10　レギュラークロスフィット（RC）のボーンレベルインプラント（直径4.1mm、長さ14mm）。

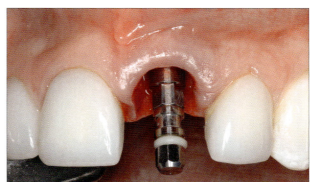

図11　埋入されたボーンレベルインプラント。

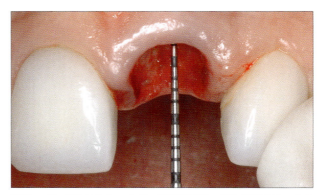

図12　インプラントショルダーに歯周プローブを接触させ、その位置が予定した歯肉縁より3mm根尖側であることを確認。

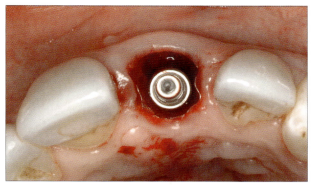

図13　歯槽の口蓋側寄りに埋入したボーンレベルインプラントの咬合面観。

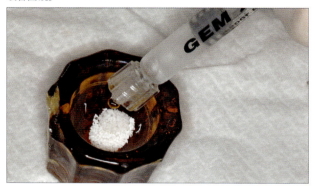

図14　ウシ由来異種移植材料とヒト組換えPDGFを混ぜた。

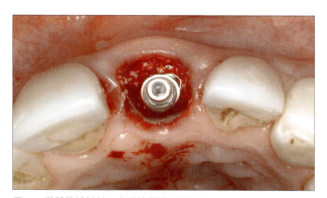

図15　異種移植材料で水平的間隙を埋めた。

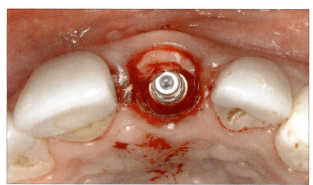

図16　異種移植材料上に生物学的バリアとして結合組織移植片を設置。

インプラントマウントを外すと、インプラントは口蓋側寄りに位置しており、移植を行って唇側骨壁を保存するために十分な幅を有する水平的な間隙が確認できた（図13）。

ウシのハイドロキシアパタイトから作られた異種移植材料（Bio-Oss；Geistlich Pharma, Wolhusen, Switzerland）と組換えヒト血小板由来成長因子（以下 rhPDGF）（Gem 21；Osteohealth, Shirley, NY, USA）を混ぜて、水平的間隙に移植した（図14）。

骨移植材料をインプラントの唇側に沿って填入し（図15）、上顎左側第二大臼歯遠心から採取した結合組織移植片を骨移植材料の上に生物学的バリアとして使用した（図16）。唇側フラップは翻転しなかった；軟組織移植片のサイズは、骨移植材料と歯槽骨頂の上にあったスペースの長さ、幅、深さによく一致した。

7.1 経過不良の上顎左側中切歯に対する補綴：RCボーンレベルインプラントの抜歯後即時埋入と暫間修復

5-0クロムガット縫合糸(Ethicon；Somerville, NJ, USA)を用いた水平マットレス縫合で軟組織移植片を固定した(図17)。最後に、即時暫間補綴装置を製作するために補綴専門医の医院へ移動する間は、カスタマイズ可能なレギュラークロスフィット(以下RC)ポリマーヒーリングキャップ(Institut Straumann AG)を装着した(図18)。術後X線写真で、インプラントが隣在歯歯根や重要な解剖学的構造に接触せず理想的な位置に埋入されたことが確認できた(図19)。

補綴専門医の医院に患者が到着すると、まずヒーリングキャップを取り外して暫間修復を開始した。RCテンポラリーアバットメント(RC PEEKアバットメント)を装着し、アバットメントに削合用のマークを記した(図20)。

暫間アバットメントの形成を完了した(図21)。セメントラインにアクセスして清掃できるよう、フィニッシュラインは粘膜縁の直下に位置させた。

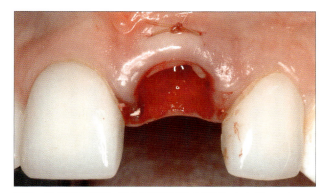

図17　抜歯窩唇側壁に結合組織移植片を固定した水平マットレス縫合の唇側面観。

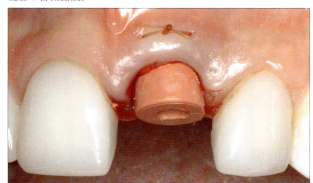

図18　カスタマイズしたRCポリマーヒーリングキャップを取り付けたところ。

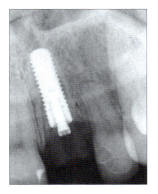

図19　埋入終了後に撮影したX線写真。インプラントの位置を示している。

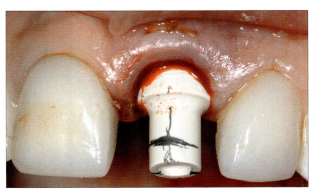

図20　RCテンポラリーアバットメントを装着し、カスタマイズするため削合の目安をマークした。

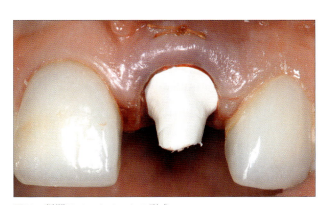

図21　暫間アバットメントの形成。

7章 臨床ケース報告

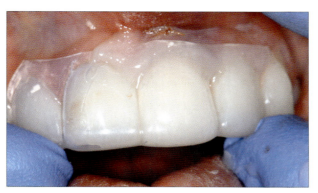

図22 暫間アバットメントの上に、常温重合型レジンを満たして真空形成テンプレートを圧接した。

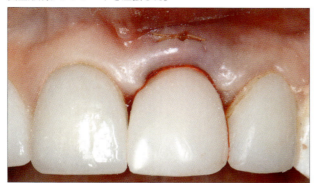

図23 完成した暫間補綴装置。

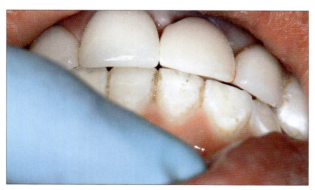

図24 暫間補綴装置の咬合チェック。

　真空形成したマトリックスに常温重合型レジンを満たし、圧接して暫間補綴装置を製作した(図22)。

　完成した暫間補綴装置(図23)は理想的なカントゥアを示し、修復材料のための理想的な補綴的ボリュームが確保され、治癒と成熟期間に歯間乳頭が鼓形空隙を埋めるであろう(図24)。咬合を慎重にチェックし、滑走運動時や機能運動時に接触しないことを確認した(図24)。

7.1 経過不良の上顎左側中切歯に対する補綴：RCボーンレベルインプラントの抜歯後即時埋入と暫間修復

2週後のフォローアップの写真は良好な治癒反応を示しており、歯間乳頭部を組織が急速に埋めつつある（図25）。

2ヵ月後、良好に成熟が進んでおり、理想的な粘膜辺縁の位置を維持している（図26）。しかし、元々の組織と結合組織移植の境界が目立つようになってきた。

5ヵ月後、組織量は理想的で粘膜辺縁も安定しているが、この境界がより一層顕著になった。軟組織のカントゥアをスムーズにするため、削皮術（ピーリング）を行う計画を立てた（図27）。この時点でフォローアップのためのX線撮影を行い、インプラント周囲の骨レベルが安定していることを確認した（図28）。

印象用カスタムコーピングを製作するため、暫間補綴装置とアバットメントを患者の口腔内から取り外し、RCインプラントアナログに取り付けた。アナログと暫間補綴装置の周囲に咬合採得材を流し、クラウンカントゥアの外形を記録した（図29）。

唇側の位置を黒でマークして暫間補綴装置とアバットメントを外し、ボーンレベルRC印象ポストをアナログに装着した。この時、予定している補綴装置の理想的なカントゥアを反映したスペースが残る。コンポジットレジンをゆっくりと加えて印象ポスト周囲のスペースを埋め、硬化するまで光重合した（図30）。

カスタム印象ポストを患者口腔内に装着した。暫間補綴装置と同一の形態であるため、しっかりと組織をサポートした。上顎右側中・側切歯と左側側切歯のクラウンも新製することとした（図31）。

RCのCAD/CAMジルコニア製カスタムアバットメント（CARES）（Institut Straumann AG）を製作し、最終クラウンのセメンテーションに先立って装着した（図32）。

図33は装着当日の最終補綴装置である。軟組織に段差がある部位は、ファインのダイヤモンドバーを使用して大量の注水下で豊隆の修正を行った。

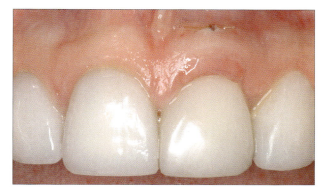

図25　2週後。軟組織が非常によく適合している。

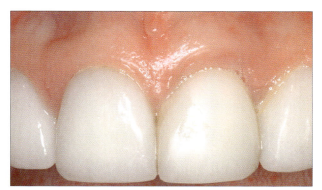

図26　2ヵ月後。

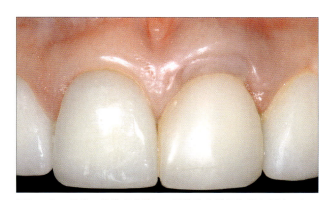

図27　5ヵ月後。組織が成熟し、最終的な補綴治療を開始できる状態になった。

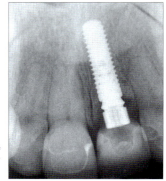

図28　最終的な補綴の開始時におけるインプラントと暫間補綴装置のX線写真。

7章　臨床ケース報告

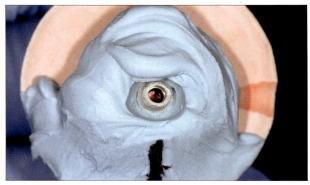

図29　カスタム印象コーピングを製作するため、暫間補綴装置のカントゥアを複製。

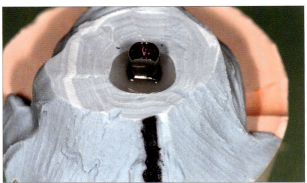

図30　印象ポストの周囲にコンポジットレジンを流し込んで、暫間補綴装置のカントゥアを取り込んだ。

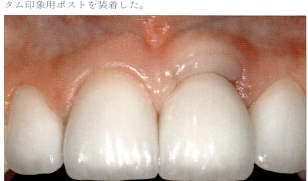

図31　インプラントと形成した隣在歯の印象採得に先立ち、カスタム印象用ポストを装着した。

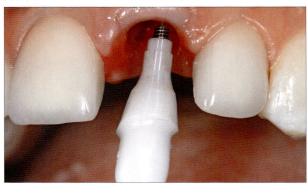

図32　装着前のジルコニア製カスタムアバットメント。

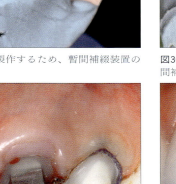

図33　装着当日の最終補綴装置。

7.1　経過不良の上顎左側中切歯に対する補綴：RCボーンレベルインプラントの抜歯後即時埋入と暫間修復

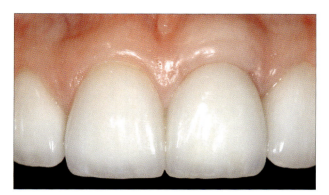
図34　治療後1年の状態。

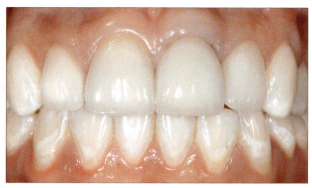
図35　治療後1年の口唇を圧排した前歯部観。

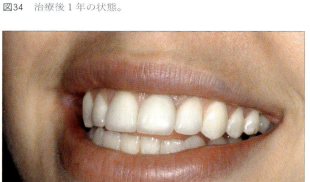
図36　治療後1年のスマイル。

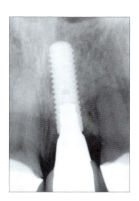
図37　治療後1年のX線写真。

　治療後1年に撮影した口腔内写真は、安定し左右対称な軟組織のカントゥアを示した（図34）。

　同日の口唇を圧排した前歯部の写真からも、炎症や他の合併症がまったくない調和のとれた軟組織のカントゥアを確認でき、非常に良好な結果であった（図35）。

　治療1年後の患者がスマイルした写真から、患者が最終的な審美結果に満足していることが確認できた（図36）。

　インプラント周囲における骨レベルの安定は明らかであった。最終補綴装置のエマージェンスプロファイルはインプラント部位の骨形態と良く調和していた（図37）。

7章　臨床ケース報告

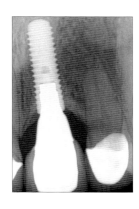

図38　術後7年で撮影したデンタルX線写真。インプラント周囲の歯槽骨が長期に安定している。

患者は仕事のためまた新しい街に引っ越したが、彼女の新しい歯科医師から受け取った術後7年のデンタルX線写真は、インプラントの全周、特にインプラントショルダー周囲、において骨レベルは継続的に安定していることを示した（図38）。

新しい歯科医師と相談のうえ、術後7年の時点でコーンビームコンピュータ断層撮影（CBCT）を撮影したところ、インプラント周囲に安定した唇側骨壁の存在が確認された。これは長期的結果を実証するものであり、患者はこのインプラントが今後も継続して機能するという安心を得た（図39）。

謝辞

技工

Nuance Dental Ceramics – Mansfield, TX, USA

追加の放射線検査

Dr. Kevin G. Murphy – Baltimore, MD, USA

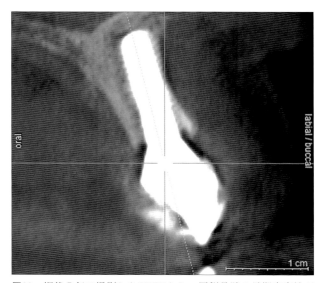

図39　術後7年で撮影したCBCTから、唇側骨壁の長期安定性が示された。

7.2 穿孔した上顎左側中切歯の補綴：RCボーンレベルインプラントの早期埋入

A. Januário、W. Duarte／（訳）北條正秋

　28歳の患者が上顎左側中切歯の審美的問題で、かかりつけの一般歯科医師を受診した（図1）。

　この歯には外傷の既往があった。過去に歯内療法が行われ、クラウンが装着されていた。かかりつけの歯科医師が古いクラウンを新製しようとしたが、歯根の中央1/3で穿孔が生じ（図2）、上顎左側中切歯の抜歯が必要になった。当院に紹介されてきた本患者の臨床検査と放射線検査を行った結果、上顎左側中切歯のインプラントを用いた補綴が適応と考えられた。

　患者の全身的健康状態は良好で、医科的既往歴に特記事項はなかった。上顎左側中切歯と周囲歯周組織を詳しく検査し、その結果を用いたインプラント治療の審美的リスクを評価した（表1）。

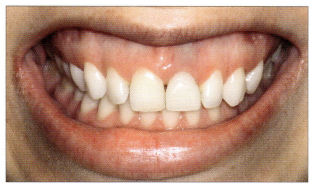

図1　スマイルしてもらうとハイリップラインとなった。初診時の状態で、上顎左側中切歯歯冠は短く、歯肉は暗く変色していた。

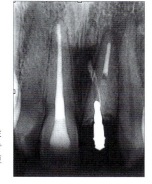

図2　デンタルX線写真。上顎左側中切歯近心の歯根中央1/3で穿孔していた。ポストは非常に短かった。

7章 臨床ケース報告

表1 審美的リスク評価（ERA）

審美的リスクファクター	リスクレベル		
	低い	中程度	高い
全身的な状態	健康で、治癒力に問題なし		治癒力低下
喫煙習慣	非喫煙者	軽度の喫煙者（≦10本／日）	重度の喫煙者（＞10本／日）
フルスマイル時の歯肉の見え方	低い	中程度	高い
欠損部の近遠心径	1歯（≧7mm）[1] 1歯（≧6mm）[2]	1歯（＜7mm）[1] 1歯（＜6mm）[2]	2歯もしくはそれ以上
歯冠形態	方形		三角形
隣在歯の補綴状態	天然歯		補綴済み
歯肉のフェノタイプ	低いスキャロップ、厚い	中程度のスキャロップ、中程度の厚さ	高いスキャロップ、薄い
インプラント部位の炎症	なし	慢性	急性
軟組織の解剖学的状態	欠損のない軟組織		欠損あり
隣在歯の骨レベル	コンタクトポイントから≦5mm	コンタクトポイントから5.5～6.5mm	コンタクトポイントから≧7mm
唇側骨壁のフェノタイプ*	厚い骨壁≧1mm		＜1mmの薄いフェノタイプ
歯槽頂の解剖学的状態	骨欠損なし	水平的骨量不足	垂直性骨欠損
患者の審美性への期待	現実的		非現実的

*抜歯前の状態を三次元構築により観察できる場合
[1] 標準的な直径のインプラント、レギュラーコネクション
[2] 細い直径のインプラント、ナローコネクション

7.2 穿孔した上顎左側中切歯の補綴：RCボーンレベルインプラントの早期埋入

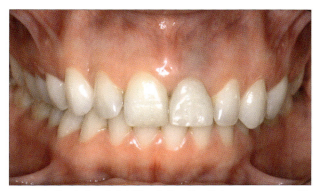

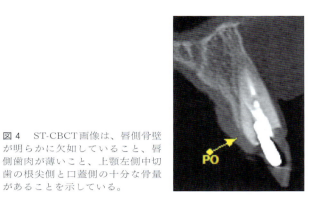

図3 歯列の全貌、歯肉組織の状態、薄い歯肉のフェノタイプを示す口腔内写真。

図4 ST-CBCT画像は、唇側骨壁が明らかに欠如していること、唇側歯肉が薄いこと、上顎左側中切歯の根尖側と口蓋側の十分な骨量があることを示している。

患者は薄い歯肉のフェノタイプであった（図3）。軟組織コーンビームコンピュータ断層撮影（以下ST-CBCT；Januárioら、2008）で薄い歯肉のフェノタイプであることが確認され、唇側骨壁が非常に薄いかもしくは完全に欠如していることも示された（図4）。上顎左側中切歯の根尖側と口蓋側には、インプラントを理想的な位置に埋入するために十分な骨が存在した。

上顎左側中切歯のプロービング深さは、口蓋側と唇側で2mm、歯間部では3mmであった。

上記の分析から、最初にクラウンとポストを撤去し（図5）、その後に抜歯を行うという低侵襲なアプローチで上顎左側中切歯を抜去することを決定した。唇側骨の部分的欠損（図6）が見つかったため、早期インプラント埋入の準備を行うように変更した（Buserら、2013）。

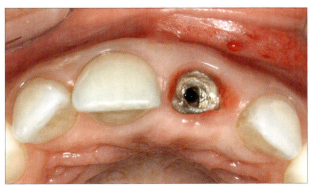

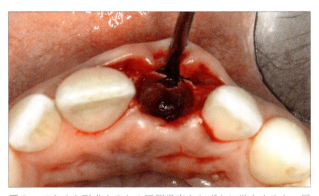

図5 抜歯前にクラウンとポストを撤去した上顎左側中切歯の状態。

図6 パウチを形成するため唇側歯肉をわずかに挙上すると、唇側壁の部分的骨欠損が明らかになった。

7章 臨床ケース報告

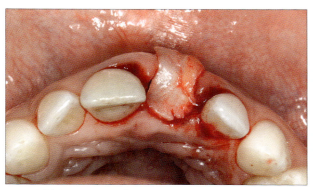

図7　近遠心および唇口蓋的にも適切なサイズであることを示すために、抜歯窩と唇側歯肉の上に置いた結合組織移植片。

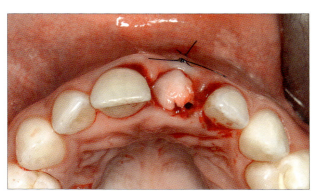

図8　結合組織移植片をパウチに挿入し、単純縫合で唇側歯肉に固定。

抜歯窩を近遠心的に被覆し、唇側歯肉組織のフェノタイプを転換(Rungcharassaengら、2012；Thomaら、2014)させる結合組織移植片を収めるために、唇側の歯肉組織をわずかに挙上してパウチを形成した。このために、結合組織移植片には唇側パウチ内の挿入できるだけの十分な長さが必要であった。結合組織移植片は単純縫合で唇側歯肉に固定した(図7、8)。

近遠心の歯肉乳頭も縫合した。抜歯および結合組織移植片の設置後ただちに、ボンディングタイプの暫間補綴装置を装着し、審美性と発音機能を維持した(図9)。

8週後、軟組織の治癒が完了した。結合組織移植片を設置したにもかかわらず、咬合面観で唇側面に軽度の陥凹が見られた(図10)。Type 2インプラント埋入を計画した(Hämmerleら、2004)。

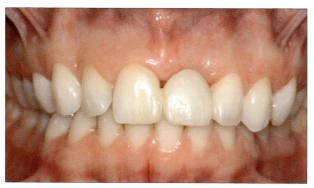

図9　抜歯後2週における、暫間補綴装置が接着された上顎左側中切歯部の状態。

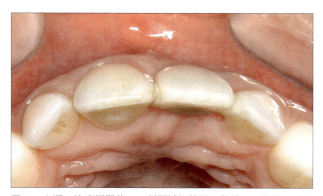

図10　8週の治癒期間後で、暫間補綴装置を装着した状態の咬合面観。

7.2 穿孔した上顎左側中切歯の補綴：RCボーンレベルインプラントの早期埋入

インプラントを埋入するため、暫間補綴装置を撤去した。本患者はハイリップラインであり、この状況は審美的リスクを増大させ、高い審美的結果が求められる。インプラント部位の正面観と咬合面観から、軟組織は良好に治癒し、結合組織移植は唇側組織の落ち込みを抑制し厚みを増加させたことが示された（図11～13）。

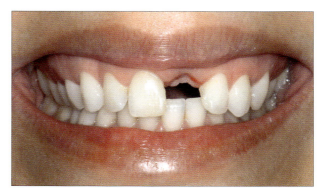

図11　8週の治癒期間後における口腔外正面観。暫間補綴装置を外した状態。

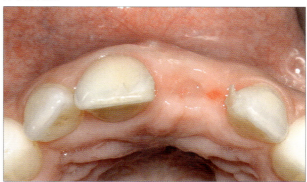

図12　8週の治癒期間後における咬合面観。暫間補綴装置を外した状態。

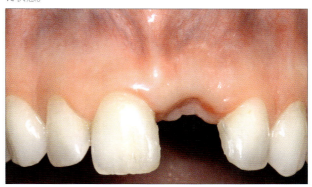

図13　8週の治癒期間後における口腔内正面観。暫間補綴装置を外した状態。

Implant Therapy in the Esthetic Zone － Current Treatment Modalities and Materials for Single-tooth Replacements

7章　臨床ケース報告

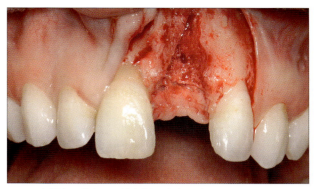

図14　全層弁を挙上し、骨欠損を完全に露出させた。

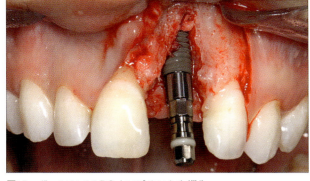

図15　ボーンレベルRCインプラントを埋入。

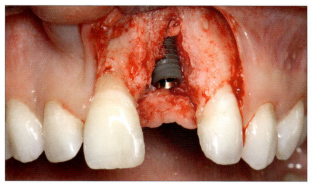

図16　インプラントスレッドが露出している。

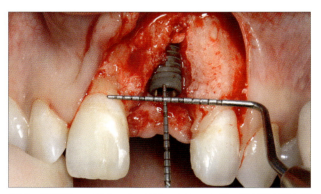

図17　歯周プローブで、インプラントショルダーが上顎右側中切歯のCEJより3mm下にあることがわかる。

インプラント埋入時に唇側の骨欠損を是正する必要があったため、上顎左側側切歯遠心に垂直減張切開を加え、全層弁を挙上した。欠損全体を目視確認でき、抜歯窩はまだ成熟した骨で満たされてはいなかった（図14）。

RCボーンレベルインプラント（ボーンレベル SLActive, 直径4.1mm, 長さ10mm；Institut Straumann AG, Basel, Switzerland）を三次元的に適切な位置に埋入した。インプラントスレッドの一部は露出しており、埋入と同時にGBRを行う必要があった（図15、16）。

インプラントショルダーは隣在歯のセメント-エナメル境（以下CEJ）の約3mm下に位置するようにした。これが可能だったのは、反対側の中切歯が存在していたためである。口腔内の別な部位でインプラント埋入を行う場合、反対側同名歯以外のCEJはインプラント埋入の適切な垂直的基準にはならないため、この手法を用いるべきではない。そのような場合では、適正に計画した粘膜辺縁を反映させたバーティカルガイドの使用を考慮すべきである（図17）。

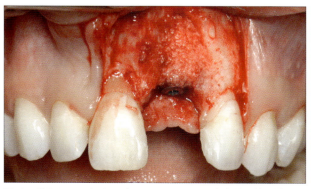

図18　露出していたインプラントスレッドを自家骨小片で被覆した。

インプラントスレッドの露出部は、埋入部位周辺から小さな骨ノミで採取した自家骨小片で被覆した（図18）。

7.2 穿孔した上顎左側中切歯の補綴：RCボーンレベルインプラントの早期埋入

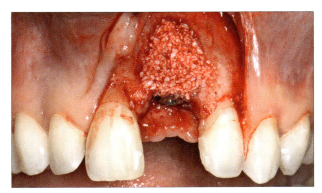

図19　自家骨小片を脱タンパクウシ骨基質で被覆。

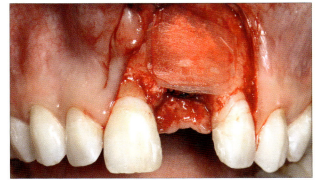

図20　骨移植材料の上にコラーゲンメンブレンを設置。

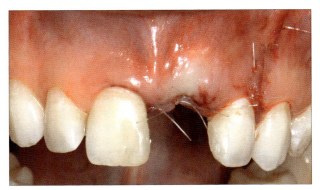

図21　フラップを単純縫合で閉鎖。

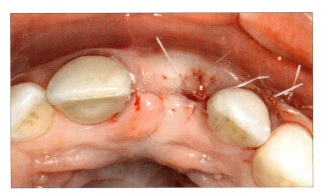

図22　単純縫合で閉鎖した歯槽頂切開部の咬合面観。

　カントゥアを改善するために唇側面において、自家骨片を脱タンパクウシ骨基質で被覆し、骨移植材料の上をコラーゲンメンブレンで被覆した。唇側骨の厚みが十分(約2 mm)であることは、最適な審美結果を得るための必要条件である(図19、20)。

　フラップを戻して縫合し、ボンディングタイプの暫間補綴装置を装着した(図21〜23)。

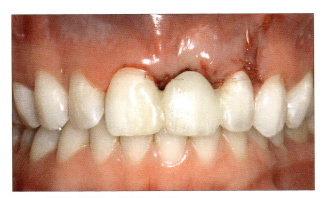

図23　暫間補綴装置を術直後に接着。

7章　臨床ケース報告

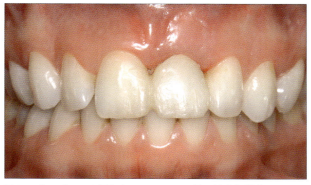

図24　インプラント埋入とGBRから3ヵ月の治癒期間後。

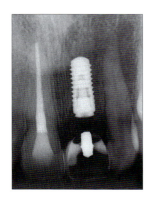

図25　インプラント埋入とGBRから3ヵ月後のデンタルX線写真。

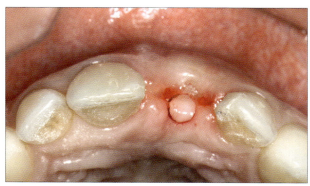

図26　ヒーリングキャップを露出させるための粘膜パンチ。

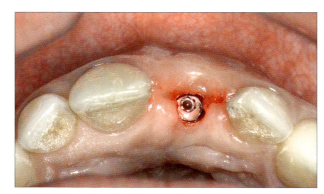

図27　露出したヒーリングキャップ。

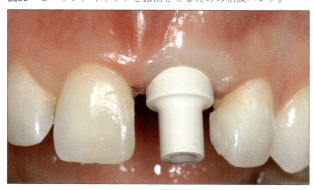

図28　ボーンレベルRC暫間アバットメントを装着。

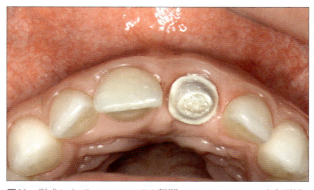

図29　形成したボーンレベルRC暫間アバットメントの咬合面観。

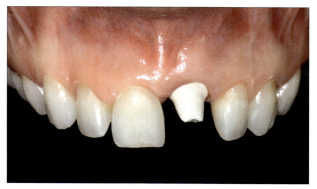

図30　形成したボーンレベルRC暫間アバットメントの正面観。

オッセオインテグレーションを得るための治癒期間は3ヵ月とした（図24）。デンタルX線写真は適正なインプラント位置ならびに隣在歯の骨レベルを示す（図25）。

インプラントが埋入された部位上の歯槽頂に粘膜パンチで二次手術を行い、ヒーリングキャップを露出させた（図26、27）。

ボーンレベルRC暫間アバットメント（PMMA，長さ10mm；Institut Straumann AG）をインプラントに装着し（図28）、暫間補綴装置を製作するために形成した（図29、30）。

7.2 穿孔した上顎左側中切歯の補綴：RCボーンレベルインプラントの早期埋入

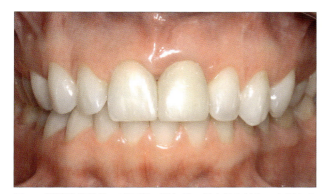

図31 暫間補綴装置の正面観。隣在歯の歯肉縁と対称で良好なカントゥアの粘膜。

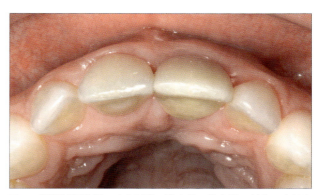

図32 暫間補綴装置の咬合面観。隣在歯の歯肉縁と対称で良好なカントゥアの粘膜。

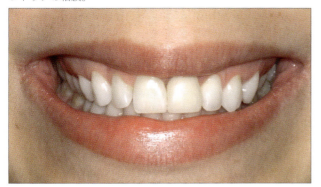

図33 スマイル時の口腔外正面観は、満足のいく結果を示している。

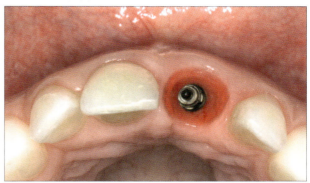

図34 2ヵ月後に、印象採得のため暫間補綴装置を取り外した。唇側の組織量は非常に良好である。

　暫間補綴装置をアバットメントにセメント固定し、理想的なカントゥアになるように粘膜組織を調整した。インプラント周囲粘膜のカントゥアも量も非常に満足できるものであった（図31〜33）。

　2ヵ月後、暫間補綴装置を取り外し、最終印象を採得した（図34）。

　オールセラミッククラウンをセメント固定するため、ゴールドアバットメント（Gold Abutment, 長さ8.2mm；Institut Straumann AG）を用いてカスタムアバットメント（セラミックを焼き付け）を製作した（図35、36）。

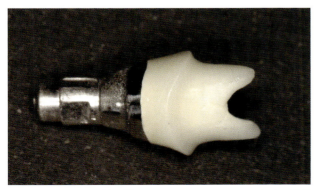

図35 セラミックを焼き付けたカスタムアバットメントは、理想的なエマージェンスカントゥアとセメントラインの位置を有している。

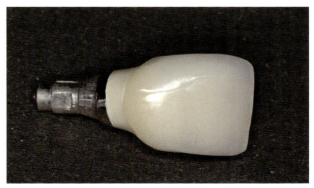

図36 オールセラミッククラウンを装着したカスタムアバットメント。

カスタムアバットメントとクラウンの適合ならびにシェードを確認後、アバットメントをインプラントに締結し(35N·cm)(図37)、PTFEと光重合型暫間修復材(Fermit; Ivoclar Vivadent, Schaan, Liechtenstein)で封鎖した。セラミックコンポーネントのはメーカーの指示どおりに処理した。次に、デュアルキュア型レジンセメント(Variolink II; Ivoclar Vivadent)でクラウンをセメント固定し、各マージン部で40秒間の光重合を行った。注意深く残留セメントをすべて除去した。アバットメントとクラウンはインプラント周囲の軟組織と理想的に調和している(図38)。

6年後のフォローアップ時におけるデンタルX線写真は、近遠心両隣接面で骨レベルが安定していることを示した(図39)。また、ST-CBCTは唇側骨壁の存在を示している。さらに、唇側粘膜は厚く、これは、抜歯時に行った結合組織移植の効果である(図40)。

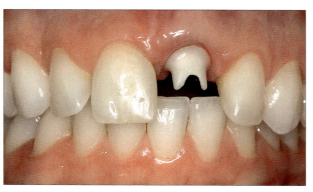

図37 インプラントにスクリュー固定したカスタムアバットメント。

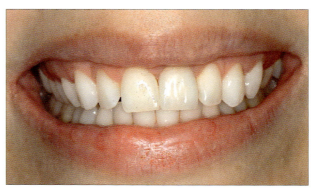

図38 最終クラウンをセメント固定した状態でのフルスマイル。

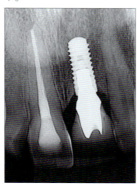

図39 インプラント埋入後6年のデンタルX線写真。

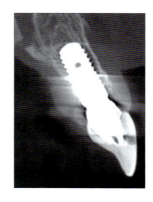

図40 インプラント埋入後6年の軟組織CBCT。唇側骨壁と唇側軟組織の厚みに注目。

6年後のフォローアップ時の写真は、単独歯欠損補綴によって、非常に優れた審美性と安定した治療結果が得られたことを示している（図41〜43）。

謝辞

補綴治療

Dr. Ney Ferreira do Nascimento – Brasília, Brazil.

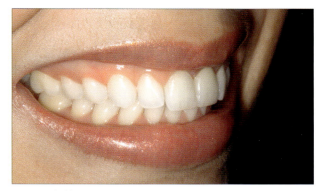

図41　6年後フォローアップ時の右側面観。

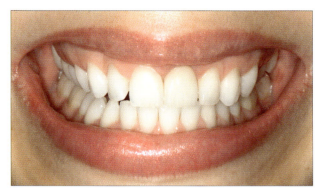

図42　6年後フォローアップ時の正面観。

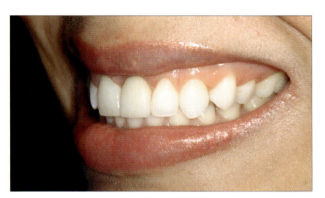

図43　6年後フォローアップ時の左側面観。

C. Kunavisarut／（訳）北條正秋

　健康な28歳の女性患者が、上顎右側中切歯の治療選択肢の相談のため受診した。臨床診査において、この歯は打診と触診に対して反応があった。歯肉には発赤と軽度の腫脹があり、唇側中央のプロービング深さは10mmであった。上顎右則側切歯にはいかなる徴候や症状もなく、診査や打診に反応はなく、歯髄生活反応は陽性であった。

　デンタルX線写真（図1）から、上顎右側中切歯には歯内療法が施されており、根尖に明らかな病変はないことが明らかになった。上顎右側側切歯の根尖には、狭い放射線透過性の領域に囲まれた放射線不透過性の小さな石灰化構造（3×3mm）が存在した。

　上顎右側中切歯は垂直歯根破折と診断された。また、上顎右側側切歯根尖部の病変は集合性歯牙腫と診断された。

　治療計画を患者と話し合い、患者は上顎右側中切歯の抜歯とインプラントを用いた補綴を選択した。2013年のITIコンセンサス（ChenとBuser、2014）によれば、唇側中央での粘膜退縮は即時インプラント埋入を考える場合にリスクとなる。また、適切なカントゥアオグメンテーションを併用した早期インプラント埋入は予知性のある審美結果をもたらすことが実証されている（Buserら、2013a）。したがって、上顎右側中切歯部には早期インプラント埋入を選択した。

　上顎右側側切歯については、症状がないことと、手術によって上顎右側側切歯が損傷を受ける可能性があることから、患者は歯牙腫の治療を拒否した。したがって、この病変をX線診査を含む毎年のフォローアップで確認するように計画した。

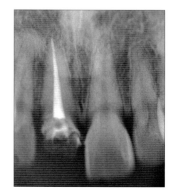

図1　上顎右側中切歯のデンタルX線写真。上顎右側側切歯根尖に丸い放射線不透過性病変（3×3mm）がある。

7.3 歯根破折した上顎右側中切歯の補綴：RCボーンレベルインプラントの早期埋入、Variobaseアバットメント

上顎右側中切歯はフラップ挙上せずに慎重に抜去した。唇側骨保存のため低侵襲な術式を選択した。歯槽堤保存術は行わなかった。治癒期間に使用するレジン製可撤性部分義歯を製作した。この時、軟組織の落ち込みを防止するため、軟組織への過剰な接触や圧迫がないかを慎重に確認した。抜歯後2ヵ月で軟組織は完全に治癒したが、歯槽堤の水平的吸収が顕著であった（図2、3）。薄い歯肉のフェノタイプかつ高いスキャロップ形態で、角化組織は広く、歯冠はやや先細り形態であった。

適切なインプラント選択および計画している補綴装置のカントゥアに基づいた増生を行うにあたり、利用可能な骨量を測定するためにCBCTを撮影した（図4）。治療部位の骨量は、インプラント埋入時に初期固定を獲得するために十分であると判断した。

臨床診査から得られたデータを用いて審美的リスク評価を行った（表1）。

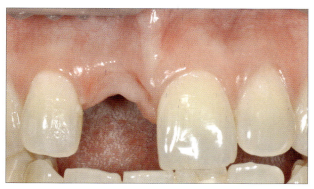

図2　上顎側切歯間の唇側観。歯肉は高いスキャロップ形態で、歯冠はやや先細り形態であった。

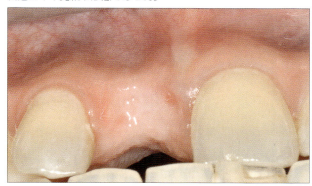

図3　上顎側切歯間の咬合面観。上顎右側中切歯部に水平的歯槽堤欠損がある。

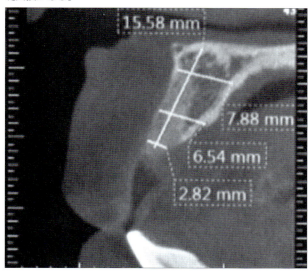

図4　CBCTから、歯槽頂部の骨幅は2.82mm、骨高径は15.58mmであることがわかった。抜歯窩に沿った新生骨の形成が観察された。

7章　臨床ケース報告

表1　審美的リスク評価（ERA）

審美的リスクファクター	リスクレベル		
	低い	中程度	高い
全身的な状態	健康で、治癒力に問題なし		治癒力低下
喫煙習慣	非喫煙者	軽度の喫煙者（≦10本／日）	重度の喫煙者（＞10本／日）
フルスマイル時の歯肉の見え方	低い	中程度	高い
欠損部の近遠心径	1歯（≧7mm）[1] 1歯（≧6mm）[2]	1歯（＜7mm）[1] 1歯（＜6mm）[2]	2歯もしくはそれ以上
歯冠形態	方形		三角形
隣在歯の補綴状態	天然歯		補綴済み
歯肉のフェノタイプ	低いスキャロップ、厚い	中程度のスキャロップ、中程度の厚さ	高いスキャロップ、薄い
インプラント部位の炎症	なし	慢性	急性
軟組織の解剖学的状態	欠損なし	軟組織の炎症	欠損あり
隣在歯の骨レベル	コンタクトポイントから≦5mm	コンタクトポイントから5.5〜6.5mm	コンタクトポイントから≧7mm
唇側骨壁のフェノタイプ*	厚い骨壁≧1mm		薄い骨壁＜1mm
歯槽頂の解剖学的状態	骨欠損なし	水平性骨欠損	垂直性骨欠損
患者の審美性への期待	現実的		非現実的

* 抜歯前の状態を三次元構築により観察できる場合
[1] 標準的な直径のインプラント、レギュラーコネクション
[2] 細い直径のインプラント、ナローコネクション

7.3 歯根破折した上顎右側中切歯の補綴：RCボーンレベルインプラントの早期埋入、Variobaseアバットメント

審美的リスク評価後、患者と一緒に治療計画を見直した。薄くてハイスキャロップの歯肉であることから、ボーンレベルインプラント（Bone Level SLActive, 直径4.1mm、長さ10mm；Institut Straumann AG, Basel, Switzerland）を選択した。唇側面で裂開が予想されたため、インプラント埋入後の当該部位のカントゥアを改善する目的で、埋入と同時の骨誘導再生法（以下GBR）を計画した。装着後の残留セメントによる合併症の可能性を排除するとともに補綴装置の取り外しを可能にするために、スクリュー固定の最終補綴装置を計画した。

下記の治療計画を提案した。

- ボーンレベルSLActiveインプラント（直径4.1mm、長さ10mm）の早期埋入および同時法GBR
- 治癒期間は少なくとも3ヵ月
- 少なくとも3ヵ月はスクリュー固定式暫間補綴装置を装着
- チタン製アバットメントを用いたスクリュー固定式ジルコニア製補綴装置

外科フェーズ

やや口蓋側寄りの歯槽頂切開に加え、上顎右側側切歯遠心唇側隅角部に縦切開を行い、全層弁を挙上した。メーカーが推奨するプロトコールに従い、インプラント手術を実施した。最終補綴装置の審美性を確実なものとするため、三次元的インプラント埋入位置のプロトコール（Buserら、2004a）を採用した。インプラントは、計画した補綴装置の唇側中央粘膜マージンから3mm根尖側で、臨在歯歯根からは少なくとも1.5mmの距離を置き、望ましい唇口蓋的エマージェンスポイントから2mm口蓋側となるように埋入した。直径3.5mmのドリルで形成後、ガイドピンの長さ全体にわたって2mmのギャップが見られた（図5、6）。この2壁性骨欠損は、インプラント埋入には好都合である。なぜなら、初期固定が容易に獲得でき、インプラントを歯槽骨内に位置させることができ、骨壁からの十分な血液供給により予知性の高いGBRを実施できるからである。

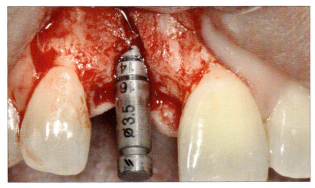

図5　3Dインプラント埋入プロトコールに基づいて術部を形成した。最終ドリリング後、インプラントの長さ全体にわたる2mmの裂開が見られた。

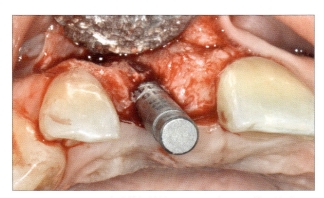

図6　スクリュー固定式補綴装置用のインプラント軸を計画した。

7章 臨床ケース報告

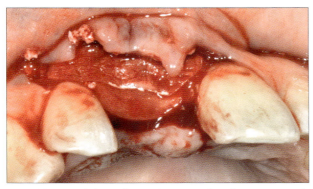

図7 第一層に自家骨小片を設置し、その上を脱タンパクウシ由来骨と二枚重ねのコラーゲンメンブレンで被覆したカントゥアオグメンテーション。

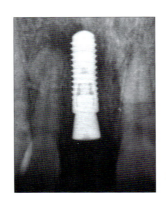

図8 ベースラインの基準として撮影したデンタルX線写真。

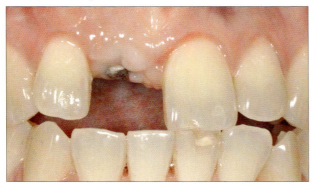

図9 インプラント埋入後3ヵ月。軟組織がヒーリングアバットメントを部分的に被覆している。

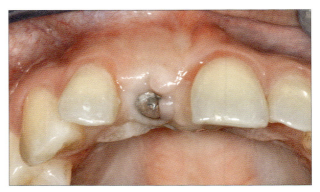

図10 欠損部歯槽堤の水平的カントゥアが再建された。スクリュー固定式補綴装置を製作するため、インプラントの埋入位置はやや口蓋側寄りにした。

　インプラント床をプロファイルドリルで形成し、タップを切った。ボーンレベルインプラント（Bone Level SLActive, Regular CrossFit, 直径4.1mm、長さ10mm；Institut Straumann AG）を埋入し、初期固定が獲得できた。高さ4mmのヒーリングキャップを装着し、手指で締結した。術部を増生するために、カントゥアオグメンテーション（Buserら、2013a）を行った。インプラント床近傍から自家骨小片を採取し、露出しているインプラント表面を被覆した。十分な厚みを得るため、吸収が遅い移植材料（Bio-Oss；Geistlich Pharma, Wolhusen, Switzerland）をインプラント部位の上に適切な厚みになるように設置した。これは唇側カントゥアを長期的に維持するために有効である。生体吸収性メンブレン（Bio-Gide；Geistlich Pharma AG）を二枚重ねにして、インプラント部位を被覆した。テンションフリーで創を閉鎖するため、フラップ基底部に骨膜減張切開を行った。半粘膜下治癒となるように軟組織を縫合した（図7、8）。

　アクリルレジン製可撤性部分義歯をていねいに調整して、術部に一切圧が加わらないようにした。術後3ヵ月の時点で、軟組織がヒーリングアバットメントを部分的に被覆していた。歯槽堤の水平的カントゥアは再建された（図9、10）。

7.3 歯根破折した上顎右側中切歯の補綴：RCボーンレベルインプラントの早期埋入、Variobaseアバットメント

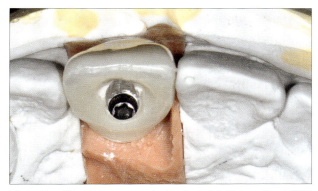

図11 人工歯、PMMAアバットメント、アクリルレジンを使用して歯科技工所で製作した暫間補綴装置。アクセスやメインテナンスが容易にできるよう、スクリュー固定式とした。

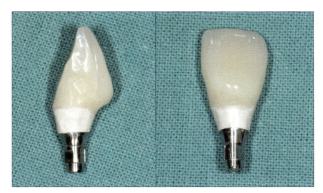

図12 暫間補綴装置のカントゥアは、唇側のインプラント周囲粘膜縁下ではストレートまたはやや凹状とした。隣接面のカントゥアはやや凸状にした。

インプラント周囲組織をヒーリングアバットメントの円形から天然歯の三角形に変えるためには、適切なカントゥアを有する補綴装置が必要であった。暫間補綴装置は永続補綴装置よりも修正や調整が容易で、最終補綴装置の望ましい形態に関する歯科医師と患者ならびに歯科技工士間のコミュニケーションツールとして役立つ。したがって、審美領域では暫間補綴装置を使用することが強く推奨される。

インプラント周囲組織を形成するために使用する暫間補綴装置は、スクリュー固定式あるいはセメント固定式のどちらにすることもできる。ただし、この段階で複数回にわたって暫間補綴装置の撤去と再セメント固定を繰り返すと、軟組織に損傷を与えたり、余剰セメントを完全に除去できない可能性がある。一方のスクリュー固定式暫間補綴装置は操作がずっと容易である。よって、人工歯、PMMA製アバットメント、アクリルレジンを使用して、スクリュー固定式暫間補綴装置を製作した。歯科技工所で暫間補綴装置を製作するため、シリコーン印象を採得した。

暫間アバットメントを形成し、機械的維持として数本のグルーブを入れて、模型上でアクリルレジンを用いて人工歯を暫間アバットメントに取り付けた（図11）。

暫間補綴装置のカントゥアは、エマージェンスプロファイルの頂点では凸状で、軟組織縁下のカントゥアはストレートまたはやや凹状になるように形作った。隣接面のカントゥアは、歯間乳頭を支持するように、やや凸状にした（図12）。

7章　臨床ケース報告

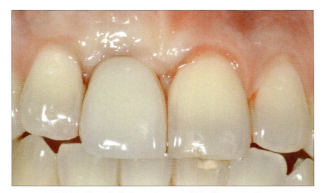

図13　暫間補綴装置装着後に見られた軟組織の貧血帯は、15分で消退した。

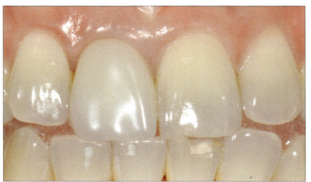

図14　3週後のフォローアップ。上顎右側中切歯は左側中切歯よりも1mm短かった。歯間空隙は歯間乳頭でほぼ完全に埋まった。

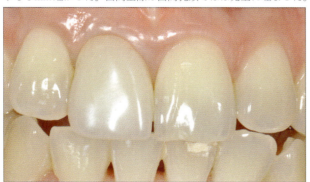

図15　6週後のフォローアップ。反対側天然歯の臨床歯冠長と同じになった。

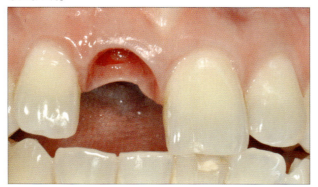

図16　インプラント周囲粘膜の唇側面観。インプラント周囲組織は健康である。

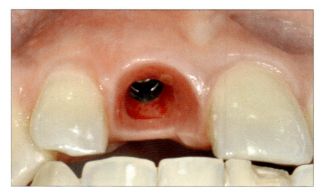

図17　インプラント周囲粘膜の咬合面観。

暫間補綴装置は15N·cmで締結した。装着直後は軟組織に貧血帯が見られたが、15分後には消退した(図13)。貧血帯が15分経っても残っているならば、軟組織を過剰に圧迫しないように補綴装置のカントゥアを調整する必要がある。治癒期間中の暫間補綴装置周囲をブラッシングし、デンタルフロスも使用するように患者を指導した。

3週後のフォローアップ時、暫間補綴装置の臨床歯冠は反対側天然歯よりも1mm短かった。歯間空隙は両側とも歯間乳頭でほぼ埋まっていた(図14)。暫間補綴装置の歯頸部カントゥアにアクリルレジンを追加して、インプラント周囲組織をさらに根尖方向に押すようにした。軟組織が移動し成熟するために、さらに3週待つこととした。

6週後のフォローアップでは、インプラント上の臨床歯冠は反対側天然歯と同じ長さになり、歯間乳頭が完全に形成されていた。軟組織は術後3〜6ヵ月で成熟するため、暫間補綴装置をさらに8週間装着してインプラント周囲粘膜(移行部位)が安定してから、最終補綴装置を製作することとした(図15)。

暫間補綴装置を撤去すると、健康なインプラント周囲粘膜が観察された(図16、17)。移行部位の形態を取り込み、作業模型に再現するために、カスタム印象コーピングを製作する必要があった。

7.3 歯根破折した上顎右側中切歯の補綴：RCボーンレベルインプラントの早期埋入、Variobaseアバットメント

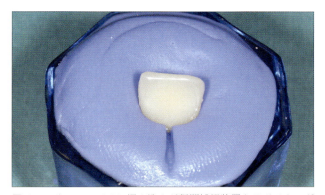

図18 シリコーンパテに埋め込んだ暫間補綴装置とラボアナログ。唇側中央の位置を示す凹みをパテに付けた。

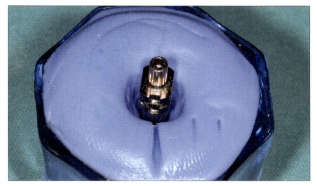

図19 ラボアナログにオープントレー用印象コーピングを取り付けた。シリコーンパテと印象コーピングの間のギャップはフロアブルコンポジットレジンで埋めた。

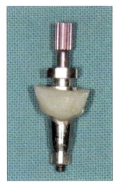

図20 カスタム印象コーピングの正面観。移行部位のエマージェンスはコンポジットレジンで再現された。

　暫間補綴装置を外し、ラボアナログに取り付けた。アナログと暫間補綴装置の両方を小さなガラス容器に入れたシリコーンパテの中に埋め込んだ。印象材に唇側中央を示す凹みを付けた。暫間補綴装置を取り外し、ラボアナログにオープントレー用印象コーピングを取り付けた。印象コーピングとシリコーンパテの間のギャップは、フロアブルコンポジットレジンで埋めた。コンポジットレジンを30秒間光重合し、カスタム印象コーピングをラボアナログから取り外した（図18〜20）。

　印象採得中、カスタム印象コーピングが軟組織カントゥアの維持に役立った。最終印象はシリコーンで採得した。カスタム印象コーピングの使用により、移行部位の形態を取り込むことができた（図21、22）。

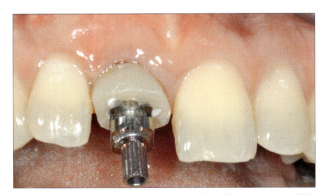

図21 カスタム印象コーピングを用いて軟組織カントゥアを維持した。

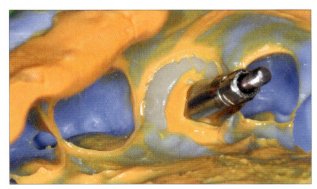

図22 移行部位の形態を印象に取り込んだ。

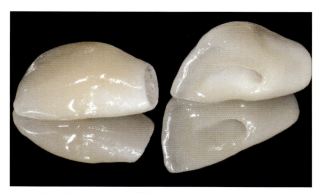

図23　長石系セラミックで前装したジルコニアコーピング。スクリューアクセスホールは基底結節部を貫通している。

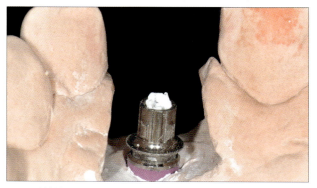

図24　最終的にセメント固定する前に、ポリテトラフルオロエチレンをスクリューアクセスホールに入れてスクリューヘッドを保護。

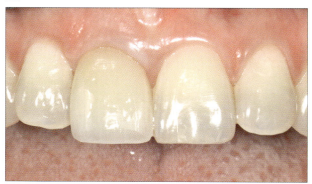

図25　チタン製アバットメント上に接着したジルコニア製補綴装置を35N·cmで締結した。チタン製アバットメントのグレー色は完全に遮蔽された。

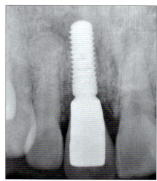

図26　デンタルX線写真。補綴装置が完全に適合している。

スクリュー固定式最終補綴装置の製作には、ゴールド製、ジルコニア製、チタン製など数種類のアバットメントを使用することができる。インプラントとアバットメントの接合部において種々の材料を使用した場合の摩耗に関しては低レベルのエビデンスしかないが、摩耗やアバットメント破折のリスク(Sailerら、2009b)を減らすため、チタン製アバットメント(Straumann CARES Variobase；Institut Straumann AG)を選択した。最終補綴装置には、破壊靱性の高い材料であり、適切な透光性を保ちつつチタンベースのグレー色を完全に遮蔽できるという理由から、長石系セラミックで前装したジルコニア製フレームワーク(Katana Zirconia；Kuraray Noritake Dental, Niigata, Japan)を選択した(図23)。

Variobaseアバットメントと最終補綴装置を患者口腔内で試適した。補綴装置の形態、色調、隣接面接触を慎重に確認し、必要に応じて調整した。補綴装置を研磨した後、最終的なセメント固定前に、スクリューヘッドを保護する目的でスクリューアクセスホールにポリテトラフルオロエチレンを充填した。セラミック補綴装置を常温重合型接着性レジン(Multilink N；Ivoclar Vivadent, Schaan, Liechtenstein)でチタン製アバットメントに接着した。補綴装置を完全に適合させて、余剰セメントをすべて除去するため、接着は口腔外で行った。補綴装置を軽圧でアバットメントにそっと取り付けた。補綴装置に圧を加えながら、マイクロブラシで余剰セメントをただちに除去した。

接着材が完全硬化した後に補綴装置を試適して、細かいダイヤモンドバーで微調整した。中心位で軽く咬合接触し、前方運動や側方運動時の接触は隣在歯と一致するよう咬合調整した。アバットメントスクリューを35 N·cmで締結した。スクリューアクセスホールをポリテトラフルオロエチレンで被覆し、コンポジットレジンで封鎖した(図25)。

補綴装置が適切に適合していることを、X線写真で確認した。コンタクトポイントから隣在歯隣接面の骨頂部までの距離は5 mm以下で、歯間乳頭が完全に回復する可能性を示唆している。

7.3 歯根破折した上顎右側中切歯の補綴：RCボーンレベルインプラントの早期埋入、Variobaseアバットメント

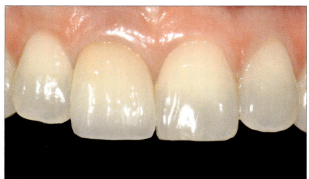

図27　1年後のフォローアップ。軟組織は健康で退縮もなかった。

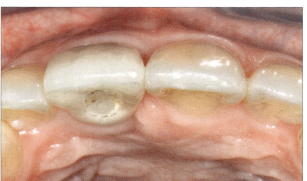

図28　歯槽堤の水平カントゥアは安定していた。

患者には、ブラッシングやフロスなど口腔内衛生指導を行った。3ヵ月ごとの定期検診とした。

機能開始から1年後、補綴装置の状態は良好に維持されており、軟組織も健康で安定していた。患者は治療結果に満足していた。X線診査では、骨レベルは最終補綴装着時と同様であった（図27〜29）。

2年後のフォローアップ時も審美結果は安定していた（図30、31）。

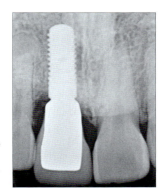

図29　1年後のX線写真でのフォローアップ。インプラント周囲の骨レベルは良好に維持されていた。

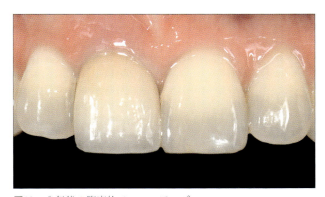

図30　2年後の臨床的フォローアップ。

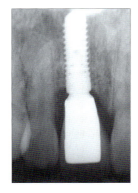

図31　2年後のX線写真でのフォローアップ。

7章　臨床ケース報告

7.4　経過不良の上顎右側中切歯の補綴：歯槽堤保存術とNCボーンレベルインプラントの遅延埋入

W. D. Polido、P. E. Pittas do Canto／(訳)林　秀一

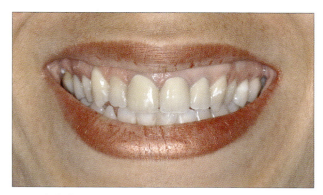

図1　初診時のスマイル。

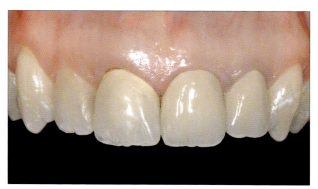

図2　初診時の唇側面観。

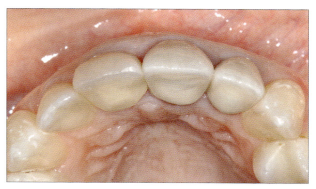

図3　初診時の咬合面観。

30歳の患者が、歯内療法が行われポストコアおよび固定性単独冠が装着された上顎右側中切歯の疼痛を主訴に来院した。

非常に高いリップライン(図1)、中程度から薄い軟組織タイプ、および中程度のスキャロップ形態の歯肉カントゥアを呈していた。年齢が若く、笑顔が美しかったため、審美的な期待は高かった。しかしながら、彼女の期待は現実的で、治療のリスクを理解していた。

初診時の診査では、上顎右側中切歯のわずかな動揺を認めたが、瘻孔は観察されなかった。隣接した上顎左側中切歯にも単独冠が装着されていた。どちらの補綴装置も古く、審美的に不良であった(図2、3)。デジタルデンタルX線写真によって、根尖周囲の非常に小さなX線透過像、太い根管内ポスト、および歯根破折がないことが判明した。患者は最近、歯内治療を受けた既往歴があり、コーンビームコンピュータ断層撮影(以下CBCT)から、根管充填用ペーストの一部が唇側の穿孔部から流出した歯根穿孔が示された(図4a〜d)。これがおそらく疼痛の原因であった。上顎右側中切歯を抜歯して、インプラント支持の補綴を行うことが決定された。

7.4 経過不良の上顎右側中切歯の補綴：歯槽堤保存術とNCボーンレベルインプラントの遅延埋入

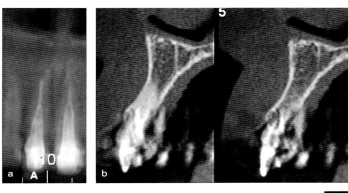
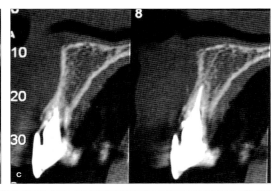
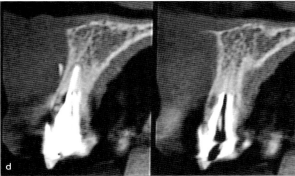

図4 a〜d　初診時のCBCT所見。

　この審美的に難しい症例のための治療オプションは以下のとおりであった：

1. 抜歯と即時インプラント埋入（type 1）
2. 抜歯と早期インプラント埋入（type 2）
3. 抜歯と遅延インプラント埋入のための脱タンパクウシ骨ミネラル（以下DBBM）とコラーゲン生体材料を抜歯窩に填入（歯槽堤保存術）

　CBCTでは、Kanら（2011）が提唱する矢状Ⅰ級の歯根ポジションを示した。CBCTのクロスセクショナル像ではほとんど検出できないほど非常に薄い唇側骨壁が存在すると思われた。

　審美的リスク評価（ERA；表1）はアドバンスあるいはコンプレックスであった。

　他の2つのオプションに対して、歯槽骨の温存と遅延インプラント埋入というオプション3を選択する決断に至った論理的根拠を簡潔に説明する。

1. 抜歯と即時インプラント埋入

　ChenとBuser（2014）によると、即時埋入（type 1）に伴うリスクの1つは唇側中央部の粘膜退縮である。システマティックレビューでは、早期（type 2とtype 3）インプラント埋入（2研究；1mmを超えた退縮が起きた部位なし）に比べて、即時インプラント埋入では、結果に大きなばらつきがあり、唇側中央粘膜の1mmを超えた退縮（8研究；発生部位は9％から41％の範囲で中央値26％、埋入後1〜3年）がより高い頻度で起きることが示された。骨移植を伴う即時インプラント埋入に関する2件の後ろ向き研究において、36％および57％の部位においてCBCTで唇側骨壁が検出できなかった。これらの部位では、唇側骨が検出可能な部位に比べて、唇側中央部でより大きな粘膜退縮が起きた。即時インプラント埋入においてより良い結果を出すためには、自家骨、骨補填材料、あるいは軟組織でインプラントと唇側骨壁の間隙を埋めることも必要となる（Araújoら、2015a）。フラップレスアプローチにおいては、インプラントの三次元的配置が完璧であることに加えて、適正なカントゥアを持つ即時暫間修復もまた重要な因子である。

　この症例では、唇側骨壁はCBCTで検出できず歯槽骨は比較的薄く、たとえ直径の細いインプラントを選んだとしても、即時インプラント埋入と移植に対して十分なスペースがなかった。患者のリップラインは非常に高く、美しく大きなスマイルであったため、1mmの退縮でも結果が「優」から「可」に変わってしまう可能性があった。さらに、患者

7章　臨床ケース報告

表1　審美的リスク評価（ERA）

審美的リスクファクター	リスクレベル		
	低い	中程度	高い
全身的な状態	健康で、治癒力に問題なし		治癒力低下
喫煙習慣	非喫煙者	軽度の喫煙者（≦10本／日）	重度の喫煙者（＞10本／日）
フルスマイル時の歯肉の見え方	低い	中程度	高い
欠損部の近遠心径	1歯（≧7mm）[1] 1歯（≧6mm）[2]	1歯（＜7mm）[1] 1歯（＜6mm）[2]	2歯もしくはそれ以上
歯冠形態	方形		三角形
隣在歯の補綴状態	天然歯		補綴済み
歯肉のフェノタイプ	低いスキャロップ、厚い	中程度のスキャロップ、中程度の厚さ	高いスキャロップ、薄い
インプラント部位の炎症	なし	慢性	急性
軟組織の解剖学的状態	欠損なし	軟組織の炎症	欠損あり
隣在歯の骨レベル	コンタクトポイントから≦5mm	コンタクトポイントから5.5〜6.5mm	コンタクトポイントから≧7mm
唇側骨壁のフェノタイプ*	厚い骨壁≧1mm		薄い骨壁＜1mm
歯槽頂の解剖学的状態	骨欠損なし	水平性骨欠損	垂直性骨欠損
患者の審美性への期待	現実的		非現実的

*抜歯前の状態を三次元構築により観察できる場合
[1] 標準的な直径のインプラント、レギュラーコネクション
[2] 細い直径のインプラント、ナローコネクション

が隣在歯(上顎左側中切歯)のクラウンもやり直すことに同意したため、治癒期間中、暫間補綴装置を維持しやすかった。これらの要因を総合すると、経験豊かな術者にとってさえ、この症例における即時埋入は他の手段と比べて予知性が低いという結論になった。われわれは退縮に対する許容範囲がより大きく、歯槽骨と軟組織がより厚い、条件の良好な状況で即時埋入を選択する。

2．抜歯後、軟組織の治癒を待ちオープンフラップGBR

Buserら(2008)は、抜歯後に創部軟組織が完全に閉鎖するため6〜8週待って、オープンフラップで行うtype 2の埋入を提案した。この術式は完璧な三次元的インプラント埋入と、低置換性骨補填材料と混合した自家骨片を吸収性コラーゲンメンブレンで覆う骨誘導再生法を用いた、同時法でのカントゥアオグメンテーションによる特に水平的な歯槽骨量再建を目的とする。

唇側骨壁が薄いフェノタイプの場合、抜歯後8週で唇側において7.5mmの垂直的な進行性の骨吸収を示すため(Chappuisら、2013b；Araújoら、2015)、ほとんど症例でこの術式が必要になる。

この術式は長期的に非常に良好かつ安定した結果をもたらすことが証明されているが(Buserら、2013)、この症例においてわれわれは2つの重要な点について考慮した。まず、この唇側骨壁が薄いフェノタイプの症例で中切歯を抜歯すると、唇側骨と軟組織の形態を回復するために、GBRを用いたカントゥアオグメンテーションが必要となる。そのような場合、審美領域よりも遠心に切開線を設定することが可能であるが、垂直的な減張切開が必要になる。軟組織のフェノタイプが薄い／中程度であるこの患者においては、わずかな軟組織の瘢痕でも目立ってしまい、審美的結果を悪化させる。このアプローチは侵襲が高めの術式であり、多くの場合でアバットメントを連結するために粘膜を開く3回目の手術が必要になるであろう。2点目は、特に組織が薄く骨喪失がより大きな部位では、抜歯後に歯槽堤の欠損が生じる可能性があることである。高いリップラインを持つ患者においては、この一時的な審美的妥協を考慮しなければならない。

3．抜歯と歯槽堤保存術を行い、遅延インプラント埋入

歯槽堤保存術は、抜歯後の水平的および垂直的リモデリングを最小限に抑えることを目的としている。歯槽堤保存を行うと垂直的にはほぼ保存されるが水平的には1mmをやや超える程度の吸収が生じること、一方歯槽堤保存を行わないと3mm以上の水平的喪失と少なくても1mm以上の垂直的喪失がほとんどの場合で起きることが、最近の研究から示された(Horowitzら、2012)。

上記のオプション1と2を考慮しつつ、Elianらにより提案されたテクニック(2007b)に類似した方法を用いて、この症例では歯槽堤保存術(オプション3)を選択した。最小限の侵襲での抜歯を行った後、歯槽堤の豊隆を保存し将来のインプラント埋入時における移植の必要性を減らすために、DBBMとコラーゲン材料を抜歯窩に充填した。インプラント埋入までの長い治癒期間(4〜5ヵ月)に加えオッセオインテグレーションのための2〜3ヵ月という期間はデメリットであった。しかし、隣在歯にセメント固定されたカンチレバー型の暫間補綴装置が安定していたため、この点は本患者にとってまったく問題にならなかった。

もし歯槽堤の保存が完全に上手くいかなかったとしても、インプラント埋入時に同時法のGBRを行う機会が残されている。歯槽堤保存術から4〜5ヵ月後の欠損形態は、type 2のアプローチと比較すると不良となることが予測され、移植が2回必要になる可能性があり、そうなると治療期間が延長し費用が高くなる。

歯槽堤保存術が成功しても、歯槽堤の豊隆を最適化するために結合組織移植が必要になる場合がある。

図5に歯槽堤保存のタイムラインを示し、図6でもっともよく用いられる3つのアプローチを比較する。

上記のすべてを考慮した結果、抜歯と歯槽堤保存術後に遅延インプラント埋入を行う治療オプション3を選択した。

上顎左右中切歯の補綴装置の除去、上顎左側中切歯の支台歯形成と印象採得、そして上顎左側中切歯にセメント固定する新しいカンチレバー型暫間補綴装置の製作から、治療を開始した。

7章　臨床ケース報告

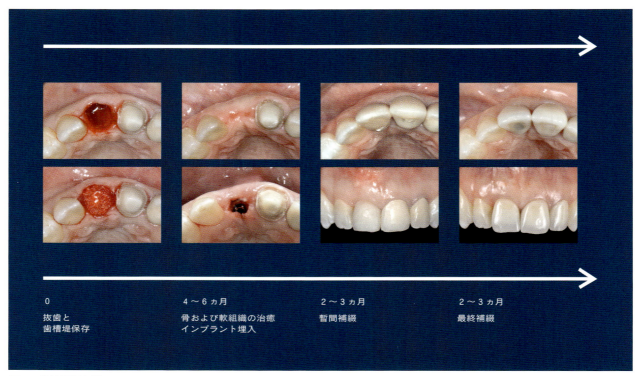

図5　歯槽堤保存術のタイムスケジュール。

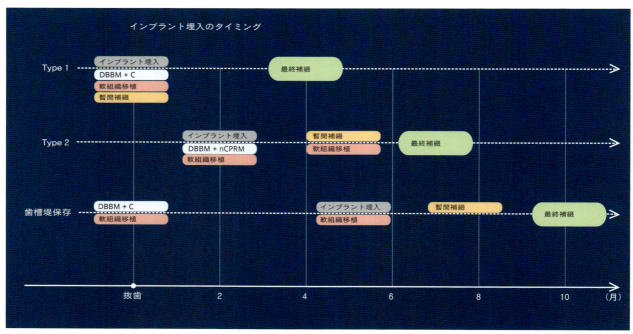

図6　インプラント埋入でもっともよく用いられる3つのアプローチの比較。

7.4 経過不良の上顎右側中切歯の補綴：歯槽堤保存術とNCボーンレベルインプラントの遅延埋入

外科手術の第一段階では、唇側骨壁および隣接した軟組織の回転と断裂を防ぐために細いペリオトーム（Aesculap, Tuttlingen, Germany）を用い、最小の侵襲で上顎右側中切歯を抜去した。歯根の回転を避けるために、可能な場合には常に垂直的な抜歯器具（Bennex；Meisinger, Neuss, Germany or similar）を使用すべきである。慎重に上顎右側中切歯を抜去後（図7、8）、唇側歯槽骨の有無を確認するため唇側壁をプローブで触知した。唇側骨が欠損しているか非常に薄い（CBCTによっても視覚化される）場合は、Elianら（2007b）によって「ソケットリペアー」テクニックとして提唱された、抜歯窩内部に吸収性非クロスリンクブタ由来コラーゲンメンブレン（Bio-Gide, Geistlich Biomaterials, Wolhusen, Switzerland）を使う手法（図9～11）を用いることとした。抜歯窩内に填入した吸収性生体材料を被覆するために、メンブレンの円形部分を抜歯窩の外側に設置した。そして、10%コラーゲンを含有したDBBM（Bio-Oss Collagen；Geistlich Biomaterials）を血液に浸して、骨補填材料として抜歯窩内を完全に満たすように填入した。この症例では、軟組織移植あるいは軟組織補填材料は用いなかった。Horowitzら（2012）によると、軟組織移植または抜歯窩を一次閉鎖することを支持する強い

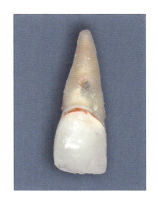

図7　穿孔が認められる抜去歯。

エビデンスはない。この症例では、患者は良好な口腔衛生とコンプライアンスを示し、すべてのフォローアップに欠かさず来院したため、軟組織移植を用いた閉鎖を行わないこととした。

抗菌薬を含んだ投薬を行った（アモキシシリン875mgを12時間ごとに7日間、治療の3日前から開始；ケトロラク10mgを疼痛時に8時間ごと；クロルヘキシジンジグルコン酸塩0.12%を1日2回、口腔含嗽を10日間）。

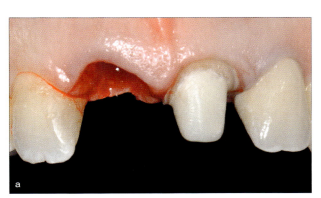
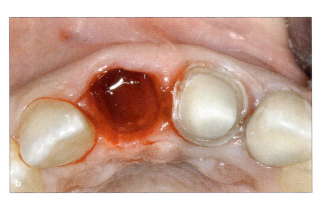

図8a、b　抜歯後の上顎右側中切歯部。正面観および咬合面観。

7章 臨床ケース報告

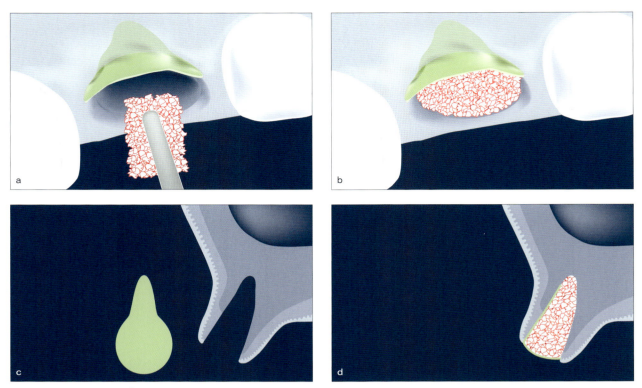

図9 a〜d　Elianらによる「ソケットリペアー」歯槽堤保存術(2007b)。

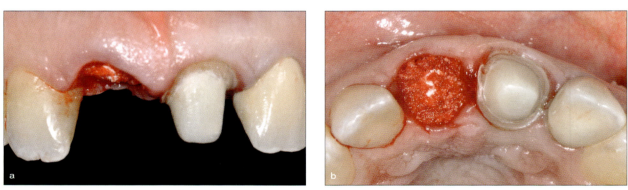

図10a、b　DBBMとコラーゲンによる歯槽堤保存術。正面観および咬合面観。

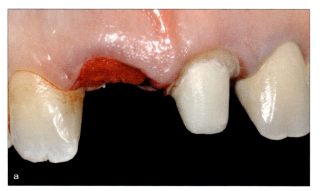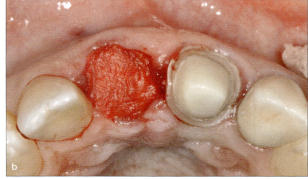

図11a、b　コラーゲン製顎堤保存材料上に設置した吸収性メンブレン。正面観および咬合面観。

7.4 経過不良の上顎右側中切歯の補綴：歯槽堤保存術とNCボーンレベルインプラントの遅延埋入

スペースが大きすぎたり治癒創面を圧迫したりせずに、暫間補綴装置の基底面は凸状で十分に研磨されていることが重要である(図12)。このように製作すると、治癒期間中創部を保護することにも役立つ。

5ヵ月の治癒期間が問題なく経過した後、新たにCBCTを撮影した結果、歯槽骨は水平的にわずかにリモデリングしていたが、インプラントを埋入するための十分な幅と高さは保たれていることが示された。計測後(インプラント埋入当時、デジタル治療計画ソフトウェアはなかった)、細い直径のチタンジルコニウム(以下TiZr)合金製ボーンレベルインプラントを用いることを決定した(ボーンレベル ナロークロスフィット、Roxolid；Institut Straumann AG, Basel, Switzerland)。Cochranら(2013)およびChappuisら(2015b)が示すようなBLNCインプラントの頸部デザインによる頸部周囲の良好な組織安定を獲得しつつ、即時暫間修復せずにインプラント周囲の歯槽骨をできるかぎり保存し良好な初期固定を得ることを期待した。強度の高さから、TiZr合金を選択した——余命が長く長期間インプラントを使用しなければならないこの若い患者にとって、この特性は重要である(Barterら、2012)。

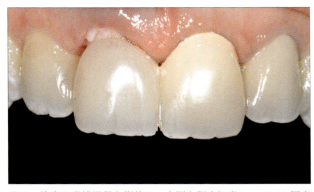

図12　抜歯と歯槽堤保存術後に、上顎左側中切歯にセメント固定された即時カンチレバー型暫間補綴装置。

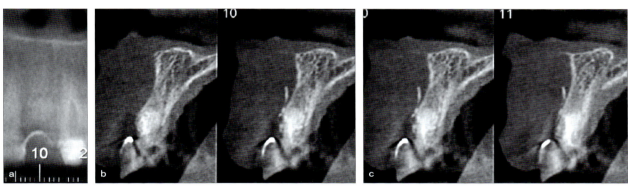

図13a〜c　温存された歯槽堤の術前CBCT像。

7章 臨床ケース報告

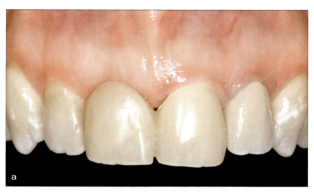
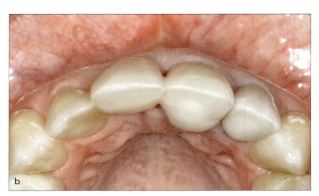

図14a、b　歯槽堤保存術5ヵ月後で暫間補綴装置が装着されたインプラント埋入前の臨床的状況。正面観および咬合面観。

臨床的診査でわずかな水平的退縮があったが、咬合面観では明らかな陥凹は認められなかった（図14a、b）。軟組織の厚みは中程度で瘢痕はなかった。

外科用テンプレートを、隣接した天然の中切歯を支台として（固定性ブリッジのように）固定され、将来の歯冠の理想的な歯頸線を示すように製作した。このことはインプラントを適正な垂直的位置に埋入するためにきわめて重要である。

外科用テンプレートを装着すると、インプラント埋入予定部位周辺には十分な厚みの角化軟組織が存在し、軟組織のカントゥアが非常に良好であることが示された（図15a、b）。これらの条件が揃ったため、フラップレスでインプラント埋入を行うことが可能になった。

われわれはまた、一貫して侵襲が低いアプローチを用いること、目立つ瘢痕を残す可能性がある垂直的減張切開を必要とするオープンフラップを回避することを望んでいた。

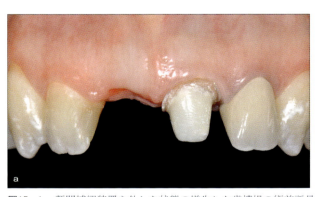
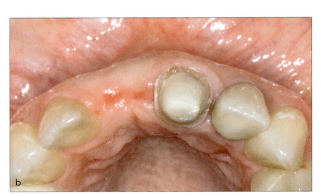

図15a、b　暫間補綴装置を外した状態の増生した歯槽堤の術前所見。正面観および咬合面観。

7.4 経過不良の上顎右側中切歯の補綴：歯槽堤保存術とNCボーンレベルインプラントの遅延埋入

サージカルガイドを装着し、インプラントの適切な立ち上がり部位を15Cブレードでマークした。円形に切開し（図16）、軟組織を除去した。この部位の軟組織の厚みは、特に結合組織部分において、非常に良好であった。凸形態を強くして歯槽堤のカントゥアを最適化するために、除去した軟組織の上皮部分を取り除き、唇側に形成したエンベロープ内に遊離移植する予定にした。

軟組織除去後に、再度サージカルガイドを装着した。直径1.2mmのラウンドバーで、インプラントの理想的なポジションをマークした。インプラントの埋入深度を確定するために、垂直的な軟組織の厚みをペリオプローブで測定した。理想的には、BL NCインプラントは将来の歯冠中央部から垂直的に4mm下方に位置している必要がある。このケースにおいては、軟組織の厚みは2mmしかなかった。したがって、適切なポジションにインプラントを埋入するために、骨を2mm余計に削除しなければならない。われわれはこれを大きいラウンドバーを用いて行い、さらにドリリングを開始するための平坦なプラットフォームも作り上げるようにしている。

サージカルガイドを用いて、メーカー（Institut Straumann AG, Basel, Switzerland）の指示どおりにドリリングを行った。しかし、この症例では、インプラントの初期固定を高めるためにタッピングは行わなかった。もし口蓋骨壁が厚く緻密ならば、インプラントの頸部を正しいポジションに適合させるためにプロファイルドリルを使うことができるが、ほとんどの場合でこれは必要ではないであろう。深度ゲージを用いて、インプラントの近遠心的および唇口蓋的ポジションとその深度を確認した（図17）。

この状況において、予定した最終補綴装置の粘膜辺縁から4mmの深度が必要であった、10mmの長さのインプラントを選択した。インプラントツイストドリル（直径2.2および2.8mm）を、大量の注水をしながら低速（600rpm）で使用した。14mmのマークが軟組織辺縁と一致するまでドリリングし、深度ゲージを用いても確認した。インプラント埋入前に、頸部の形成が適正であるか確かめるために回転させずにボーンレベル用プロファイルドリルを挿入してみた。（もし骨が軟らかい場合、ドリリングせず適正な垂直的ポジションにインプラントを埋入するほうがよい。そうすることでインプラントの初期固定を高めることができる。）

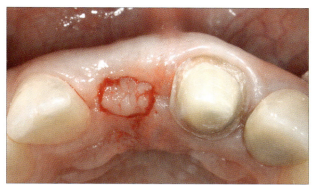

図16　フラップレス法によるインプラント埋入のための円形切開。

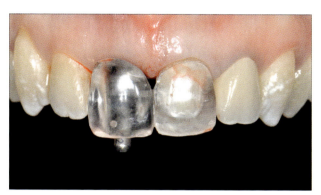

図17　インプラント床に入れた深度ゲージとサージカルガイド。

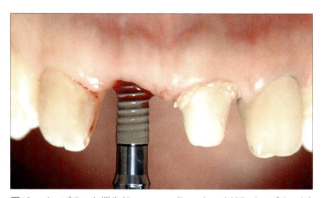

図18　インプラント埋入（Straumann Bone Level NC インプラント）。

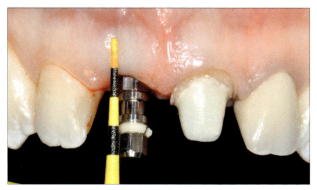

図19　マウントが付いた状態でのインプラントの垂直的ポジション。

Implant Therapy in the Esthetic Zone – Current Treatment Modalities and Materials for Single-tooth Replacements　211

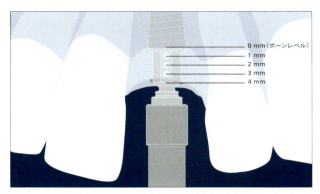

図20　予定した最終補綴装置の粘膜辺縁を基準とした、Loximインプラントマウントを使ったインプラントの適切な垂直的ポジショニング。

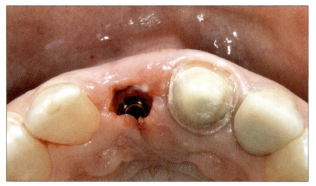

図21　埋入後のインプラントポジション。咬合面観。

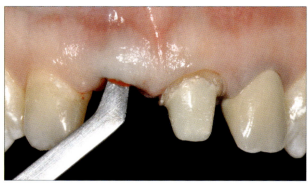

図22　軟組織移植のためのエンベロープ形成。

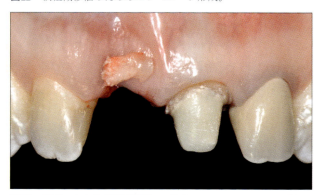

図23　設定された軟組織移植片のポジション、エンベロープ内へ移植片挿入直前の状態。

ボーンレベルインプラント(Roxolid, SLActive, ボーンレベル ナロークロスフィット、直径3.3mm、長さ10mm; Institut Straumann AG)をコントラアングルハンドピースを用いて低速(25rpm)で埋入した(図18)。適正な垂直的位置において、30N・cmの埋入トルクで初期固定が得られた。垂直的なポジショニングはボーンレベルマウントを注視して微調整した(図19)。

この症例では、マウントの高さが3mmで刻印面を唇側に向けて使用するスクリュー固定のインプラントマウントを使用した(図19)。最新のマウント(Straumann Loxim)では、3つの丸い刻印は3mmを表し、インプラントヘッドに接する最後のステップは、さらなる1mmを表している。丸い刻印は唇側を向かなければならない(図20)。

マウント撤去後(インプラントへの過度なトルクを避けるためのカウンタートルクインスツルメントを用いる)、インプラントヘッドの深度を再確認し、理想的なポジションにあることがわかった(図21)。

そしてHeidemannのコンポジットスパチュラ(Hu-Friedy, Chicago, IL, USA)あるいは同様の小さく精巧なインスツルメントを用いて、唇側にエンベロープ切開を慎重に行い、切開部から採取した軟組織を移植するためのスペースを作った(図22)。

十分な厚み(約4mm)の結合組織のみを残して、移植片から上皮を慎重に取り除いた。軟組織移植は軽圧で細心の注意を払って設置し、縫合は行わなかった(図23)。

7.4 経過不良の上顎右側中切歯の補綴：歯槽堤保存術とNCボーンレベルインプラントの遅延埋入

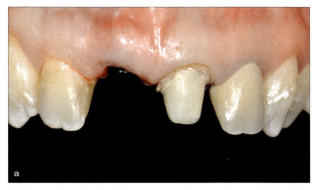 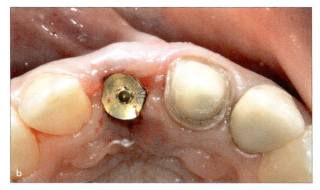

図24a、b　ヒーリングアバットメントを装着した状態の正面観および咬合面観。

直径4.8mmおよび高さ3.5mmのヒーリングアバットメント（図24a、b）も使用して移植片を所定の位置に固定した。

術前と同様にカンチレバー型の暫間補綴装置を上顎左側中切歯にセメント固定した。移植部位であったため、SLActiveサーフェスを持つTiZr合金を使用していたものの、オッセオインテグレーションのために3ヵ月の治癒期間を設定した。

問題なく治癒期間を経過した後、補綴段階を開始するにあたりデンタルX線写真を撮影した。そしてヒーリングキャップを外し手で締め直して、動揺がないことを視認してオッセオインテグレーションを確認した。今日ではISQを測定することを推奨する（Osstell, Göteborg, Sweden）（図25）。

上顎右側中切歯部のインプラントおよび天然支台歯の上顎左側中切歯に装着される暫間補綴装置をデザインすることが、最初のステップであった。診断用ワックス上で製作したシリコンキーの内側にbisacryl系レジンを満たし、暫間補綴装置を製作し理想的なポジションの指標とした（図26）。

暫間用アバットメントを口腔内で直接取り込むために、くり抜いた暫間補綴装置を隣接支台歯上に設置した（図27a、b）。

PEEK製のNC用暫間アバットメント（Straumann Bone Level NC）を選択し（図28）、インプラントに装着した。特に近心唇側部における軟組織の貧血帯から、軽い圧が加わっていることがわかった（図29a、b）。アバットメントをいったん外して、削合することでエマージェンスカントゥアを調整し、高径を減らし、歯冠部と結合するための維持形態を付与した。

7章 臨床ケース報告

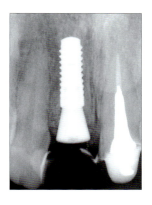

図25 インプラント埋入12週後のデンタルX線写真。

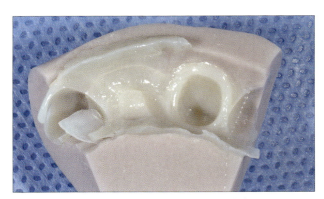

図26 暫間補綴装置製作のためのシリコンキー印象。

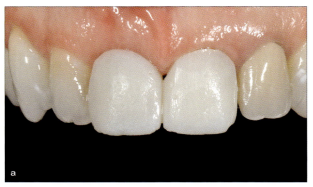

図27a、b インプラントと暫間補綴装置の正面観および咬合面観。

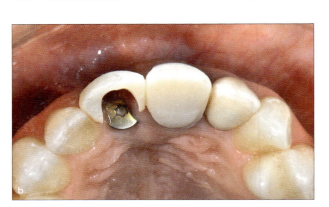

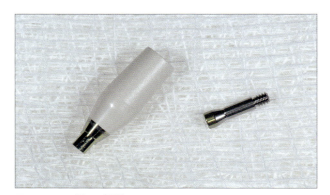

図28 PEEK製NC暫間アバットメントとスクリュー。

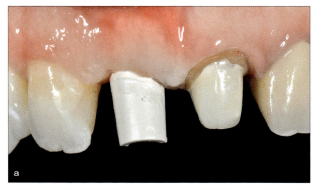

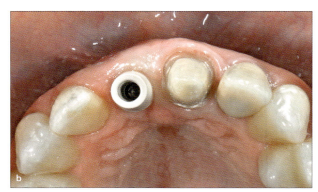

図29a、b 調整前の暫間アバットメント。正面観および咬合面観。

7.4 経過不良の上顎右側中切歯の補綴：歯槽堤保存術とNCボーンレベルインプラントの遅延埋入

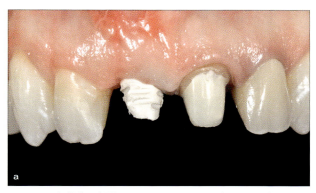
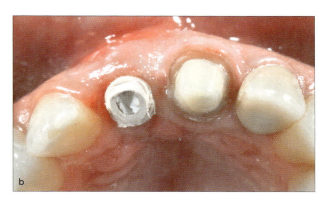

図30a、b　調整後の暫間アバットメント。正面観および咬合面観。

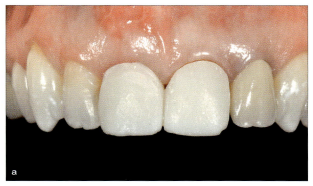
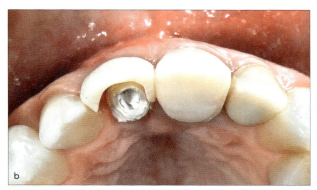

図31a、b　カンチレバー型暫間補綴装置を装着した状態。正面観および咬合面観。

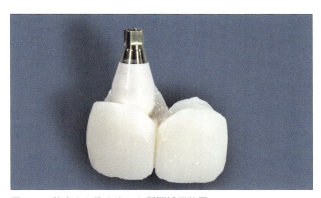

図32　口腔内から取り出した暫間補綴装置。

　アバットメントを口腔内に戻し（図30a、b）、暫間補綴装置を再設置した（図31a、b）。カントゥアおよび咬合時の垂直的スペースを確認後、フロアブルコンポジットレジン（光重合型）を用いて、調整したアバットメントに暫間補綴装置を結合した。暫間補綴装置を慎重に取り外して隣接天然歯のプロビジョナルから分割し、光重合型フロアブルレジンおよびファインの研磨バーを用いて理想的なエマージェンスプロファイルをチェアサイドで仕上げた（図32）。完成後、暫間補綴装置を所定の位置に15N・cmで締結し、アクセスホールをPTFE材料と光重合型レジンセメントで封鎖した（Flow

Resin；3 M, St. Paul, MN, USA）（図33a、b）。暫間補綴装置が良好に適合していることを確認するために、デンタルX線写真を撮影した（図34）。

　通常、軟組織カントゥアが安定するのに2～3ヵ月かかる。理想的には、必要性の高いカントゥア修正のみを行い、暫間補綴装置の調整は最小限にとどめるべきである。必要な領域に加圧するためコンポジットを選択的に添加して理想的なカントゥアを達成した後、最終補綴装置のための印象採得を行った。

7章　臨床ケース報告

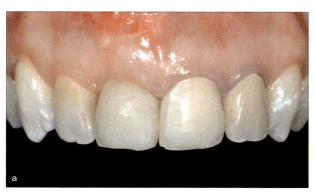
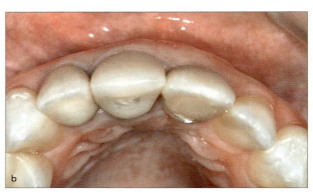

図33a、b　インプラント埋入45日後に暫間補綴装置を装着した直後の状態。正面観および咬合面観。

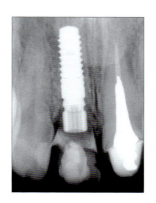

図34　インプラント埋入後45日に暫間補綴装置を装着した直後のデンタルX線写真。

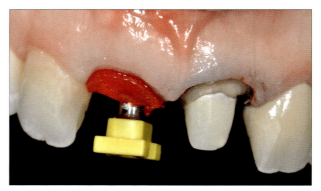

図35　歯とインプラントの印象を同時に採得した。

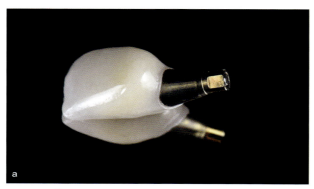
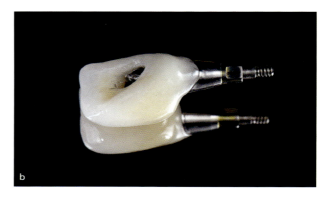

図36a、b　装着前の最終補綴装置。

　この症例では、上顎左側中切歯のポスト上にオペークコンポジットを築盛し、最終的なマージンを明確に印象するため、圧排コードを入れた。上顎右側中切歯部のインプラントについては、インプラントから粘膜辺縁までの移行部位を再現するためにDuralayレジンで修正した印象用コーピングでカスタム印象した。歯とインプラント両方の印象を同時に採得した（図35）。

　この状況に対して、アナトミックアバットメント（Straumann BL NC）を選択した。Lavaジルコニアコーピング（3 M, São Paulo, Brazil）でカスタマイズし、その上にセラミッククラウンを口腔外で接着して（図36a、b）、スクリュー固定式最終補綴装置を製作した。

　今日の日常臨床において、この当時利用がかなわなかったCAD/CAMアバットメントによって同様の治療が行えるであろう。

　アクセスホールをPTFEコードで満たして、光重合型コンポジットレジンで封鎖した。

7.4 経過不良の上顎右側中切歯の補綴：歯槽堤保存術とNCボーンレベルインプラントの遅延埋入

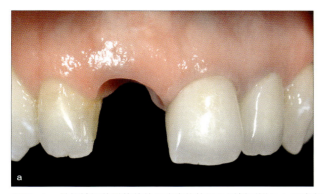 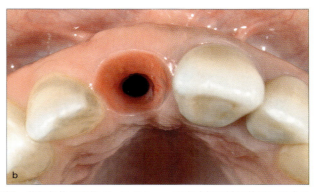

図37a、b　最終補綴装置装着前の臨床的状況の唇側面観および咬合面観。移行部位の形態が、スクリュー固定式暫間補綴装置で形成されたことがわかる。

インプラント埋入6ヵ月後に、最終補綴装置を装着した。歯槽堤保存、インプラント埋入時の小規模軟組織増生、そして適切なカントゥアを付与した暫間補綴装置の長期装着を組み合わせて得られたきわめて良好な組織安定性が、最終補綴装置装着後の軟組織カントゥアの咬合面観および唇側面観から観察できる（図37a、b）。

この状態は1年（図38～42）、3年（図43～45）、および5年フォローアップ時に安定していた（図46～50）。

補綴装置はスクリュー固定式であるため、取り外し可能である。

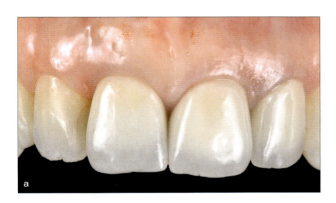 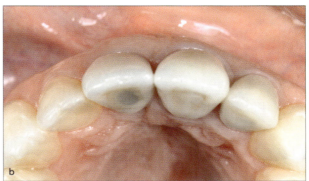

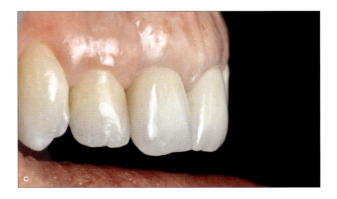

図38a～c　1年フォローアップ時の口腔内状況。

Implant Therapy in the Esthetic Zone – Current Treatment Modalities and Materials for Single-tooth Replacements　217

7章 臨床ケース報告

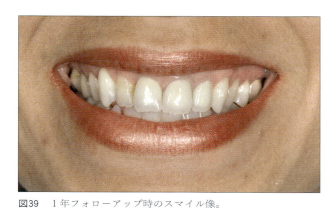

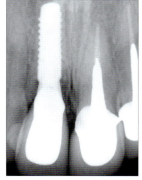

図39　1年フォローアップ時のスマイル像。

図40　1年フォローアップ時のデンタルX線写真。

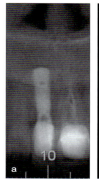
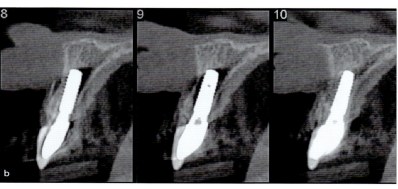

図41a、b　1年フォローアップ時のCBCT像。

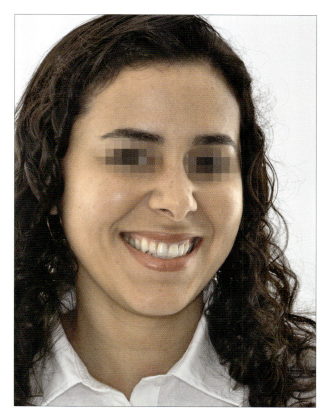

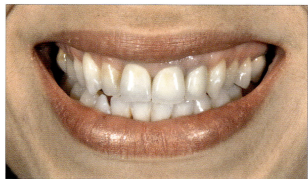

図43　3年フォローアップ時のスマイル。

図42　1年フォローアップ時の顔貌。

7.4 経過不良の上顎右側中切歯の補綴：歯槽堤保存術とNCボーンレベルインプラントの遅延埋入

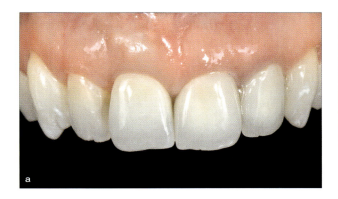
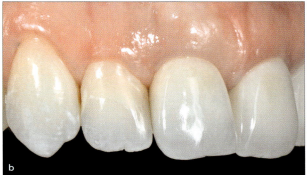
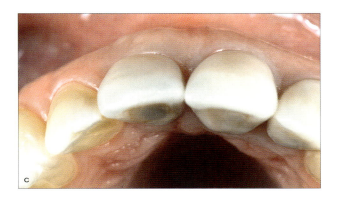

図44a〜c　3年フォローアップ時の口腔内状況。

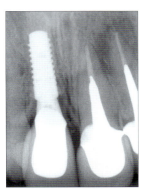

図45　3年フォローアップ時のデンタルX線写真。

7章 臨床ケース報告

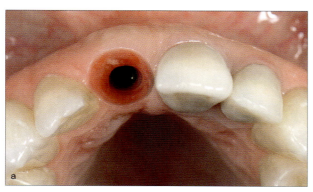
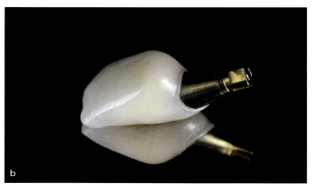

図46a、b　5年フォローアップ時の補綴装置を外したインプラント部位とクラウン。インプラント周囲組織は安定し健康である。

　5年フォローアップ来院時に、歯科技工所で研磨するため補綴装置を取り外す機会を得たが、非常に良好な軟組織カントゥアが確認できた。

　軟組織の水平的ポジション（咬合面観）だけでなく粘膜辺縁（軟組織の垂直的ポジション）も、本症例の治療が完了した時と同様の状態で維持されていた。良好なピンクとホワイトの各エステティックスコアが、5年後でも達成できた。（Belserら、2009）。

　Altunaら（2016）による最近の論文でも支持されているように、TiZrインプラントは期待どおりの成果を上げた。

　デンタルX線とCBCT（水平面観）の両方でインプラント周囲のリモデリングはわずかで、X線写真上で骨は継続して安定していたことから、極力低侵襲で施術するという決断の正しさが実証された。歯槽堤保存アプローチおよび中切歯へのRoxolid ボーンレベル ナロークロスフィットインプラント埋入と同時の小規模軟組織増生によって、組織安定性を維持しつつ骨と軟組織を保存した。

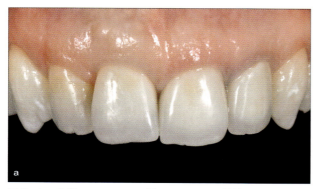
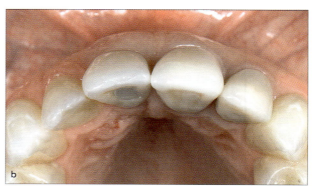

図47a、b　5年フォローアップ時のクラウンが装着された口腔内状況。唇側面観および咬合面観。

7.4 経過不良の上顎右側中切歯の補綴：歯槽堤保存術とNCボーンレベルインプラントの遅延埋入

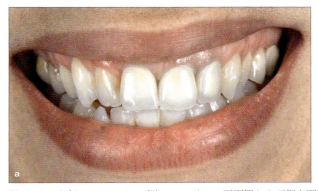
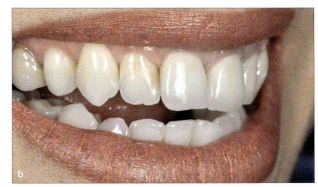

図48a、b　5年フォローアップ時のスマイル。正面観および側方面観。

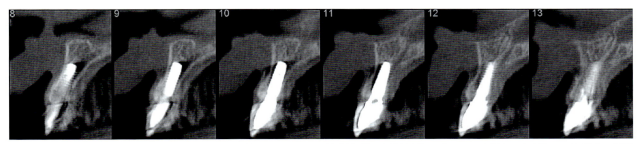

図49　5年フォローアップ時のCBCT。上口唇を圧排することで、唇側軟組織、唇側骨壁の厚みおよび移植の安定性がより明確に観察できるようになる（Januárioら、2008）。

　増生した骨の保存および補綴装置の審美的長期安定を目的として、直径の細いインプラント（ボーンレベル ナロークロスフィット）を選択した。歯槽堤保存術が成功した後でも、この患者の歯槽骨は中程度から薄いものであった。もし標準的直径のインプラントを使っていたとしたら、残った唇側壁はより薄くなっていただろう。もし経時的に水平的吸収が起きた場合に（30歳の患者において、永続性と言えば少なくとも40年を見通しておかなければならない）、唇側組織が厚ければ厚いほど審美的に良好な結果が維持される可能性は高くなる。直径の細いインプラントではオッセオインテグレーションする面積が減少するが、細いインプラントの骨－インプラント接触を増やすために、適正な長さ（少なくとも10mm）のSLActiveサーフェスを有するTiZrインプラントを用いることで補償される。

　大きめの歯（この症例のような中切歯）の補綴に直径が細いインプラントを選択するならば、補綴装置のエマージェン

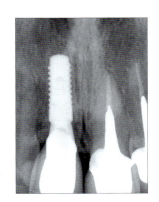

図50　5年フォローアップ時のデンタルX線写真。

スプロファイルを適正にできるような移行部位の高さを獲得するため、予定した補綴装置の粘膜辺縁から4mm深くインプラントを埋入することを推奨する。もし標準的直径のインプラントを埋入する場合は、BLインプラントの最上部が予定した粘膜辺縁から3mm深くなるようにする。現在、これが同様の状況に対してわれわれが推奨するアプローチである。

7.5 歯根吸収が起きた上顎右側中切歯の補綴：歯槽堤保存術とNCボーンレベルRoxolidインプラントの遅延埋入

P. Casentini／（訳）林　秀一

　上顎右側中切歯の状態が悪い32歳白人女性患者が、一般開業歯科医師から紹介された。彼女の主訴は、変色で審美的に不良な上顎右側中切歯の不快感と動揺であった。患者はその問題となっている歯の病理的原因として、数年前の外傷の既往を挙げた。他の残存歯には、歯や歯周組織に関する病的な既往歴はなかった。患者は医薬品を服用しておらず、軽度の喫煙習慣（5～10本/日）があることを申告した。彼女は治療に対して高い審美的期待を持っていた。

　口腔外診査から、上顎の左右第二小臼歯間の歯とその周囲軟組織が完全に露出する高いスマイルラインであることが明らかになった（図1）。

　口腔内診査から、上顎右側中切歯の変色が確認された。歯はコンポジットで修復されていたが、大きな動揺（Ⅱ度）を示した。歯肉歯槽粘膜境部に瘻孔が認められた（図2、3）。

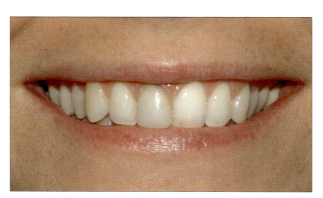

図1　上顎前歯部が完全に露出する高いスマイルライン。

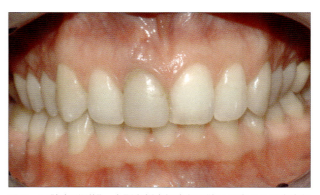

図2　口腔内正面観。上顎右側中切歯部を除いて歯および歯肉組織は健康であった。

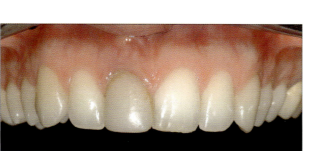

図3　上顎前歯部の正面観。上顎右側中切歯は変色し、歯肉歯槽粘膜境に瘻孔を認めた。

7.5 歯根吸収が起きた上顎右側中切歯の補綴：歯槽堤保存術とNCボーンレベルRoxolidインプラントの遅延埋入

軟組織のフェノタイプは薄いハイスキャロップに分類された。患歯は唇側に転位していたため、軟組織の厚みは減少しており、唇側で1mm未満であった（図4）。

標準的な審美パラメータ（MagneとBelser、2002）に照合すると、2本の中切歯の歯軸と外形は異なっていた。4前歯の切縁ラインは一直線であった（図5）。

口腔内X線写真から、X線透過像に囲まれた歯根の外部吸収が明らかになった（図6）。

審美的リスク評価（ERA；表1）は、中程度のリスク分析結果を示した：主なリスクファクターは、高いリップライン、薄くハイスキャロップの軟組織フェノタイプであった。慢性感染の存在、裂開した唇側皮質骨壁、および喫煙習慣も二次的なリスクファクターとして考えられた。最後に、患者の審美的期待度は現実的（臨床状況を考慮して）であったが、それでも高いと考えられた。

臨床的および放射線学的状況に基づき、以下の治療計画を提案した：

- 上顎右側中切歯の抜去と骨補填材料を用いた歯槽堤保存術、それに続いて接着性レジン維持型固定性暫間補綴装置（以下RRFDP）による暫間補綴
- 6ヵ月の治癒期間後に遅延インプラント埋入
- 暫間補綴と最終セラミッククラウン；審美的結果の向上のため、隣接する左側中切歯のコンポジット修復も検討した

治療手順の選択には、局所的状態、とりわけ薄くハイスキャロップの軟組織と抜歯窩の健全な唇側骨壁の欠如が関係していた。歯根の傾きとポジションは非対称であり、これは即時インプラント埋入に対して不利と考えられた。患者の高い審美的期待度も考慮した。

これらすべての理由により、即時埋入は選択肢とはならなかった。各ステップでより一層の改善と修正が可能な、段階的アプローチを選択した。

患者は提案された治療計画に合意し、同意書を提出した。さらに、患者には手術後の禁煙を推奨した。

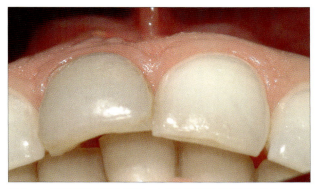

図4 上顎前歯部の咬合面観。上顎右側中切歯は唇側転位し、唇側軟組織はきわめて薄い。

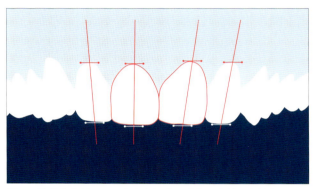

図5 審美的分析から、左右中切歯の形態と歯軸が非対称で、切縁が「凸状スマイル」となっていないことが示された。

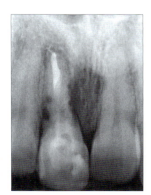

図6 デンタルX線写真。上顎右側中切歯の外部吸収と歯根周囲のX線透過像。

7章　臨床ケース報告

表1　審美的リスク評価（ERA）

審美的リスクファクター	リスクレベル		
	低い	中程度	高い
全身的な状態	健康で、治癒力に問題なし		治癒力低下
喫煙習慣	非喫煙者	軽度の喫煙者（≦10本／日）	重度の喫煙者（＞10本／日）
フルスマイル時の歯肉の見え方	低い	中程度	高い
欠損部の近遠心径	1歯（≧7mm）[1] 1歯（≧6mm）[2]	1歯（＜7mm）[1] 1歯（＜6mm）[2]	2歯もしくはそれ以上
歯冠形態	方形		三角形
隣在歯の補綴状態	天然歯		補綴済み
歯肉のフェノタイプ	低いスキャロップ、厚い	中程度のスキャロップ、中程度の厚さ	高いスキャロップ、薄い
インプラント部位の炎症	なし	慢性	急性
軟組織の解剖学的状態	欠損なし		欠損あり
隣在歯の骨レベル	コンタクトポイントから≦5mm	コンタクトポイントから5.5〜6.5mm	コンタクトポイントから≧7mm
唇側骨壁のフェノタイプ*	厚い骨壁≧1mm		薄い骨壁＜1mm
歯槽頂の解剖学的状態	骨欠損なし	水平性骨欠損	垂直性骨欠損
患者の審美性への期待	現実的		非現実的

*抜歯前の状態を三次元構築により観察できる場合
[1] 標準的な直径のインプラント、レギュラーコネクション
[2] 細い直径のインプラント、ナローコネクション

予備印象を採得し、メタルウィング付きコンポジットレジン製のRRFDPを歯科技工所で製作した（図7）。

局所麻酔下で、低侵襲の抜歯を行った。抜歯窩を注意深く掻爬した（図8）。

抜歯後、薄い唇側壁に部分的な損傷があることが確認された。抜歯窩にウシ由来異種移植材料（Bio-Oss Collagen; Geistlich Pharma, Wolhusen, Switzerland）を充填し、口蓋から採取した結合組織のパンチグラフトで封鎖した（図9、10）。

損傷のある抜歯窩壁および脆弱な軟組織形態が、早期埋入ではなく歯槽堤保存術と遅延埋入を選択した主たる理由であった。この症例においては抜歯窩がくぼんでしまうリスクが非常に高いと考えられたが、歯槽堤保存術により歯槽頂および歯間乳頭様組織をほぼ完全な状態で保つことができた。結合組織パンチによってインプラント周囲軟組織カントゥアの厚みと安定性が得られた。

軟組織パンチを、6.0の吸収性ポリグリコール酸縫合糸（Vicryl; Ethicon, New Brunswick, NJ, USA）によって完全に固定した。供給部位をコラーゲンスポンジで被覆し、同じ縫

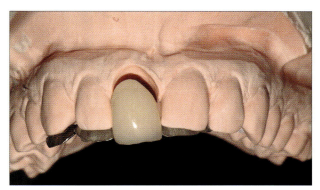

図7　金属とコンポジットレジンで作ったRRFDPは、抜歯部位で緩やかなオベイトポンティック形態になるようにした。

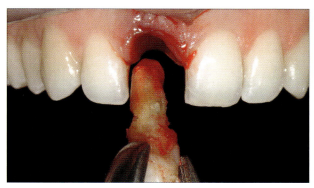

図8　問題のある歯を低侵襲で抜去した。抜歯窩を慎重に掻爬した。

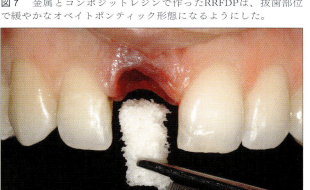

図9　抜歯窩をウシ由来異種移植材料で充填した。

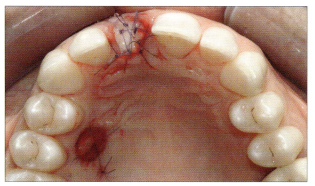

図10　口蓋から採取された軟組織パンチグラフトを用いて抜歯窩を封鎖した。

合糸で固定した。歯槽堤保存術終了後、RRFDPをすぐにデュアルキュア型レジンセメント（RelyX Unicem；3 M, St. Paul, MN, USA）で隣在歯に接着した（図11）。

抗菌薬の服用は、手術前日に開始し術後6日間続けられた。クロルヘキシジン含嗽薬も頓用の非ステロイド性抗炎症薬と一緒に3週間分処方した。

患者に喫煙を減らし、治療部位のブラッシングを避けるように指示した。

15日後の抜糸時には、問題なく治癒していた（図12）。患者は特に症状を訴えていなかった。

合併症がなかった6ヵ月の治癒期間後、垂直的にも水平的にも歯槽堤のボリュームが保存されたことが確認された（図13、14）。確認のX線写真で異種移植材料が良好に結合していることが確認できた（図15）。

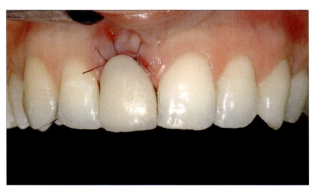

図11　RRFDP装着後の上顎前歯部正面観。

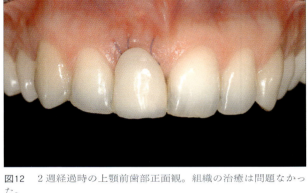

図12　2週経過時の上顎前歯部正面観。組織の治癒は問題なかった。

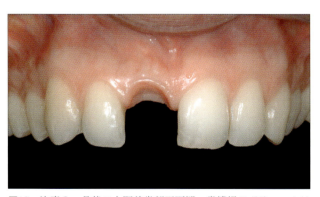

図13　治癒6ヵ月後の上顎前歯部正面観。歯槽堤のボリュームは良好に維持されていた。

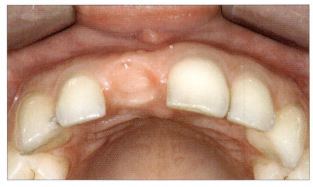

図14　軟組織パンチグラフトの良好な生着と、水平的な歯槽堤縮小が抑制されたことを示す歯槽頂の咬合面観。

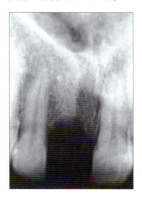

図15　歯槽堤保存術後6ヵ月のデンタルX線写真。

7.5 歯根吸収が起きた上顎右側中切歯の補綴：歯槽堤保存術とNCボーンレベルRoxolidインプラントの遅延埋入

インプラント表面の広範囲な露出を避け、再生手法の簡素化と予知性を高めるため、細いインプラントを最適な補綴主導ポジションに埋入することが適切であると考えられた。破折抵抗性を高め、オッセオインテグレーションを速めるために、アクティブな表面（Straumann Roxolid SLActive; Institut Straumann AG, Basel, Switzerland）を持つチタンジルコニウム合金製インプラントを選択した。一方で、補綴的に適正なポジションに埋入された前歯部インプラントの破損の報告は非常にまれである。一般的に、審美領域における細いインプラントは、「危険領域」を避けて、審美的合併症のリスクを減らすのに役立つことが多い。

局所麻酔下で、インプラント手術を行った。フラップを挙上したところ、異種移植材料は良好に結合し、好ましい形態を呈していた（図16、17）。外科用テンプレートを用いて補綴主導でドリルの位置決めをして（図18）、通法に従いインプラント床を形成した。

SLActive表面（Institut Straumann AG）を持つStraumannボーンレベル ナロークロスフィットRoxolidインプラント（直径3.3mm、長さ10mm）を1本埋入し（図19）、適切な初期固定が達成された。

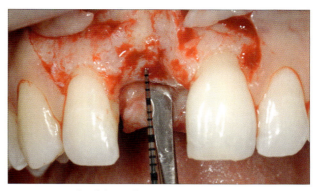
図16　フラップを挙上した術野の正面観。

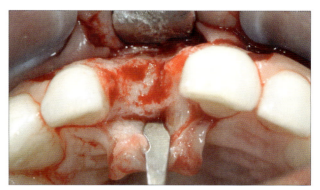
図17　フラップを挙上した術野の咬合面観。

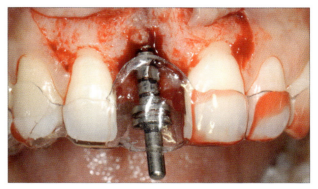
図18　補綴主導インプラント埋入を支援する外科用ガイド。

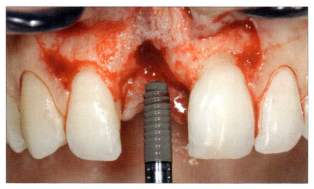
図19　SLActive表面のインプラントを埋入。

7章　臨床ケース報告

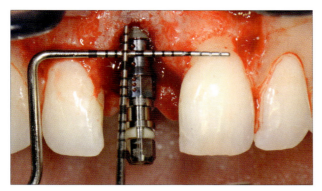

図20　ペリオプローブを用いて適切なインプラントの垂直的ポジションを確認した。

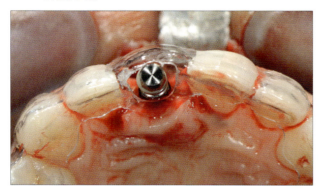

図21　インプラント埋入後外科用ガイドを装着した状態の咬合面観から、適切なインプラントの三次元的ポジションが確認された。

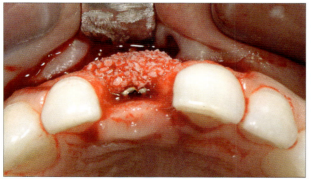

図22　自家骨片とDBBM顆粒をGBR法の充填材料として用いた。

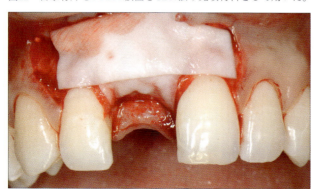

図23　移植材料を安定させるためにコラーゲンメンブレンを2枚重ねて使用した。

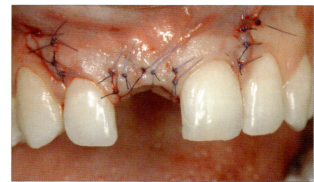

図24　縫合後の正面観。

インプラントショルダーが隣在歯のセメント‐エナメル境（CEJ）より2mmに根尖側位置するように埋入し、補綴装置をスクリュー固定できるような唇口蓋的インプラント軸にした（図20、21）。

インプラント表面の唇側に小さな裂開（1.5mm）があったため、骨誘導再生法（以下GBR）でその部分を治療して歯槽堤の形態をさらに向上させることとした。

移植部位への血流を改善するために周囲皮質骨を小さく穿孔し、第一層として鼻棘部位から採取した自家骨小片を裂開部上に設置した。第二層の脱タンパクウシ骨ミネラル（以下DBBM）を二枚重ねのコラーゲンメンブレン（Bio-OssとBio-Gide；Geistlich Pharma）で保護して再生処置を完了した（図22、23）。

骨膜を切開してフラップを減張し、マットレス縫合と単純縫合によってテンションフリーでフラップを一次閉鎖した；6.0の吸収糸（Vicryl；Ethicon）を用いた（図24）。

暫間的なRRFDPを、創部に過度な圧がかからないように調整し、手術後すぐに再接着した。

最初の手術後と同じ術後指示と投薬を行った。

7.5 歯根吸収が起きた上顎右側中切歯の補綴：歯槽堤保存術とNCボーンレベルRoxolidインプラントの遅延埋入

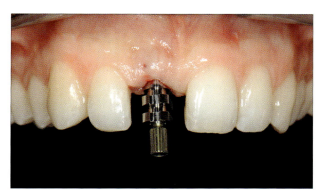

図25　暫間補綴装置のための最初の印象。

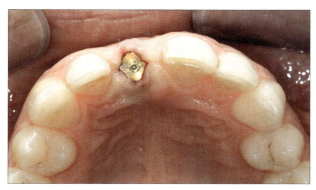

図26　リエントリーおよび円錐形のヒーリングスクリュー装着後の咬合面観。

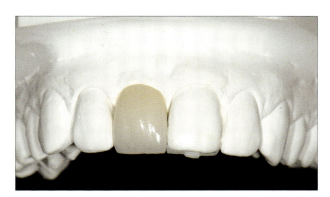

図27　装着前の石膏模型上の暫間補綴装置およびコンポジットベニア。正面観。

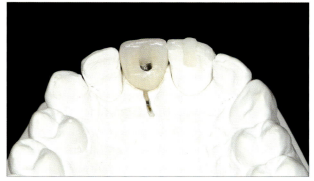

図28　装着前の石膏模型上の暫間補綴装置およびコンポジットベニア。口蓋側面観。

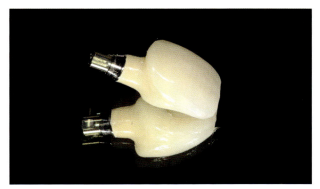

図29　暫間クラウン。

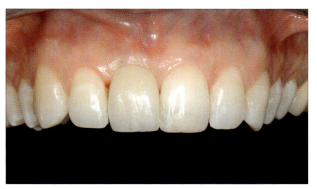

図30　暫間補綴装置装着後の正面観。

　4ヵ月の治癒期間後、局所麻酔下で歯槽頂中央部に小さな近遠心的切開を加えてリエントリーした。歯間乳頭様組織を避けて切開した。同日にオープントレーとポリエーテル印象材を用いて印象採得した（図25）。RRFDPを戻す前に円錐形のヒーリングスクリューを装着した（図26）。

　チタン製テンポラリーアバットメントを用いて、スクリュー固定式暫間クラウンを歯科技工所で製作した。審美性を改善する目的で、隣接中切歯の切縁を修正するための間接コンポジット修復も製作した（図27、28）。

　インプラント周囲軟組織を過度に圧迫しないように、初めは暫間クラウンに凹面形態を付与した（図29）。

　次回の受診時に、暫間クラウンを装着し、あらかじめ加温したコンポジットレジンで、コンポジットベニアを隣接中切歯に接着した（図30）。

7章　臨床ケース報告

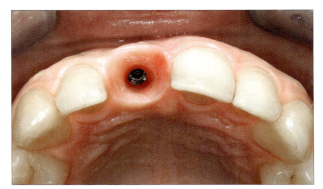

図31　インプラント周囲軟組織調整後の咬合面観。

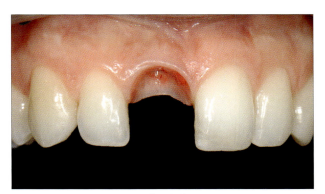

図32　インプラント周囲軟組織調整後の正面観。

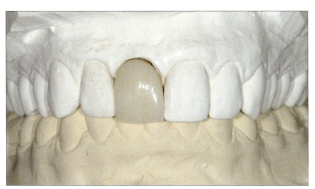

図33　装着前の石膏模型上の最終クラウン正面観。

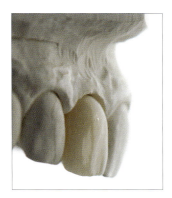

図34　最終クラウン表面の質感。

軟組織の調整では、暫間クラウンの張り出し部にフロアブルコンポジットを追加していった。インプラント支持型補綴装置の適切なエマージェンスプロファイルを達成するため、4週後と8週後に2回の受診が必要であった（図31、32）。

最終的な補綴装置のための最終印象は、暫間クラウンによる12週間の軟組織調整後に採得した。

スクリュー固定式クラウンは、歯科技工所でセラミックを前装したジルコニアフレームをチタン製アバットメントに接着して製作した。クラウンとインプラントの接合はStraumannオリジナルのチタン製アバットメントを用いて確実に行った。この治療当時はStraumann Variobaseアバットメントがまだ入手可能でなかったため、セメント固定式補綴のためのアバットメントを用いた（図33、34）。

インプラント直径（3.3mm）と補綴プラットフォームはともに小さかったが、インプラントの三次元的ポジションが適正であったため、クラウンの的確なエマージェンスプロファイルとインプラント周囲軟組織への十分なサポートが達成できた（図35a～c）。

細いインプラントの使用を制限しうる1つの要因が、ブラキシズムの既往である：この症例では患者にブラキシズムの既往がなく、この疾患の徴候も認められなかった。

クラウンの装着前に、インプラント内部スペースをクロルヘキシジンジェルで消毒した。クラウンは35N·cmのトルクでインプラントにスクリュー固定し、スクリューのアクセスホールをPTFEシートおよびフロアブルコンポジットで封鎖した。

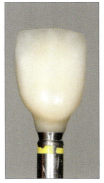 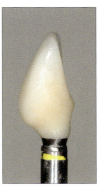 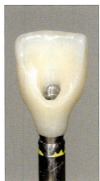

図35　最終クラウン表面の質感。

7.5 歯根吸収が起きた上顎右側中切歯の補綴：歯槽堤保存術とNCボーンレベルRoxolidインプラントの遅延埋入

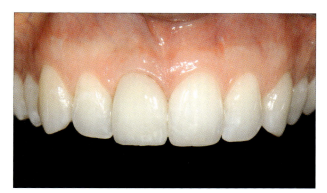
図36　最終クラウン装着後の正面観。

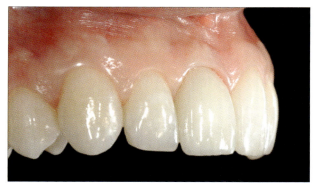
図37　最終クラウン装着後の側方面観。

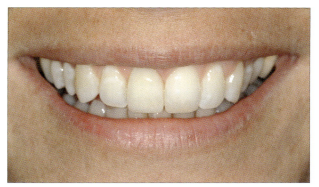
図38　治療後のスマイルの口腔外観。

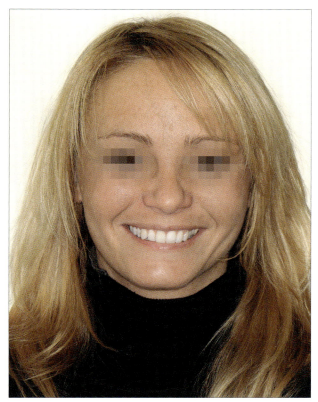
図39　患者のスマイル。

　最終クラウンは、歯冠のサイズ、形状、色、および表面性状に関して周囲の天然歯とよく調和していた。患者は最終的な治療結果に非常に満足した（図36〜39）。

　X線所見から、インプラント周囲骨は安定し、良好に石灰化しているように見えた（図40）。

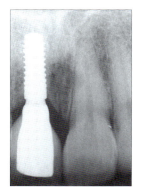
図40　治療終了時における確認のX線写真。

Implant Therapy in the Esthetic Zone – Current Treatment Modalities and Materials for Single-tooth Replacements　　231

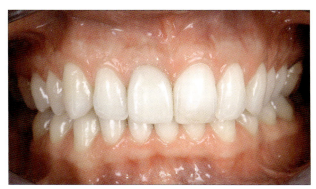

図41　5年経過時の上下顎歯列正面観。

5年後の臨床的およびX線的なフォローアップでは、軟組織と骨のカントゥアは完全に安定していた。インプラント支持型補綴装置は、周囲組織とよく調和しており、患者のスマイルは彼女の期待が十分に満たされたことを示している（図41〜46）。

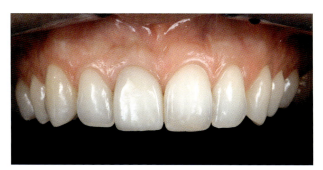

図42　5年経過時の上顎前歯部正面観。

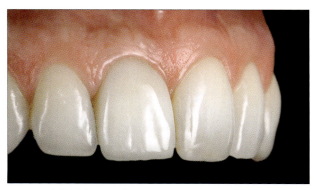

図43　5年経過時の上顎前歯部側方面観。

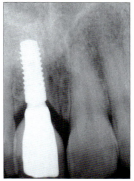

図44　5年経過時における確認のX線写真。

5年後のフォローアップで良好な中期的結果が確認され、担当医が選択した治療法が正しかったことが示唆された。

上顎中切歯のクラウンを支持するために細いインプラントを使用することは、まだ標準的とは考えられない。しかし症例を選べば、治療を簡素化することに役立つ可能性がある。

謝辞

歯科技工所での工程

MDT Alwin Schönenberger、Vision Dental – Chiasso、Switzerland

Vision-Dental Academy Training Center – Busto Arsizio、Italy

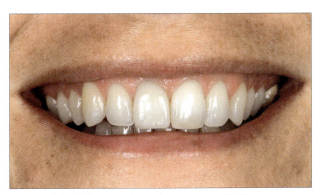

図45　5年経過時のスマイル。クローズアップ写真。

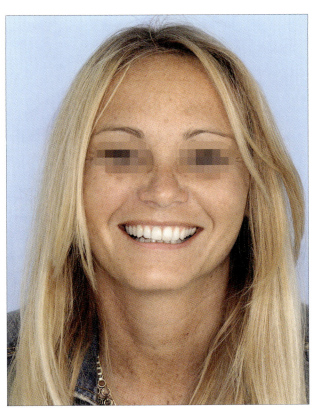

図46　5年経過時のスマイル。顔貌写真。

7章 臨床ケース報告

7.6 歯根吸収を起こした上顎右側中切歯の補綴：歯槽堤保存術、RCボーンレベルインプラントの早期埋入

S. Chen／（訳）豊嶋健史

49歳の女性が、上顎右側中切歯をインプラントで置き換えるために紹介された。この歯は歯内療法専門医によって垂直性歯根破折と診断された（図1）。予後不良のため抜歯する必要があった。

患者は健康で内服薬はなかったが、ペニシリンアレルギーであった。また、患者の審美的要求は高かったが、その期待度は現実的なものであった。

口腔外診査により顔面の非対称はなかった。右側顎関節には開口時にクリック音があったが、その他の症状はなかった。リップラインは高く、歯肉の露出は大きかった（図2a、b）。

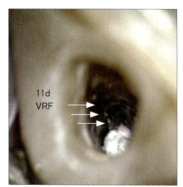

図1 上顎右側中切歯根管のマイクロスコープ所見では、遠心壁に垂直性歯根破折を認めた。

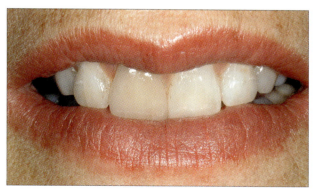

図2a 安静時のリップライン。

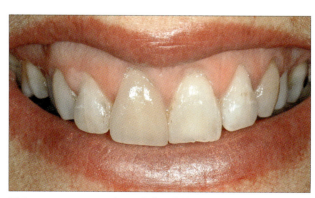

図2b フルスマイル時には歯肉が完全に露出する。

7.6 歯根吸収を起こした上顎右側中切歯の補綴：歯槽堤保存術、RCボーンレベルインプラントの早期埋入

口腔内診査では、口腔粘膜は健康な状態であった。咬合関係は、オーバーバイトが5 mmのAngleの不正咬合分類2級2類であった（図3）。歯周組織に関して、プロービングデプスは正常範囲であった。軽度の広汎型歯肉炎とプロービング時の軽度出血が認められた。患者の口腔衛生状態は全般的に不良であった。上顎前歯の評価から、臨床的歯冠長は長く三角形の外形であることが示された。歯間乳頭は長く、歯肉は中程度に厚いフェノタイプであった。

上顎右側中切歯の唇側中央には深いポケットが存在し、垂直性歯根破折を示唆するものであった。デンタルX線写真により、この歯にはすでに歯内療法が行われていたことがわかった。中切歯間の歯槽骨頂に軽度の吸収が見られた。また、歯槽骨頂から近遠心のコンタクトポイントまでの距離は5～6 mmであった（図4a）。CBCT画像から、唇側骨壁が厚く、歯根の根尖側で歯槽堤が著しく陥凹していることがわかった（図4b）。

プロブレムリストは以下のとおりであった。
・審美に関する強い期待
・歯槽窩唇側骨壁の損傷
・三角形の上顎中切歯歯冠
・口蓋側に傾斜した上顎前歯を有するAngleの分類2級2類

審美的リスク評価（ERA）はコンプレックスであった（表1）。

患者との話し合いの上、患者は提案した治療法の難易度を理解し、審美的リスクを受け入れた。これらの条件を考慮し、審美的リスクを最小限にするITIの推奨プロトコール（Mortonら、2014）に則り、早期埋入（type 2）を提案した。

治療計画は以下のとおりであった。

・口腔衛生状態と歯肉の健康を改善するための歯周治療
・上顎右側中切歯の歯冠切断と暫間補綴装置としての可撤性レジン製部分床義歯の装着
・上顎右側中切歯の抜去
・8週後に、上顎中切歯部へのインプラント埋入と、骨誘導再生法（GBR）の原則に則ったDBBMを使用した同時骨増生術とカントゥアオグメンテーション
・インプラントの骨結合後、インプラント支持型補綴装置の製作

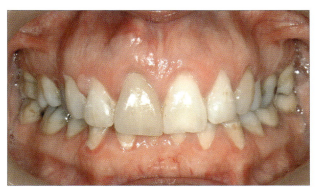

図3　初診時の歯列と口腔内状態。Angleの分類2級2類の咬合でディープバイト。

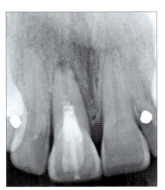

図4a　上顎右側中切歯のデンタルX線写真。

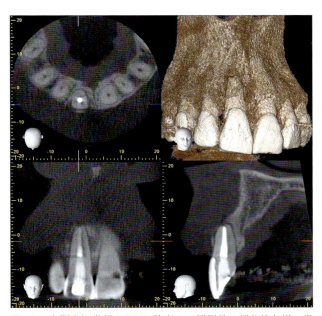

図4b　上顎中切歯部のCBCT診査で、唇側骨の部分的欠損、歯根近遠心面の大きな骨欠損、根尖部での開窓が示された。歯と歯槽突起の長軸が大きく異なっていたため、歯根の根尖側で歯槽堤に陥凹があった。

7章　臨床ケース報告

表1　審美的リスク評価（ERA）

審美的リスクファクター	リスクレベル		
	低い	中程度	高い
全身的な状態	健康で、治癒力に問題なし		治癒力低下
喫煙習慣	非喫煙者	軽度の喫煙者（≦10本／日）	重度の喫煙者（＞10本／日）
フルスマイル時の歯肉の見え方	低い	中程度	高い
欠損部の近遠心径	1歯（≧7mm）[1] 1歯（≧6mm）[2]	1歯（＜7mm）[1] 1歯（＜6mm）[2]	2歯もしくはそれ以上
歯冠形態	方形		三角形
隣在歯の補綴状態	天然歯		補綴済み
歯肉のフェノタイプ	低いスキャロップ、厚い	中程度のスキャロップ、中程度の厚さ	高いスキャロップ、薄い
インプラント部位の炎症	なし	慢性	急性
軟組織の解剖学的状態	欠損なし		欠損あり
隣在歯の骨レベル	コンタクトポイントから≦5mm	コンタクトポイントから5.5〜6.5mm	コンタクトポイントから≧7mm
唇側骨壁のフェノタイプ*	厚い骨壁≧1mm		薄い骨壁＜1mm
歯槽頂の解剖学的状態	骨欠損なし	水平性骨欠損	垂直性骨欠損
患者の審美性への期待	現実的	中程度の期待	非現実的

*抜歯前の状態を三次元構築により観察できる場合
[1] 標準的な直径のインプラント、レギュラーコネクション
[2] 細い直径のインプラント、ナローコネクション

7.6　歯根吸収を起こした上顎右側中切歯の補綴：歯槽堤保存術、RCボーンレベルインプラントの早期埋入

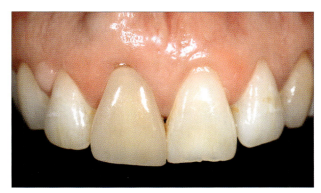

図5a　上顎右側中切歯の歯冠を切断し、暫間補綴装置として可撤性レジン製部分床義歯を装着した。

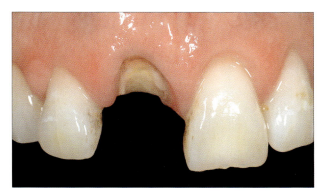

図5b　義歯を外すと歯根がはっきりと確認できた。

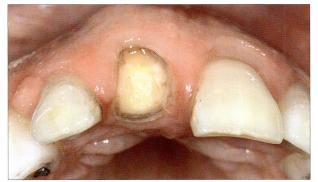

図5c　上顎右側中切歯の咬合面観。

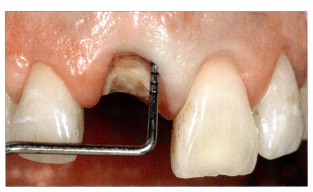

図5d　ペリオプローブで、垂直性歯根破折が起きた歯根の唇側に深いポケットの存在を確認した。

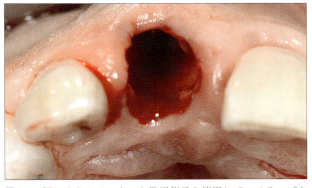

図5e　細いラクスエーターと残根鉗子を使用して、フラップを挙上することなく慎重に抜歯した。

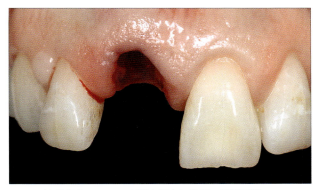

図5f　抜歯直後における上顎右側中切歯部の唇側面観。

歯周治療の終了後、歯冠の切断と暫間補綴装置の装着のため、患者は補綴専門医のもとへ戻った。その後、彼女は歯根抜去のために当院に戻ってきた。歯肉のスキャロップが高く歯槽窩唇側壁が損傷していることが認められた（図5a～d）。ペリオトームと残根鉗子を使用して、フラップを挙上することなく抜歯した（図5e、f）。抜歯窩内の肉芽組織を慎重に除去した。

患者はインプラント埋入のため8週後に再来院した。この時点で、軟組織は治癒し、抜歯窩はほぼ完全に閉鎖されていた（図6a）。上顎左側中切歯から上顎右側側切歯に至る、両側性の粘膜骨膜弁を挙上した（図6b、c）。上顎右側側切歯の近心に縦切開を設定した。治癒した抜歯窩を注意深く掻爬し、軟組織をすべて除去した。唇側骨頂は約5mm垂直的に吸収していた。加えて、唇側骨に2ヵ所の開窓を認

Implant Therapy in the Esthetic Zone – Current Treatment Modalities and Materials for Single-tooth Replacements　　237

7章　臨床ケース報告

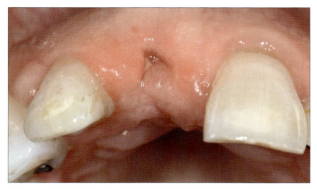

図6a　抜歯後10週で、抜歯窩開口部はほぼ完全に閉鎖され抜歯部位は治癒していた。

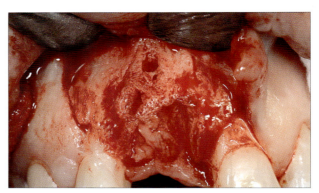

図6b　両側性の粘膜骨膜弁を挙上し、治癒過程にある抜歯窩と隣在歯歯根の豊隆を完全に露出させた。2ヵ所の開窓を伴った唇側骨壁の損傷と骨頂部に約5mmの吸収があった。治癒過程にある抜歯窩の根尖側に、歯槽堤の陥凹があった。

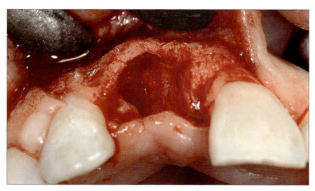

図6c　治癒過程にある抜歯窩から肉芽組織を掻爬した後の上顎右側中切歯部の咬合面観。

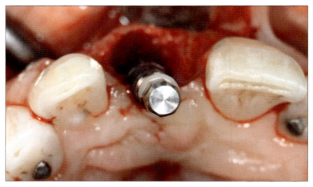

図6d　唇口蓋的および近遠心的位置付けを示す、インプラントマウントが付いた状態のインプラントの咬合面観。

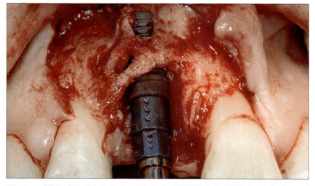

図6e　隣在歯に対する上下的および近遠心的位置を示すインプラントの唇側面観。インプラントは補綴的に適正な三次元的位置に埋入された。インプラント周囲の骨欠損と先端部における唇側骨の開窓に注目。

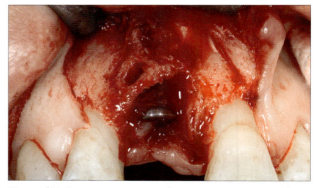

図6f　高さ2mmのRCヒーリングアバットメントをインプラントに装着し、ボーンスクレイパーを使用して周囲から自家骨小片を採取した。インプラントの露出部を採取した骨小片で被覆した。

めた。抜歯窩基底部から根尖側の深い骨の陥凹も認められた。唇側骨の厚みは骨頂部で約1mmであった。サージカルテンプレートを使用して埋入床を形成し、三次元的に適切な位置にインプラントを埋入した（StraumannボーンレベルRC SLActive, 直径4.1mm, 長さ10mm；Institut Straumann AG, Basel, Switzerland）。Angleの分類2級2類の咬合関係が背景にあり

中切歯が口蓋側に傾斜しているため、インプラントの長軸が予定した最終補綴装置の基底結節部に正しく立ち上がるように注意を払った（図6d〜h）。それゆえ、今の咬合状態に合わせると、インプラントは隣接中切歯に比べてもより口蓋側に傾斜することとなった。

7.6 歯根吸収を起こした上顎右側中切歯の補綴：歯槽堤保存術、RCボーンレベルインプラントの早期埋入

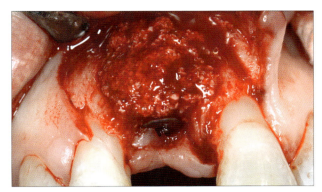

図6g 歯槽堤の豊隆を増生するため、静脈血に浸漬したDBBM顆粒をインプラントの唇側に設置した。移植材料はヒーリングアバットメントの頂点まで盛り上げた。

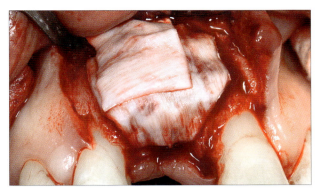

図6h バリアとして働き骨移植材料を安定させることを目的に、吸収性コラーゲンメンブレンを2枚重ねて設置した。

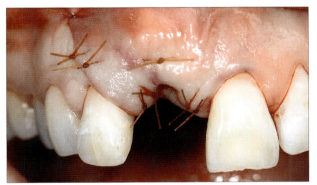

図6i インプラントと骨移植材料を完全に被覆するため、フラップ基部の骨膜に減張切開を施し、フラップを歯冠側に3～4mm伸長した。

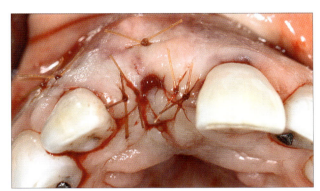

図6j フラップ閉創後の処置部の咬合面観。

　唇側骨壁に欠損があるために、インプラント表面の大部分が露出した。高さ2mmのヒーリングアバットメント（RC healing abutment；Institut Straumann AG）をインプラントに装着した。術野内からボーンスクレイパーとチゼルを使用して自家骨小片を採取した。露出したインプラント表面を自家骨小片で被覆し、抜歯窩部に残った欠損を埋め歯槽堤唇側を被覆するために、その上に脱タンパクウシ骨ミネラル顆粒（DBBM）（Bio-Oss；Geistlich Pharma, Wolhusen, Switzerland）を厚く盛り上げた。歯槽堤のカントゥアを形成するためにやや過剰に盛り上げた。吸収性コラーゲンメンブレン（Bio-Gide；Geistlich Pharma）を二枚重ねにして移植材料を保護した。一次閉鎖を行うためにフラップを歯冠側に伸展した（図6i、j）。早期埋入を選択したため、十分な軟組織治癒と軟組織量の増大を達成でき、フラップを歯冠側へ最小限移動することで一次閉鎖が可能となった。

Implant Therapy in the Esthetic Zone – Current Treatment Modalities and Materials for Single-tooth Replacements　　239

7章　臨床ケース報告

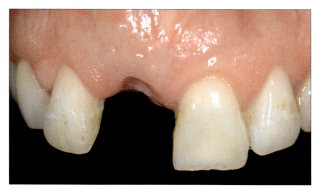

図7a　インプラント埋入10週後の上顎右側中切歯部唇側面観。

10週の治癒期間を設けた。粘膜の裂開は起きずに治癒した。局所麻酔後に歯槽頂粘膜に小さく切開を加え、より背の高い粘膜貫通型ヒーリングアバットメントを装着した（図7a〜d）。デンタルX写真により、インプラント側面と骨が密接に接触し、骨頂部が理想的な状態であることを確認した（図7e）。

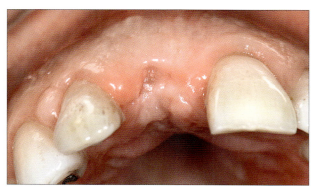

図7b　治癒が良好なインプラント埋入10週後。咬合面観から、インプラント上部が軟組織で完全に閉鎖されていることが確認できた。

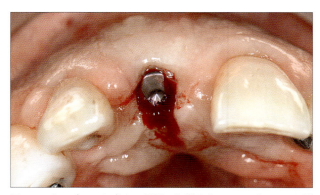

図7c　インプラント直上に円形の切開を施しインプラントを露出し、より背の高いヒーリングアバットメント（RC 4 mm）を装着した。

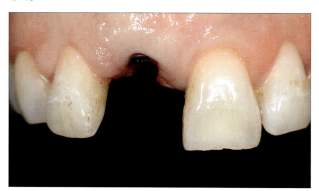

図7d　より背の高いヒーリングアバットメントを装着後のインプラント部位唇側面観。

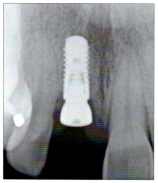

図7e　10週でのデンタルX線写真による確認。

7.6 歯根吸収を起こした上顎右側中切歯の補綴：歯槽堤保存術、RCボーンレベルインプラントの早期埋入

患者は補綴治療のために補綴専門医へ戻った（図8a～g）。既製インプラント印象ポストと付加型シリコーン材料を用いて印象採得を行った。スクリュー固定式オールセラミックインプラント支持型単独冠のためのCAD/CAMデザインを、専用ソフト（3Shape, Copenhagen, Denmark）で行った。Straumann CARES（Institut Straumann AG）で、ジルコニア製下部構造にセラミックを築盛した最終クラウンを製作した。

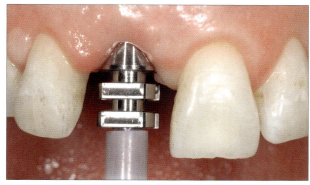

図8a 既製インプラント印象ポストを装着した状態。

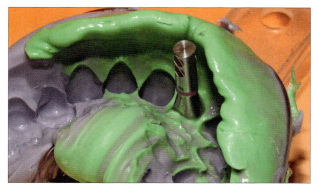

図8b BLI技工用アナログを装着した付加型シリコーン印象。

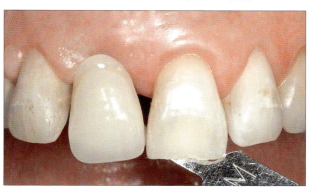

図8c 最終上部構造のセラミック築盛のため、隣在歯の詳細なシェードを直接アナログ的に「マッピング」した。

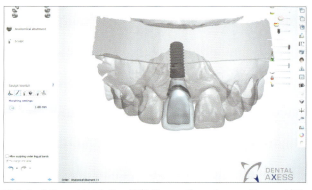

図8d 3Shapeソフトウェア（3Shape, Copenhagen, Denmark）を使用した、スクリュー固定式オールセラミックインプラント支持型単独冠のためのCAD/CAMデザイン。

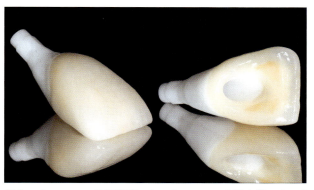

図8e Straumann CARES（Institut Straumann AG）を用いて、ジルコニア製下部構造にセラミックを前装した最終上部構造を製作した。

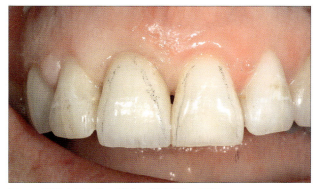

図8f 調整を行う前の試適と歯冠豊隆の評価。

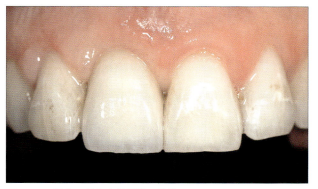

図8g 2週後に最終上部構造を装着した。

7章 臨床ケース報告

インプラント埋入から1年後の臨床的およびX線的評価により、健康なインプラント周囲組織の存在、安定した歯槽骨、満足できる審美的結果を確認した（図9a〜c）。

早期埋入プロトコール（type 2）により、審美的結果を向上させる歯槽堤の唇側豊隆を再建する機会を得た。インプラント支持型補綴装置の咬合面観から、理想的な歯槽堤唇側の豊隆を確認できた。2年後のリコールで、インプラント周囲組織の健康と豊隆、そしてX線的な骨レベルが維持されていることを確認した（図10a〜e）。その際のCBCTによる評価で、GBRで再建された厚い唇側骨壁とインプラント-アバットメント界面よりも歯冠側に位置する骨頂部を確認した。

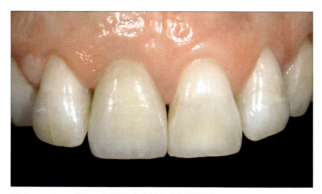

図9a　インプラント埋入1年後の唇側面観。

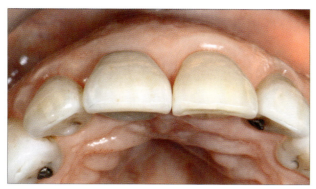

図9b　インプラント埋入1年後の咬合面観。インプラント埋入と同時に行ったカントゥアオグメンテーションのための骨移植の結果、理想的な歯槽堤唇側の豊隆を得た。

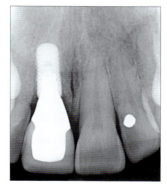

図9c　インプラント埋入1年後のX線的評価。

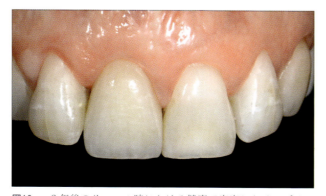

図10a　2年後のリコール時における健康で安定したインプラント周囲組織。

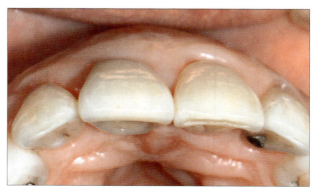

図10b　インプラント部位の咬合面観。唇側のカントゥアオグメンテーションは安定していた。

7.6 歯根吸収を起こした上顎右側中切歯の補綴：歯槽堤保存術、RCボーンレベルインプラントの早期埋入

今回の治療における良好な機能的および審美的結果は、非常に重要と考えられる複数の要因の積み重ねによるものであった。

- インプラント埋入時に軟組織量が最大となるように、軟組織の治癒を待つ抜歯後早期埋入（type 2）を選択した。
- 三次元的（垂直的、近遠心的、唇口蓋的）に理想的な補綴的位置にインプラントを埋入した。
- 選択したインプラント体は、骨伝導する表面と、インプラント-アバットメント界面よりも歯冠側への骨再生を可能にする形状を有していた。このインプラントはインターナルテーパーコネクションで、機能的荷重が加わっても安定したインプラントアバットメント界面を有する。この構造により、インプラント-アバットメント間のマイクロギャップは最小限になり、GBRでインプラント-アバットメント界面の歯冠側まで骨再生を可能にした。
- 露出したインプラント表面に対する自家骨移植に加えて、歯槽堤唇側の豊隆を再建するために置換率の低い骨補填材料を選択した。これは、良好な審美的結果を獲得するために重要である。最後に、補綴およびセラミック技工の行程は正確に遂行され、理想的な審美性を獲得することができた。

謝辞

補綴治療

Dr. Anthony Dickinson – Melbourne, Australia

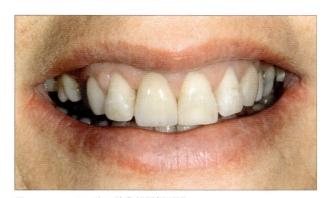

図10c　スマイル時の前歯部唇側面観。

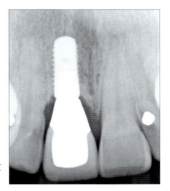

図10d　2年後のX線的評価。インプラントネック部の安定した骨頂部。

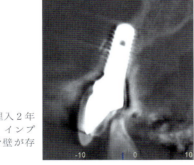

図10e　インプラント埋入2年後のCBCTによる評価。インプラントの唇側に厚い骨壁が存在した。

7章 臨床ケース報告

7.7 歯肉退縮を伴った骨性癒着を起こした中切歯の補綴：抜歯と同時の抜歯窩骨の収縮とカントゥアオグメンテーションを伴う遅延埋入

D. Buser、U. Belser／(訳) 豊嶋健史

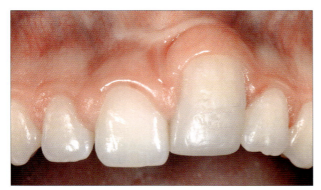

図1 2008年、15歳の初診時における臨床的状況。上顎左側中切歯の著しい歯肉退縮と根尖側転位。

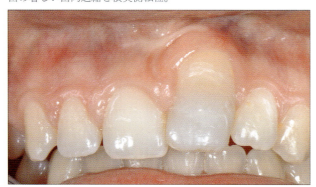

図2 17歳時の、低位にある骨性癒着を起こした上顎左側中切歯の拡大像。

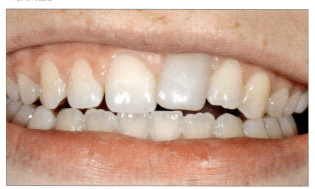

図3 中程度から高度のスマイルライン。

2008年に健康な非喫煙者の15歳女性が、上顎左側中切歯の重大な審美障害を主訴に来院した。既往歴から、数年前にその歯は外傷により脱臼したことが判明した。再植して暫間固定したが、脱臼歯は骨性癒着を起こし極度の低位状態にあった(図1)。骨性癒着を起こした歯には著しい歯肉退縮が起きており、患者は非常に困っていた。

患者が若く骨格の成長が完了していなかったため、患者の年齢がインプラント治療に適した年齢になるまで、経過観察のための定期的なフォローアップを行った。

図2、3に、患者が17歳になった2年後の状態を示す。骨格の成長と上顎左側中切歯の骨性癒着により、上顎両側中切歯切縁の垂直的不一致と上顎左側中切歯の歯肉退縮は悪化していた。

隣接した上顎右側中切歯と上顎左側側切歯の歯周組織は健康であった。両隣在歯の骨レベルは良好に維持されており、将来のインプラント部位において歯間乳頭を適切に支持することが予測された。

日常診療でいつも行っているように、審美的リスク評価（Martinら、2006）を行った(表1)。

7.7　歯肉退縮を伴った骨性癒着を起こした中切歯の補綴：抜歯と同時の抜歯窩骨移植術とカントゥアオグメンテーションを伴う遅延埋入

表1　審美的リスク評価（ERA）

審美的リスクファクター	リスクレベル		
	低い	中程度	高い
全身的な状態	健康で、治癒力に問題なし		治癒力低下
喫煙習慣	非喫煙者	軽度の喫煙者（≦10本／日）	重度の喫煙者（＞10本／日）
フルスマイル時の歯肉の見え方	低い	中程度	高い
欠損部の近遠心径	1歯（≧7mm）[1] 1歯（≧6mm）[2]	1歯（＜7mm）[1] 1歯（＜6mm）[2]	2歯もしくはそれ以上
歯冠形態	方形		三角形
隣在歯の補綴状態	天然歯		補綴済み
歯肉のフェノタイプ	低いスキャロップ、厚い	中程度のスキャロップ、中程度の厚さ	高いスキャロップ、薄い
インプラント部位の炎症	なし	慢性	急性
軟組織の解剖学的状態	欠損なし		欠損あり
隣在歯の骨レベル	コンタクトポイントから≦5mm	コンタクトポイントから5.5〜6.5mm	コンタクトポイントから≧7mm
唇側骨壁のフェノタイプ*	厚い骨壁≧1mm		薄い骨壁＜1mm
歯槽頂の解剖学的状態	骨欠損なし	水平性骨欠損	垂直性骨欠損
患者の審美性への期待	現実的		非現実的

*患歯を含めた三次元イメージングが得られる場合
[1]標準的な直径のインプラント、レギュラーコネクション
[2]細い直径のインプラント、ナローコネクション

Implant Therapy in the Esthetic Zone – Current Treatment Modalities and Materials for Single-tooth Replacements

7章 臨床ケース報告

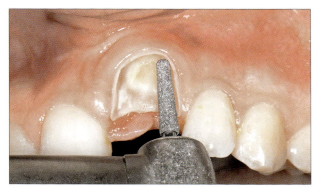
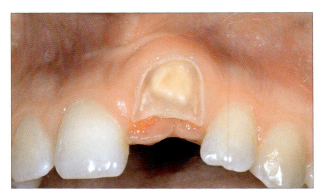

図4、5 上顎左側中切歯の歯冠を削除。

いくつかのハイリスク要素を含む臨床所見に基づき、本症例をSAC分類（DawsonとChen、2009）に従ってコンプレックス（C）と分類した。

治療の第一段階として、2012年10月に上顎左側中切歯の歯冠を削合し、将来のインプラント部位における角化粘膜量を増大させるためのスペースを作った（図4、5）。この手法はインプラント患者に対して20年以上前から用いられている（Langer、1994）。この当時、患者は19歳であった。

歯冠を削合してから8週後、創部の治癒に問題はなく角化粘膜は大幅に増大したため（図6）、歯根をもう一度削合した。創部は二次治癒となるようにした（図7）。

さらに8週後、患者は歯根を抜去するために来院した。上顎左側中切歯部は臨床的に健康で、削合した歯根周囲には角化粘膜が著しく増大していた（図8）。

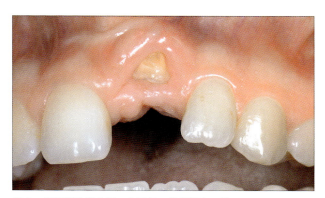

図6 歯冠削除後8週、2回目の歯根削合の前。

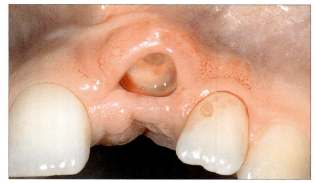

図7 2回目の歯根削合直後。

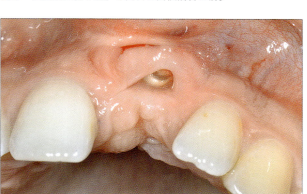

図8 歯根抜去前の所見。将来のインプラント部位の角化粘膜の大きな増加を達成できた。

7.7 歯肉退縮を伴った骨性癒着を起こした中切歯の補綴：抜歯と同時の抜歯窩骨移植術とカントゥアオグメンテーションを伴う遅延埋入

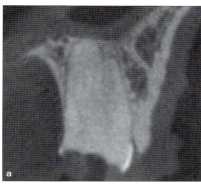
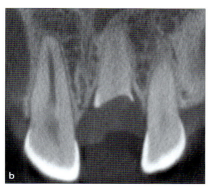
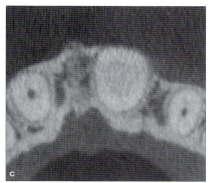

図9a〜c　CBCTスキャン：上顎左側中切歯を含む上顎前歯部の矢状断、前頭断、水平断。もっとも印象的なのは、歯根の根尖側に骨がないことである。

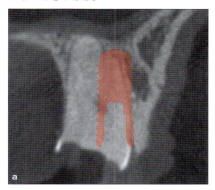
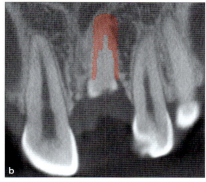
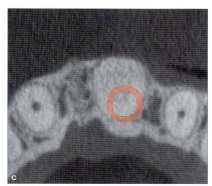

図10a〜c　三次元的に適正な将来のインプラント埋入位置の計画。

　この段階で上顎前歯部のコーンビームコンピュータ断層撮影（以下CBCT、Accuitomo 170; Morita, Kyoto, Japan）を行った。CBCTスキャンにより、骨性癒着した歯根の根尖側には骨がないことが判明した（図9a）。さらに、骨頂部には唇側骨壁がないが、隣在歯隣接面の骨レベルは望ましい状態であることもわかった（図9b）。また、骨頂部における骨の幅径は、歯根の近遠心で6mm以上あった（図9c）。

　理想的な埋入位置となるように、将来のインプラントの正しい三次元的位置を決定した（図10a〜c）。

治療計画の臨床的考慮点

　骨の局所的解剖をふまえて、治療計画を患者と相談した。臨床的およびX線的診査から、われわれは稀な遅延埋入（type 4）の適応であると考えた。ベルンで開催された前回のITIコンセンサス会議におけるITIトリートメントガイドライン（Mortonら、2014）とベルン大学の近年のガイドライン（Buserら、2017）によれば、患者もしくは部位に起因する理由がある場合にこのアプローチが適応となる。すなわち本症例では、15歳という年齢を考慮すると患者はインプラント治療には明らかに若すぎ、埋入したインプラントの十分な初期固定を得るために必要な歯根根尖側の骨が不足していたため、患者と部位に起因する理由が両方存在した。したがって、遅延埋入が第一選択となり、患者の成長を待つことになった。

　以下の治療計画に対して同意を得た。

- 上顎左側中切歯歯根の抜去と同時に、歯槽堤保存のための、抜歯窩に対する低置換性骨補填材料の移植
- 6ヵ月後、上顎左側中切歯部へのインプラント遅延埋入（type 4）とGBRを使用した同時カントゥアオグメンテーション
- 少なくとも8週の治癒期間後にパンチテクニックを用いてリエントリー
- 患者が若いため、少なくとも2年間はスクリュー固定式インプラント支持レジン製暫間補綴装置を装着
- 最終的なオールセラミック製インプラント支持クラウンの装着

7章　臨床ケース報告

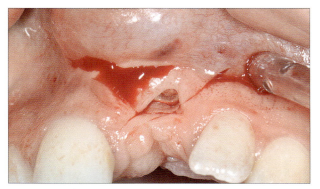

図11　小さな台形のフラップを形成し挙上した。

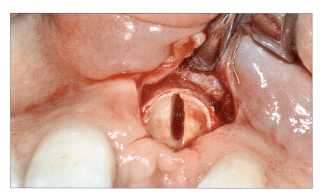

図12　歯の長軸に沿って歯根を分割した。

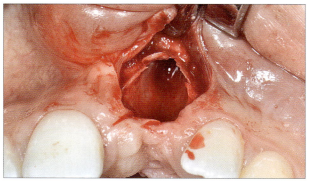

図13　歯根の抜去後。

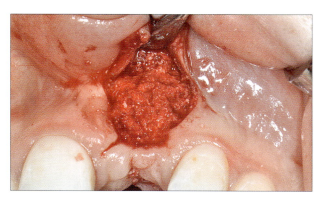

図14　抜歯窩をDBBM顆粒で充填した。フラップを可能なかぎり小さくするために、メンブレンの設置は行わなかった。

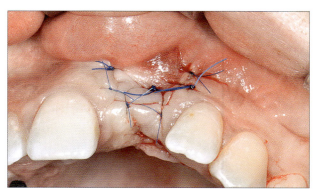

図15　単純結節縫合によるテンションフリーの一次閉鎖後。

歯根の抜去と歯槽堤保存のための抜歯窩に対する移植

2013年3月、歯間乳頭を避けた切開線で台形の粘膜骨膜弁を挙上して、上顎左側中切歯歯根を低侵襲な手法を用いて注意深く抜去した(図11)。抜去中に根尖部の薄くて脆弱な唇側骨に圧を加えないように、歯軸方向に近遠心的に分割した(図12)。半分に分割した歯根片を注意深く抜去した。歯根が骨性癒着を起こしていたため、癒着した歯根片の中にはダイヤモンドバーで削除しなければならなかったものもあり、骨表面からの出血を促進させることとなった。

続いて、抜歯窩(図13)に低置換性骨補填材料(Bio-Oss脱タンパクウシ骨ミネラル／以下DBBM, Geistlich Pharma, Wolhusen, Switzerland)(図14)を塡入し、テンションフリーで一次閉鎖を行い終了した(図15)。

7.7 歯肉退縮を伴った骨性癒着を起こした中切歯の補綴：抜歯と同時の抜歯窩骨移植術とカントゥアオグメンテーションを伴う遅延埋入

歯槽堤の萎縮を減らすことができるため、ITIは遅延埋入（Mortonら、2014）の症例には、歯槽堤保存のために抜歯窩に対する骨補填材料移植を行うことを強く推奨している。抜歯窩への骨補填材料移植は十分に実証された外科的手法であるが（Darbyら、2009）、歯槽頂部はで骨量が減少するため、束状骨の吸収は防ぐことができていない（AraújoとLindhe、2009a；Araújoら、2015a）。この状況では、抜歯窩に対する骨補填材料移植の主たる利点は、歯槽突起の萎縮の可能性を減らすことで、結果的にブロック移植を用いた段階法の骨増生を回避することである。

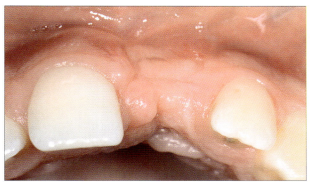

図16　単純結節縫合によるテンションフリーの一次閉鎖後。

合併症が発生することなく治癒は進行した。6ヵ月後、治療部位は良好に治癒していた。将来のインプラント部位には十分な量の角化粘膜が存在した。歯槽堤の唇側は若干平坦化していたが（図16）、歯槽堤の量は十分に保存されていた（図16、17a）。

デンタルX線写真で、移植部位の骨組織が正常であることが確認できた。通常どおり、抜歯窩の部分ではX線不透過性の低置換性DBBM顆粒が認められた（図17b）。

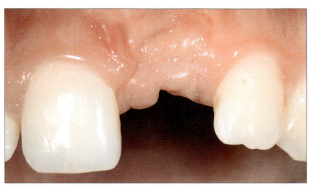

図17a　歯根抜去と抜歯窩への移植6ヵ月後における将来のインプラント埋入部位の唇側面観。

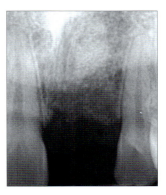

図17b　歯根抜去と抜歯窩への移植6ヵ月のデンタルX線写真により、隣在歯の骨高径は良好で、上顎左側中切歯部の骨組織は正常であることを確認した。

7章 臨床ケース報告

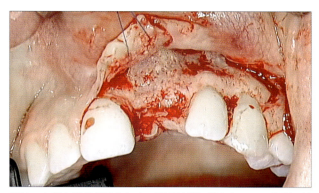

図18　上顎左側犬歯遠心に1ヵ所だけ縦切開を加えた三角形の粘膜骨膜弁を挙上した状態。

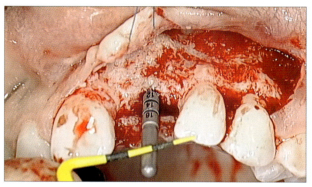

図19　インプラント軸と埋入深度が適正であることを示すアライメントピンとペリオプローブ。

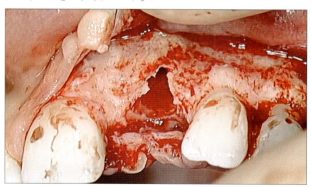

図20　インプラント床形成後。

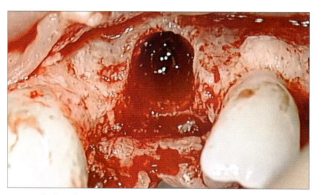

図21　非常に薄くなった骨頂部の唇側骨壁を除去した後のインプラント床。

インプラント埋入と同時のGBRを用いたカントゥアオグメンテーション

　鎮静薬を前投与しインプラント手術を局所麻酔下で行った。上顎左側犬歯部への縦切開を含んだ三角形の粘膜骨膜弁を挙上してインプラント埋入部位を露出した（図18）。

　審美領域の単独歯欠損に対するインプラント治療において、このフラップのデザインはおおよそ10年ほど頻用されている。その理由としては、良好な血行を確保でき、インプラント埋入部位を目視しやすく、審美領域に瘢痕が残るリスクが低い、という点が挙げられる。フラップを挙上すると、骨頂部唇側がわずかに平坦化していたが、良好に治癒した歯槽堤を確認できた。そのため、インプラントを三次元的に正しい位置に良好な初期固定で埋入することができ（図19）、その後GBRを用いた同時法カントゥアオグメンテーションを行った。

　インプラント床形成後（図20）、非常に薄くなった唇側骨壁をラウンドダイヤモンドバーで注意深く取り除き、骨壁から血液供給がある唇側骨欠損を形成した（図21）。

7.7 歯肉退縮を伴った骨性癒着を起こした中切歯の補綴：抜歯と同時の抜歯窩骨移植術とカントゥアオグメンテーションを伴う遅延埋入

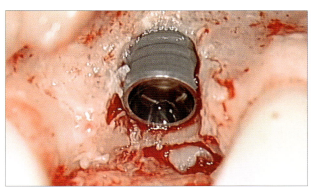

図22　計画したインプラントクラウンにおける将来の粘膜マージンから約3mm根尖側にインプラントショルダーが位置するように埋入した。インプラントショルダーは、近遠心側および口蓋側では骨縁下に位置した。予想されたとおり、唇側ではクレーター状の裂開型骨欠損が存在している。

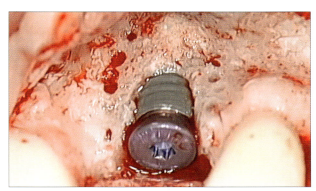

図23　高さ2mmのヒーリングキャップをインプラントに装着した。

　直径4.1mm、長さ10mmのボーンレベルインプラント（Institute Straumann AG, Basel, Switzerland）を埋入した。抜歯窩へ移植により、インプラントのプラットフォームが近遠心的、垂直的、唇口蓋的に最適領域内に位置した三次元的に適正な位置へインプラントを埋入できた（Buserら、2004a）（図22）。計画したインプラントクラウンにおける将来の粘膜マージンから約3mm根尖側に、インプラントショルダーが位置するようにした。ヒーリングキャップの上端まで骨増生を行うため、高さ2mmのヒーリングキャップを装着した（図23）。予想したとおり、唇側の平坦化した部分には、GBRを用いた同時法のカントゥアオグメンテーションが必要であった。この方法は水平的歯槽堤増生を行うための十分に実証された外科術式である（Buserら、2008a）。

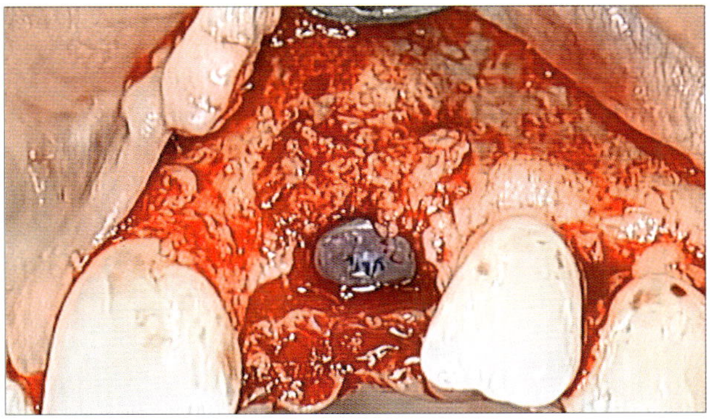

　インプラント周囲の皮質骨表面を複数箇所ラウンドバーで穿孔し、骨髄を露出させた。唇側骨壁の再生と過剰な豊隆形成を目的に、インプラント唇側の裂開状骨欠損部には2種類の骨補填材料を使用した。自家骨小片をヒーリングキャップの上端まで盛り上げ、骨欠損を満たした（図24）。

図24　局所から採取した自家骨小片を用いて、露出したインプラント表面を被覆し、ヒーリングキャップ上端の高さまで唇側骨欠損を充填した。

7章 臨床ケース報告

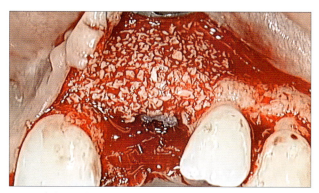

図25　自家骨小片の第一層上に、DBBM顆粒をオーバーカントゥアになるように設置した後の歯槽堤唇側面観。

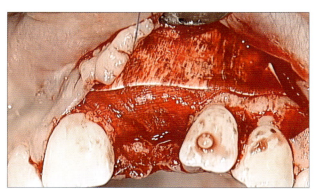

図26　バリア機能を長持ちさせ、初期治癒期間における安定性の向上のために、ダブルレイヤーテクニックを用いて増生材料をコラーゲンメンブレンで被覆した。

　これらの自家骨片は、ボーンスクレイパー（Hu-Friedy, Chicago, IL, USA）を用いて同一のフラップ部位内から局所的に採取した。この第一層を、低置換性のDBBM顆粒（Bio-Oss; Geistlich Pharma）の第二層で被覆した。DBBM顆粒を、メンブレンの安定性を高めるためにダブルレイヤーテクニックを用いて、吸収性の非クロスリンクコラーゲンメンブレン（Bio-Gide; Geistlich Pharma）で被覆した（図26）。

　われわれのグループは1990年代後半から、2壁性の好ましい骨欠損形態を示す部位には、吸収性の非クロスリンクコラーゲンメンブレンを好んで使用してきた。術中の操作がしやすく、メンブレン除去のためにフラップを開いてリエントリーする必要がないことがその理由である。さらに、GBR処置後に軟組織の裂開が生じても、合併症のリスクが低い（von ArxとBuser、2006）。しかしながら、これらのコラーゲンメンブレンには、4～8週という短期間のバリア機能しかない（von Arxら、2005）。ゆえに、バリア機能が長持ちしないことを補償するため、吸収性メンブレンは適切な骨補填材料と併用すべきである。

　1990年代後半に、われわれは2種類の骨補填材料のコンビネーション、つまり、自家骨小片とDBBM顆粒の使用を始めた（Buserら、2004a; Buserら、2008b）。このコンビネーションは、GBRテクニックによる最適な再生療法の結果のための相乗効果をもたらす。自家骨移植材料は骨新生を速めるために用いられ、インプラント表面でオッセオインテグレーションを促進するだけでなく、骨補填材料の表層でDBBM顆粒が骨に包含される。自家骨小片の優位性は、いくつかの実験的な組織形態計測学的研究で確認されている（Buserら、1998b; Jensenら、2006; Jensenら、2007; Jensen、2009）。

　第二の骨補填材料として、自家骨小片層を被覆するためにDBBM顆粒を常に使用している。これらのDBBM顆粒はインプラント周囲の歯槽骨の豊隆を改善する。このカントゥアオグメンテーションのためのテクニックは、インプラント周囲の審美的結果を向上させるために用いられる（Buserら、2008b）。いくつかの前臨床研究で示されているように、DBBM顆粒は低置換性であることが特徴である（Buserら、1998a; Jensenら、1996; Jensenら、2006; Jensenら、2007; Jensenr、2009）。

　2種類の骨補填材料による相乗作用は、単独歯欠損に対するインプラント早期埋入とGBRを用いた同時法カントゥアオグメンテーションを研究した2件のケースシリーズにおいて、安定し望ましい審美的結果が得られたことで実証されている（Buserら、2008a; Buserら、2009）。これらの研究の患者群を、唇側骨壁の状態を確認するためにCBCTを用いて前向きに分析した（Buserら、2013a; Buserら、2013b）。両方の研究で、95％の患者において唇側骨が完全に維持されていた。加えて、10名の患者から採取した12個の生検組織材料を対象とした近年の組織形態計測学的研究では、骨増生術後14～80ヵ月においてDBBMの平均的割合は32％であったことから、DBBM顆粒が低置換性であることが確認された（Jensenら、2014）。

7.7 歯肉退縮を伴った骨性癒着を起こした中切歯の補綴：抜歯と同時の抜歯窩骨移植術とカントゥアオグメンテーションを伴う遅延埋入

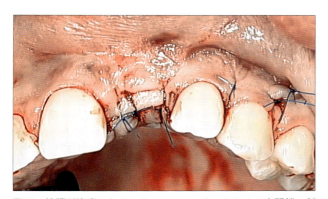

図27 粘膜下治癒のためのテンションフリーによる一次閉鎖。創部を1ヵ所のマットレス縫合と複数の単純結節縫合で閉鎖した。

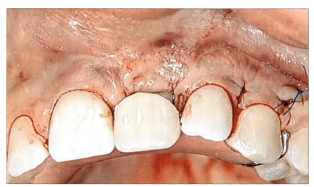

図28 術後に一部を削合した可撤性暫間補綴装置を装着した状態。治癒期間における最初の4週間は、増生部位に圧が加わらない様に注意した。

骨膜減張切開を加えた後、粘膜下治癒とするために1ヵ所の水平マットレス縫合（4-0）と複数の単純結節縫合（5-0）でテンションフリーの一次閉鎖を行い、手術を終了した（図27）。増生部に圧が加わらないように、可撤性暫間補綴装置の欠損相当部をリリーフした（図28）。術後のデンタルX線写真により、インプラントの三次元的に適正な位置が確認された（図29）。

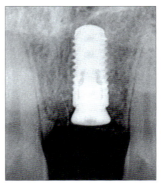

図29 術後のデンタルX線写真により、インプラントが適正な三次元的位置に埋入されていることを確認した。

7章　臨床ケース報告

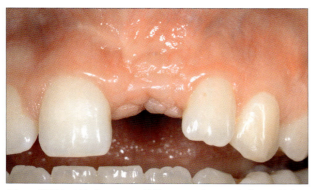

図30　問題なく治癒した3ヵ月後のインプラント部位。以前歯根が存在した部位には軽度の瘢痕が見られた。

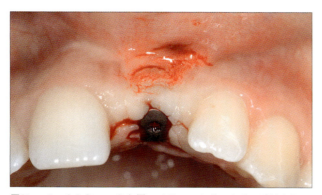

図31　パンチテクニックを用いてリエントリーした。高さ3.5mmのヒーリングキャップを装着した。大きなダイヤモンドバーで瘢痕のある粘膜表面を一層削除した。

リエントリーと補綴治療

合併症が発生することなく3ヵ月の治癒期間が経過後、インプラント部位は良好に治癒していたが、以前歯根が存在した部位には軽度の瘢痕が見られた（図30）。パンチテクニックを使用して、インプラント部位にリエントリーした。瘢痕を減らすために、大きなダイヤモンドバーで粘膜表面を一層削除した。加えて、2mmの背の低いヒーリングキャップを、より高い3.5mmのものに交換した（図31）。

2014年にオープントレーを用いて印象採得を行い、歯科技工所で製作したスクリュー固定式暫間補綴装置を装着して、インプラント周囲軟組織の調整を開始した。この時点で患者は21歳であった。暫間インプラントクラウンを長期間にわたり患者の口腔内に装着しておく予定であったため、チタンコーピングにレイヤリングテクニックを用いて高品質アクリルレジンを前装した（図32、33）。

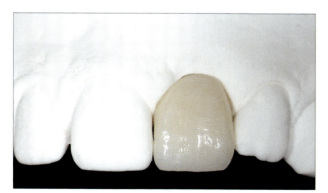

図32　既製チタンコーピングにアクリルレジンを積層して前装した暫間インプラントクラウンの唇側拡大像。

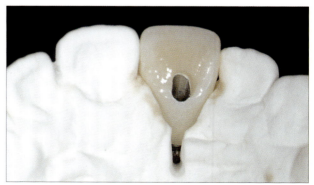

図33　ダイレクトスクリュー固定式暫間補綴装置の口蓋面観から、インプラントが三次元的に適正な位置に埋入されているため、スクリューアクセスチャネルが基底結節部中央の理想的な位置にあることがわかる。

7.7 歯肉退縮を伴った骨性癒着を起こした中切歯の補綴:抜歯と同時の抜歯窩骨移植術とカントゥアオグメンテーションを伴う遅延埋入

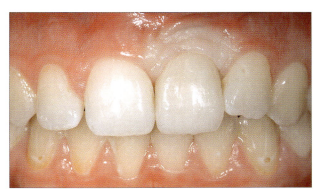

図34 暫間インプラントクラウンを装着した直後。ヒーリングキャップと比較してエマージェンスプロファイルが太くなったため、インプラント周囲粘膜辺縁部に著明な貧血帯が認められる。

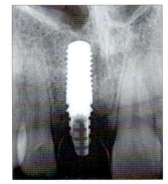

図35 暫間インプラントクラウンを装着した後のデンタルX線写真。安定したオッセオインテグレーション。

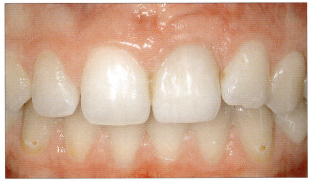

図36 暫間インプラントクラウンを装着して3年経過。インプラント周囲軟組織は安定し調和がとれている。

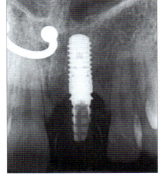

図37 暫間インプラントクラウンを装着して3年後のデンタルX線写真では、完全な骨のリモデリングを確認できた。インプラントショルダー付近の骨密度は良好であった。

　局所麻酔下に暫間補綴装置を装着し、インプラント周囲粘膜には一時的な貧血帯が生じた(図34)。2014年の春に撮影したデンタルX線写真で、チタンベースの暫間クラウンを装着したボーンレベルインプラントが良好にオッセオインテグレーションしていることが確認できた(図35)。

　最終的には、骨格成長が完全に終了するのを待つために、2年以上この暫間クラウンを装着していた。この後は明らかな骨格成長はみられなかった(図36)。この時期に撮影したデンタルX線写真から、インプラントショルダー付近の緻密化した骨組織を含め、完全な骨のリモデリングを確認した(図37)。そのため、最終的なオールセラミッククラウンを製作するために印象採得した(図38)。

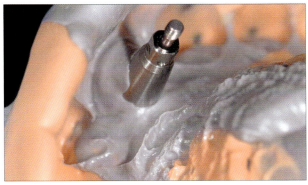

図38 オープントレーテクニックを用いて印象ポストを取り込んだシリコーン印象の拡大像。

7章 臨床ケース報告

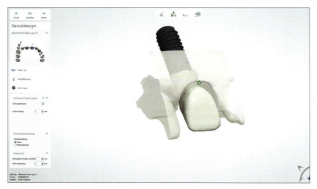

図39a 計画したジルコニア製下部構造の唇側面観。審美性の高いセラミックを前装するための、最小限で均一なスペースを確保した。

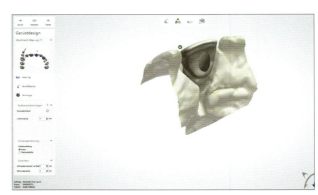

図39b 口蓋面観。

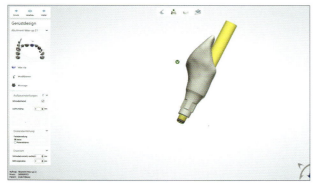

図39c 将来のスクリューアクセスは、基底結節部の中心に位置し、切縁との距離も適正であった。

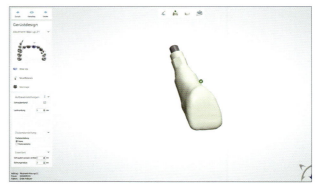

図39d CAD/CAMジルコニア製下部構造の歯頸部は、フラットなエマージェンスプロファイルが特徴的であった。これはインプラントが三次元的に適正な位置に埋入されたためである。

　機械的強度と高い審美性を達成するため、カスタムメイドのCAD/CAMジルコニア製アバットメントに歯科技工士が前装したダイレクトスクリュー固定式のデザインとした。図39a〜dに、そのためのスキャニングとデザイン行程を示す。また、最終的な審美性を高めるための前装を図40a、bに示している。

　ここでは、上顎前歯部の隣在歯と自然に調和するような形態および大きさと同様に、適切な切縁の透明感と全体的な明度をオールセラミックインプラントクラウンに与えることを特に重要視した（図41a、b）。

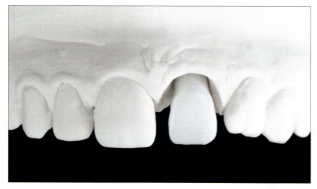

図40a マスター模型に戻したCAD/CAMで製作したジルコニア製アバットメントが、審美性の高いセラミックを積層するための均一で適切なスペースを示している。

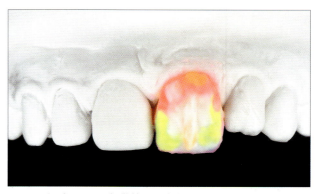

図40b 必要とされる視覚効果を達成するため、色や不透明度が異なるさまざまな色素を複雑に積層した。

7.7 歯肉退縮を伴った骨性癒着を起こした中切歯の補綴：抜歯と同時の抜歯窩骨移植術とカントゥアオグメンテーションを伴う遅延埋入

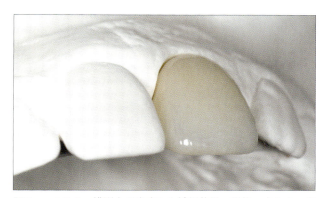

図41a マスター模型上の完成した補綴装置。形態、大きさ、表面性状が調和している。

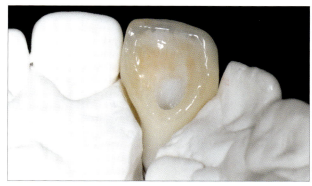

図41b 口蓋面観。切縁側1/3の微妙な透過性に注目。

結果として、インプラント手術後3年の臨床的およびX線的な経過観察（図42a〜d）では、調和したインプラント周囲の軟組織形態と安定したオッセオインテグレーションの状態を達成し、選択した治療方法の有効性が明確に示された。

謝辞

著者らは、この症例におけるインプラント支持型固定性補綴装置の製作に関する専門的な貢献に対して、CDTとMaster CeramistであるPascal Müller（Glattbrugg, Switzerland）に深い感謝の意を表する。

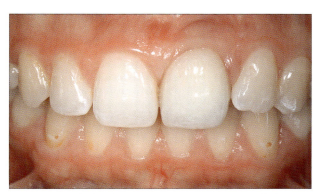

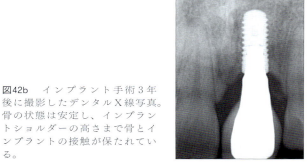

図42b インプラント手術3年後に撮影したデンタルX線写真。骨の状態は安定し、インプラントショルダーの高さまで骨とインプラントの接触が保たれている。

図42a 上顎左側中切歯部のダイレクトスクリュー固定式オールセラミックインプラントクラウンの唇側面観。両中切歯の唇側中央部粘膜マージンが同じ高さになっている。インプラント埋入と同時に行ったカントゥアオグメンテーションが成功した結果、インプラント周囲粘膜は凸状になっている。

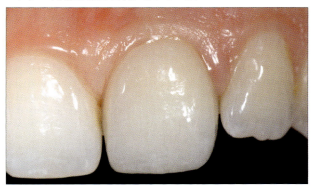

図42c 上顎前歯部の唇側面観の拡大像。インプラントの補綴装置は隣接した天然歯と良好に調和している。

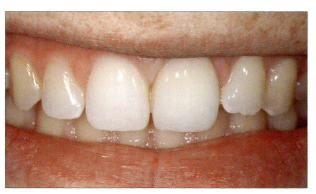

図42d 患者の自然なスマイルでは前歯とその周囲の歯肉組織が露出する。全体として、審美的に満足できる結果となった。

7.8 状態の不良な上顎右側中切歯の置換：硬・軟組織の増大、RCボーンレベルインプラントの遅延埋入

P. Casentini／(訳)船越栄次、日髙祥吾、重永梨紗

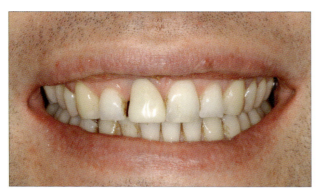

図1　患者のスマイル。上顎前歯と周囲軟組織の顕著な露出。

経過不良の上顎中切歯を有する36歳男性が、コンサルテーションのために一般歯科医師から紹介された。

患者の主訴は、徐々に脱離してくる右側中切歯の暫間被覆冠と、右側中切歯と側切歯間の離開増加に伴う審美的不満であった。患者は数年前に外傷を受けたことを報告し、当時すでに根管治療後にクラウンが装着されていた。紹介元の歯科医師は新しい歯冠修復を希望したが、残存歯根の状態が懸念された。残存歯において、歯あるいは歯周病変に関するいかなる既往歴もなかった。患者は薬剤の服用はないことを報告した：患者は喫煙者で（1日に10〜15本）、現実的な審美的期待を抱いていた。

口腔外診査によって、第二小臼歯間領域における上顎歯および周囲軟組織の完全露出を伴う高いスマイルラインが明らかとなった（図1）。

7.8 状態の不良な上顎右側中切歯の置換：硬・軟組織の増大、RCボーンレベルインプラントの遅延埋入

口腔内診査によって、右側中切歯の暫間被覆冠および歯間離開が明らかとなった。中切歯部位における軟組織レベルが非対称であることもわかり、修復歯におけるマージンは1mm根尖側に位置していた。近遠心スペースの差に加えて、この非対称により、両中切歯の形態が異なって捉えられ、右側中切歯が左側中切歯より三角形であるように思われた。

軟組織のフェノタイプは、厚みとスキャロップ形状の観点から中程度に分類され、歯冠形態は方形であった。暫間被覆冠除去後、根管壁が薄い歯根が部分的に破折していることが判明した（図2、3）。

暫間補綴装置除去後に撮影された口腔内X線写真によって、残存歯質がごくわずかな歯根の存在が確認された。根尖病変は存在しなかった（図4）。

審美的リスク評価（ERA；表1）は、中程度のリスクであった：特定されたリスクの主な要因は、喫煙習慣だけでなく、高いリップライン、軟組織欠損や歯間離開の存在、そして近遠心的スペースのマネージメントの必要性であった。

臨床的そしてX線学的状態に基づいて、以下の治療計画が提案された：

・中切歯の抜歯そして骨補填材料を用いた歯槽堤保存術に続く、可撤性部分床義歯による暫間修復。抜歯予定歯にすでに軟組織の退縮が見られたため、即時インプラント埋入は安全な術式として考慮されなかった。
・硬組織および軟組織増生術を併用した治癒6ヵ月後のインプラントの遅延埋入。
・暫間補綴装置に続く最終的なセラミッククラウン。歯間離開を閉鎖するために、追加的に隣接する左側中切歯にセラミックベニア修復が行われることも決定された。

患者は提案された治療計画に同意し、書面によるインフォームド・コンセントを提出した。さらに外科処置後の喫煙を避けるよう勧告された。

初期段階の治療は、紹介元の歯科医師により行われた；この段階の臨床記録は見当たらない。

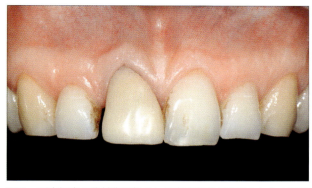

図2　両中切歯の非対称形態そして歯間離開が強調された上顎歯の正面観。

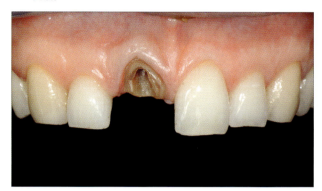

図3　暫間被覆冠除去後。ごくわずかな残存歯質。

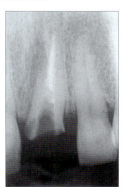

図4　初診時デンタルX線写真。

7章　臨床ケース報告

表1　審美的リスク評価（ERA）

審美的リスクファクター	リスクレベル		
	低い	中程度	高い
全身的な状態	健康で、治癒力に問題なし		治癒力低下
喫煙習慣	非喫煙者	軽度の喫煙者（≦10本／日）	重度の喫煙者（＞10本／日）
フルスマイル時の歯肉の見え方	低い	中程度	高い
欠損部の近遠心径	1歯（≧7mm）[1] 1歯（≧6mm）[2]	1歯（＜7mm）[1] 1歯（＜6mm）[2]	2歯もしくはそれ以上
歯冠形態	方形		三角形
隣在歯の補綴状態	天然歯		補綴済み
歯肉のフェノタイプ	低いスキャロップ、厚い	中程度のスキャロップ、中程度の厚さ	高いスキャロップ、薄い
インプラント部位の炎症	なし	慢性	急性
軟組織の解剖学的状態	欠損なし	軟組織の炎症	欠損あり
隣在歯の骨レベル	コンタクトポイントから≦5mm	コンタクトポイントから5.5〜6.5mm	コンタクトポイントから≧7mm
唇側骨壁のフェノタイプ*	厚い骨壁≧1mm		薄い骨壁＜1mm
歯槽頂の解剖学的状態	骨欠損なし	水平性骨欠損	垂直性骨欠損
患者の審美性への期待	現実的		非現実的

*抜歯前の状態を三次元構築により観察できる場合
[1] 標準的な直径のインプラント、レギュラーコネクション
[2] 細い直径のインプラント、ナローコネクション

7.8 状態の不良な上顎右側中切歯の置換：硬・軟組織の増大、RCボーンレベルインプラントの遅延埋入

抜歯後、唇側骨壁は一部損傷していた。抜歯窩はウシ由来異種骨移植材料（Bio-Oss Collagen; Geistlich Pharma, Wolhusen, Switzerland）で満たし、コラーゲンスポンジによって閉鎖した。可撤性暫間補綴装置を抜歯後すぐに装着した。抗生物質の服用は外科処置の前日より始め、術後6日まで継続した。クロルヘキシジン洗口液もまた3週間処方された。患者には、喫煙量を減らすこと、外科処置部位のブラッシングを避けることを指示した。

問題なく治癒した6ヵ月後、インプラント埋入のために、外科処置部位が再評価された。軟組織は現在、初診時の状態と比較してより好ましい状態を呈していた。歯槽堤のボリュームがほぼ完全に維持されていた一方で、歯槽堤の多少の水平的吸収があった。比較X線写真は、特徴的なX線不透過性をもって異種骨移植材料の十分な結合を示した（図5～7）。

インプラント手術は局所麻酔下で行われた。歯肉弁を翻転すると、異種骨移植材料は良好に結合し、好ましいボリュームおよび形状を呈していた（図8、9）。

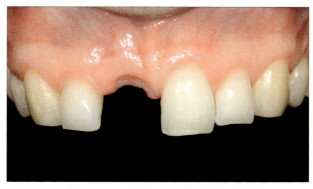

図5　インプラント埋入前の正面観。改善された軟組織のボリューム。

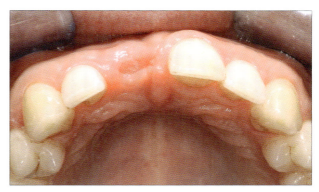

図6　インプラント埋入前の咬合面観。歯槽堤のわずかな水平的吸収。

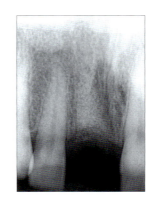

図7　歯槽堤保存術後6ヵ月のデンタルX線写真　異種骨移植材料の良好な結合。

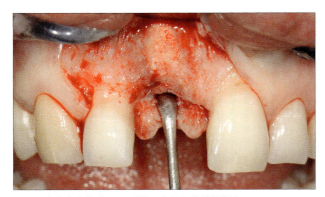

図8　歯肉弁翻転後の正面観。良好な歯槽堤保存。

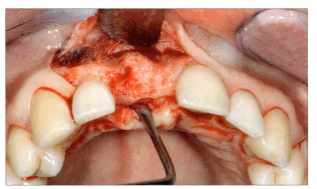

図9　歯肉弁翻転後の咬合面観。

Implant Therapy in the Esthetic Zone – Current Treatment Modalities and Materials for Single-tooth Replacements　　261

7章　臨床ケース報告

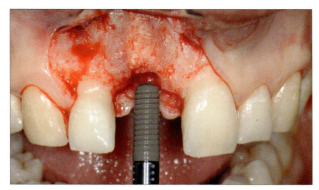

図10　正確な近遠心的位置への補綴主導インプラント埋入。

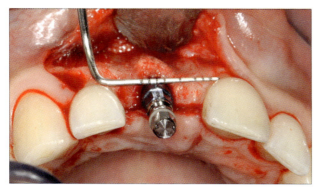

図11　正確な唇口蓋的位置への補綴主導インプラント埋入。

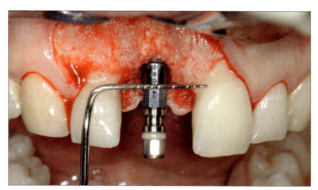

図12　正確な垂直的位置への補綴主導インプラント埋入。

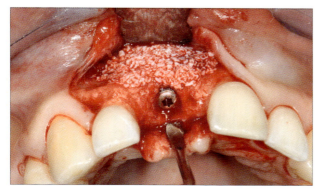

図14　移植材料の設置。

通法に従ってインプラント床が形成された後、SLActive表面（Straumann AG, Basel, Switzerland）を有するStraumannボーンレベル レギュラークロスフィットインプラント（直径4.1mm、長さ12mm）を埋入し、十分な初期固定を達成した。

インプラント埋入は補綴主導で行われた。インプラントショルダーは、隣在歯の立ち上がりより1mm口蓋側に、また隣在歯のセメント－エナメル境よりも2.5mm根尖側に位置づけた。唇口蓋的なインプラント軸もまた、スクリュー固定式補綴を実現するため調節した（図10～12）。

隣接する中切歯近心を前装後の最終的な修復スペースを考慮し、インプラントの近遠心的位置は決定された（図13）。

歯槽堤保存術後の骨のボリュームは十分であったが、インプラント周囲唇側骨壁により厚みをもたせるため、骨誘導再生法（GBR）を用いた歯槽堤形態のさらなる改善が決定された。脱タンパクウシ骨ミネラル（DBBM）を設置し、コラーゲンメンブレンを二枚重ねにして固定した（Bio-OssとBio-Gide; Geistlich Phama）（図14、15）。

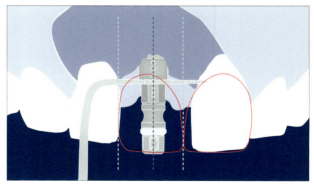

図13　隣在する中切歯の修復計画を考慮したインプラントの近遠心的位置。

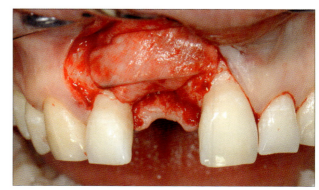

図15　コラーゲンメンブレンを二枚重ねにして設置。

7.8 状態の不良な上顎右側中切歯の置換：硬・軟組織の増大、RCボーンレベルインプラントの遅延埋入

軟組織の厚みを増加させるために、口蓋粘膜から採取した結合組織片を使用した。軟組織移植片は、6-0吸収性縫合糸によって、唇側歯肉弁内層に固定した（図16、17）。

フラップは、骨膜減張切開後、マットレス縫合と単純縫合を用いて、テンションをかけずに一次閉鎖した。6-0吸収性縫合糸（Vicryl Ethicon, New Brunswick, NJ, USA）を使用した（図18）。

可撤性暫間補綴装置は、過度な圧迫を避けるように調整し、外科処置後すぐに再装着した。

外科処置後の指示や投薬は、最初の外科処置後と同様であった。

治癒後4ヵ月、局所麻酔下において、歯槽頂に小さな近遠心的切開を施しリエントリーを行った。隣接する乳頭は切開に含まれなかった。コニカルヒーリングスクリューがインプラントに装着された（図19、20）。

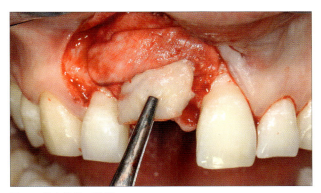

図16 結合組織の設置。

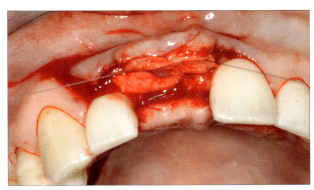

図17 縫合糸によって唇側歯肉弁に固定された結合組織。

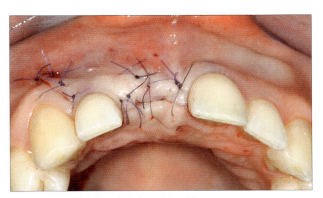

図18 復位、縫合後の歯肉弁の咬合面観。

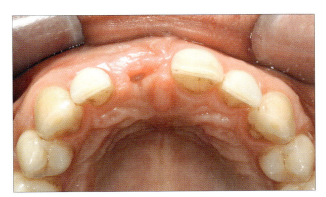

図19 インプラント埋入4ヵ月後の咬合面観。

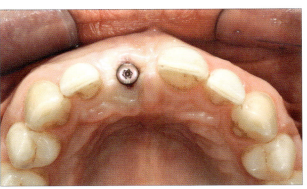

図20 リエントリー後、装着されたヒーリングスクリュー。

7章 臨床ケース報告

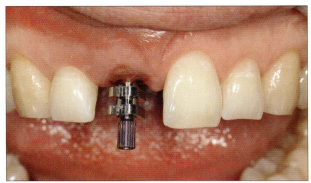

図21　ピックアップ（オープントレー）印象用ポストの連結。

リエントリーから1週間後、ポリエーテル印象材を用いたオープントレー印象採得を行った（図21、22）。

咬合採得は、瞳孔間線と平行に設置されたプラスチックインデックスを併用して行った。このように咬合採得することで、歯科技工所で模型を咬合器に正確に設置することが可能となる。このことは、本症例のように正中を含む修復症例において特に重要であると考えられている。最後にシェードが選択され、同様のカラーサンプルとともに写真を撮影した（図23〜25）。

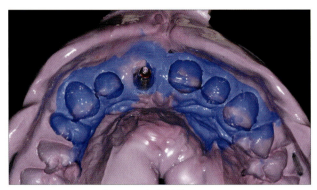

図22　ポリエーテル材による印象採得。

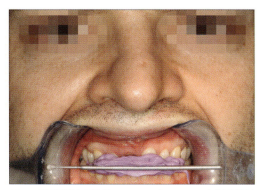

図23　瞳孔間線を記録したインデックスと咬合採得材。

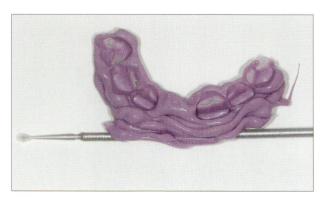

図24　バイトインデックス。

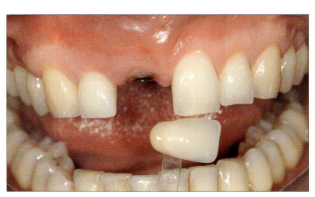

図25　シェード選択。

7.8 状態の不良な上顎右側中切歯の置換：硬・軟組織の増大、RCボーンレベルインプラントの遅延埋入

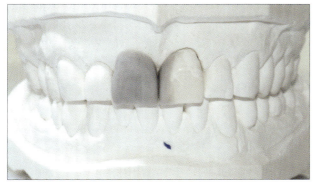

図26 計画された修復のワックスアップ。

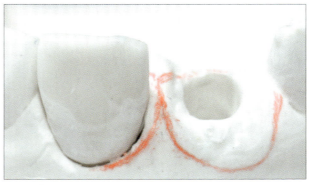

図27 模型に印記されたエマージェンスカントゥア。

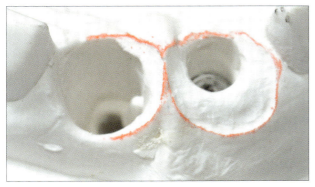

図28 歯冠側面の削合。

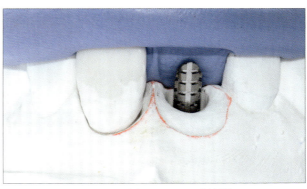

図29 局所に適応するよう削られたチタン製暫間アバットメント。

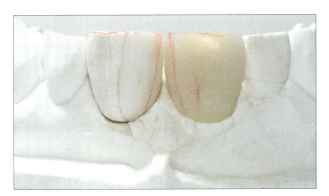

図30 レジンによる前装。

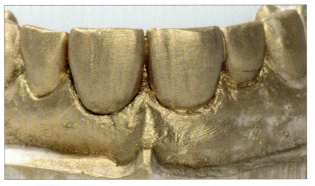

図31 暫間被覆冠そしてセラミックベニアの形状および表面構造をチェックするためにゴールドスプレーが使用された。

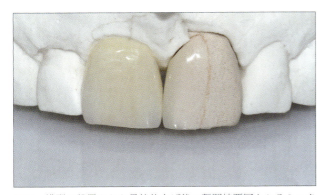

図32 模型に設置された最終仕上げ後の暫間被覆冠とセラミックベニア。

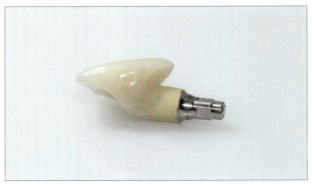

図33 側面観。暫間被覆冠の凹面でオーバーラップしたプロファイル。

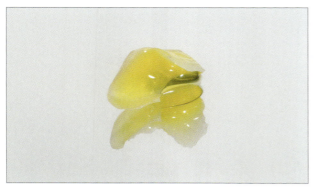
図34　9％フッ酸によるセラミックベニアのエッチング。

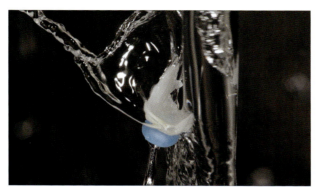
図35　水洗。

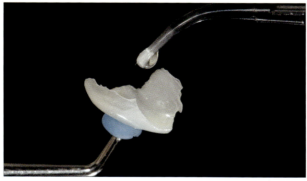
図36　シラン処理剤の塗布。

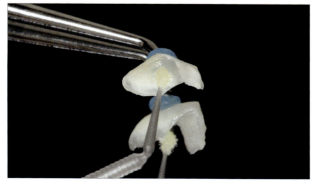
図37　ボンディング剤の塗布。

　模型製作後、スクリュー固定式暫間被覆冠そして隣在歯セラミックベニアのワックスアップを行った。エマージェンスプロファイルを赤鉛筆で印記したら、ワックスを除去し、軟組織部分の石膏を浅くバーで削合した。スクリュー固定式暫間被覆冠を、チタン製暫間アバットメントを用いて製作した。インプラント周囲軟組織への過度な圧迫を避けるため、暫間被覆冠は凹面でオーバーラップしたデザインとし、エマージェンスプロファイルは最初の数mmがシリンダー形態であった。長石系セラミックベニアのために、左側中切歯は耐火材によって複製した（図26〜33）。

　次の来院時、隣在歯にセラミックベニアを接着し、スクリュー固定式暫間被覆冠を装着した。セラミックベニアは、フッ酸にて90秒間酸処理し、それから洗浄し、次に純エタノールの入った超音波洗浄器に4分間かけたのち、シラン処理し、接着した（図34〜37）。

7.8 状態の不良な上顎右側中切歯の置換：硬・軟組織の増大、RCボーンレベルインプラントの遅延埋入

中切歯近心歯肉溝は圧排糸によって圧排を行い、術野をラバーダムによって隔離した。セラミックベニアはフロアブルコンポジットレジンで接着した（図38〜41）。

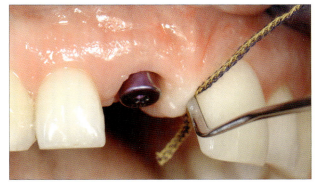

図38　反対側中切歯歯肉溝への圧排糸の挿入。

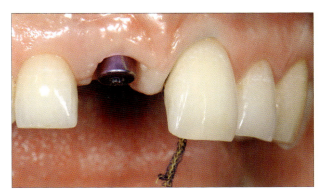

図39　挿入された圧排糸。

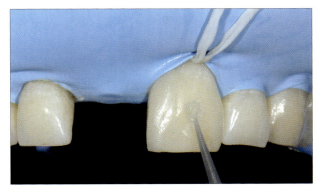

図40　セラミックベニアの接着。

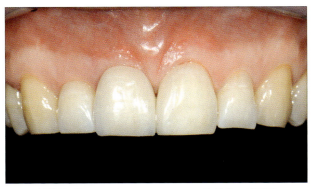

図41　暫間被覆冠およびセラミックベニア装着後の正面観。

7章 臨床ケース報告

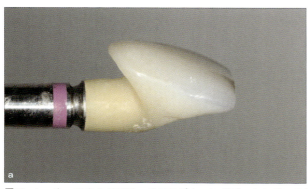
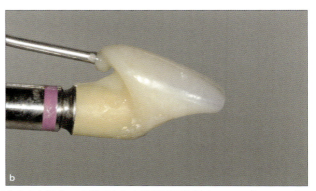

図42a、b　チェアサイドにて、フロアブルコンポジットレジンを添加することによって修正された暫間補綴装置のエマージェンスプロファイル。

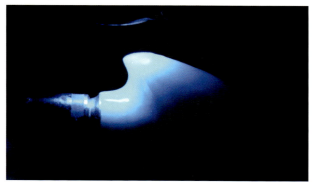

図43　光重合されたフロアブルレジン。

　4週後と8週後、インプラント支持補綴装置のための適切なエマージェンスプロファイルが達成されるまで、暫間補綴装置のオーバーラップ部分にフロアブルレジンを徐々に添加していくことで、軟組織の調整を達成した（図42〜46）。

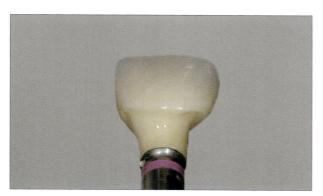
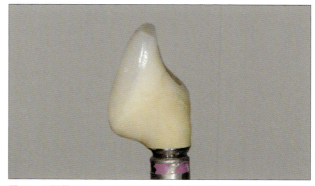

図44　チェアサイドにてフロアブルコンポジットレジンのさらなる添加。

図45　2回目のリライニング処置後の暫間補綴装置の側面観。

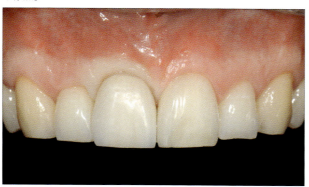

図46　周囲粘膜をわずかに圧迫しながら装着されたスクリュー固定式暫間被覆冠。

7.8 状態の不良な上顎右側中切歯の置換：硬・軟組織の増大、RCボーンレベルインプラントの遅延埋入

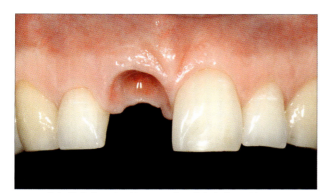
図47 軟組織形成処置が終了した後の移行部位正面観。

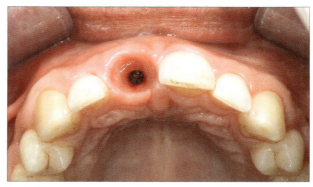
図48 調整後のインプラント周囲軟組織の咬合面観。

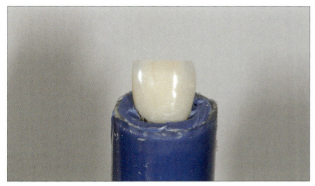
図49 インプラントアナログと結合させ、印象材に埋没させた暫間補綴装置。

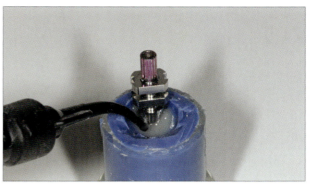
図50 フロアブルコンポジットレジンを添加することで、特定のエマージェンスプロファイルに適合させて個別化した印象キャップ。

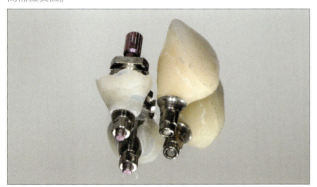
図51 同じプロファイルの暫間補綴装置とカスタム印象コーピング。

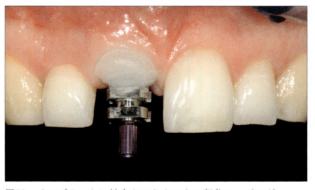
図52 インプラントに結合させたカスタム印象コーピング。

軟組織調整を12週行った後、移行部位の軟組織形態は適切になったと考えられ、最終印象が行われた（図47、48）。

暫間補綴装置を口腔外で印象することで、粘膜下のエマージェンスプロファイル（移行部位）を記録したカスタム印象コーピングの製作が可能となった。ポリエーテルを用いたオープントレーの印象採得を行った（図49〜53）。

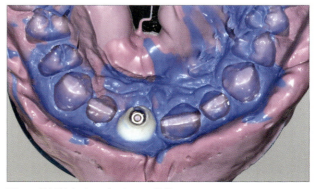
図53 最終的なオープントレー印象。

Implant Therapy in the Esthetic Zone – Current Treatment Modalities and Materials for Single-tooth Replacements 269

7章　臨床ケース報告

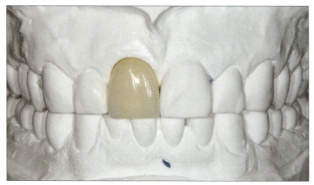

図54　装着前の石膏模型上での最終的なクラウンの正面観。

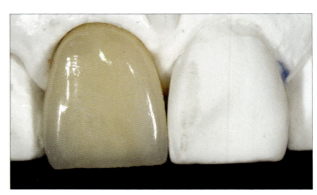

図55　装着前の石膏模型上でのクラウンの拡大写真。

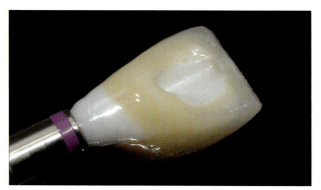

図56　最終的なジルコニア製クラウンの口蓋面観。

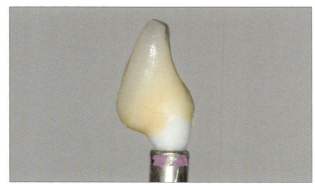

図57　最終的なジルコニア製クラウンの側面観。

　CAD／CAMジルコニアのフレームワーク（CARES, Institut Straumann AG）をセラミックで前装したスクリュー固定式クラウンを歯科技工所で製作した（図54〜57）。

　装着前に、インプラントの内側部分とクラウンをクロルヘキシジンジェルで消毒した。クラウンは35N·cmのトルクで締結し、スクリューへのアクセスホールはPTFEテープおよびフロアブルコンポジットレジンで閉鎖した。

7.8 状態の不良な上顎右側中切歯の置換：硬・軟組織の増大、RCボーンレベルインプラントの遅延埋入

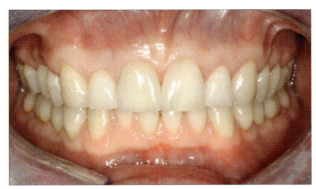

図58　最終クラウン装着後の上下歯列の正面観。

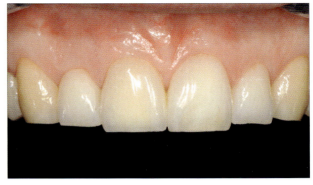

図59　最終クラウン装着後の上顎歯列の正面観。

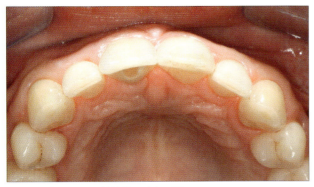

図60　最終クラウン装着後の咬合面観。

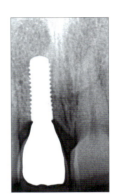

図61　最終クラウン装着後のデンタルX線写真。

　最終クラウンは天然歯列と大きさ、形態、色および表面の質感において、良好に調和していた。患者は最終治療結果に十分満足していた（図58〜60）。

　X線所見より、インプラント周囲骨は緻密化しているようであり、そしてインプラント周囲骨の吸収の徴候はまったくなかった（図61）。

　5年経過時において、左側中切歯のわずかな移動により両中切歯間に歯間離開が生じた。反対側の中切歯の移動はおそらくブラキシズムに関連したものであった。患者は日常生活の中で増加するストレスと、最近日中にグラインディングする習癖があることを報告した。咬合を再確認し、一部咬合調整を行い、患者には上下顎歯列間に過度の圧力をかけるのを避けるように指示した。患者は小さな正中離開の修正にはそれほど関心を持たず、再建の審美的結果に十分満足しているとはっきり述べた。

7章 臨床ケース報告

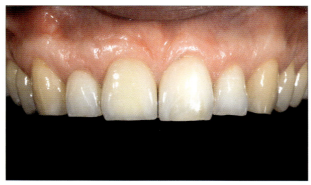

図62　5年経過時。上顎前歯部の正面観。

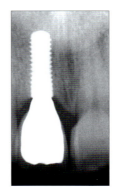

図63　5年時のX線的経過観察。

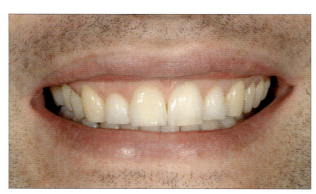

図64　5年時のスマイル。拡大写真。

一方、インプラント周囲の軟組織位置および骨レベルは安定しており、小さな正中離開は口腔外所見からは確認できなかった（図62〜65）。

謝辞

抜歯および歯槽堤保存術

Dr. Fabio Quarta - Milano, Italy

技工操作

MDT Alwin Schönenberger Vision-Dental – Chiasso, Switzerland

Vision-Dental Academy Training Center – Busto Arsizio, Italy

Giuseppe Voce, MDT – University of Zürich, Switzerland

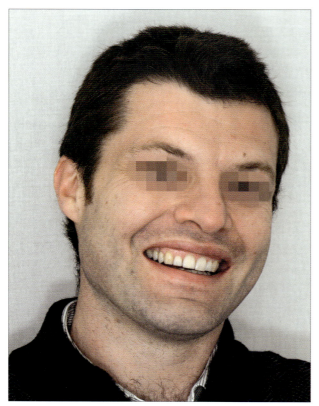

図65　5年時のスマイル。正面観。

D. Thoma／(訳)船越栄次、明石悠子、重永梨紗

23歳女性、健康で非喫煙者の患者で、彼女は上顎右側中切歯を思春期に外傷のため暫間的に修復されていた。その後患者の成長が終わり歯冠が破折した(図1)ため、患者は右側中切歯のインプラント支持による修復を希望した。さらに、反対側の中切歯には近心切縁の古いコンポジット修復を認めた(図2)。歯周組織は3 mm以下のプロービングデプスで健全ではあったが、右側中切歯の一部歯肉縁下となった歯根周囲に多少の炎症が観察された(図3)。

患者は、高度のスキャロップ形状および薄い歯肉タイプを露呈させるような中程度から高いリップラインを示した。右側中切歯の歯肉レベルは反対側の中切歯よりもはるかに根尖側にあった。それゆえ、前歯部領域で長期的な審美結果を確保するために、強固なメンブレンおよび軟組織移植を併用した大掛かりな骨増生術が必要になるであろうことが予測できた(図4)。

審美的リスク評価(ERA；表1)はコンプレックスであった。

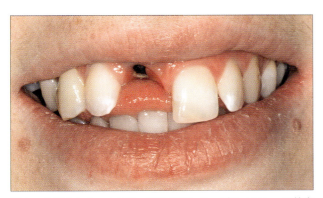

図1　ほぼフルスマイル時、患者は高いリップラインと、天然歯の左側中切歯と比較して右側中切歯部に垂直的な軟組織の不足を示した。

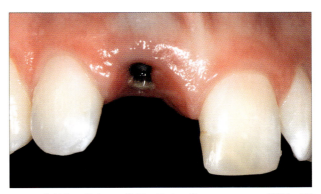

図2　非対称の歯肉で、歯根が透け、高いスキャロップ形状の薄い歯肉フェノタイプを伴う破折した右側中切歯。

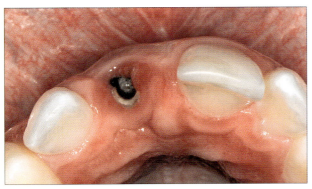

図3　上顎右側中切歯周囲の炎症を起こした組織。

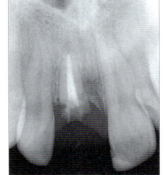

図4　初診時X線写真。根管治療が行われた右側中切歯。右側中切歯の近遠心のコンタクト間の距離は6.5mm以上であった。

7章　臨床ケース報告

表1　審美的リスク評価（ERA）

審美的リスクファクター	リスクレベル		
	低い	中程度	高い
全身的な状態	健康で、治癒力に問題なし		治癒力低下
喫煙習慣	非喫煙者	軽度の喫煙者（≦10本／日）	重度の喫煙者（＞10本／日）
フルスマイル時の歯肉の見え方	低い	中程度	高い
欠損部の近遠心径	1歯（≧7mm）[1] 1歯（≧6mm）[2]	1歯（＜7mm）[1] 1歯（＜6mm）[2]	2歯もしくはそれ以上
歯冠形態	方形		三角形
隣在歯の補綴状態	天然歯	上顎左側中切歯の切縁に古い修復物	補綴済み
歯肉のフェノタイプ	低いスキャロップ、厚い	中程度のスキャロップ、中程度の厚さ	高いスキャロップ、薄い
インプラント部位の炎症	なし	慢性	急性
軟組織の解剖学的状態	欠損なし	軟組織の炎症	欠損あり
隣在歯の骨レベル	コンタクトポイントから≦5mm	コンタクトポイントから5.5〜6.5mm	コンタクトポイントから≧7mm
唇側骨壁のフェノタイプ*	厚い骨壁≧1mm		薄い骨壁＜1mm
歯槽頂の解剖学的状態	骨欠損なし	水平性骨欠損	垂直性骨欠損
患者の審美性への期待	現実的		非現実的

*抜歯前の状態を三次元構築により観察できる場合
[1] 標準的な直径のインプラント、レギュラーコネクション
[2] 細い直径のインプラント、ナローコネクション

7.9 経過不良の補綴済上顎右側中切歯の置換：歯槽堤保存術とRCボーンレベルインプラントの早期埋入

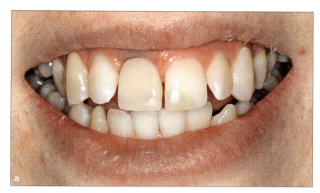
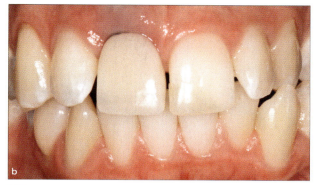

図5a、b　間接法モックアップの試適。根尖方向への垂直的軟組織の不足。

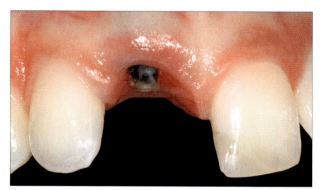

図6　抜歯前の唇側面観。

最初のステップとして、アルジネート印象が採得された。治療のゴールを評価し、また患者と治療法を検討するために、歯科技工士により間接法のモックアップが製作された。モックアップの試適により、反対側の左側中切歯と比較して右側中切歯部に垂直的な軟組織の不足があることが示された（図5a、b）。

本臨床症例は多くの臨床的課題を伴っていた。これには高いリップライン、薄い組織のフェノタイプ、高いスキャロップ形状の歯肉、垂直的軟組織の不足、幅の狭い歯槽堤、および隣接面骨頂部と予測されるコンタクトポイント間の大きな距離が挙げられる。

患者および歯科技工士を交えていくつかの治療オプションを提示した話し合いの後、段階的アプローチが選択された。

審美的観点からすると、右側側切歯のゼニス（歯肉頂）は左側側切歯のゼニスよりもわずかに根尖側寄りであり、右側中切歯をわずかに根尖方向に拡張できるであろうことを示していた。インプラント埋入に先立ち、欠損している軟組織を補償し、その軟組織を質的、量的に最適化するために、抜歯と同日に歯槽堤保存術（抜歯窩閉鎖術）が予定された。このアプローチは文献で十分に実証されているものの、抜歯窩閉鎖に用いるコラーゲンマトリックスは6ヵ月経過のエビデンスしかないことを考慮に入れなければならない（Jungら、2013b）（図6）。

7章　臨床ケース報告

　注意深く抜歯を行った後、歯槽堤外形にわずかな落ち込みが観察され、これは唇側骨板の不足を示している（図7a、b）。瘢痕組織の形成を防ぎ血管新生を引き起こすために、ダイヤモンドバーを用いて抜歯窩の粘膜マージンの上皮を除去した（図8）。その後、10％コラーゲンを含む安定した形状の脱タンパクウシ骨ミネラル（以下DBBM）を抜歯窩に填入し（図9）、口蓋骨および歯間部歯槽堤の高さまで増生した（図10）。

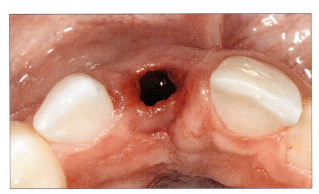
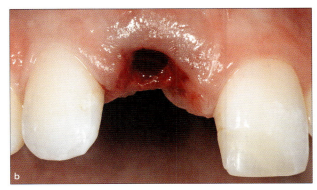

図7a、b　抜歯後の咬合面および唇側面観。唇側外形のわずかな落ち込み。

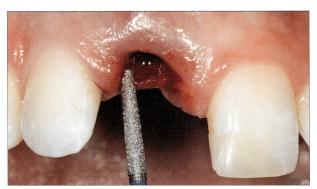

図8　ダイヤモンドバーを用いた辺縁歯肉の上皮の除去。

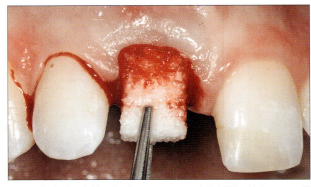

図9　抜歯後の収縮を軽減するための、生体材料の填入による歯槽堤保存術。

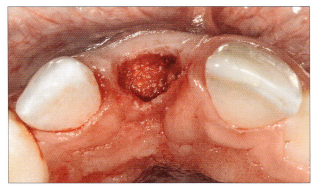

図10　生体材料が歯間部および口蓋側の骨頂と同じ高さで填入された。唇側骨の部分的な不足のため、生体材料が唇側の軟組織と接していた。

7.9 経過不良の補綴済上顎右側中切歯の置換：歯槽堤保存術とRCボーンレベルインプラントの早期埋入

従来、抜歯窩を閉鎖するために骨代用材の上に、口蓋からの遊離歯肉移植あるいは結合組織移植がよく用いられている（Jungら、2004a）。しかし欠点として、不快症状が強いこと、合併症が起きる可能性があること、移植片が周囲組織の色調や質感と完全に調和しないこと、そして移植片の取扱いが少々難しいことなどが挙げられる。それゆえ、抜歯窩を閉鎖するために二層になったコラーゲンマトリックス（図11）を骨補填材料の上に縫合した（図12a、b）。このコラーゲンマトリックスは初期の治癒を促進させ、同様の適応症において自家遊離歯肉移植の好適な代用になりうることが実証されている（Thomaら、2012）。歯槽堤保存後から2ヵ月以内では、硬組織再生はまったくないか、ごくわずかしか期待できないが、軟組織閉鎖術は創閉鎖を最適化し、初めの6〜8週間歯槽堤の外形を維持する。

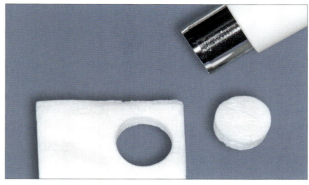

図11 抜歯窩の大きさに適合するようにコラーゲンマトリックスを整形。

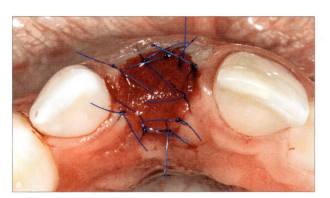
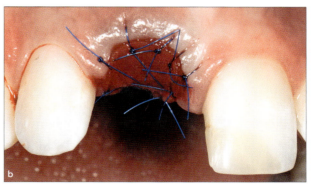

図12a、b 抜歯窩を閉鎖するためにコラーゲンマトリックスを縫合。

7章 臨床ケース報告

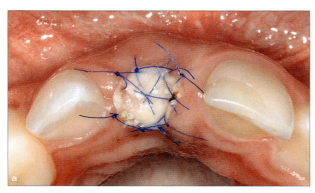
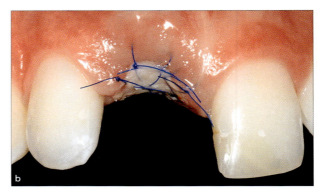

図13a、b　歯槽堤保存術から1週間後。コラーゲンマトリックスが残存している。

　抜糸時（図13a、b）、健全組織が観察されコラーゲンマトリックスも依然同じ位置に存在していた。唇側骨板が部分的に喪失した、薄い軟組織を伴う比較的幅の狭い歯槽堤であるため、最適なインプラントポジションを確保すべくガイデッドサージェリーが計画された。その目的のため、コーンビームコンピュータ断層撮影（以下CBCT）が行われた（図14）。

　その後歯科技工士がワックスアップを製作し、モックアップの試適に基づき最適化した。ワックスアップをスキャンし、デジタルインプラントプランニングのためCBCT上で重ね合わせた。幅の狭い歯槽堤と部分的な唇側骨板の喪失がCBCTの断面像により示され、インプラントの初期固定は根尖部でしか得られないと考えられた。そのうえ、インプラントの口蓋側に1mmの既存骨を確保し、神経を考慮に入れると、インプラントをわずかに唇側寄りに埋入しなければならなかった。デジタルプランニングから、インプラントの唇側表面のすべてを露出し、安定したメンブレンを用いた大がかりな骨誘導再生法が必要になることが予想された（図15）。

　歯槽堤保存術後6週、臨床診査で右側中切歯部に健全かつ完全に角化した組織を認めた（図16a、b）。

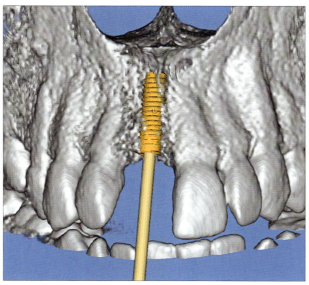
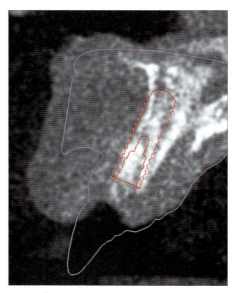

図14　ガイデッドサージェリーのためのインプラントプランニング。計画したインプラントポジションでは、唇側の大きな裂開が生じることが予想される。

図15　計画したインプラントポジションを示す横断面（わずかに唇側寄り、口蓋側に1mmの既存骨）。ワックスアップの外形を紫色で示す。

7.9 経過不良の補綴済上顎右側中切歯の置換：歯槽堤保存術とRCボーンレベルインプラントの早期埋入

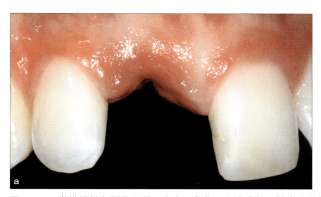
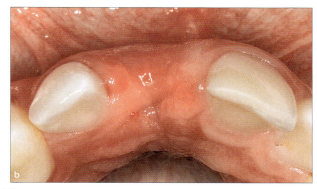

図16a、b　歯槽堤保存術後6週、完全に角化した臨床的に健全な軟組織。

全層弁を翻転し、3Dプリンターで製作したサージカルガイドを装着した（図17、18）。ガイドによるインプラント床形成（SMOP；Swissmeda, Zürich, Switzerland）およびインプラント埋入を行った（図19）。

スキャンテンプレートなしでCBCTを撮影し、ワックスアップのデジタルファイルを重ね合わせるもっとも新しいテクニックの使用により、最適なインプラントポジションの計画と埋入が可能となった。

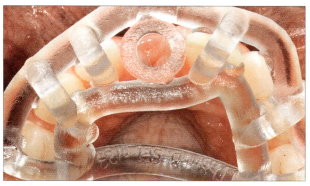

図17　デジタルでデザインし、3Dプリンターで製作したサージカルガイドを装着した状態。

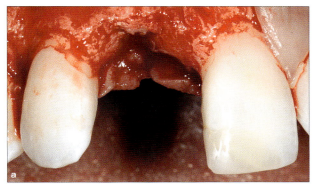
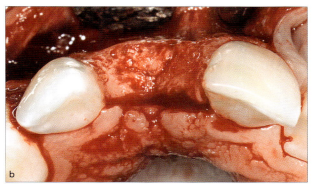

図18a、b　フラップ翻転後、歯槽堤のカントゥアは維持されていた。生体材料の顆粒は治癒過程にある抜歯窩の中に取り込まれていた。

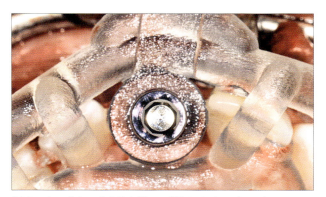

図19　サージカルガイドを用いて埋入したインプラント。

Implant Therapy in the Esthetic Zone – Current Treatment Modalities and Materials for Single-tooth Replacements

7章　臨床ケース報告

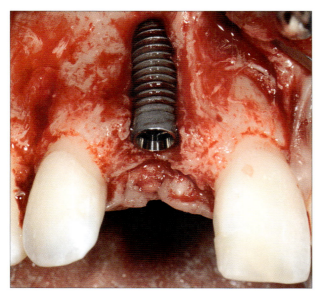

図20　計画されたインプラントポジションと同様に、インプラントの唇側にある大きな裂開欠損。

デジタルプランニングで予測されたように、インプラントの唇側に大きな裂開が存在した（図20）。

咬合面観より口蓋側に1mmの既存骨を残し、インプラントをわずかに唇側寄りに埋入しているのがわかる。骨誘導再生法は安定した非吸収性メンブレンおよびDBBMを用いて行った（図21a、b）。

非吸収性メンブレンは隣接面部に支持に寄与する骨がない症例に有効である。これにより増生部位の安定を増し、2壁性骨欠損において歯槽堤の外側方向への骨再生が可能になる。本症例では創部の一次閉鎖が得られた（図22a、b）。

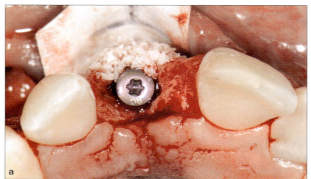

図21a、b　安定した非吸収性メンブレンおよびDBBMを用いた骨誘導再生法。

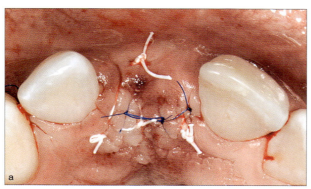
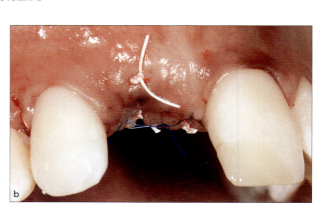

図22a、b　インプラント手術後の創部の一次閉鎖。

7.9 経過不良の補綴済上顎右側中切歯の置換：歯槽堤保存術とRCボーンレベルインプラントの早期埋入

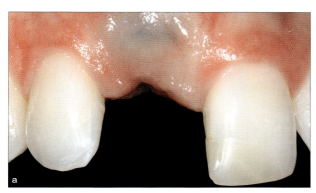 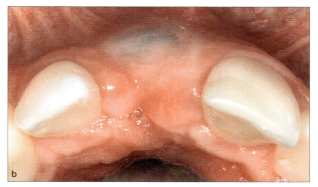

図23a、b　インプラント埋入から6ヵ月後。非吸収性メンブレンが粘膜を通して視認できた。唇側のわずかなボリューム不足。

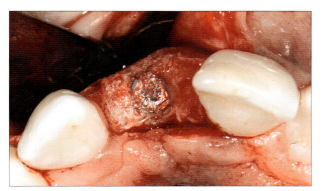 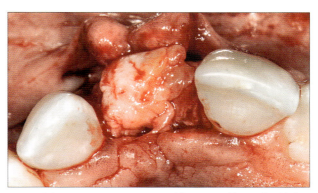

図24　非吸収性メンブレンの除去。唇側骨の再生が明らかであった。

図25　残存するボリュームの不足を補うため、結合組織移植片が設置された。

6ヵ月後、臨床診査により唇側のボリュームのわずかな喪失と、粘膜を通して非吸収性メンブレンが認められた（図23a、b）。

喪失したボリュームを補うために、軟組織移植が適用された（Thomaら、2016b）。文献によると、上皮下結合組織移植術（以下SCTG）の使用がゴールドスタンダードであると考えられている（Thomaら、2014a）。非吸収性メンブレン除去後（図24）、患者自身の口蓋から上皮下結合組織移植片が採取され、インプラントの咬合面および唇側面に設置された（図25）。審美領域において組織のフェノタイプが薄く、軟組織移植が最終的なボリュームの40％に及ぶような症例において、硬組織および軟組織移植術の併用は必須である（Schneiderら、2011）。

7章　臨床ケース報告

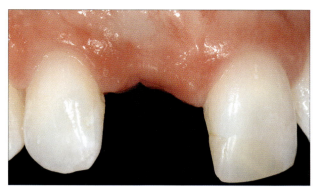

図26　軟組織移植後8週の、健全な組織。

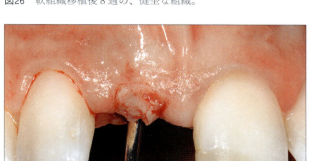

図27　鋭利な剥離子を用いた、低侵襲なアバットメントの連結。

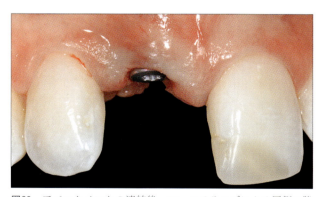

図28　アバットメントの連結後、ロールフラップによる唇側の隆起が明らかであった。

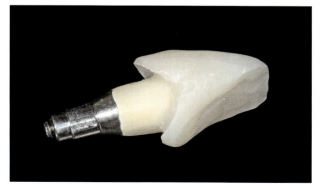

図29　細い粘膜下エマージェンスプロファイルとフルカントゥアの唇側外形を有する暫間補綴装置。

8週間後（図26）、ロールフラップを形成し、唇側組織形態を最適化し、低侵襲なアバットメントの連結を行った（図27）。

同時に、インプラントレベルの印象採得を行い、ヒーリングアバットメントを設置した（図28）。

歯科技工士は当初のワックスアップに基づき、スクリュー固定式暫間補綴装置を製作した（図29）。

7.9 経過不良の補綴済上顎右側中切歯の置換：歯槽堤保存術とRCボーンレベルインプラントの早期埋入

通常、暫間補綴装置は2つの目的を持つ。すなわち、エマージェンスプロファイルを作り出すこと、主に早期(3ヵ月)に起きる組織形態の変化を補うことである(Grunder、2000)。暫間補綴装置の粘膜下部分は、反対側の歯のエマージェンスプロファイルを模倣するためにフロアブルコンポジットレジンを添加して徐々に変化させた(図30〜33)。

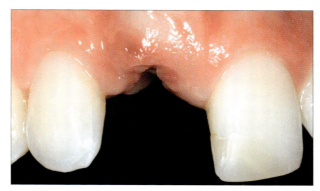

図30　エマージェンスプロファイルの構築。

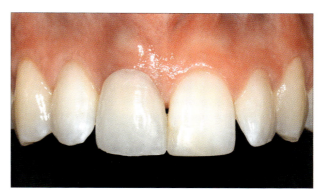

図31　装着された暫間補綴装置。

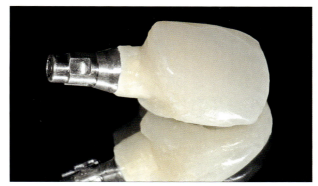

図32　完全にカスタマイズされたエマージェンスプロファイルを有する暫間補綴装置。

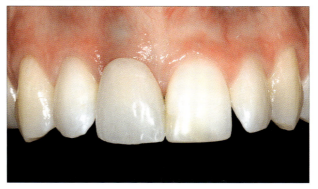

図33　暫間補綴終了時の臨床状況。

7章 臨床ケース報告

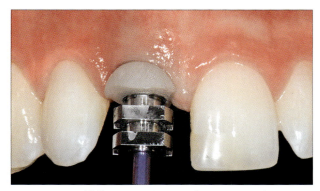

図34 マスター模型へエマージェンスプロファイルを転写するための、カスタム印象コーピングを用いた最終印象。

さらなる3ヵ月の治癒期間の後、左側中切歯のコンポジットレジン修復物が撤去され、辺縁は滑らかにされた。最終印象がカスタム印象コーピングを用いて採得されたことで（図34）、口腔内からマスター模型へエマージェンスプロファイルが転写された。

歯科技工士は、上顎右側中切歯部のインプラント支持クラウンの試適ワックスアップと、上顎左側中切歯の外形を修正するための付加的な小片を製作した（図35）。ワックスアップの試適により、反対側の天然歯である左側中切歯と比べ、右側中切歯が相対的に平坦な形態であることが明らかになった（図36）。

反対側の歯のシェードを模倣してステインを付与した（図38）、CAD/CAM製作のカスタムアバットメント（図37）が得られ、試適のための予約がとられた。

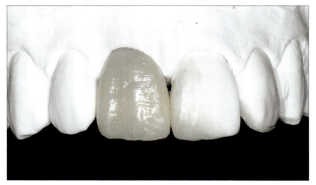

図35 右側中切歯部のインプラント支持クラウンと左側中切歯のラミネートベニア。

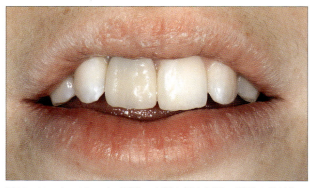

図36 ワックスアップの試適。上顎右側中切歯の形態は相対的に平坦であった。

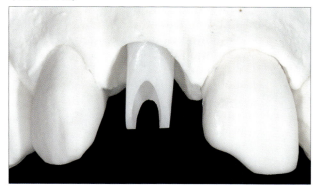

図37 マスター模型上の、CAD/CAMで製造されたジルコニア製アバットメント。

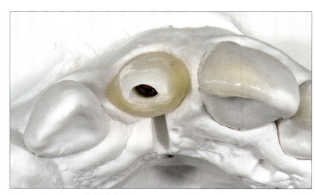

図38 反対側の左側中切歯のシェードを模倣してステインを付与したCAD/CAMアバットメント。

7.9 経過不良の補綴済上顎右側中切歯の置換：歯槽堤保存術とRCボーンレベルインプラントの早期埋入

試適時に、唇側のアバットメントショルダーがわずかに歯冠側に寄りすぎていることがわかった（図39）。その後、数回にわたる試適の予約がとられ、最終的な補綴装置が製作された。インプラント支持補綴装置には、ジルコニア製アバットメントとセメント固定式二ケイ酸リチウム製クラウンを選択した；天然歯には長石系のポーセレンラミネートベニアを選択した（図40a〜c）。

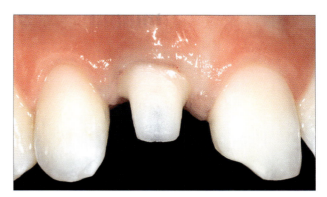

図39　アバットメントの試適。ショルダーがわずかに歯冠側に寄りすぎている。

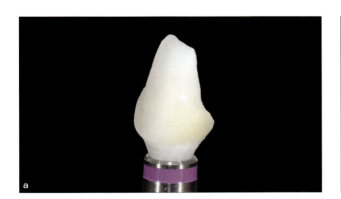
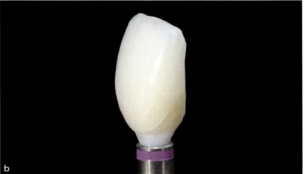
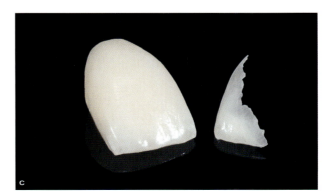

図40a〜c　最終補綴装置の口腔外所見：右側中切歯部インプラントのCAD/CAMジルコニア製アバットメント（a）、右側中切歯部インプラントの二ケイ酸リチウム製クラウン（b）、そして左側中切歯の長石系のポーセレンラミネートベニアによる修復物（c）。

Implant Therapy in the Esthetic Zone – Current Treatment Modalities and Materials for Single-tooth Replacements　285

7章 臨床ケース報告

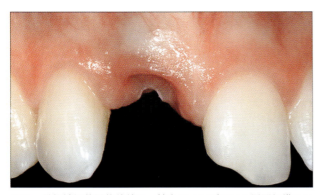

図41 最終補綴装置装着前の、健全なインプラント周囲組織のエマージェンスプロファイル。

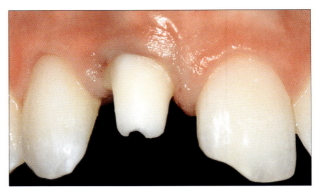

図42 締結されたCAD/CAMアバットメント。フロアブルコンポジットレジンによるスクリューアクセスホールの閉鎖に先立ち、PTFEテープと綿球がスクリューの上に置かれた。

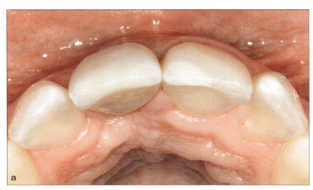

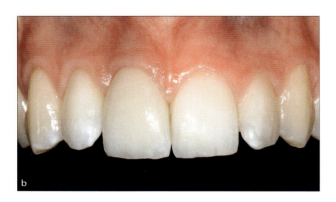

暫間補綴装置撤去後（図41）、アバットメントを締結し（図42）、右側中切歯部のクラウンと左側中切歯の外形を修正するベニアのいずれも、光重合フロアブルレジンセメントを用いて装着した。1週間後、最終的な診査で健全な歯周組織を認めた（図43a〜c）。X線写真では、インプラントショルダーにおける安定した辺縁骨レベルを認めた（図44）。

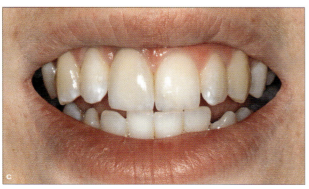

図43a〜c 最終補綴装置装着後1週間の最終的な所見。

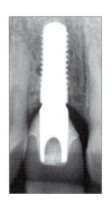

図44 装着後1週間の経過観察時のX線写真。インプラントショルダーレベルにおける辺縁骨。

7.9 経過不良の補綴済上顎右側中切歯の置換：歯槽堤保存術とRCボーンレベルインプラントの早期埋入

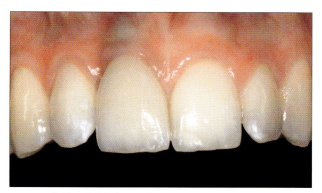

図45　1年後の臨床的経過観察。

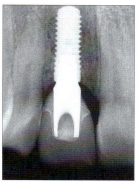

図46　1年後のX線学的経過観察。

図45、46では、最終補綴装置の装着後1年の、臨床的、X線学的経過観察を示す。

前述したように、骨レベルの制約によって、より口蓋側の位置へのインプラント埋入は不可能であった。これは結果的にスクリュー固定式ではなくセメント固定式補綴装置の選択をもたらし、長期的にみれば歯肉退縮のリスクをわずかに増加させたかもしれない。スクリュー固定を選択するならば、唇側と口蓋側へ初期の骨増生が必須であっただろう。この問題は患者と話し合ったが、患者は追加の外科手術を受けることを拒んだ。

垂直的および唇側の軟組織レベルでの不足は、SCTGを用いることで打開した。SCTGは、軟組織の厚みのさらなる増加をもたらし、退縮のリスクを減らし、インプラント周囲組織の色調を改善した（Thomaら、2016a）。

補綴段階では、カスタムのジルコニア製アバットメントが選択された。アバットメントは、反対側の歯のシェードを模倣してステイニングすることで、さらに最適化した。オールセラミック補綴装置は、メタルベースの補綴装置によく見られる灰色の変色を避けられることがすでに示されている（LinkeviciusとVaitelis、2015）。二ケイ酸リチウムのフレームワークを持つオールセラミッククラウンの前装材料（右側中切歯部インプラント）と低侵襲性修復（左側中切歯）は同様なものを用いた。

インプラント唇側に大量の骨を供給し、軟組織の厚みを増やしているため、症例の予後は良好と思われる。

謝辞

技工操作

Master Dental Technician Pascal Müller – Schönenberger Dentaltechnik AG, Glattbrugg, Switzerland

7.10 破折した上顎左側中切歯の置換：段階法によるボーンレベルテーパードインプラントの遅延埋入

S. Keith／(訳)船越栄次、明石悠子、周藤　巧、肱川和彦

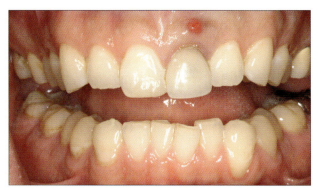

図1　破折した上顎左側中切歯の初診時臨床所見。

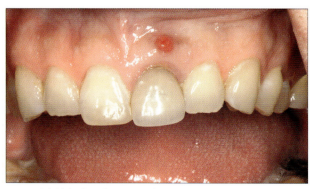

図2　左側中切歯の瘻孔からの排膿。

　32歳男性患者が、不調な上顎左側中切歯の評価と置換のために、一般歯科医師よりわれわれの専門診療科へ紹介された。この患者は、重大な医科的注意点や、薬のアレルギーの既往、処方薬の服用はなかった。患者は、スポーツ活動に起因してたまに起こる筋肉痛のため、市販の非ステロイド性抗炎症薬の頓服について述べた。患者は、小児期の軽度の喘息の既往はあるが、過去10年間に気管支けいれんや息切れの症状の発現はなかったことを報告した。患者は、約6週間前に始まった軽度の不快感と前歯の上方の歯肉における腫脹について訴えた。

　患者は、ほぼ2ヵ月前にパンをかじった時に、何かひびが入ったように感じたが、約1週間前まで歯の動揺にはまったく気づかなかった。軽度の動揺に加えて、患者はまた、彼の口から嫌な味と臭いがすると述べた。患者はもともと15歳頃その歯に外傷を受けており、当時はスイミングプールのへりで中切歯を折ったことを報告した。切歯はその後、歯内療法を受け、コンポジットレジンで修復された。その歯が隣在歯より色が濃くなったのち、一般歯科医師は審美的改善のためオールセラミッククラウンによる修復が必要と判断していた。

　詳細な病歴と診査では、異常機能習癖や顎関節症状の徴候は一切なかった。

全顎にわたる口腔内診査により、軽度の叢生と軽度から中程度の切歯の咬耗を伴う、Angleの不正咬合分類Ⅰ級の機能性不正咬合が明らかになった。左側中切歯の触診により、2度の動揺、中程度の打診痛、そして遊離歯肉縁から約4mm根尖側に位置した瘻孔からの排膿が明らかになった（図1）。X線診査により、以前に歯内療法が行われ、コンポジットレジンコアとオールセラミッククラウンによる処置が施されていたことが明らかになった（図2）。X線写真上で、近心歯根面における骨欠損を伴う、骨頂より下部に及ぶ水平的な歯根破折が明らかであった。その領域の根尖部触診は、不快感を生じさせ、瘻孔から化膿性滲出液を排出した（図3）。

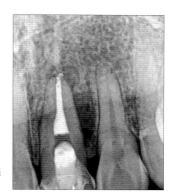

図3　初診時のデンタルX線写真。

患者は、既存補綴装置の外観に完全には満足していなかった、と述べた。患者の主訴としては、全体的な不快感、前歯のぐらつき、口臭、そして「自分の歯肉にある膿瘍」に関する不安が挙げられた。患者は、同部位に活動性の感染があるため、前歯をデンタルインプラントで置換できるかどうかについて非常に憂慮しており、また治療終了時に自然な仕上がりになるかどうか知りたがっていた。

ひととおりの臨床診査と咬合器上でのスタディモデルの評価に続き、患者に適用可能なさまざまな治療オプションがあることを知らせた。患者は、現存する破折した中切歯は修復できず、抜去する必要があることを十分に理解した。同部位は、抜歯および再生のための他家骨移植材料を用いた歯槽堤保存術後、インプラント遅延埋入による最終的な固定性補綴装置への段階的アプローチを必要とした。治療の段階および全治療期間に関して患者が持っていたすべての疑問に答えた結果、患者は以下の治療計画に同意した：

・左側中切歯の抜去、および骨移植材料を用いた残存する抜歯窩の再建（Hürzelerら、2006）。

・抜歯および骨移植と同時に装着する可撤性暫間部分床義歯の製作。

・5〜6ヵ月かかると予想される抜歯部位の治癒終了時に、CBCTスキャンで使用するX線撮影用テンプレートの作製（ChenとBuser、2014）。

・同部位へのボーンレベルテーパードインプラントを理想的に埋入するための、術前プランニングソフトウェアによる適切なインプラントの直径と長径の決定（Klokkevold、2015）。

・非粘膜下、非荷重のプロトコールでのインプラント埋入後、インプラント周囲粘膜組織の成長と成熟のためのスクリュー固定式暫間補綴装置の製作を目的とし、インプラントレベルの印象を採得（Santlingら、2015；Elianら、2017c）。

・アクリルレジン製暫間補綴装置を用いた適切な治癒期間ののち、患者の機能的、審美的な希望を満たし、患者の口腔衛生の安定を取り戻すべく、ジルコニア製カスタムアバットメントと最終的なオールセラミッククラウンを製作、調整、装着（Zembicら、2015）。

この患者の審美的リスク評価（ERA）が完了し、この患者の治療への要望を満たす、あるいは、上回るうえで要求される外科的および補綴的専門技術は中程度であることが判明した（表1）。

7章　臨床ケース報告

表1　審美的リスク評価（ERA）

審美的リスクファクター	リスクレベル		
	低い	中程度	高い
全身的な状態	健康で、治癒力に問題なし		治癒力低下
喫煙習慣	非喫煙者	軽度の喫煙者（≦10本／日）	重度の喫煙者（＞10本／日）
フルスマイル時の歯肉の見え方	低い	中程度	高い
欠損部の近遠心径	1歯（≧7mm）[1]　1歯（≧6mm）[2]	1歯（＜7mm）[1]　1歯（＜6mm）[2]	2歯もしくはそれ以上
歯冠形態	方形	卵円形	三角形
隣在歯の補綴状態	天然歯		補綴済み
歯肉のフェノタイプ	低いスキャロップ、厚い	中程度のスキャロップ、中程度の厚さ	高いスキャロップ、薄い
インプラント部位の炎症	なし	慢性	急性
軟組織の解剖学的状態	欠損なし	軟組織の炎症	欠損あり
隣在歯の骨レベル	コンタクトポイントから≦5mm	コンタクトポイントから5.5〜6.5mm	コンタクトポイントから≧7mm
唇側骨壁のフェノタイプ*	厚い骨壁≧1mm		薄い骨壁＜1mm
歯槽頂の解剖学的状態	骨欠損なし	水平性骨欠損	垂直性骨欠損
患者の審美性への期待	現実的	中程度の期待	非現実的

*抜歯前の状態を三次元構築により観察できる場合
[1]標準的な直径のインプラント、レギュラーコネクション
[2]細い直径のインプラント、ナローコネクション

7.10 破折した上顎左側中切歯の置換：段階法によるボーンレベルテーパードインプラントの遅延埋入

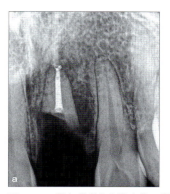
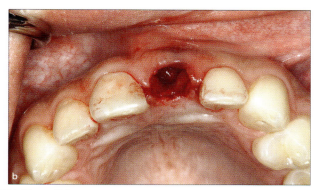

図4a、b　残存歯根片と除去後に掻爬を行った部位。

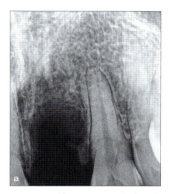
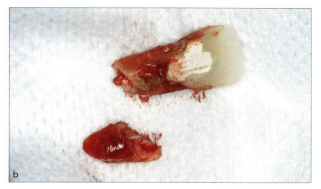

図5a、b　抜去された左側中切歯の破片。完全な除去の必要性を決定づける、斜めの歯根破折。

治療は、経過不良な歯の抜去、損傷した歯槽堤の再建およびインプラント埋入予定部位の準備から開始した。患者には手術前日からアモキシシリン500mg、1日3回の術前投与を開始した。局所麻酔下にて、残存した歯根の破折片を歯根膜から切断するために、ペリオトームを用いて最小限の侵襲によるアプローチをとった。破折片は薄い残存唇側骨壁への損傷を避けるべく、エレベーターを用いてゆっくりと脱臼した(図4a、b)。同部位の残存肉芽組織を徹底的に掻爬し、大量の滅菌生理食塩水で洗浄した。デンタルX線写真により、歯根片を完全に除去したことを確認した(図5a、b)。続いて抜歯窩を顆粒状のヒト由来骨移植材料(Straumann AlloGraft Cortical-Cancellous Mix/LifeNet Health；Straumann USA, Andover, MA, USA)によって満たし、吸収性のコラーゲンプラグ(Salvin Dental Specialties, Charlotte, NC, USA)と5-0のVicrylの縫合糸(Ethicon, Somerville, NJ, USA)で閉鎖した(図6〜8)。

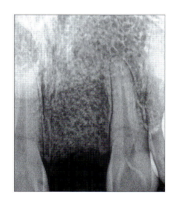

図6　術後のX線写真。

7章　臨床ケース報告

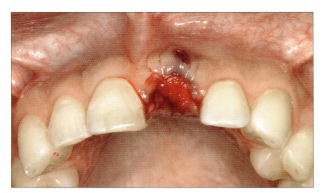

図7　移植された抜歯窩。

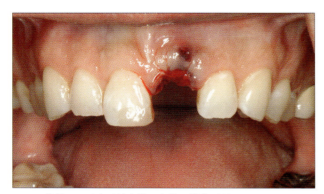

図8　移植および瘻孔除去後の部位の術後所見。

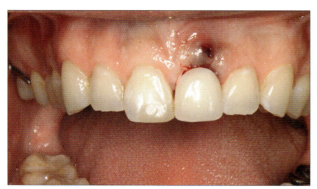

図9　欠損した切歯を置き換える可撤性暫間部分床義歯。

治癒期間中、失われた中切歯の審美性を暫間的に補うため、可撤性部分床義歯が調整および装着された（図9）。

患者は10日目に治癒経過の術後評価と抜糸のため診察された。同部位は5ヵ月治癒を待った。2回目の経過観察時に、良好な歯肉の量と質を伴う、予想どおりの組織の治癒を確認した。

予測されるインプラント埋入位置の計画において使用する術前のX線Higginbottomテンプレートを製作するため、術前のアルジネート印象が採得された（図10a）。患者はX線テンプレートを装着した状態でCBCT（Carestream 146088300 3D；Carestream Health, Rochester, NY, USA）撮影され、読み込まれた一連のデータはインプラント埋入の評価とシミュレーションのためにソフトウェアに取り込まれた（図10b）。この術前の計画で、利用できる骨幅と骨量で理想的なインプラントの埋入が可能であることが確認された。

患者は術前にアモキシシリン500mgを21錠処方された。手術前日から1週間、アモキシシリン1錠の1日3回の経口服用が指示された。患者は0.12％グルコン酸クロルヘキシジンで1分間術前口腔内含嗽を行い、外用ヨード清拭棒を用いて口腔周囲組織の消毒が行われた。手術部位は20万分の1エピネフリン含有4％アルチカイン3.6mLを用いた局所的浸潤麻酔が行われた。

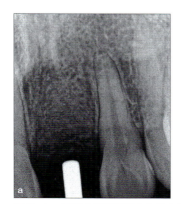
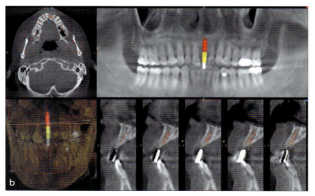

図10a、b　口腔内X線写真と左側中切歯欠損部位のCBCTスキャン。

7.10　破折した上顎左側中切歯の置換：段階法によるボーンレベルテーパードインプラントの遅延埋入

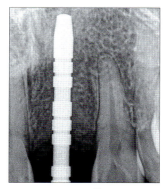

図11　2.8mmのX線マーカーが挿入されたX線写真。

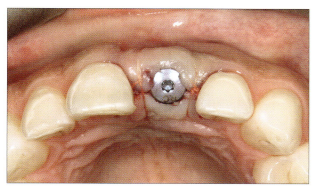

図12　インプラントの咬合面観。

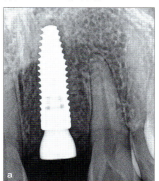
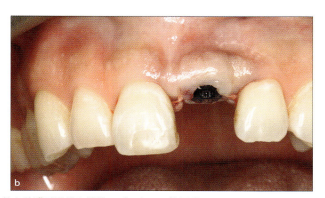

図13a、b　インプラント部位の部分的な粘膜下閉鎖と術後のデンタルX線写真。

　欠損部歯槽堤を、隣在歯歯肉溝まで延長した歯槽頂切開および粘膜骨膜弁の翻転により露出した。インプラント床形成は、歯槽堤への埋入開始地点を誘導するためのHigginbottomテンプレートを使用して2.3mmのラウンドバーから開始した。インプラント床形成は、外科用モーターおよび滅菌生理食塩水の洗浄を併用し750rpmで行った。ドリリングプロトコールに沿って、2.2mm径から開始し、2.8mmから3.5mmまで一連のツイストドリルを順に使用した。全段階を通してインプラント床形成の適切な位置および深さを確認するため、規格化X線写真が撮影された（図11）。歯冠側プロファイルドリルを使用したインプラント床形成終了時、35N·cmの範囲内の埋入トルクと良好な初期固定を確認するため、ハンドラチェットでインプラント（Straumann Bone Level Tapered Roxolid, SLActive, 径4.1mm, 長さ12mm；Straumann社AG, Basel, Switzerland）を埋入した。

　インプラントの上面は、周囲骨頂の約1mm下方、歯肉縁からおおよそ4mm下方に位置付けられた（図12）。軟組織はレギュラークロスフィットコニカルヒーリングアバットメント（Institut Straumann AG）の周囲に合わせて、5-0 Vicryl（Ethicon）縫合糸を用いて、隣接歯間部で2糸の結紮縫合により閉鎖した（図13a、b）。

　可撤性暫間部分床義歯を試適し、人工歯部の粘膜面はインプラントヒーリングアバットメントに接触しないように調整した。患者は書面での術後説明を受け、良好な状態で帰宅した。患者の現存する上顎の暫間補綴装置は、インプラント部位を覆う範囲を除去するように調整した。患者は前述したすべての500mgアモキシシリン錠を飲み終え、1日2回の0.12％グルコン酸クロルヘキシジン含嗽療法に従った。

7章　臨床ケース報告

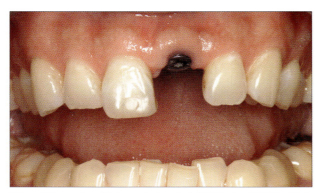

図14　RCヒーリングアバットメントを装着した、8週時の完全な歯肉の治癒。

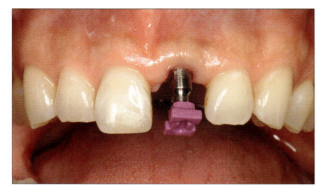

図15　最終印象のためのRC印象コーピング。

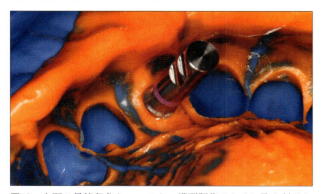

図16　上顎の最終印象と、マスター模型製作のために取り付けられたRCアナログ。

患者は治癒経過の術後評価と抜糸のために10日目に再度来院した。問題のない治癒8週後（図14）、補綴再建段階が開始された。ヒーリングアバットメントを除去し、インプラント‐補綴装置連結部内側は0.12％グルコン酸クロルヘキシジンで洗浄した。印象はカスタムトレーを用いてシリコーン材料（Take-1；Kerr, Orange, CA, USA）で採得した（図15、16）。

マスター模型は人工歯肉（Softissue Moulage；Kerr）を併用し、高強度、低膨張ダイストーン（ResinRock；Whip Mix, Louisville, KY, USA）で製作した。暫間チタン製シリンダー（Institut Straumann AG）上にスクリュー固定式のアクリルレジン製暫間補綴装置を製作するため、副模型が歯科技工士によって使用された。

患者は、インプラント荷重開始と軟組織の調整のために暫間補綴装置を装着すべく、10週時に診察した。その部位は、20万分の1エピネフリン含有4％アルチカイン3.6mLの局所的浸潤麻酔により再び麻酔を施した。

7.10 破折した上顎左側中切歯の置換：段階法によるボーンレベルテーパードインプラントの遅延埋入

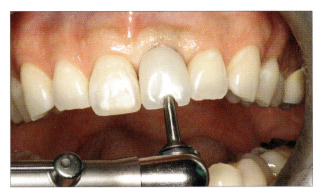

図17　35N·cmで装着されたスクリュー固定式暫間補綴装置。

ヒーリングアバットメント除去後、スクリュー固定式暫間補綴装置をインプラントに試適した。その結果、インプラント周囲歯肉に軽い貧血帯を生じた。隣接面と咬合面の接触を確認し調整後、暫間補綴装置を非常に滑沢に研磨し、アバットメントスクリューに35N·cmのトルクを加えてインプラントに締結した（図17）。スクリューのアクセスホールはPTFEテープと光重合型コンポジットレジン（Premise A2；Kerr）を用いて閉鎖し、暫間補綴装置が完全に適合しているか確認するためデンタルX線写真を撮影し、インプラント荷重時の歯槽骨レベルのベースラインを記録した（図18a、bと19）。

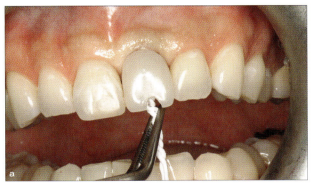
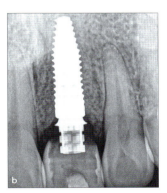

図18a、b　スクリュー固定式暫間補綴装置の口腔内装着とデンタルX線写真。

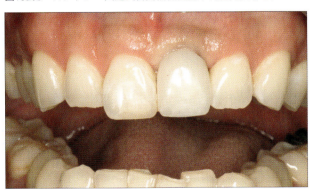

図19　暫間補綴装置装着開始時の組織形態。

7章 臨床ケース報告

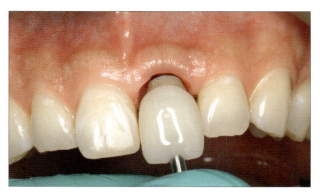

図20　6週間の軟組織調整後のスクリュー固定式暫間補綴装置除去。

インプラント周囲粘膜は、6週の間暫間補綴装置で成熟を図った。この間、患者は歯の形態、切縁の位置そして発音における審美的、機能的パラメータを評価することができた。患者は、暫間補綴装置の形態とカントゥアおよび周囲粘膜組織に満足していた。そして、軟組織のカントゥアを確認し、最終的なシリコーン印象(Take-1；Kerr)を採得するため、暫間補綴装置が撤去された(図20と21a、b)。

最終的なマスター模型から、最終補綴装置の設計および製作に院内歯科技工士が使用する、臨床的な硬-軟組織のカントゥアの複製が製作された。この模型は、光学ラボスキャナー(CARES CS2, Institut Straumann AG)でデジタルStandard Tessellation Language(STL)ファイルを作成するためにスキャンされた。STLファイルは、カスタムジルコニア製アバットメントのCAD/CAMデザインを製作するために、CARES Visual Designソフトウェアにアップロードされた。最終的なCARESカスタムジルコニア製アバットメントは機械で削り出され、最終的なオールセラミック補綴装置製作のために歯科技工所に配送された。

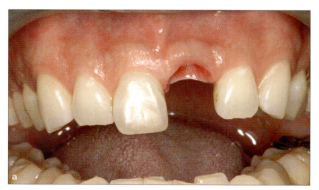

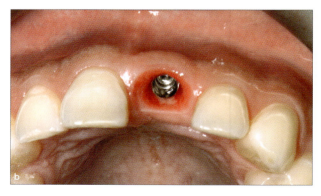

図21a、b　成熟したインプラント周囲移行部位の臨床所見。

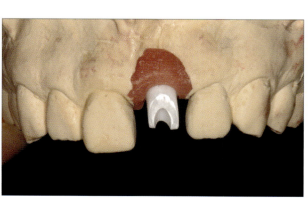

図22　カスタムジルコニア製アバットメントのマスター模型。

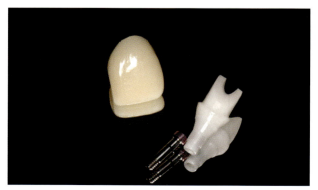

図23　最終的なオールセラミック補綴装置。

7.10 破折した上顎左側中切歯の置換：段階法によるボーンレベルテーパードインプラントの遅延埋入

歯科技工士は、修復されていない隣在歯に合わせるため、正しいシェード、明度、カントゥアそして表面構造を決定すべく、カスタムシェードのアポイント時に患者と顔を合わせた。シェード確認のため診断用シェード写真を撮影した。プレス加工二ケイ酸リチウム製コア(IPS e.max；Ivoclar Vivadent, Schaan, Liechtenstein)にセラミックを前装して最終補綴装置を製作した。CARESカスタムジルコニア製アバットメントと最終的なセメント固定式オールセラミッククラウンは、最後の試適と装着のためにわれわれの診療所に返送された(図24、25)。

歯科技工所での製作段階を4週間設けたのち、患者は最終補綴装置装着のために診療所に再度来院した。暫間補綴装置にはクラウンの切縁側からコンポジットレジンを外してアクセスし、PTFEテープを除去した。暫間補綴装置を回収し、インプラント内面は徹底的にエアー／ウォータースプレーで洗い流し、0.12%グルコン酸クロルヘキシジンで洗浄した。そして、CARESカスタムジルコニア製アバットメントをインプラントのレギュラークロスフィット補綴連結部に装着した(図26)。このボーンレベルインプラントのプラットフォームスイッチング部において、精密に機械研磨されたアバットメントはコニカルロッキングインターフェースと緊密に適合し、インプラント／アバットメント境界内側へのインプラント周囲溝からの微小漏洩と細菌の移動を効果的に止める。インプラント／アバットメントのパッシブフィットをデンタルX線写真で確認した(図27)。

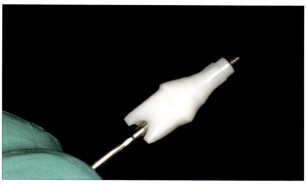

図24　クロスフィットコネクションを有するCARESカスタムジルコニア製アバットメント。

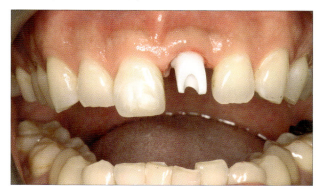

図25　装着したアバットメント。

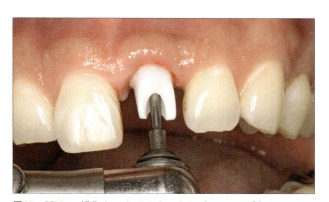

図26　35N·cm挿入トルクでのカスタムジルコニア製アバットメントの装着。

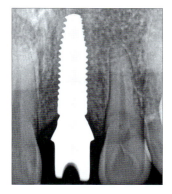

図27　デンタルX線写真。

7章　臨床ケース報告

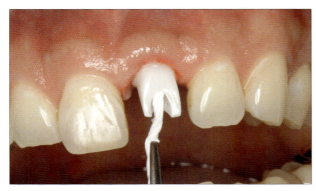

図28　PTFEテープによるスクリューアクセスチャンネルの術者可撤式の閉鎖。

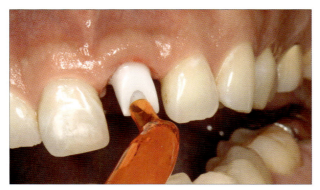

図29　光重合型テンポラリーコンポジットによるスクリューアクセスホールの閉鎖。

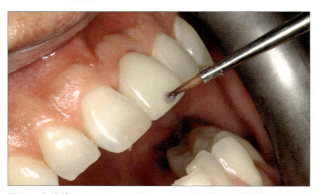

図30　合着前のセラミックグレージングを用いた最終的なカスタムティント。

最終的なセメント固定式オールセラミッククラウンが試適され、隣接および咬合の接触が咬合紙により評価され、必要に応じて調整された。確実に、補綴装置が前方運動時に対合歯と咬合せず、そしてすべての切歯誘導が隣在する天然歯により行われるよう注意した。これらの咬合接触は、電子化されたデジタルバイトフォースセンサーシステム（TekScan；TekScan, South Boston, MA, USA）により検証された。その補綴装置は審美的、発音的に評価された。カスタムセラミックティントを用いた修正、およびセラミックファーネスでの最終グレージングののち、患者は審美的な結果に満足した。アバットメントスクリューは35N・cmのトルク値により締結された。アクセスホールは、PTFEテープと光重合型Telio CS C&Bテンポラリーコンポジット（Ivoclar Vivadent）により閉鎖された（図28〜30）。

同部位にエアー乾燥、ロールワッテによる防湿を施し、最終クラウンを少量のレジン強化型グラスアイオノマー（Fuji PLUS；GC America, Alsip, IL, UDSA）で合着した（図31）。インプラント周囲軟組織の調和のとれた健康を確立するために、補綴装置／アバットメント境界におけるすべての余剰セメントの入念な除去を、探針およびデンタルフロスを用いて確認した。完全なセメントの除去の確認とベースラインの骨頂レベルを確定するために、セメント合着後のデンタルX線写真を撮影した（図32）。合着後、睡眠中に装着する上顎のオクルーザルガード製作のため、最終クラウンのアルジネート印象を採得した。口腔内全体やインプラント支持補綴装置の粘膜縁下部位の効果的なプラーク除去を行うために、電動歯ブラシ（Philips Sonicare；Philips, Amsterdam, Netherlands）、フロス、口腔洗浄器（WaterPik；Philips）の使用を含むホームケアおよび口腔衛生指導を患者と再確認した。

7.10　破折した上顎左側中切歯の置換：段階法によるボーンレベルテーパードインプラントの遅延埋入

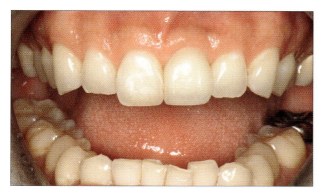

図31　装着時の最終補綴装置。

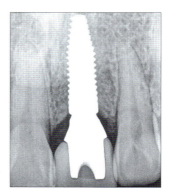

図32　装着後のデンタルX線写真。

患者は、軟組織の反応を再評価し咬合接触を確認するため、10日目に再度来院した。上顎のオクルーザルガードを調整し、患者に渡した。また、口腔衛生方法の再確認が終了した。患者は、インプラント治療の審美的、機能的結果に対する心からの満足感を述べた（図33）。6ヵ月時と12ヵ月時にさらに再評価を行い、特記すべき合併症、あるいはインプラント周囲の骨レベルにおけるX線画像での変化はまったくなかった。治療から2年以上経過時、患者は補綴装置の変わらぬ満足感を報告し、審美結果に感激していた（図34）。患者は、ケアの継続と定期的なリコールアポイントのために、かかりつけ歯科医師に再び戻された。

この患者は上顎前歯部の単独歯インプラント支持補綴装置から、喜びと満足感が長年にわたり得られると期待しているだろう。

謝辞

技工操作

Mike Sartip, Advanced Dental Lab – Clayton, CA, USA

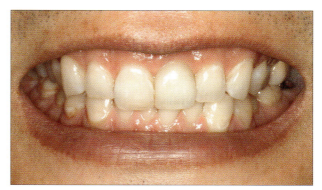

図33　フルスマイル時の最終補綴装置。

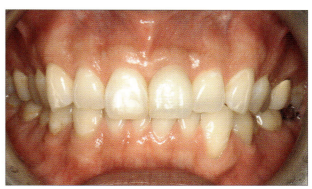

図34　治療から2年以上経過時の最終補綴装置。

7章 臨床ケース報告

7.11 骨性癒着を起こした上顎左側中切歯の置換：骨増生および歯槽堤保存術，RCボーンレベルインプラントの遅延埋入

A. Burgoyne／(訳)船越栄次、肱川和彦、安藤武明

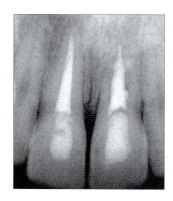

図1　2004年10月のデンタルX線写真。

15歳男性患者が、経過不良な上顎左側中切歯に対する治療オプションの評価のために2004年6月、小児歯科医師よりわれわれのもとに紹介された。患者は最近、インターナルブリーチングのため歯内療法専門医を受診し、かなりの吸収と癒着があることを伝えられていた。患者の母親は、その歯が隣在歯より短く見えるため心配していた。彼の特筆すべき歯科既往歴は外傷であり(2001年9月)、その歯は脱落し再植されていた。上顎左右中切歯は、歯内療法を施されていた(図1)。

臨床診査で、患者の咬合機能が正常であること、そしてその歯が無症状であることが明らかになった。オーバージェットは3.5mm、オーバーバイトは3mmであった。咬合関係は犬歯誘導の臼歯離開咬合であった；前方接触は、すべての前歯により行われていた(図2、3)。

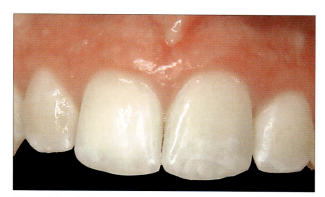

図2　患者が紹介された当時の左右中切歯。

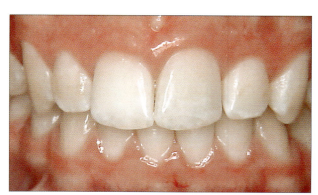

図3　咬頭嵌合位での歯列。

7.11 骨性癒着を起こした上顎左側中切歯の置換：骨増生および歯槽堤保存術、RCボーンレベルインプラントの遅延埋入

吸収の進行を観察するために、その時点で治療を開始するのではなく、リコールを行うことに決めた。患者の治療の必要性を観察する担当小児歯科医師を通し、年1回のリコールが予定された。

2009年12月、患者は中切歯の最終的治療を検討したい旨を伝えた。担当小児歯科医師は、患者の成長が20歳時で完了し、左側中切歯の最終的治療の適齢になったと判断した。評価時、その歯は骨性癒着し低位歯であった。右側側切歯と中切歯の間に1mm、左側中切歯と側切歯の間に1.5mm、中切歯間に1mmの歯間離開が存在した（図4a〜e）。検査の一部として審美的リスク評価を完了した（表1）。

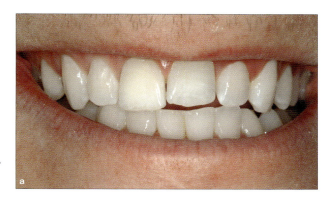

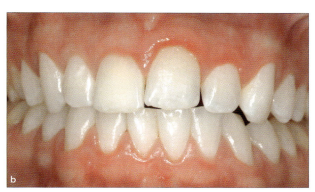

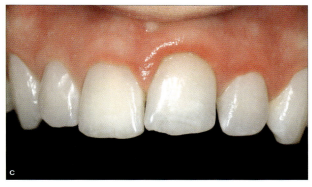

図4a〜c　2009年12月の臨床所見。左側中切歯は骨性癒着し低位のようであった。

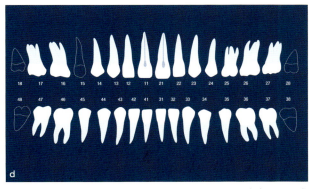

図4d　左側および右側中切歯における計画された治療を示す歯列表。

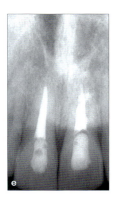

図4e　左側中切歯の骨性癒着を裏付ける歯根膜の欠如が認められる、2009年12月のデンタルX線写真。

7章　臨床ケース報告

表1　審美的リスク評価（ERA）

審美的リスクファクター	リスクレベル		
	低い	中程度	高い
全身的な状態	健康で、治癒力に問題なし		治癒力低下
喫煙習慣	非喫煙者	軽度の喫煙者（≦10本／日）	重度の喫煙者（＞10本／日）
フルスマイル時の歯肉の見え方	低い	中程度	高い
欠損部の近遠心径	1歯（≧7mm）[1] 1歯（≧6mm）[2]	1歯（＜7mm）[1] 1歯（＜6mm）[2]	2歯もしくはそれ以上
歯冠形態	方形		三角形
隣在歯の補綴状態	天然歯		補綴済み
歯肉のフェノタイプ	低いスキャロップ、厚い	中程度のスキャロップ、中程度の厚さ	高いスキャロップ、薄い
インプラント部位の炎症	なし	慢性	急性
軟組織の解剖学的状態	欠損なし	軟組織の炎症	欠損あり
隣在歯の骨レベル	コンタクトポイントから≦5mm	コンタクトポイントから5.5～6.5mm	コンタクトポイントから≧7mm
唇側骨壁のフェノタイプ*	厚い骨壁≧1mm		薄い骨壁＜1mm
歯槽頂の解剖学的状態	骨欠損なし	水平性骨欠損	垂直性骨欠損
患者の審美性への期待	現実的		非現実的

*抜歯前の状態を三次元構築により観察できる場合
[1] 標準的な直径のインプラント、レギュラーコネクション
[2] 細い直径のインプラント、ナローコネクション

7.11 骨性癒着を起こした上顎左側中切歯の置換：骨増生および歯槽堤保存術、RCボーンレベルインプラントの遅延埋入

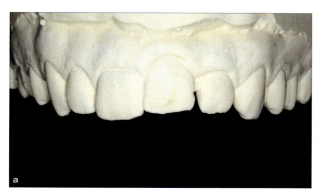
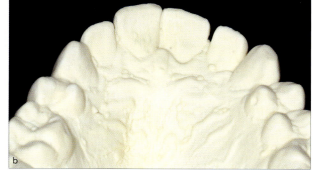

図5a、b　治療開始時の状態を記録した診断用模型。

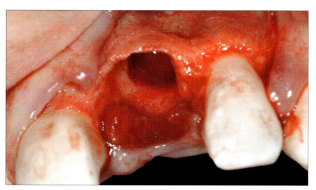

図6　左側中切歯の抜歯窩の周囲には損傷がないことが判明した。抜歯後、唇側骨壁の厚みは1mm以下であった。

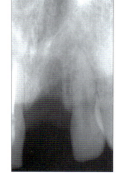

図7　抜歯窩に損傷がなく、また歯根の断片がないことを示す左側中切歯抜歯後のデンタルX線像。

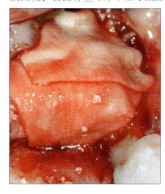

図8　Bio-Ossによる移植、2枚のBio-Gideメンブレンを用いた移植部位被覆後の状態。

2009年12月における治療開始時の状態を記録するため、診断用模型を製作した（図5a、b）。

提案された治療計画は、抜歯前にボーンハウジングおよび遊離歯肉縁をより歯冠側に移動させるため、左側中切歯を矯正的に挺出させる試みを要した。歯根抜去前に軟組織による被覆を最大限にするため、左側中切歯の歯冠除去および粘膜下まで歯根を削合する二番目の治療オプションが議論された。

歯科矯正医は、左側中切歯の挺出は選択肢に入らないとし、包括的なプランを推奨した。患者と両親は矯正治療を拒否し、左側中切歯抜去ののちに、インプラント埋入および修復を行う治療を希望した。

その結果、最終の治療計画は以下のようになった。

・上顎左側中切歯の抜歯
・異種骨移植材料と自家骨による骨増生
・インプラント埋入
・必要に応じて、追加的軟組織移植
・補綴処置

7章　臨床ケース報告

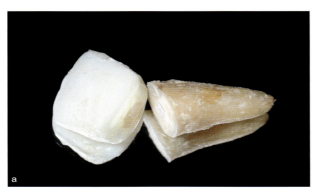
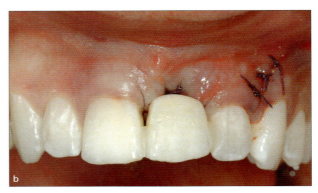

図9a、b　隣在歯に接着された左側中切歯の天然歯冠を含む暫間補綴装置。

ITI SACガイドラインに従って（DawsonとChen、2009）、患者の治療は、補綴の観点からアドバンス、外科の観点からコンプレックスと分類された。

2010年6月、左側中切歯を抜歯し（図6、7）、抜歯窩は自家骨を混ぜた海綿骨の小顆粒（Bio-Oss；Geistlich Pharma, Wolhusen, Switzerland）で移植を行い、Bio-Gideメンブレン（Geistlich Pharma）で覆った（図8）。最初の暫間補綴は、抜歯された左側中切歯の天然歯冠で行い、隣在歯と接着した（図9a、b）。

8日後、抜糸を行い、接着性固定性補綴装置（以下FDP）を暫間補綴装置として接着した（図10a〜c）。

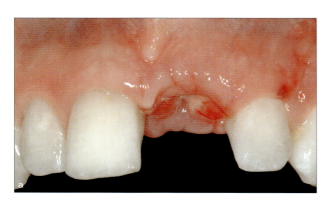
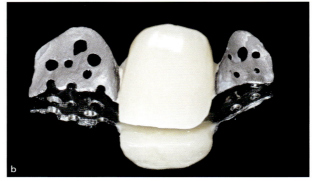
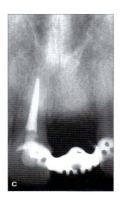

図10a〜c　抜歯後8日、暫間補綴装置として製作した接着性固定性補綴装置（FDP）。

7.11 骨性癒着を起こした上顎左側中切歯の置換：骨増生および歯槽堤保存術、RCボーンレベルインプラントの遅延埋入

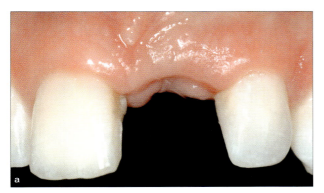
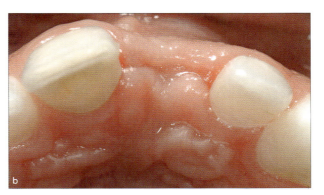

図11a、b　左側中切歯抜歯後4ヵ月、FDP除去後の状態。

FDPを、2010年7月から2010年10月の間にいったん除去した。その際、右側中切歯部では全部被覆冠の形成が行われ、左側中切歯部へのカンチレバーポンティックを選択したためFDPは撤去した（図11a、b）。

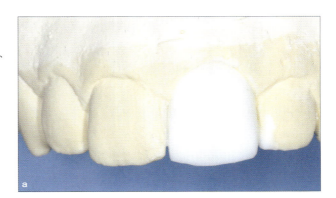

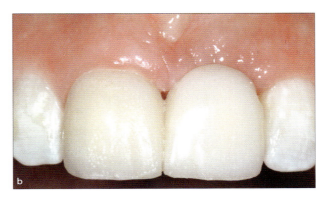

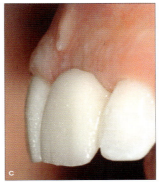

図12a～c　左側中切歯の診断用ワックスアップが完了した。右側中切歯には全部被覆冠の形成を行い、常温重合型のメチルメタクリレートを使用して、左側と右側中切歯のカンチレバー固定性暫間補綴装置を製作した。

Implant Therapy in the Esthetic Zone – Current Treatment Modalities and Materials for Single-tooth Replacements　305

7章 臨床ケース報告

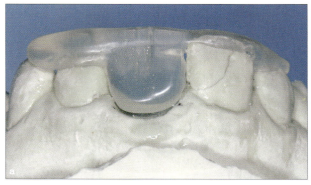

図13a、b　Triadで製作したサージカルガイド。

左側中切歯の予測されるカントゥアを示すサージカルガイドを、技工用のコンポジットレジン（Triad；Dentsply Sirona, York, PA, USA）で製作した（図13a、b）。

3週後インプラントを埋入し、軟組織カントゥアの誘導を意図して、固定性暫間補綴装置が提供された。埋入したインプラントにおいて、暫間的補綴装置を間接法で製作するために外科処置中にインデックスを採得した（図15a〜c）。

ボーンレベルインプラント（ボーンレベルRN，直径4.1mm、長さ10mm；Institut Straumann AG, Basel, Switzerland）が左側中切歯部に形成されたインプラント床に埋入された。インプラント床形成時に集められた自家骨移植片は、Bio-Ossと混和して、インプラントポジションのインデックス採得後のカントゥアオグメンテーションのためにとっておいた（図14a〜f）。

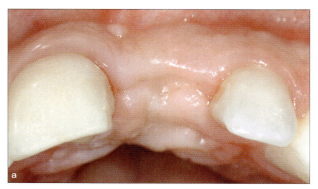

図14a、b　抜歯および移植後5ヵ月の左側中切歯部における治癒した歯槽堤。

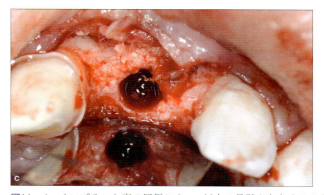
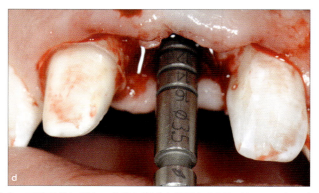

図14c、d　インプラント床の唇側に1mm以上の骨壁が存在するような、三次元的に正しい位置に形成を完了した3.5×11mmのインプラント床。

7.11 骨性癒着を起こした上顎左側中切歯の置換：骨増生および歯槽堤保存術、RCボーンレベルインプラントの遅延埋入

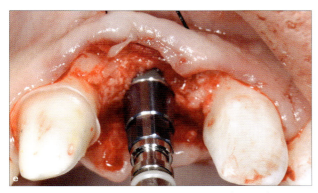
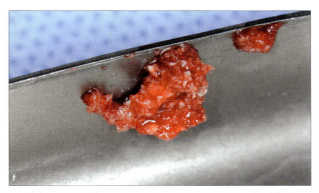

図14e、f 正しく埋入されたボーンレベルインプラント（Bone Level RN, 直径4.1mm、長さ10mm；Institut Straumann AG）。採取された骨片は、唇側面のカントゥアオグメンテーションのためBio-Ossと混ぜられた。

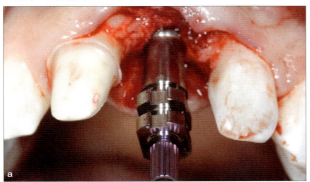
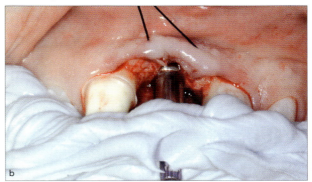

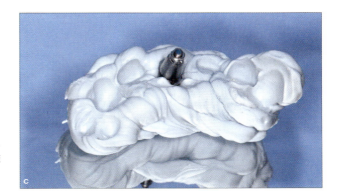

図15a〜c インプラントポジションは、滅菌したオープントレーRNインプラント用印象コーピング、また速硬性のシリコーン咬合採得材（Blu-Mousse；Parkell, Edgewood, NY, USA）を用いてインデックスを採得した。

Implant Therapy in the Esthetic Zone − Current Treatment Modalities and Materials for Single-tooth Replacements 307

7章　臨床ケース報告

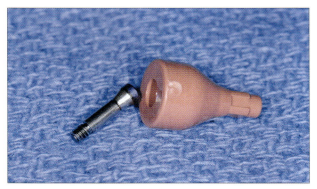

図16　カスタマイズ前の、歯肉色のPEEKヒーリングアバットメント。

ヒーリングアバットメントのカントゥアをカスタマイズできるよう、PEEKヒーリングアバットメント（Institut Straumann AG）（図16）を選択した。カントゥアを調整したアバットメントを研磨し、装着した。左側中切歯部唇側にカントゥアオグメンテーションを行い、5-0 Vicrylを用いた結節縫合にてフラップを閉鎖した（Ethicon；Johnson & Johnson Medical, New Brunswick, NJ, USA）（図17a、bと18）。

カンチレバーの暫間補綴装置は、左側中切歯部の組織と接触しないよう調整し、ポリウレタンのプロビジョナルセメントにより装着した（図19）。

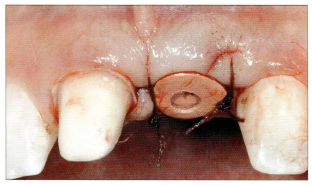

図17a、b　カントゥアを調整し、研磨したヒーリングアバットメント。

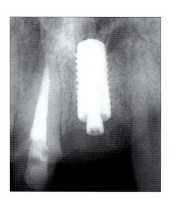

図18　ヒーリングアバットメントの装着および縫合後に撮影した規格化デンタルX線写真。

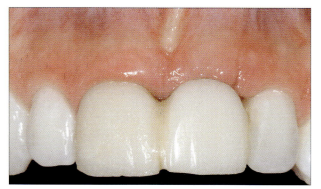

図19　右側中切歯に接着したカンチレバーの暫間補綴装置。

7.11 骨性癒着を起こした上顎左側中切歯の置換：骨増生および歯槽堤保存術、RCボーンレベルインプラントの遅延埋入

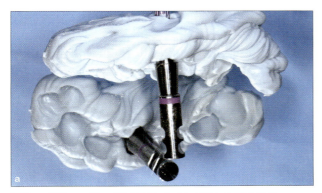

図20a 印象コーピングに装着したインプラントアナログ。

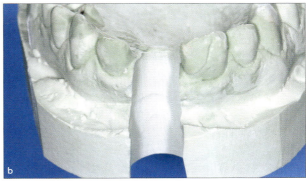

図20b 模型内にインプラントアナログのスペースを作るため削合された石膏。

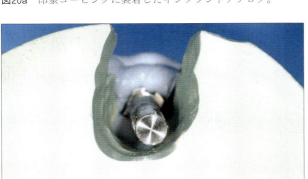

図20c レジストレーションが歯の上にしっかりと適合した際、アナログが石膏とまったく接触しないのを確認する模型評価。

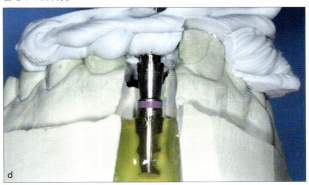

図20d 技工用コンポジットレジンTriadを加え硬化。

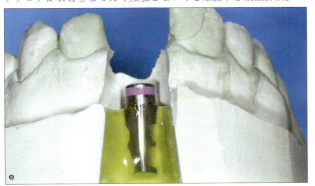

図20e インデックスを除去。

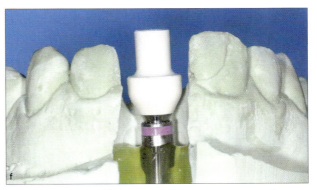

図20f アナログ上に装着したテンポラリーアバットメント。

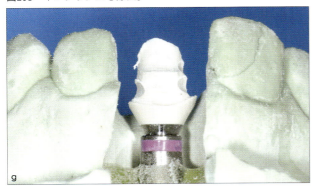

図20g アバットメント上に付与した機械的維持。

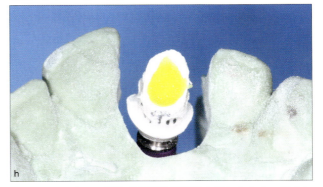

図20h スクリュー固定式暫間補綴装置を要したため、アクセスホールは容易に取り除くことのできる易視認性の材料（Play-Doh；Mattel, El Segundo, CA, USA）でブロックアウトした。

Implant Therapy in the Esthetic Zone – Current Treatment Modalities and Materials for Single-tooth Replacements

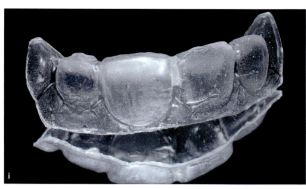
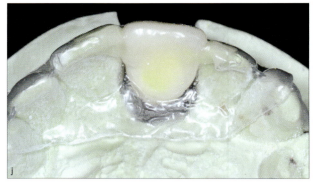

図20i～l　暫間補綴装置を常温重合型メチルメタクリレートを用いてマトリックス内で製作し、1.4バールにて10分間加圧重合した。

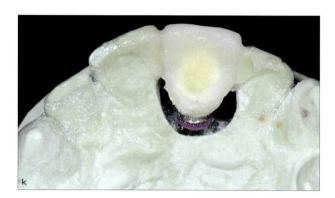
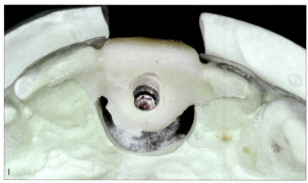

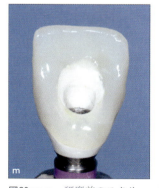
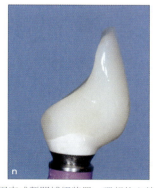
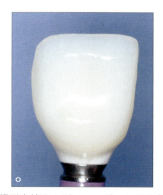
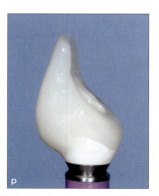

図20m～p　研磨前のスクリュー固定式暫間補綴装置。理想的な粘膜下支持およびエマージェンスを付与すべくカントゥアが調整されている。

　歯科技工所にて、ボーンレベルRNアナログ（Institut Straumann AG）がサージカルインデックスを用いて現在の模型に加えられた。（図20a～e）。この模型上で、PEEKテンポラリーアバットメント（Institut Straumann AG）および常温重合型PMMA（ポリメチルメタクリレート）を用いてスクリュー固定式暫間補綴装置を製作した（図20f～p）。

7.11 骨性癒着を起こした上顎左側中切歯の置換：骨増生および歯槽堤保存術、RCボーンレベルインプラントの遅延埋入

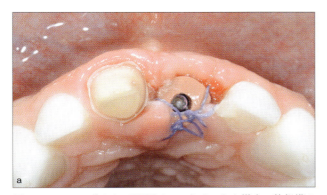
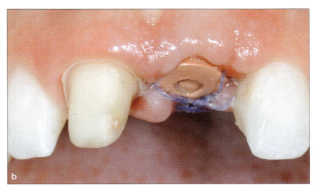

図21a〜c テンポラリーPEEKアバットメントを撤去。軟組織の形態は、初期の治癒の間維持された。

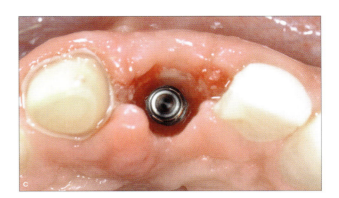

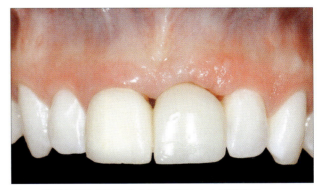

図22 暫間補綴装置装着後2週。修正された補綴装置。

2010年11月、暫間的FDP、縫合糸、PEEKテンポラリーアバットメントを取り除いた。結節縫合はフラップの唇側部から抜けていたため、歯間乳頭の高さが失われていた（図21a〜c）。

インプラント支持暫間補綴装置を15N·cmで締結し、アクセスホールはPTFEテープと歯内療法用シーラー（Cavit；3M ESPE, St. Paul, MN, USA）で封鎖した。唇側および歯間部表面において、カントゥアはインプラントから粘膜溝までの部分では非常にフラットに保たれていた。この凹状のカントゥアは、同部位における組織増殖を促進すべくデザインした。

暫間補綴装置のカントゥアの修正と軟組織評価のため、患者は2週と4週後に再び来院した。

Implant Therapy in the Esthetic Zone – Current Treatment Modalities and Materials for Single-tooth Replacements 311

7章 臨床ケース報告

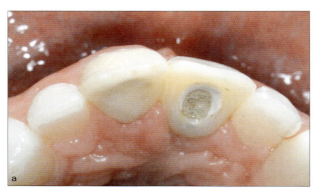
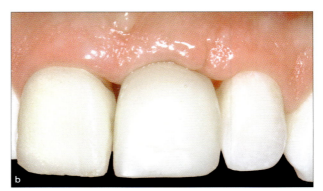
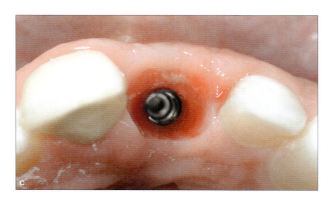

図23a〜c　スクリュー固定式暫間補綴装置の撤去。

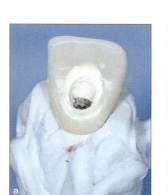
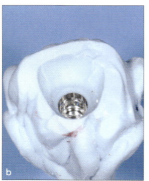
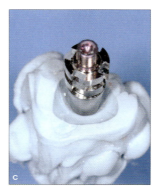
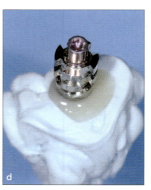

図24a〜e　インプラントアナログを暫間補綴装置に取り付け、暫間補綴装置周囲の印象をBlu-Mousseで採得した。この印象はカスタム印象コーピングを製作するためのテンプレートとして使用した。印象コーピングの軟組織形態は、フロアブルコンポジットレジンで形作った。

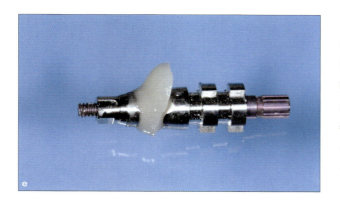

　暫間補綴装置を管理している時点で、患者は、別の都市の大学に彼が通学していることに関する時間的制約が厳しいと判断し、修復治療を完了することを望んだ。患者は、軟組織部分のカントゥアが理想的ではないと助言を受けたが、それでも治療を終わらせたいとのことであった。2010年12月、暫間補綴装置は撤去され(図23a〜c)、プロビジョナルのカントゥアをマスター模型に移行するために、カスタム印象コーピングを製作した(図24a〜e)。

7.11 骨性癒着を起こした上顎左側中切歯の置換：骨増生および歯槽堤保存術、RCボーンレベルインプラントの遅延埋入

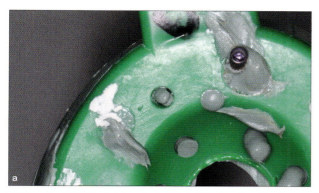
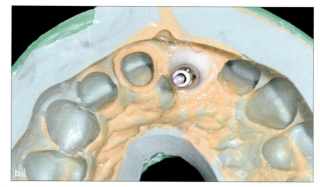
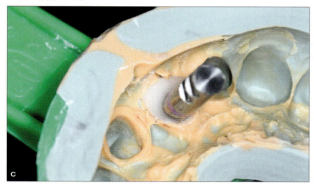
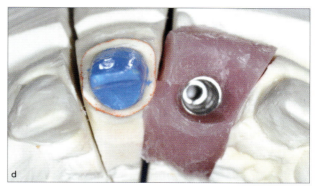

図25a～d 既製（Coe）トレーシステムを用いて、オープントレーでのシリコーン印象採得を行った。軟組織付きマスター模型を歯科技工所で製作した。

最終印象は、カスタムされたオープントレー用トランスファーコーピング、既製のCOEトレー、およびシリコーン印象材（Imprint；3M Espe、St. Paul、MN、USA）によって行った（図25a～d）。

左側中切歯部にプレスセラミッククラウン（IPS e.max；Ivoclar Vivadent AG、Schaan、Liechtenstein）、そして同部のインプラント支持クラウンのためのStraumann CARESジルコニア製アバットメントを製作した。クラウンの材質はジルコニア製アバットメントの上にプレスされたIPS e.maxで、スクリュー固定式インプラント支持補綴装置とした（図26a～d）。

最終補綴装置は2011年1月下旬に装着された。天然歯のクラウンと一緒に装着するインプラント支持補綴装置では常にそうするように、インプラント支持補綴装置を最初に装着した（図27a、b～31）。隣接面コンタクトは、インプラント支持補綴装置に応じて装着前に調整された。コンタクト、審美性（患者の判断による）、および咬合の確認後、インプラント支持クラウンは35N·cmで締結した。スクリューヘッドはPTFEテープで被覆し、光重合型コンポジットレジンで封鎖した。

7章 臨床ケース報告

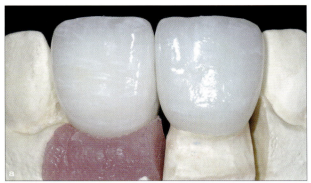

図26a〜d マスター模型上の最終補綴装置。

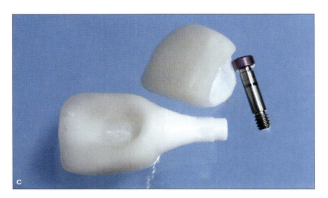
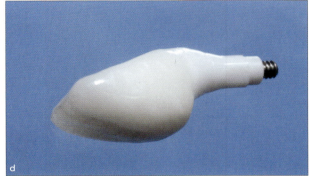

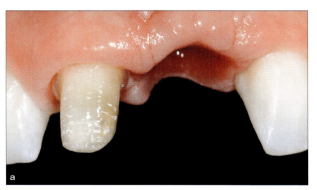
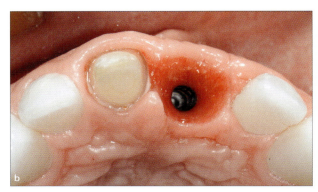

図27a、b 暫間補綴装置を撤去。

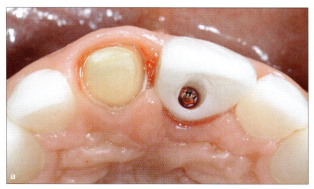
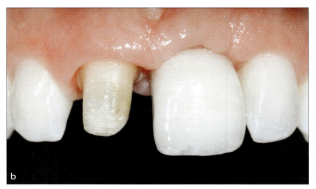

図28a、b 左右中切歯のクラウン間の適切な隣接面コンタクトを達成するために、インプラント支持補綴装置を最初に装着した。

7.11 骨性癒着を起こした上顎左側中切歯の置換：骨増生および歯槽堤保存術、RCボーンレベルインプラントの遅延埋入

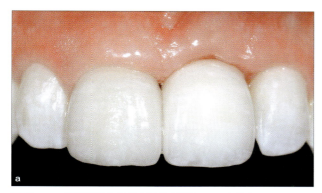
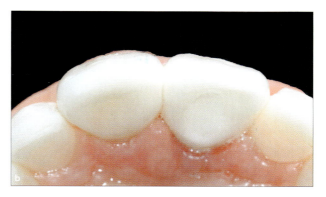

図29a〜c 装着直後の左右中切歯のIPS e.maxクラウン。

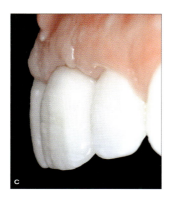
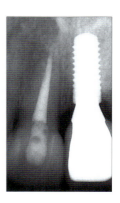

図30 インプラント支持および天然歯支持の補綴装置を装着後のデンタルX線写真。

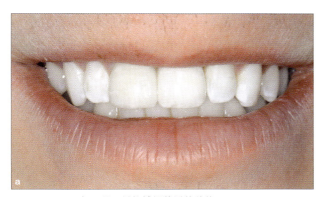
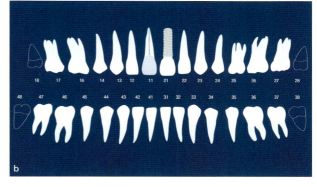

図31a、b 2011年1月、最終補綴装置装着後。

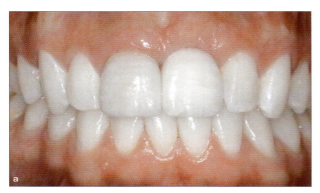
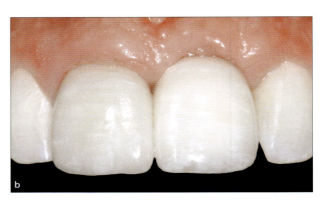

図32a〜c 治療終了後1年。安定した軟組織。

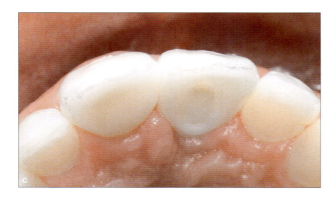

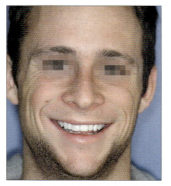

図33 審美的治療結果に患者は非常に満足した。

　2011年12月、患者は年一回の経過観察のため来院した。軟組織は、クラウンカントゥアに対して持続的な改善を示した（図32、33）。患者はその結果をとても喜んでいた。患者のかかりつけ歯科医師から、5年後のX線結果を示す経過観察時のX線写真が得られた（図34a〜d）。

7.11 骨性癒着を起こした上顎左側中切歯の置換：骨増生および歯槽堤保存術、RCボーンレベルインプラントの遅延埋入

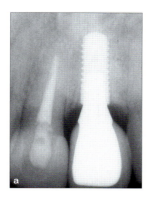
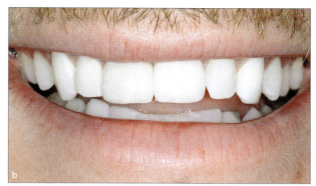
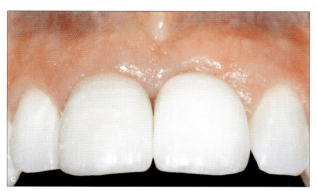
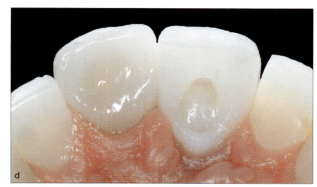

図34a〜d　右側口切歯（天然歯支持）と左側中切歯（インプラント支持）のクラウン装着から5年後、経過観察時のデンタルX線写真と臨床所見。

謝辞

臨床処置

Dr. Robert Hustwitt, pediatric dentist – Kitchener, ON, Canada

矯正処置

Dr. Kumi Pather – Kitchener, ON, Canada

技工操作

Slawek Bilko, ITI Fellow – Toronto, ON, Canada

7.12 上顎左側中切歯の欠損補綴：RCボーンレベルインプラントの遅延埋入およびCAD/CAMジルコニア製アバットメント

E. R. Lorenzana、J. Gillespie／(訳)船越栄次、笹田雄也、安藤武明

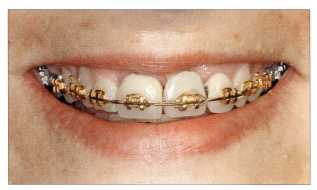

図1　フルスマイル時の状態。上顎前歯部の乳頭が露出するような中程度から高いリップラインを持つが、上唇により中切歯の歯肉縁は隠れている。

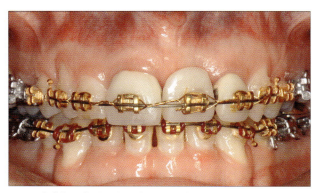

図2　歯肉縁の位置が不一致で欠損部位に唇側の陥凹を有し、中程度のフェノタイプを示す口唇圧排時の所見。

健康な37歳の女性患者が、欠損した上顎左側中切歯のインプラント支持型補綴についての相談のため紹介された（図1）。

患者は、数年前に自動車事故により歯が外傷性脱臼を起こしたと述べた。直後にその歯は、3ユニットの従来型ブリッジ（FPD）へと置換された。患者は徐々にFPDに幻滅し、歯科矯正治療を含む異なるオプションを模索した。患者にはまだ矯正装置が付いており、ポンティックはFPDから切り離されアーチワイヤーに付いた状態であった。患者の矯正医は、歯列矯正治療が成功裡に完了したと感じていたが、調節が必要な場合に備えて矯正装置を取り外す前に患者を紹介した。

インプラント治療の審美的リスクを評価するために、欠損歯部およびその周囲の歯ならびに歯周組織の精密検査が行われた。口唇圧排時の正面観では、ミューチュアリー・プロテクテッド・オクルージョン、約25％のオーバーバイト、および上下顎歯列弓間に正中線のわずかな偏位を認めた（図2）。

観察された歯肉フェノタイプは、中程度に厚くかつスキャロップした乳頭で、比較的厚い組織、幅広い角化歯肉帯を伴った方形の歯およびクラウンを認めた。歯周組織診査で、上顎前歯部は1〜3mmのプロービング深さを有する健全な歯周組織であることが明らかとなった。唇側の骨および軟組織部のボリューム不足が左側中切歯部で認められ、上顎犬歯間の歯肉縁の位置は調和がとれていなかった。左右犬歯は理想的な1.2：1の歯冠長径／幅径比を示したが、右側中切歯、側切歯および左側側切歯の測定値は1：1の歯冠長径／幅径比を示した。

コーンビームCT(以下CBCT)検査を依頼し、評価した。病的所見は認められなかった。仮想インプラント埋入を含むスキャンの評価により、インプラント埋入のための十分な骨の存在が明らかとなった(図3)。

しかし、歯根レベルでのクロスセクショナル像において、この症例の審美的結果に支障をきたしうる唇側の骨欠損が明らかとなった。骨欠損は、理想的な歯根形態およびエマージェンスプロファイルの再現に関係してくる(図4)。これは初診診査時の臨床所見を裏付けるものとなった。

初診診査とCBCT検査の後、収集された臨床的およびX線学的データにより得られた審美的リスク評価(ERA)の結果を表1に示す。

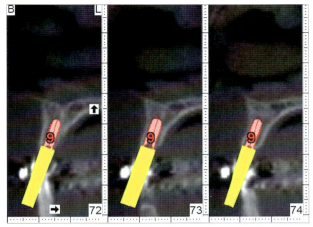

図3　インプラント埋入のための十分な唇口蓋的骨量を伴う、仮想的インプラント埋入位置を示すCBCT像。

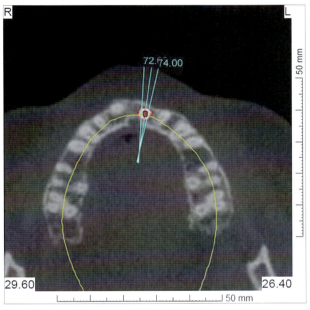

図4　CBCTのクロスセクショナル像では、欠損部においてわずかではあるが無視できない唇側骨欠損が明らかとなった。

7章　臨床ケース報告

表1　審美的リスク評価（ERA）

審美的リスクファクター	リスクレベル		
	低い	中程度	高い
全身的な状態	健康で、治癒力に問題なし		治癒力低下
喫煙習慣	非喫煙者	軽度の喫煙者（≦10本／日）	重度の喫煙者（＞10本／日）
フルスマイル時の歯肉の見え方	低い	中程度	高い
欠損部の近遠心径	1歯（≧7mm）[1] 1歯（≧6mm）[2]	1歯（＜7mm）[1] 1歯（＜6mm）[2]	2歯もしくはそれ以上
歯冠形態	方形		三角形
隣在歯の補綴状態	天然歯		補綴済み
歯肉のフェノタイプ	低いスキャロップ、厚い	中程度のスキャロップ、中程度の厚さ	高いスキャロップ、薄い
インプラント部位の炎症	なし	慢性	急性
軟組織の解剖学的状態	欠損なし	軟組織の炎症	欠損あり
隣在歯の骨レベル	コンタクトポイントから≦5mm	コンタクトポイントから5.5〜6.5mm	コンタクトポイントから≧7mm
唇側骨壁のフェノタイプ*	厚い骨壁≧1mm		薄い骨壁＜1mm
歯槽頂の解剖学的状態	骨欠損なし	水平性骨欠損	垂直性骨欠損
患者の審美性への期待	現実的		非現実的

*抜歯前の状態を三次元構築により観察できる場合
[1] 標準的な直径のインプラント、レギュラーコネクション
[2] 細い直径のインプラント、ナローコネクション

7.12　上顎左側中切歯の欠損補綴：RCボーンレベルインプラントの遅延埋入およびCAD/CAMジルコニア製アバットメント

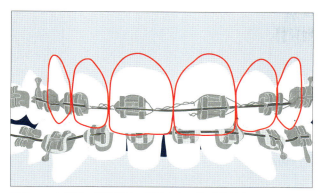

図5　この歯冠の概形線は、要求される治療結果を示す。

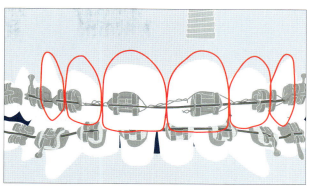

図6　ひとつの指針として治療イラストを用い、インプラントショルダーは要求される歯肉縁に対して3〜3.5mm根尖側に位置付けることとなった。

　患者が使用していた以前の従来型ブリッジを新しいFPDへ置き換えることを含め、患者には左側中切歯を置換するための、いくつかの補綴治療オプションが提示された。支台歯に新しい全部被覆冠が必要となるこの状況下では、従来型ブリッジは合理的な代替手段であった。しかしながら、患者の以前のFPDに対し失望した経験から、インプラント支持補綴装置が患者にとって第一選択であり、唯一の選択肢であった。臨床的およびX線学的検査、また審美的リスク評価、そして矯正治療が成功していることなどを含めたすべての要因を考慮すると、この患者の全体の審美的リスクは中程度と考えられた。ITI SACガイドライン（DawsonとChen、2009）に従うと、患者の治療は外科的、補綴的観点の両方からアドバンスに分類された。

　左側中切歯における唇側カントゥア増大のための硬軟組織の増生を伴うインプラント埋入と、右側側切歯および中切歯、そして左側側切歯の歯冠長延長術から成る包括的治療計画を患者に提案した。イラストは、治療完了時に予想される前歯部全体の歯肉縁の最終的な位置を示す（図5）。

　歯冠長延長術が、許容しうる審美的結果をもたらすためには不可欠であることを患者と話し合った。さらに、要求される最終的な歯肉縁の位置がインプラントの垂直的位置の指針となることを、患者が理解することが重要であると考えられた。イラストは、インプラントショルダーと要求される歯肉縁の位置との距離を3〜3.5mm確保した理想的な垂直的インプラント位置を示している（図6）。

7章　臨床ケース報告

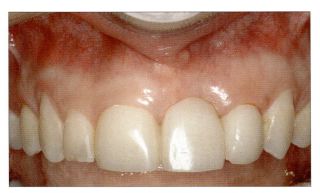

図7　矯正装置撤去後、暫間補綴装置として装着されたアクリル製のFPD。ポンティックは望ましい最終的な臨床的概形に製作された。

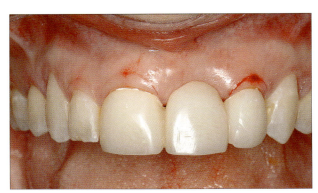

図8　望ましい歯肉縁の位置の概形を設定した。

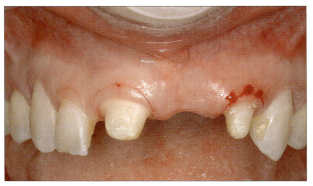

図9　切開およびフラップの翻転を完了するため、暫間FPDを撤去した。

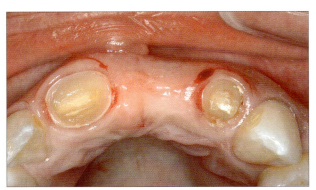

図10　唇側の陥凹を示す術野の咬合面観。

　治療計画が整ったため、矯正装置が取り外され、担当補綴医により固定性暫間補綴装置が製作された。右側側切歯および中切歯、そして左側側切歯における歯冠長延長術はもちろん、最終的なインプラント埋入位置の参考の一助ともするため、最終修復物の望ましい概形を反映してポンティックが製作された（図7）。

　外科手術の最初のステップは、計画された臨床的歯冠長の概形を描くことであった（図8）。この形態は前歯部全体にわたって対称性を作り出すように設計してあった。術野を確保し切開を完了するために、暫間補綴装置は撤去した（図9）。咬合面観は、唇側の陥凹が最終的な審美的結果に支障をきたしうることを示している（図10）。

フラップ翻転後、望ましいインプラントショルダーの位置に対する骨の量および位置を適切に評価するために、暫間補綴装置を再度装着した（図11）。

同部位に認められる過剰の骨は、望ましいエマージェンスプロファイルに関連しインプラントの理想的な埋入を複雑にしたであろう。必要なエマージェンスプロファイルを適切に誘導するためには、3〜3.5mmのスペースが要求される。回転切削器具および手用器具を用いて、最初に右側側切歯および中切歯と左側側切歯の歯冠長延長術を行った（図12）。

これにより歯の周囲に理想的な生物学的幅径が確保された。その後、適切なインプラント埋入深度のためのスペースを確保し、他の上顎前歯部の生物学的幅径を模倣するため、左側中切歯部の骨整形を行った。得られた骨形態は、インプラントショルダーの垂直的に適切な配置を可能にするだけでなく、歯の周囲における歯槽骨の自然な形態をより正確に反映する。歯間乳頭を適切に支持するために、右側中切歯および左側側切歯の近心側の骨はそのままにしていることに注目。

補綴計画に従い、三次元的に理想的なインプラント埋入をしやすくするために、真空形成したサージカルテンプレートをインプラント床形成に使用した（図13、14）。

受容部位に大幅な変更を加えなければならないこの状況下では、サージカルガイドが正確なインプラント体埋入のための有用な基準点となった。このテンプレートは、唇口蓋的および垂直的位置の双方における指標となり、将来的なエマージェンスプロファイル誘導のための十分なスペースを確保した。

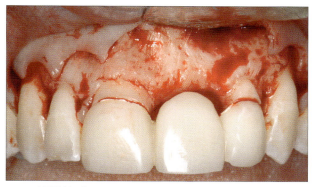

図11　暫間補綴装置をフラップ翻転後に装着した。要求される垂直的インプラント位置を考慮すると骨が過剰であることを示す。

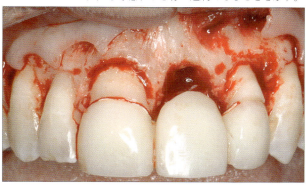

図12　右側側切歯と中切歯、左側側切歯に歯冠長延長術を行った。左側中切歯部の骨形態は、天然歯の形態を模倣している。

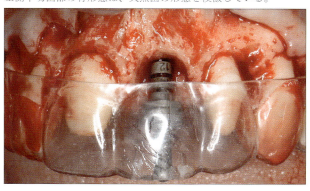

図13　唇側面観からの真空形成テンプレートと直径2.8mmのデプスゲージ。

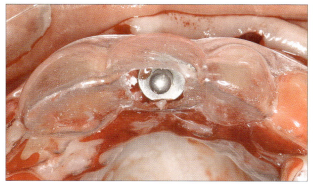

図14　咬合面観からの真空形成テンプレートと直径2.8mmのデプスゲージ。

7章 臨床ケース報告

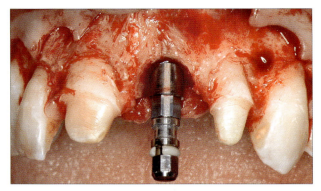

図15 埋入したボーンレベルインプラント。

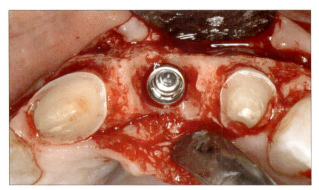

図16 ボーンレベルインプラントの咬合面観。インプラントは既存骨に包まれているが、唇側の欠損が残った。

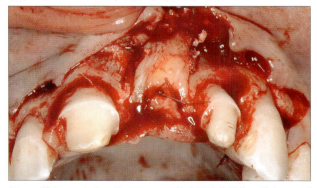

図17 脱タンパクウシ骨ミネラルと結合組織移植片で増生した唇側の欠損。

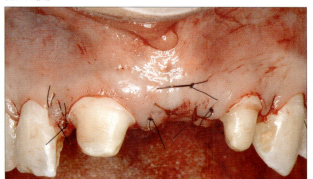

図18 水平マットレスと結節縫合でテンションフリーの一次閉鎖を達成した。

インプラント床形成完了時、インプラント（ボーンレベルインプラント、直径4.1mm、長さ12mm、レギュラークロスフィットSLActive; Institut Straumann AG、Basel, Switzerland）は、補綴計画に沿った三次元的に理想的な位置にあることが示された（図15）。

インプラントが既存骨内に完全に埋入されていることが、最終的なインプラント位置の咬合面観から認められた（図16）。

しかし、CBCTスキャンで以前に観察されたように、唇側の欠損が残存した。天然歯列の形態により近似させるべく増生しなかった場合、この欠損は最終的な審美的結果に支障をきたしうる。

ヒーリングキャップ（ボーンレベル レギュラークロスフィット、height 2 mm; Institut Straumann AG）装着後、ウシハイドロキシアパタイト由来の異種骨移植材料（Bio-Oss, Geistlich, Wolhusen, Switzerland）をインプラント床の唇側に設置し、そして口蓋移植片採取のためのシングルインシジョンテクニック（LorenzanaとAllen、2000）を用いて採取した、口蓋側の骨膜を含む自家結合組織移植片で被覆した（図17）。

組織移植片は、5-0クロミックガット糸（Ethicon, Pittsburg, PA, USA）を用いて、異種骨移植材料上で歯冠側ならびに根尖側を固定した。

6-0ナイロン糸（Ethilon; Ethicon）を用いてフラップの閉鎖を達成した（図18）。フラップは、まず乳頭部を復位、縫合後、フラップのテンションを軽減するために水平マットレス縫合が行われた。その後、インプラント上でフラップの一次閉鎖を獲得するため、結節縫合を行った。

7.12 上顎左側中切歯の欠損補綴：RCボーンレベルインプラントの遅延埋入およびCAD/CAMジルコニア製アバットメント

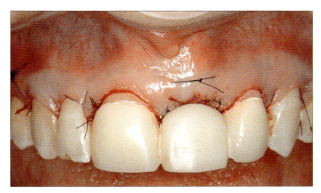

図19 術部を侵害しないよう、装着前に調整した暫間補綴装置。

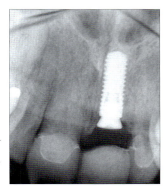

図20 重要な構造物から離れた、インプラントの垂直的、近遠心的な正しいポジションを確認できる術後X線写真。

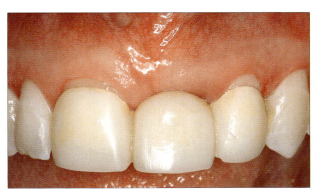

図21 7週時の治癒。この来院時に二次手術を行った。

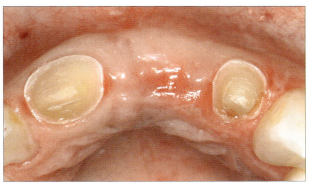

図22 暫間補綴装置撤去後、豊富な軟組織量と角化粘膜を示す咬合面観。

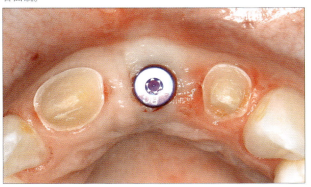

図23 二次手術はティッシュパンチにて行った。インプラントへアクセスし、軟組織形態の誘導を開始するために長いヒーリングキャップを設置した。

　暫間補綴装置の再装着に先立ち、組織を侵害しないようインプラント相当部位のポンティックを削合した（図19）。最終インプラントポジションを記録するためにデンタルX線写真を撮影した（図20）。

　患者は、抜糸のため手術2週間後に来院した。問題のない7週間の術後治癒を経て、患者の二次手術を予定した（図21）。

　増生後のインプラント部位において利用できる組織量があり、また十分量以上の角化粘膜が存在したため、ティッシュパンチを用いて二次手術を行った（図22、23）。インプラント周囲軟組織形態の誘導を開始するため、小さなヒーリングキャップを長いヒーリングキャップに交換した。治癒は問題なかった；4週後、補綴治療開始のため、患者を補綴医へ紹介した。

7章　臨床ケース報告

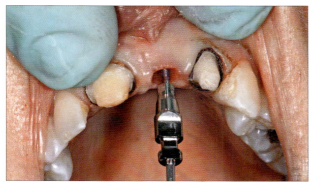

図24　RC印象ポストの装着。

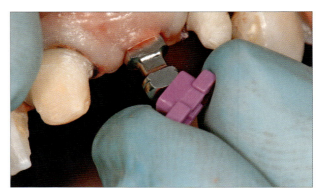

図25　印象ポスト上へのポリマー印象キャップの装着。

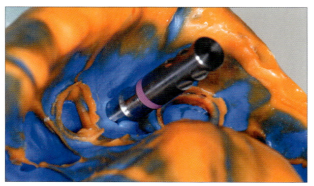

図26　印象ポスト撤去後、アナログ上に装着し、印象内部へ戻した。印象には、この時点でマスター模型製作のために石膏を注入できる。

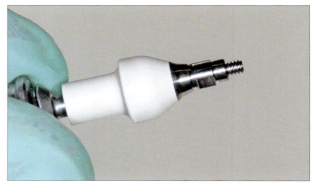

図27　ボーンレベル レギュラークロスフィット(RC)テンポラリーアバットメント。

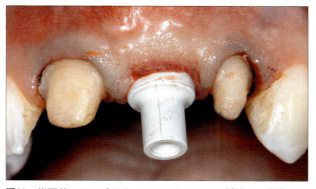

図28　修正前のテンポラリーアバットメントを試適し、削合のためにマーキングした。

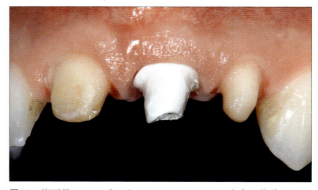

図29　修正後のテンポラリーアバットメントを完全に装着した。

　まず、隣在歯の形成とともに、レギュラークロスフィット(RC)印象ポストをインプラントに装着し、SCSスクリュードライバーでガイドスクリューを固定することでフィクスチャーレベルの印象採得をすることとした(図24)。ポリマー印象キャップを印象ポスト上に装着し、印象を採得した(図25)。印象材の硬化、撤去後、ポリマーキャップは印象材内部に取り込まれた。印象ポストを撤去して、レギュラークロスフィットアナログに取り付け、石膏注入前に印象トレー内に再装着した(図26)。

　この時点で、インプラント周囲組織を暫間補綴装置で調整するまでの間、マスター模型は保管しておいた。エマージェンスプロファイルの誘導を、ボーンレベルレギュラークロスフィット(RC)テンポラリーアバットメントの修正を行うことで開始した(図27)。ヒーリングキャップ撤去後、修正前のテンポラリーアバットメントを装着し、削合のためにマーキングした(図28)。

7.12 上顎左側中切歯の欠損補綴：RCボーンレベルインプラントの遅延埋入およびCAD/CAMジルコニア製アバットメント

削合後、組織がアバットメントからの圧に順応する時間を確保するために、スクリューをゆっくりと回転させながらテンポラリーアバットメントを完全に装着した（図29）。

患者が軟組織形態ならびに全体的な審美に満足するまで、暫間補綴装置を約4週間使用した（図30）。この時点において、本症例を歯科技工所に送る前に患者の軟組織形態をマスター模型へ移行することが重要であった。暫間補綴装置ならびにテンポラリーアバットメントを撤去した。得られたエマージェンスプロファイルは、反対側同名歯を精密に模倣していた（図31）。

元の軟組織模型を撤去し、テンポラリーアバットメントをマスター模型上に装着した（図32）。

ワセリンをテンポラリーアバットメントに塗布し、テンポラリーアバットメント周囲に印象材を使用して、新たな軟組織模型が製作された（図33、34）。そしてテンポラリーアバットメントと暫間補綴装置を患者の口腔内に戻し、模型を歯科技工所へと送った。

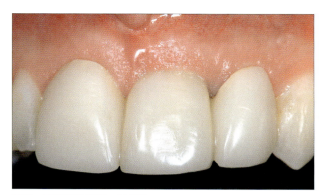

図30　暫間補綴装置の装着後。

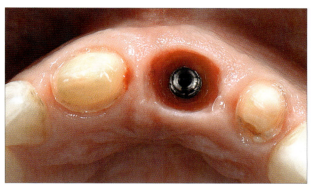

図31　移行部位誘導後のインプラント周囲組織形態の咬合面観。反対側中切歯周囲の組織形態に酷似している。

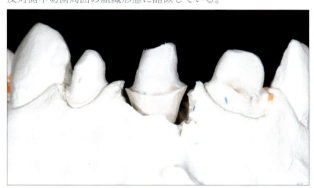

図32　カスタム軟組織模型を製作する前に、マスター模型上に装着した暫間アバットメント。

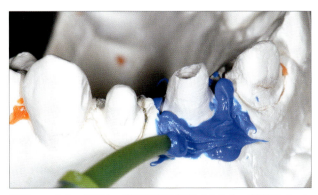

図33　マスター模型上へ移行部位を記録するため、暫間アバットメント周囲に使用された印象材。

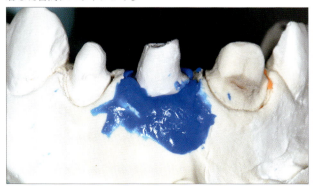

図34　カスタム軟組織模型はこの時点で完成し、マスター模型を歯科技工所へ送る準備が整った。

7章 臨床ケース報告

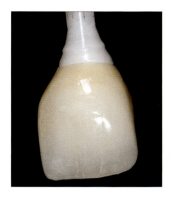

図35 最終ジルコニア製アバットメントならびにクラウン。

歯科技工所でのCAD/CAMジルコニア製アバットメントの製作においては、まずアバットメントの形態がワックスアップされ、そして最終アバットメントのミリングのためにそのワックスアップがスキャンされた。その後、オールセラミッククラウンが、ジルコニアコア上に陶材を築盛し製作された（図35）。他の2本のクラウンが11、22のため製作された（図36）。カスタムアバットメントとクラウンが、最終的な装着のために返送された。

装着のための来院時、暫間補綴装置ならびにアバットメントを撤去した。歯牙支持のクラウンとカスタムアバットメント装着前、インプラントと軟組織を注意深く清掃、洗浄した（図37）。

加えて、左側側切歯に調和するような形態に修復するため、コンポジットを右側側切歯に接着した。適合を確認後、アバットメントを35N·cmで締結し、アクセスホールをPTFEテープとコンポジットで封鎖した。

最終補綴装置の適合が注意深くチェックされ、セメンテーション前にシムストックを用いて確認しながら、軽い接触になるよう咬合を調整した。補綴装置はセメント合着し、最終装着後にすべての余剰分を入念に除去した（図38）。装着した当日、補綴装置の外形、色調、カントゥア、透光性が、天然歯列とよく調和しているように見えた。しかしながら補綴処置後に、望ましい最終的な審美結果を達成する前にさらなる組織の治癒と成熟が必要であることは明らかであった。

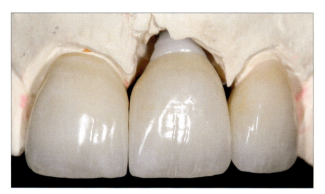

図36 マスター模型上の最終オールセラミッククラウン。

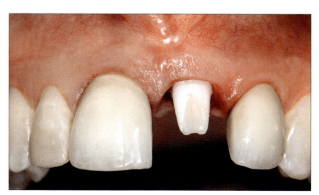

図37 ジルコニア製アバットメント装着後、35N·cmで締結、PTFEテープならびにコンポジットで封鎖した。

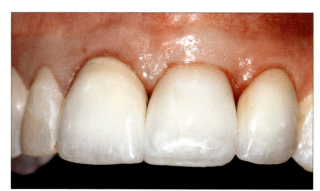

図38 装着当日の最終インプラント支持補綴装置。

7.12 上顎左側中切歯の欠損補綴：RCボーンレベルインプラントの遅延埋入およびCAD/CAMジルコニア製アバットメント

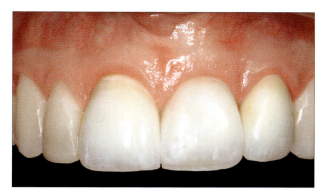

図39　口唇圧排し撮影した装着1年後の前歯部。上顎前歯部にわたり、補綴装置と調和した左右対称の歯肉形態。

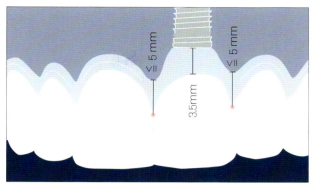

図40　骨頂、インプラントショルダーそしてコンタクトポイントの理想的な関係によって安定した軟組織レベルが予想できる。

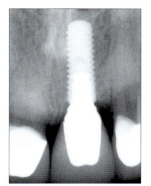

図41　1年後のデンタルX線写真。

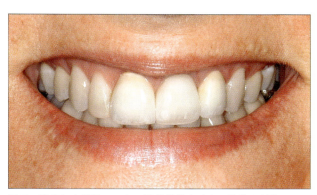

図42　安定した満足のできる審美結果を示す、装着1年後のフルスマイル。

1年後の写真で、安定した審美的治療結果を含め、補綴装置と歯肉組織が調和した最終的な歯周‐補綴的統合が実証された（図39）。

辺縁歯肉の形態は、補綴装置の形態と天然歯列が調和し、上顎前歯部全体にわたり対称であった。乳頭は歯間空隙を完全に満たしており、これは垂直的インプラントポジションの手術前プランニングならびに必要な外科的歯槽骨整形を達成した証であった（図40）。

術後1年経過時のX線写真では、インプラント周囲の安定した骨レベルが示された。すなわち、インプラント体の近遠心面の乳頭を支持する歯間部コンタクトに対する、適切な歯間部骨レベルを呈していた（図41）。

最終的に1年後のスマイルは、患者の要求の実現と最終的な審美結果に対する患者の満足を反映したものとなった（図42）。

謝辞

矯正治療

Dr. Brad D. Bruchmiller, South Texas Orthodontics – San Antonio, TX, USA

技工操作

Nuance Dental Ceramics, Inc. – Mansfield, TX, USA

7.13 上顎右側中切歯の欠損補綴：BCボーンレベルインプラントの遅延埋入と既存歯の修復

A. Hamilton／(訳)船越栄次、笹田雄也、樋口　悠、久芳瑛史

　健康な38歳の男性患者が、経過不良な上顎左右中切歯の歯牙支持カンチレバー固定性補綴装置の置換のために紹介された(図1～5)。患者は、右側中切歯の喪失ならびに支台歯である左側中切歯の歯内治療につながった、13歳時の外傷の既往について報告した。歯の喪失から数年後、欠損である右側中切歯を置換するメタルセラミックカンチレバー固定性補綴装置が、一般歯科医師によって左側中切歯を単独支台として製作されていた。初診の時点で、この修復物は20年以上機能していた。

　患者の主な不満は、このブリッジの審美性が不良なことであり、特に支台である左側中切歯周囲の暗く変色したマージンであった。診査の間、終始患者は「ぎこちないスマイル」をしていることが見てとられ、歯の審美性を非常に気にしているようであった(図1)。しかし、時折見られたフルスマイルでは歯肉が1～2mm露出していた。さらなる審美性の評価で、両側上顎中切歯の外形、カントゥア、色調の不一致が明らかとなり、患者の天然歯と調和していなかった。審美的リスク評価(ERA)を診査の一部として完了し、インフォームド・コンセントの過程で話し合われた(表1)。

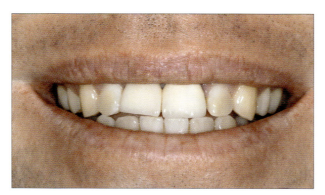

図1　「ぎこちない」スマイル――患者は前歯の外観を気にするようになっていた。

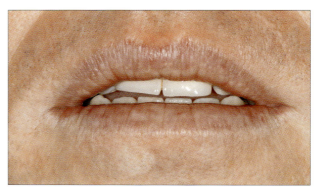

図2　安静時のリップライン。

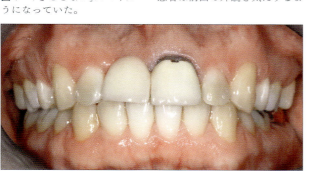

図3　左側中切歯周囲歯肉マージンの退縮ならびに暗い変色を認める、口唇圧排時の所見。

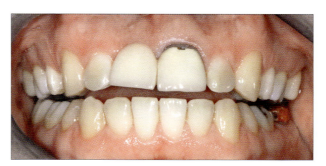

図4　左右中切歯間で、切端の角度ならびに長さが不一致であることが強調されている、わずかに開口した口唇圧排時の所見。

7.13 上顎右側中切歯の欠損補綴：RCボーンレベルインプラントの遅延埋入と隣在歯の修復

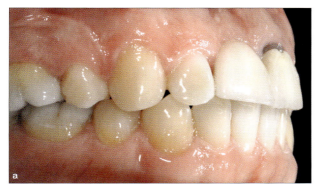 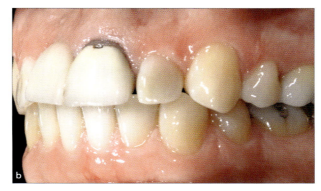

図5a、b 左側および右側の側方面観。犬歯に中等度の摩耗したファセットを伴うAngleの分類Ⅰ級の咬合関係。左側中切歯に比べ、ポンティックである右側中切歯では歯根の豊隆が失われている。

咬合評価において、上下顎の正中のわずかな不一致、ミューチュアリー・プロテクテッド・オクルージョン、そして約15%の垂直性オーバーラップを伴うAngleの分類Ⅰ級の犬歯ならびに臼歯咬合関係が明らかとなった（図3〜5）。上下顎犬歯の摩耗したファセットが、ある程度のパラファンクションの存在を示唆していた。前方運動でのコンタクトは左側中切歯のみに存在した。

初診時のデンタルX線診査は、隣在歯隣接面の好ましい骨レベルと、欠損部の十分な垂直的骨高径を示していた。非常に幅広い根管充填材が左側中切歯に認められ、歯根象牙質の厚みが失われていた（図6）。切歯管もまた明瞭に認められたため、三次元的画像によるさらなる評価が必要だと考えられた（図7）。

術前治療計画の一環としてマルチスライスCTを依頼した（図7）。右側中切歯は長期にわたり欠損していたので、重度の骨喪失が予想された。軽微な唇側の水平的欠損にいくらかのカントゥアオグメンテーションが必要になるが、幸いなことに、34と35のスライスに認められるように、インプラント埋入には十分な骨量が存在した。X線学的評価の際に切歯孔の近接が明らかとなり、インプラントのプランニング、手術の際に考慮された。

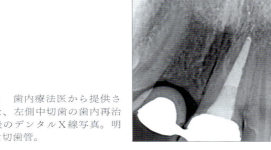

図6 歯内療法医から提供された、左側中切歯の歯内再治療後のデンタルX線写真。明瞭な切歯管。

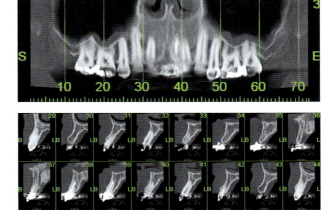

図7 欠損部および隣接する解剖学的構造における、骨の三次元的視覚化のための術前CTスキャン。

7章　臨床ケース報告

表 1　審美的リスク評価（ERA）

審美的リスクファクター	リスクレベル		
	低い	中程度	高い
全身的な状態	健康で、治癒力に問題なし		治癒力低下
喫煙習慣	非喫煙者	軽度の喫煙者（≦10本／日）	重度の喫煙者（＞10本／日）
フルスマイル時の歯肉の見え方	低い	中程度	高い
欠損部の近遠心径	1 歯（≧ 7 mm）[1] 1 歯（≧ 6 mm）[2]	1 歯（＜ 7 mm）[1] 1 歯（＜ 6 mm）[2]	2 歯もしくはそれ以上
歯冠形態	方形		三角形
隣在歯の補綴状態	天然歯		補綴済み
歯肉のフェノタイプ	低いスキャロップ、厚い	中程度のスキャロップ、中程度の厚さ	高いスキャロップ、薄い
インプラント部位の炎症	なし	慢性	急性
軟組織の解剖学的状態	欠損なし	軟組織の炎症	欠損あり
隣在歯の骨レベル	コンタクトポイントから≦ 5 mm	コンタクトポイントから5.5〜6.5mm	コンタクトポイントから≧ 7 mm
唇側骨壁のフェノタイプ*	厚い骨壁≧ 1 mm		薄い骨壁＜ 1 mm
歯槽頂の解剖学的状態	骨欠損なし	水平性骨欠損	垂直性骨欠損
患者の審美性への期待	現実的		非現実的

*抜歯前の状態を三次元構築により観察できる場合
[1] 標準的な直径のインプラント、レギュラーコネクション
[2] 細い直径のインプラント、ナローコネクション

7.13 上顎右側中切歯の欠損補綴：RCボーンレベルインプラントの遅延埋入と隣在歯の修復

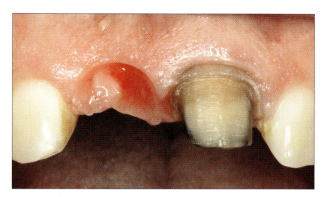

図8 不適合なメタルセラミックブリッジ除去後、支台歯である左側中切歯の歯質の暗さが明らかとなった。

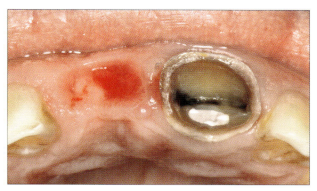

図9 咬合面観。左側中切歯に存在する根形態とは対照的に、インプラント埋入の計画された右側中切歯部の水平的不足およびそれに付随した陥凹。

　既存のカンチレバーブリッジを除去すると、支台歯である左側中切歯の歯質が非常に暗いことが明らかになった（図8）。変色を遮断するうえで必要となる歯の形成を最小限に抑えるために、オールセラミッククラウンによる最終的な補綴前に、失活歯のインターナルブリーチを実施しなければならなかった。インプラントが計画された右側中切歯相当部のわずかな唇側の陥凹は、軟組織カントゥアおよび形態を自然な凸形態にするために何らかの移植が必要であった（図9）。

　包括的な評価の後、新しい固定性天然歯支持補綴装置、あるいは単独歯インプラント補綴と天然歯支持クラウンのどちらかを決定をする際に、いくつかの要素が考慮された：

- 以前のカンチレバーメタルセラミック固定性補綴装置の長期生存
- 健全な構造が失われた左側中切歯の支台歯
- インプラント治療に好ましい解剖学的状況
- 患者の機能的および審美的期待

　両治療オプションのリスクとベネフィットを話し合った後に、患者はインプラント治療を受けることを決定した。以下の治療計画に同意を得た：

- 骨誘導再生法（GBR）を用いた、同時法でのカントゥアオグメンテーションを併用した2回法インプラント埋入
- 天然歯支持固定性カンチレバーの暫間補綴装置
- 失活した左側中切歯のインターナルブリーチ
- 治癒4ヵ月後の二次手術
- 暫間インプラントクラウンによる軟組織調整
- 4～6ヵ月後のメタルセラミックアバットメントとオールセラミッククラウンによる最終補綴装置

7章　臨床ケース報告

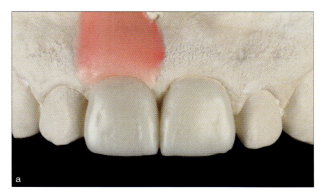
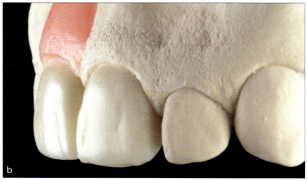

図10a、b　診断用ワックスアップが、審美的評価、外科的インプラント計画、およびその後の暫間補綴装置製作の一環として行われた。自然な歯肉形態を回復させるための欠損部軟組織のワックスアップ。

インプラントの位置と支台歯形成のための参考資料として役立てるために、インプラントプランニングの一環として診断用ワックスアップを行った（図10a、b）。診断用ワックスアップ上に製作したシリコンインデックスを使用して、ビスアクリル系コンポジット（Protemp；3M ESPE、St. Paul、MI、USA）でプロビジョナルブリッジの複製を製作し、簡易的なサージカルガイドとして使用した（図11）。暫間補綴装置のポンティックの口蓋側に穴を開け、唇側にマーキングを施し、歯頸部は計画された粘膜マージンまで正確にトリミングした。このテクニックにより、インプラントの理想的な三次元的ポジショニングを手助けするための必要な情報が得られた。

インプラント手術は、術前に抗生物質の予防投与（手術1時間前にアモキシシリン2g経口投与）および0.12％クロルヘキシジン洗口（Curasept ADS；Curaden Healthcare、Saronno、Italy）を用いて局所麻酔下で行った。欠損領域に歯槽頂切開を加えるとともに、台形状のフラップを形成するように、両隣在歯の遠心隅角部に縦切開を行った。このフラップデザインでは、インプラント床形成、インプラント埋入、および同時法での骨移植を行う際、骨への理想的な視野到達性を得られた。しかしながら、縦切開による瘢痕を最小限にするような代替のフラップデザインを検討できたかもしれない。粘膜骨膜全層弁を翻転後、手術中にフラップの自由端を口唇へ繊細に固定するために絹糸を用いて縫合した。

インプラント床はメーカーのドリリングプロトコールに従って形成し、ボーンレベルインプラント（Straumann Bone Level RC SLA、直径4.1mm、長さ10mm、Institut Straumann AG、Basel、Switzerland）を良好な初期固定で埋入した（図12）。インプラント／アバットメント接合部の垂直的位置が、計画された粘膜マージンの3mm下方であることを確実にするために、最終的なインプラントポジションをサージカルガイドで再確認した。切歯孔を避けるため、インプラントはわずかに近心唇側に傾斜埋入され、セメント固定式補綴装置が必要となった。

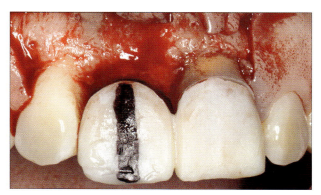

図11　粘膜骨膜弁の翻転、およびサージカルインプラントガイドのポジショニング。

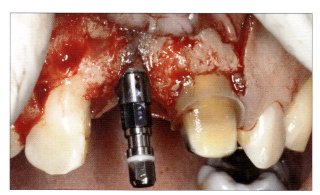

図12　予測どおりの小さな裂開と薄い唇側骨を伴うインプラント埋入。

7.13 上顎右側中切歯の欠損補綴：RCボーンレベルインプラントの遅延埋入と隣在歯の修復

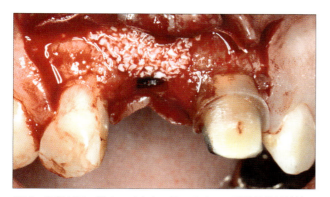

図13 吸収が遅い脱タンパクウシ骨ミネラルの異種骨移植材料による、唇側のカントゥアオグメンテーション。

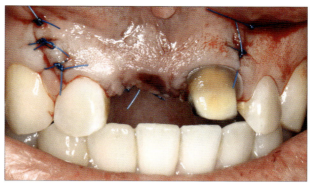

図14 4-0モノフィラメントナイロンを用いた、単純結節縫合による創閉鎖。

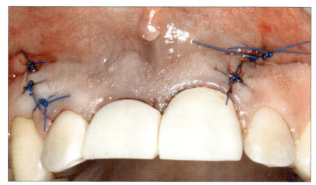

図15 カンチレバーの天然歯支持固定性暫間補綴装置が、治癒期間中使用された。

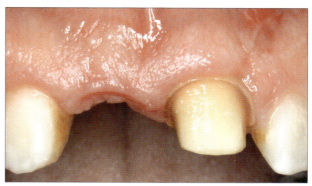

図16 治癒3ヵ月後。失活歯に対するインターナルブリーチの開始。

吸収の遅い脱タンパクウシ骨ミネラルの異種骨移植材料（Bio-Oss；Geistlich Pharma, Wolhusen, Switzerland）を用いて、同時法での唇側カントゥアオグメンテーションを行った（図13）。2回法とするために1mmのカバースクリューを装着し、骨誘導再生法の原則に従って移植材料を非クロスリンクのブタ由来吸収性コラーゲンメンブレン（Bio-Gide；Geistlich Pharma）で被覆した（Buser、1993）。

モノフィラメントによる単純結節縫合および逆角針

（Dyloc；Dynek, Adelaide, Australia）で達成された一次閉鎖によって外科手術が完了した（図14）。治癒期間中にカンチレバー固定性暫間ブリッジを装着することで、最適な無加圧の治癒が可能となり、この治療段階での患者の機能的および審美的な要求を満たした（図15）。

3ヵ月後の経過観察時、粘膜は良好な治癒を示しており、縦切開が行われた部位にわずかな瘢痕を認めた。ラバーダム防湿下で過ホウ酸ナトリウムおよび生理食塩水（Rotstein

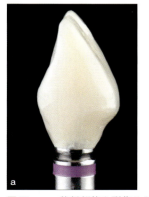
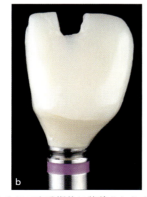
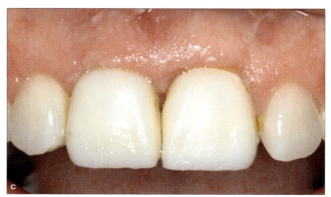

図17a～c 移行部位を形作るために二次手術後に装着されたインプラント支持スクリュー固定式暫間補綴装置。

7章　臨床ケース報告

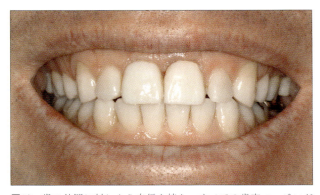

図18　歯の外観に対しより自信を持ち、すべての歯肉マージンが見えるようになった患者のスマイル。

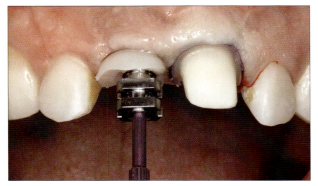

図19　カスタム印象コーピングを用いて採得したオープントレーピックアップ印象。

ら、1991)を歯髄腔に入れ、失活歯の左側中切歯に対するインターナルブリーチを開始した。最初の施術後にシェードの顕著な改善が認められ(図16)、このプロセスを1週間ごとに3回繰り返した。

インプラント上の小さな歯槽頂切開により最小の規模で二次手術を行った。隣在歯に単独の暫間補綴装置を装着するとともに、チタン製暫間補綴装置(RCチタン製暫間アバットメント；Institut Straumann AG)およびビスアクリル系コンポジット(Protemp；3 M ESPE)を用いてインプラント支持スクリュー固定式暫間補綴装置を口腔内で製作した(図17a〜cおよび18)。これにより、最終的な印象に先立ち、エマージェンスプロファイルの誘導と移行部位の成形が可能となった。

暫間補綴装置を用いた3ヵ月の軟組織成熟の後、カスタム印象コーピング法を使用したオープントレー印象を行い、エマージェンスプロファイルを歯科技工士に伝達した(図19、20)。これにより、歯科技工士は最終補綴装置に確立された移行部位を再現することができ、またセメントマージンが粘膜下に深くなりすぎないように、粘膜マージンの位置もまた記録された。

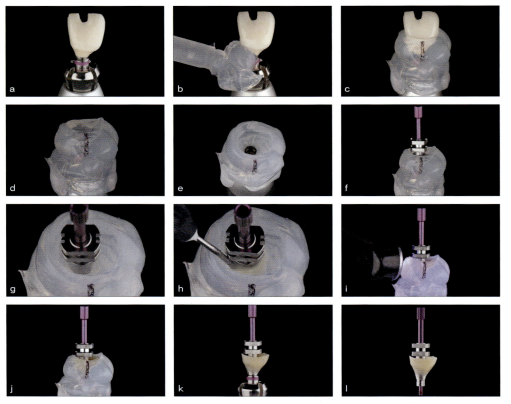

図20a〜l　カスタムインプラント印象コーピングの製作。暫間補綴装置は技工用アナログホルダーに装着され、透明なシリコーン印象材あるいは咬合採得材にてインプラント暫間補綴装置から得たエマージェンスプロファイルをもとにインデックスが作られ、唇側面に対応する線が記入された(a〜c)。そして暫間補綴装置を撤去し、インデックスとコーピングとの間にギャップがはっきりと見えるような位置で印象コーピングを挿入した(c〜g)。このギャップをフロアブルコンポジットレジンで満たし、光重合した(h、i)。印象コーピングは、複製されたエマージェンスプロファイルと一体となった状態で、シリコーンから取り除かれた(j〜l)。

7.13 上顎右側中切歯の欠損補綴：RCボーンレベルインプラントの遅延埋入と隣在歯の修復

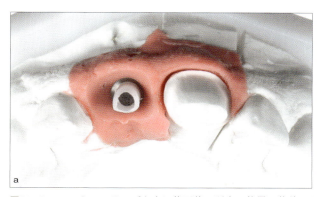
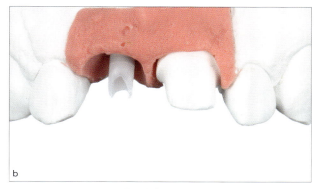

図21a、b　ワックススリーブを少し修正後、所定の位置に装着したゴールドアバットメント。移行部位のカントゥアは、暫間補綴装置から模型上の軟組織レプリカに正確にトランスファーされた。

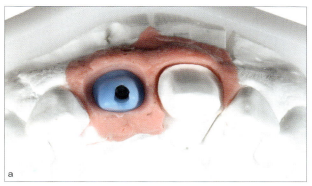
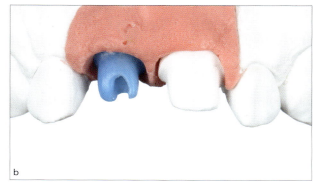

図22a、b　ゴールドアバットメント上にワックスアップされ、鋳造する準備が整ったアバットメント。

　強固で耐久性があり、そして隣在歯の歯質に調和する審美的なアバットメントを製作するため、機械加工された「鋳接用」ゴールドアバットメント（RCゴールドアバットメント；Institut Straumann AG）をロストワックス法でカスタマイズし、長石系セラミック（IPS d.SIGN；Ivoclar Vivadent, Schaan, Liechtenstein）で前装した（図21～23）。その後、両中切歯に二ケイ酸リチウム（e.max；Ivoclar Vivadent）製クラウンを製作した（図23、24）。

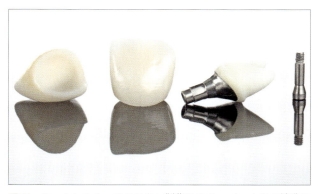

図23　オールセラミッククラウン製作のため、ゴールドの鋳造アバットメントに歯冠色を付与するセラミックを前装した。

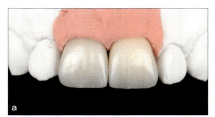
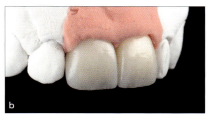
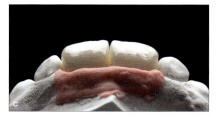

図24a～c　クラウンの最終的なカントゥアを模型上で評価したところ、理想的なカントゥアと自然な表面性状を有していた。

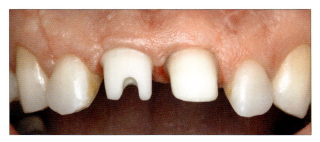

図25　35N·cmでスクリューを締結したアバットメント。最終補綴装置は暫間補綴装置のエマージェンスプロファイルを複製しているため、歯肉の貧血帯は存在しない。

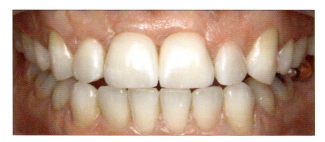

図26　セメント合着した日の口唇圧排時の所見。

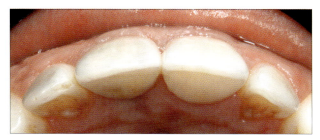

図27　ファイナルクラウンの咬合面観。カントゥアオグメンテーションにより作り出された良好な軟組織ボリュームとわずかな凸面形態。

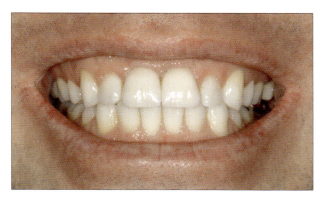

図28　装着日のフルスマイル。

最終アバットメントの挿入中、エマージェンスプロファイルは暫間補綴装置の形態に一致していたので、軟組織の貧血帯が見られなかった（図25）。クラウンマージンは唇側で粘膜下0.5mm未満に位置し、組織のスキャロップに一致していた。最終補綴装置の適合、コンタクト、カントゥア、そして審美が確認された後、アバットメントスクリューは35N·cmで締結された。PTFEテープはアバットメントスクリューを保護するために挿入され、スクリューアクセスホールは、アバットメントの光学的性質に合致するようにコンポジットレジンをわずかにアンダーフィルとした。インターナルブリーチ後、左側中切歯の歯質の色調に顕著な改善が認められ、これは中切歯補綴装置の理想的な色調調和の手助けとなった。両側の二ケイ酸リチウム製クラウンを、メーカーの指示に沿ってレジンセメント（Variolink；Ivoclar Vivadent）で所定の位置に合着した。インプラントクラウンの余剰セメントを最小限にするために、Wadhwaniら（2009）の臨床セメンテーションテクニックが応用された。

補綴装置は患者の歯と顔貌の審美性に調和しているように見えた。患者は最終的な審美的、機能的治療結果に非常に満足していた（図26〜28）。望ましい凸状の組織カントゥアを再現した骨移植により、唇側組織形態は隣在歯と対称であった（図27）。患者は、治療後に歯肉縁を完全に見せて、よく笑うようになった。（図28）。

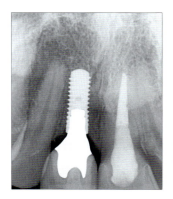

図29　インプラントおよび隣在歯の歯間部骨レベルが良好であることを示す、装着日のデンタルX線写真。

7.13 上顎右側中切歯の欠損補綴：RCボーンレベルインプラントの遅延埋入と隣在歯の修復

2週後、インプラント周囲組織に炎症もしくは残存セメントの徴候がないか評価するために再来院してもらった。下顎前方運動において上顎両側中切歯が均一に咬合接触し、シムストックが軽く引き抜けるように咬合が再評価された。フロッシング法のデモンストレーションを含め、患者と一緒に口腔衛生方法が再確認された。患者はその後、毎年メインテナンスで訪れる予定となった。

患者は最終補綴装置の装着から12ヵ月後、再評価のために来院した（図30〜34）。臨床評価では、補綴装置周囲の非常に良好な歯周およびインプラント周囲の健康状態が示された。非常に良好な審美性が維持され、明らかな歯肉退縮やクラウンマージンの露出もなく、中切歯における隣在補綴装置の歯肉／粘膜マージンとの対称性を保っていた。右側中切歯部のインプラント支持型補綴装置周囲のさらなる乳頭の成熟と閉鎖は明らかであった。プロービング値は3mm未満で、プロービング時の出血は認められなかった。

本症例報告は、上顎中切歯の単独欠損補綴において、審美的および機能的に最適な結果をもたらす科学的指針や臨床テクニックが成功裡に応用されることを示す。

謝辞

技工操作と写真提供

MDT Szabolcs Hant – Core Dental Ceramics, Perth, WA, Australia

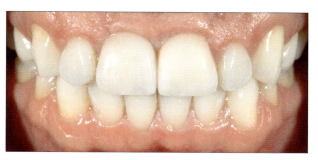
図30　12ヵ月時の口唇圧排時の所見。組織成熟の徴候。

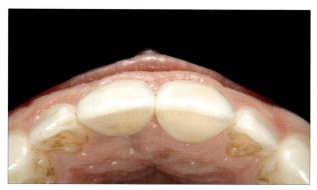
図31　12ヵ月時の咬合面観。インプラント周囲の組織ボリュームの喪失はわずかである。

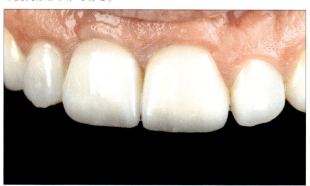
図32　天然歯と比較した際、オールセラミック修復物の表面性状の優れた再現性と持続性が明らかであった。

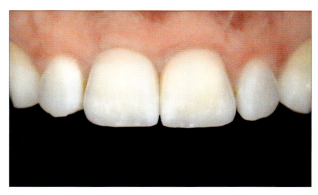
図33　12ヵ月時の交差偏光写真。インターナルブリーチ後の良好なシェードの一致と安定。

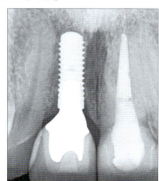
図34　12ヵ月時のデンタルX線写真。

Implant Therapy in the Esthetic Zone – Current Treatment Modalities and Materials for Single-tooth Replacements

7章　臨床ケース報告

7.14　破折した上顎左側中切歯へのモノタイプのジルコニア製インプラントの即時埋入 ― 半粘膜下治癒

M. Gahlert／(訳)船越栄次、高尾康祐、久芳瑛史

本症例は、粘膜貫通型の半粘膜下治癒による、骨誘導再生法と同時のモノタイプセラミックインプラント埋入を示す。さまざまな研究が粘膜貫通型チタン製インプラントにおけるこの手法の良好な結果について述べてきた(Bräggerら、1996；Hermannら、2000；Jung、2004b；Cordaroら、2012)。加えて、インプラント周囲感染の結果として生じるチタン製インプラント周囲の典型的な骨内欠損さえ、粘膜貫通型治癒と骨誘導再生法を組み合わせて成功裏に治療されてきた(Mombelliら、2015)。モノタイプセラミックインプラントの利点は、粘膜下のマイクロギャップがないこと、チタンと比べてプラーク親和性が少ないこと(Scaranoら、2004)、およびインプラント体全体がきわめて堅固なことである。

上顎左側中切歯の歯肉炎症を認める31歳女性が当院へ紹介された。診査日にパノラマX線写真を撮影した。18年前に外傷により左側中切歯の歯内治療を受けたことが患者の既往歴によって明らかになった。8週前には、患者は左側中切歯周囲の軟組織の炎症反応(疼痛と出血)の初期症状を自覚していた。患者はかかりつけ医を受診後、当院に紹介された。会話時や笑った時の患者の歯肉露出は顕著であった(図1、2)。

臨床およびX線診査後、左側中切歯の垂直破折と診断された。患者には、審美的リスク評価(Martinら、2006)を含めた外科的治療の選択肢を提案した。

治療計画

第一段階として、抜歯に先立ち歯科技工所で左側中切歯の暫間補綴装置が製作された(図3)。

診断用模型の製作やテンプレートおよび半透明の外科用ステントの製作のために上下顎の印象が必要であった。

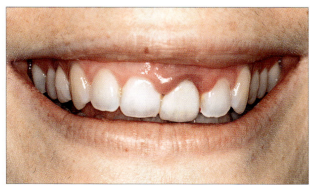

図1　2011年10月、初診時の臨床状況。

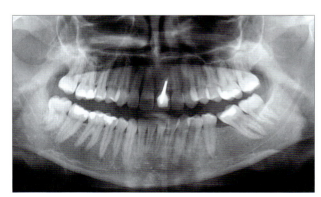

図2　パノラマX線写真。

7.14 破折した上顎左側中切歯の置換：モノタイプのジルコニア製インプラントの早期埋入、半粘膜下治癒

第二段階として、抜歯窩内の炎症組織の掻爬を含めた左側中切歯の抜歯を行った。ここでは、局所炎症によりどの程度骨が破壊されていたかを判断するため、歯槽骨の解剖学的状態を確認することが重要であった。抜歯の際には、審美的リスクマネージメントを行うことができる。

第5回ITIコンセンサス会議（Mortonら、2014）で示されている上顎前歯部の即時埋入後の審美的結果に関連する治療ガイドラインに基づき、インプラント即時埋入に関連する予知性のある審美的結果を達成するためには、以下の条件が満たされるべきである。

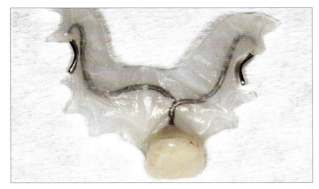

図3　歯の口蓋側で安定させるクランプを付与した審美的テンプレート。

- 抜歯窩壁が完全な状態であること
- 唇側骨壁の厚みが1mm以上であること
- 軟組織が厚いこと
- インプラント部位に急性感染がないこと
- 抜歯窩の根尖側と口蓋側に初期固定を確立できる骨があること

患者に2つの骨増生のオプションについて説明した。ひとつはインプラント埋入前に唇側骨欠損の骨増生を行う方法、もう一方は「ワンステップ」法として同時法骨増生を伴うインプラント埋入である。

審美的期待が高いこの患者では、左側中切歯の急性感染により、唇側骨壁が非常に薄いか損傷している可能性が大きかった。抜歯から6週後に、同時骨増生を伴うインプラント早期埋入を行うことが決定された。患者の薄い歯肉フェノタイプやインプラント埋入予定部位における急性感染がこの決定の根拠となった。

審美的リスク評価（表1）を実施した。

患者は、すでにかかりつけ医から完全なメタルフリー修復の可能性について聞いていた。それゆえ患者はセラミックインプラントに関心を寄せていた。患者はマイクロラフサーフェスの新世代二酸化ジルコニウム（ZrO_2、ジルコニア）モノタイプセラミックインプラント（Bormannら2011；Gahlertら、2012）とオールセラミック修復について説明を受けた。ジルコニア製インプラントの成功および生存率に関する多数の症例と長期的なデータ（Olivaら、2010；Gahlertら、2013）を示すことによって、さまざまな臨床結果を患者に説明した。

患者はモノタイプオールセラミックインプラントによる単独歯欠損補綴に関する前向きの多施設研究（Gahlertら、2016）への参加を提案され、新しいインプラント材料（二酸化ジルコニウムセラミックス）とデザイン（インターナルコネクションのないワンピースモノタイプインプラント）を評価するこの臨床試験に参加することに同意した。患者は、メタルフリー修復を受ける目的で臨床試験に参加する、という治療契約に署名により同意した。さらに、患者は外科処置と補綴処置の費用の見積もりを受け取った。審美的再建全体の予定表は、以下のように設定した。

- 抜歯、それに続く6週の治癒期間
- インプラント埋入と同時の骨欠損の増生、それに続く3ヵ月の治癒期間（ワンステップ法）あるいは
- 骨増生と3ヵ月の治癒期間、その後インプラント埋入と8週の荷重を加えない治癒期間（「ツーステップ法」）、X線診査
- インプラントショルダーの外科的な露出、テンプレートのレジン歯と既製パーツを組み合わせたチェアサイドでの仮歯の製作；歯科技工所で製作される暫間補綴装置のための印象採得、その後1～2週の治癒期間
- インプラント周囲粘膜の再評価と歯科技工所で完成させた暫間補綴装置のセメント仮着；軟組織の審美性誘導のための待機時間（任意；2～8週）
- 最終印象採得および歯科技工士との対面、それに続く最終オールセラミッククラウンの製作（通常は2～4週後、試適を含む）
- 補綴装置の合着、規格化デンタルX線写真、メインテナンス期間の開始

7章　臨床ケース報告

表 1　審美的リスク評価（ERA）

審美的リスクファクター	リスクレベル		
	低い	中程度	高い
全身的な状態	健康で、治癒力に問題なし		治癒力低下
喫煙習慣	非喫煙者	軽度の喫煙者（≦10本／日）	重度の喫煙者（＞10本／日）
フルスマイル時の歯肉の見え方	低い	中程度	高い
欠損部の近遠心径	1歯（≧7mm）[1] 1歯（≧6mm）[2]	1歯（＜7mm）[1] 1歯（＜6mm）[2]	2歯もしくはそれ以上
歯冠形態	方形		三角形
隣在歯の補綴状態	天然歯		補綴済み
歯肉のフェノタイプ	低いスキャロップ、厚い	中程度のスキャロップ、中程度の厚さ	高いスキャロップ、薄い
インプラント部位の炎症	なし	慢性	急性
軟組織の解剖学的状態	欠損なし	軟組織の炎症	欠損あり
隣在歯の骨レベル	コンタクトポイントから≦5mm	コンタクトポイントから5.5〜6.5mm	コンタクトポイントから≧7mm
唇側骨壁のフェノタイプ*	厚い骨壁≧1mm		薄い骨壁＜1mm
歯槽頂の解剖学的状態	骨欠損なし	水平性骨欠損	垂直性骨欠損
患者の審美性への期待	現実的		非現実的

*抜歯前の状態を三次元構築により観察できる場合
[1] 標準的な直径のインプラント、レギュラーコネクション
[2] 細い直径のインプラント、ナローコネクション

7.14 破折した上顎左側中切歯の置換：モノタイプのジルコニア製インプラントの早期埋入、半粘膜下治癒

外科的プロトコールは、「軟組織治癒を伴ったインプラント早期埋入」（Buserら、2008a；Buserら、2008b）のコンセプトに従うものとし、患者に説明を行った。治療は左側中切歯の抜歯から開始した。抜歯後、縦破折の診断が確定した。肉芽組織掻爬の際、唇側骨壁の吸収が明らかとなった。最後に、抜歯窩周囲歯肉を２ヵ所の縫合で適合させた。骨補填材料あるいはソケットプリザベーションテクニックは用いなかった。前もって製作されたテンプレートを欠損に適合させた。再び患者にはインプラント埋入の際に必要とされる骨増生について繰り返し伝えた。

６週後の臨床所見では、治癒した角化粘膜上皮が認められ、また炎症徴候は認められなかった（図４、図５a、b）。

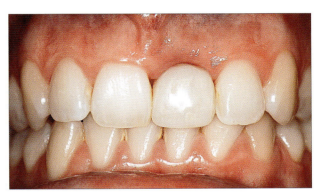

図４　抜歯６週後、テンプレート装着時の臨床所見。

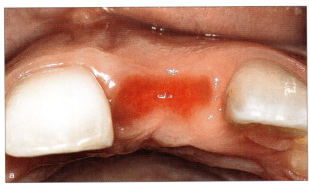
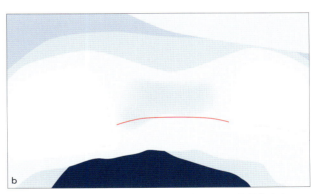

図５a、b　左側中切歯欠損部の治癒した歯肉（図５a）および切開線のデザイン（図５b）。唇側軟組織の厚みを増すため、欠損部中央から１mm口蓋側に歯槽頂切開を設定した。

7章　臨床ケース報告

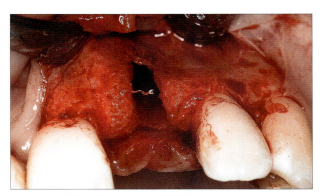

図6　粘膜骨膜弁翻転および肉芽組織除去後の骨欠損。

抜歯窩周囲の骨領域における痛みはなかった。左右中切歯、左側側切歯そして左側犬歯部への局所麻酔(Ultracain D-S forte 1：100,000；Sanofi)ののちに右側中切歯、左側側切歯および左側犬歯部の唇側、口蓋側双方に歯肉溝内切開を行った。左側中切歯部の歯槽頂切開は、唇側軟組織の厚みを増すため欠損部中央から1mm口蓋側の位置に施した。粘膜骨膜弁を翻転し残存肉芽組織を除去した。唇側の骨欠損は明らかであったが、これを除けば歯槽頂部の骨はインプラント埋入に十分であった(図6)。

三次元的に正しいインプラント埋入のため、サージカルステントを設置しインプラント床形成を開始した。パイロットドリル使用ののちに、インプラント軸の正しい角度をコントロールするため、またモノタイプセラミックインプラントの適切なアバットメント高径(4.0mmあるいは5.5mm)を選択するため、ポジションインジケーター(Institut Straumann AG, Basel, Switzerland)を挿入した(図7)。

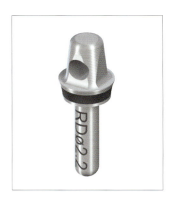

図7　4mmアバットメントのポジションインジケーター。

顎間距離の観点から、また最終的なオールセラミック修復に関連して4mmのアバットメントが適切な高径とされた。インプラント床形成の最終段階として、カウンターシンクを形成した。インプラントショルダーの正しい最終的位置(隣在歯のセメント-エナメル境より1mm根尖側)を確認するため、ポジションインジケーターを再度使用した。その後、セラミックインプラントのボーンレベルスレッドに対するインプラント床を形成すべくタップを切った。長さ10mm、アバットメント高径4mm、直径4.1mm、およびマイクロラフサーフェスを有するモノタイプセラミックインプラント(Institut Straumann AG, Basel, Switzerland)が埋入された(図8～10)。

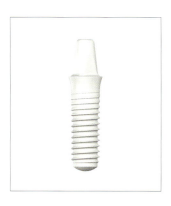

図8a　直径4.1mm、4mmのアバットメント高径を有するオールセラミックモノタイプインプラント(Institut Straumann AG)。

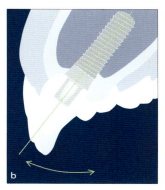
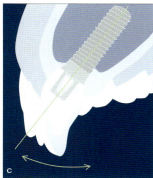
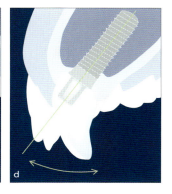

図8b～d　インプラントポジションの傾きに関連した、4mmアバットメントを用いたクラウンの補綴的柔軟性。

もっとも、補綴主導の埋入ポジションに対するモノタイプインプラントの外科的操作は簡単というには程遠いもので、詳細なプランニングや外科的経験値を要求するものである。それゆえ、すべての症例においてサージカルステントが推奨される。

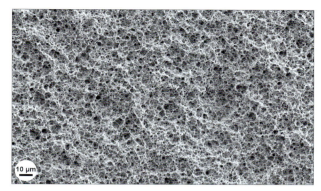

図9　マイクロラフZLAサーフェス（Institut Straumann AG）。

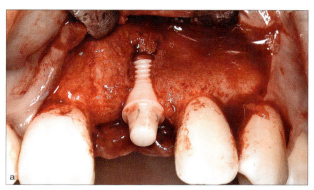
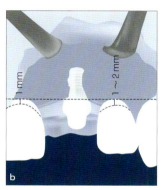

図10a、b　(a)正しい三次元的ポジションでのオールセラミックインプラントの埋入、および隣在歯のセメント-エナメル境の1mm下方に設定されたインプラントショルダーの正しいポジション。(b)隣在歯のセメント-エナメル境の1〜2mm根尖側、しかし骨縁上に位置するインプラントショルダーの正しいポジション。

インプラント床形成の際、インプラント床から自家骨が採取された。露出したインプラント表面はこれら骨小片で覆い、この顆粒状骨を被覆するためコラーゲンメンブレン（Bio-Gide；Geistlich, Wolhusen, Switzerland）を用いた（図11、12）。審美領域のカントゥアオグメンテーションに関して言えば、歯槽頂のカントゥアを最適化するため、また長期間にわたり安定させるため、ITIは欠損部被覆に用いる自家骨片の層を低吸収性骨補填材料の第二層で被覆することを推奨している。本症例では、患者がいかなる他家骨、異種骨、あるいは人工骨移植材料の使用も拒否したため、自家骨のみの使用が決定した。長期的に見れば、このことはボリュームの安定性、そして結果的に歯槽堤のカントゥアに影響するかもしれない。

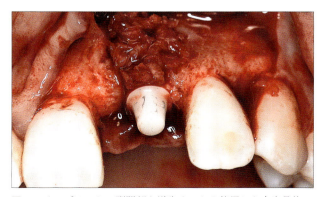

図11　インプラントの裂開部を増生するため使用した自家骨片。

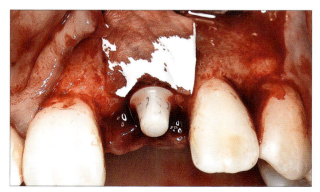

図12　増生した裂開部を被覆するコラーゲンメンブレン。

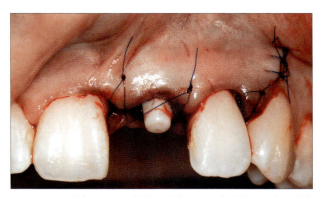

図13　6-0縫合糸により創縁を適合した。半粘膜下治癒で増生を行った。

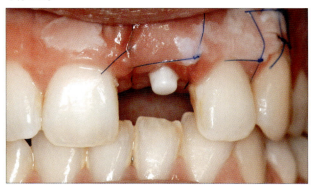

図14　歯肉上に多少の痂皮を伴う術後7日後の正常な状況。

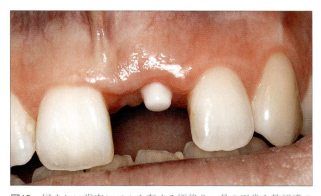

図15　好ましい歯肉レベルを有する術後3ヵ月の正常な軟組織の状態。

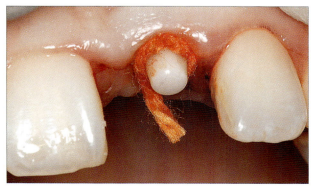

図16　圧排糸によるインプラントショルダーの露出。

創部は6-0縫合糸で閉鎖され、またオールセラミックインプラントアバットメントとの初期接触を避けるためテンプレートの歯をくり抜いた(図13)。

くり抜いたテンプレートのレジン歯が、モノタイプインプラントの粘膜貫通型アバットメントとまったく接触しないことを確認するため、フィットチェッカー(GC Europe, Leuven, Belgium)を使用した。患者は術後期間に関する指導を受けた。7日後の抜糸時、炎症所見は認められなかった(図14)。

3ヵ月後の臨床所見では、炎症性のインプラント周囲粘膜の状態は認められなかった。自家骨を用いた同時骨増生を併用した、半粘膜下治癒によるモノタイプセラミックインプラントの早期埋入は、術後治癒期間においていかなる問題も生じなかった(図15)。

チェアサイドでの暫間補綴装置製作時、患者は唇側と口蓋側に局所浸潤麻酔を受けた。インプラント周囲粘膜とインプラントショルダー間に圧排糸を適用し、インプラントショルダーからインプラント周囲粘膜を排除した(図16)。

既製のコンポジットレジンあるいはPEEK cap(Institut Straumann AG)をインプラントショルダー上へ設置し、ダイヤモンドバー(赤)により削合および形成した(図17、18)。

7.14 破折した上顎左側中切歯の置換：モノタイプのシルコニア製インプラントの早期埋入、半粘膜下治癒

くり抜かれた歯をテンプレートから取り外した後に、形成したコンポジットレジン/PEEKキャップへ暫間補綴装置を適合させた。キャップおよびくり抜かれた暫間補綴装置間のギャップは、二液性コンポジットレジン（Structur 3；Voco, Cuxhaven, Germany）で埋め、重合した。硬化時間経過後、半完成状態のチェアサイド暫間補綴装置をアバットメントから取り外した。インプラント周囲軟組織へ暫間補綴装置を最終仕上げする間、粘膜がショルダーから排除された状態を維持するため、既製のヒーリングキャップをインプラントアバットメント上へ装着した。

歯科技工所で製作される暫間補綴装置において、印象を採得することはこの時点では任意である。しかしながら、インプラント周囲粘膜の形態は変化するため、後日カスタム印象トレーを用いた印象採得を行うことが賢明である。完成したチェアサイド暫間補綴装置をインプラントショルダー上に設置し、テンポラリーセメントにより固定した（図19、20）。

2週後、インプラント周囲粘膜を臨床的に再評価した。

チェアサイドで製作した暫間補綴装置により、セラミックインプラントの近心および遠心側の乳頭が形作られ始めた（図21）。

このケースでは、理想的なインプラント周囲歯肉の審美性を作り出すために、歯科技工士により製作されたカスタムの暫間補綴装置を使用した。セラミックインプラント周囲粘膜が最終印象に向け理想的な形態となるまで、暫間補綴装置をチェアサイド暫間補綴装置と置き換えて使用した。

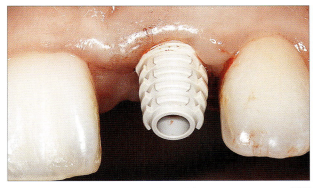

図17 インプラントショルダー上に設置した、チェアサイド暫間補綴装置のためのレジン/PEEKキャップ。

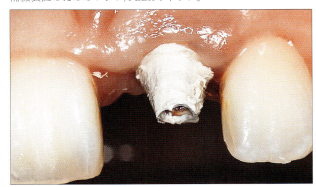

図18 キャップの形成。

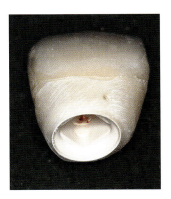

図19 完成したチェアサイド暫間補綴装置。

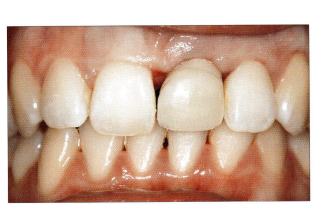

図20 左側中切歯部に装着されたチェアサイド暫間補綴装置。

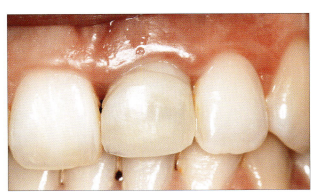

図21 2週後のチェアサイド暫間補綴装置。遠心および近心乳頭の再生。

Implant Therapy in the Esthetic Zone – Current Treatment Modalities and Materials for Single-tooth Replacements

7章　臨床ケース報告

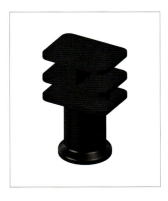

図22　既製印象キャップ。

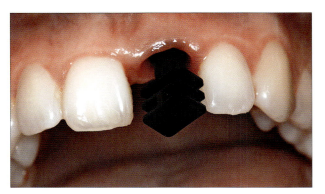

図23　インプラントショルダーに取り付けた印象キャップ。

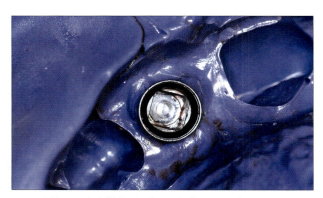

図24　硬化した印象材内に固定した印象キャップ。

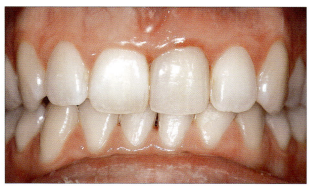

図25　歯科技工所で製作された、左側中切歯部の暫間補綴装置。

クランプを用いて暫間補綴装置をアバットメントから取り外した。アバットメント清掃の後に既製の印象キャップ（Institut Straumann AG）をインプラントアバットメントおよびショルダーに取り付けた（図22、23）。

歯科技工所で製作されたカスタムトレーを精密印象に用いた（Impregum；3 M Espe, Neuss, Germany）（図24）。

この暫間補綴装置の色や形態は、歯科技工所にて歯科技工士により選択された。3日後、チェアサイド暫間補綴装置を暫間補綴装置に置き換え、インプラント周囲歯肉の審美性が理想的となるまで装着された（図25）。

エマージェンスカントゥアを形作るため、暫間補綴装置の外面にマテリアルを付加するリライニングは、乳頭のダイナミックコンプレッションと理想的な審美的結果を得るため任意で行う（Wittnebenら、2013）。

6週後、歯肉の審美性を再評価した。インプラント周囲粘膜は理想的なカントゥアを示しており、そのため最終印象を採得した（以前と同様の手法による）。患者は、最終クラウンの準備が整うまでこれまでのように暫間補綴装置を装着した。患者の審美的期待に沿う審美結果を達成するため、最終補綴装置のデザインに関して歯科技工士、歯科医師、そして患者間で緊密なコミュニケーションが必要である。

歯科技工所からオールセラミッククラウンが送られ、最終的な合着を行った。余剰セメントを避けるため合着は厳密なプロトコールに従った（表2）。

表2　合着の手順

推奨セメント：Ketac Cem
小さいデンタルブラシを用いて、クラウン内面へ必要量のセメントのみを入れる
硬化中クラウンを圧接する
余剰セメントの除去にスーパーフロスを使用する；スーパーフロスを引き抜く際コンタクトポイントに注意
X線による確認を行う

グラスアイオノマーセメント（Ketac Cem；3 M Espe）によりクラウンをセメント合着した。小さなデンタルブラシを用いてクラウン内面へセメントを薄く一層塗布し、クラウンを完全に満たしてしまわないようにした。その後、クラウンをセラミックアバットメント上へ装着した。セメント合着の初期段階に、クラウンを手で圧接した。特殊なデンタルフロス（Superfloss；Oral B）でクラウンの近遠心の残存セメントを取り除いた。補綴物の適合を確認するため、またその後のフォローアップのためのX線学的状態を記録すべく、規格化デンタルX線写真を撮影した（図26、27）。

インプラント部位におけるさらなる乳頭再生のため、患者に歯肉を積極的に刺激する特別な"red to white"ブラッシング法の使用を指導した。

この患者が参加している1年の前向き長期研究においては、セラミックインプラントの成功および残存率は97.6％であった（Gahlertら、2016）。3年のフォローアップデータがこの研究において集められ、論文として投稿された。

荷重4年後、別の規格化デンタルX線写真およびスマイルラインの写真が撮影された（図28、29）。

ジルコニア製モノタイプセラミックインプラントの使用は、生体親和性が高く、メタルフリー治療において有益な治療オプションである。

当初の臨床状態が非常に厳しいものであったにもかかわらず、本症例の治療は美しい審美結果となった。

ジルコニア製セラミックインプラントはインプラント歯学における新しい展望を示しており、また歯科医師、歯科技工士、そして研究者たちに、インプラントロジーの分野で新たな見識を得る機会をもたらした。

謝辞

歯科技工所での工程
Otto Prandtner, MDT – Munich, Germany

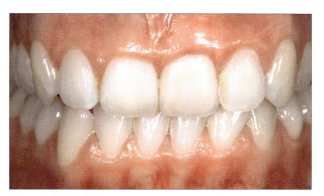

図26　左側中切歯部のオールセラミッククラウンのセメント合着1週後の臨床状態（2012年7月）。

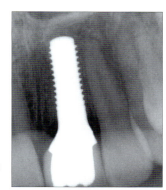

図27　規格化デンタルX線写真。

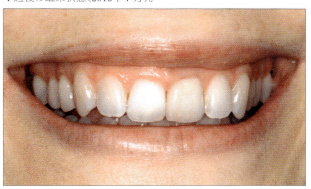

図28　2016年8月における臨床状態。荷重4年後のインプラント周囲軟組織の安定が確認できる。

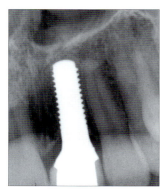

図29　インプラント埋入5年後、2016年11月に撮影されたデンタルX線写真。

8章　審美的合併症

Esthetic Complications

V. Chappuis、W. Martin、D. Buser／
（訳）三田　稔、丸尾勝一郎、小林真理子、高橋恭久

8章　審美的合併症

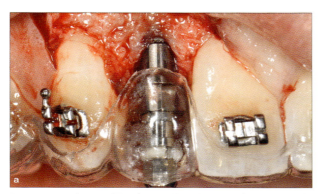

図1a　インプラント埋入時の正面観。若干近心寄りで上顎右側中切歯歯根に近接した。

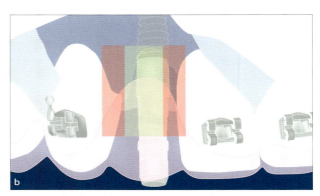

図1b　近遠心的最適領域から外れたインプラント埋入。

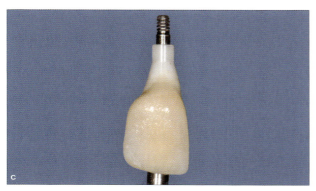

図1c　最終補綴装置の正面観（セラミックが前装されたジルコニア製CARESアバットメント）。近心面のエマージェンスプロファイルを広げることができない。

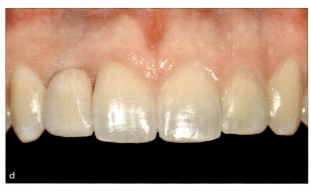

図1d　1年後の経過観察時における上顎右側側切歯部インプラント補綴装置の正面観。近心の粘膜辺縁が退縮している。

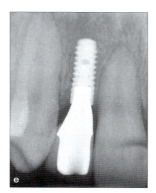

図1e　1年経過時の上顎右側側切歯部インプラントのデンタルX線写真。インプラント近心における天然歯との間の骨が薄い。

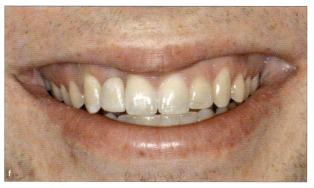

図1f　1年後におけるスマイルの状態。粘膜辺縁外形の調和が乱されている。

354　ITI Treatment Guide・Volume 10

8.1 審美的合併症の原因

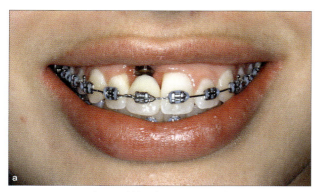

図2a スマイル時に、唇側に突出したインプラントとそれに伴う上顎右側側切歯と左側中切歯および上顎右側中切歯部インプラント唇側の軟組織喪失。

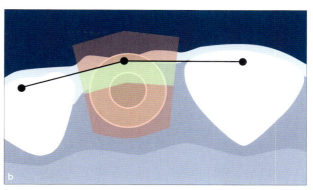

図2b 唇口蓋的最適領域から外れたインプラントの位置。

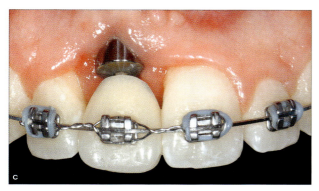

図2c 上顎右側中切歯部インプラントの口唇を圧排した正面観では、隣在歯を含む軟組織の退縮と不足が明らかである。

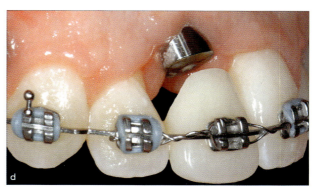

図2d 口唇を圧排した側方面観。隣在歯に対してインプラントは唇側に傾斜・位置している。

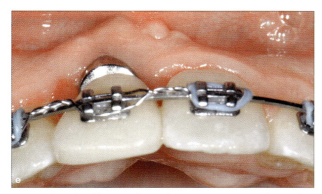

図2e 暫間補綴装置との位置関係を示す、口唇を圧排した咬合面観。唇側に位置したインプラント。

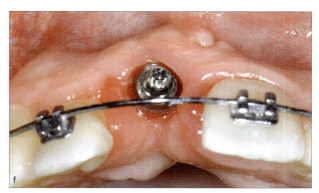

図2f 隣在歯に対して唇側に位置したインプラントを示す、口唇を圧排した咬合面観。

Implant Therapy in the Esthetic Zone – Current Treatment Modalities and Materials for Single-tooth Replacements

8章 審美的合併症

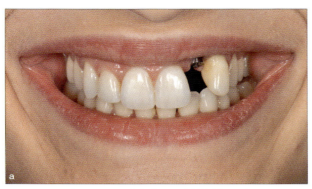

図3a　インプラントの垂直的位置と支持組織の欠損が明らかなスマイル写真。

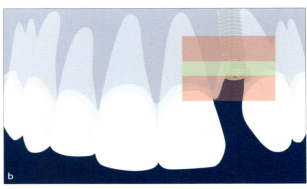

図3b　インプラントは垂直的最適領域よりも若干深く埋入されている。

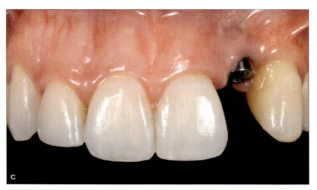

図3c　上顎左側側切歯部インプラントの口唇を圧排した正面観。インプラントの位置とそれに伴うインプラント周囲組織の欠損。

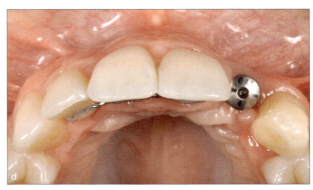

図3d　上顎左側側切歯部インプラントの口唇を圧排した咬合面観。唇口蓋的位置は許容範囲である。

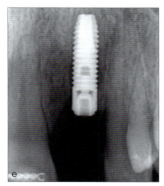

図3e　デンタルX線写真。隣在歯に対するインプラントの位置と組織を支持する骨量。

8.1 審美的合併症の原因

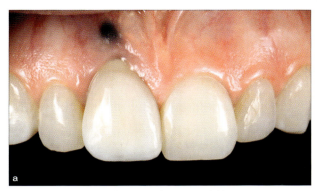

図4a 上顎右側中切歯部インプラントに支持されたクラウンの口唇を圧排した正面観。唇側粘膜の退縮。

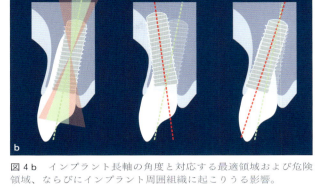

図4b インプラント長軸の角度と対応する最適領域および危険領域、ならびにインプラント周囲組織に起こりうる影響。

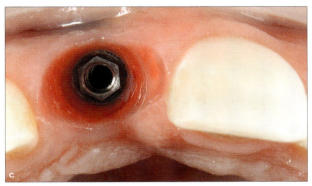

図4c 上顎右側中切歯部インプラントの口唇を圧排した咬合面観。上顎左側中切歯に対してインプラントのプラットフォームが唇側に位置している。

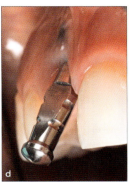

図4d 上顎右側中切歯部インプラントの口唇を圧排した側方面観。長軸が両隣在歯に対して唇側に傾斜している。

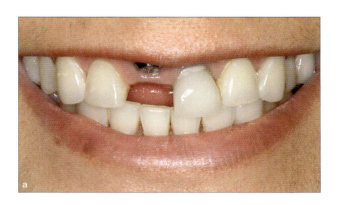
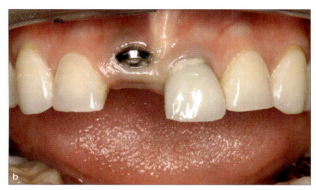
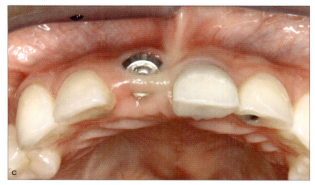

図5a～c　審美領域に対し太すぎるインプラントは唇側骨の喪失を招く。

8.1.2 インプラントの選択

　審美的合併症は、不適切なインプラントの選択によっても引き起こされる。治療部位に対してインプラントのプラットフォームが大きすぎると、近遠心だけではなく唇口蓋的最適領域を逸脱するリスクがある（図5a～c, Dr. W. Martinと図6a～d）。結果として、インプラントショルダーがより唇側になり、骨エンベロープの外側に位置することとなって、悪い審美的結果となってしまう。側切歯欠損に対する補綴は、特に難易度が高い。一般的な推奨事項として、上顎中切歯、犬歯、小臼歯の部位には、直径4～5mmの標準径のインプラントプラットフォームが推奨されるが、下顎中切歯および上下顎側切歯には、直径3～3.5mmの直径が細いインプラント（以下NDI）が推奨される。

　最近のNDIに関するシステマティックレビューでは、このような状況において良好な臨床結果が示された（Kleinら、2014）。しかし補綴主導の三次元的に適切な位置に埋入できない場合は、NDIを使用すべきではない。このような場合では骨増生が必要である。商用純チタン製のものに比べ、チタン合金製インプラントの機械的特性は優れているが、ボーダーラインケースでは、NDIはITIコンセンサスのガイドライン（Kleinら、2014）を遵守したうえで注意して使用すべきである。

　かつて審美領域では、唇側骨の支持と寸法変化の抑制のためにインプラント表面との距離を小さくし、また抜歯窩部位での初期固定を向上させるために、歯根型のインプラントデザインが用いられていた（Botticelliら、2006）。しかしどのようなインプラントのデザインであっても、唇側骨壁を維持することはできないことが実験的に明らかとなった（Araújoら、2005a；Canevaら、2010；Faveroら、2013；Alharbiら、2015）。対照的に、歯根形態のインプラントデザインでは、シリンダー形態と比較して統計学的に有意に大きな唇側骨の吸収が起きた（Canevaら、2010）。歯根型インプラントは、周囲骨壁を圧迫し、とりわけ唇側で血管新生を阻害して骨吸収を起こすと推測されている（図6a～d；Dr. V. Chappuis）。

8.1 審美的合併症の原因

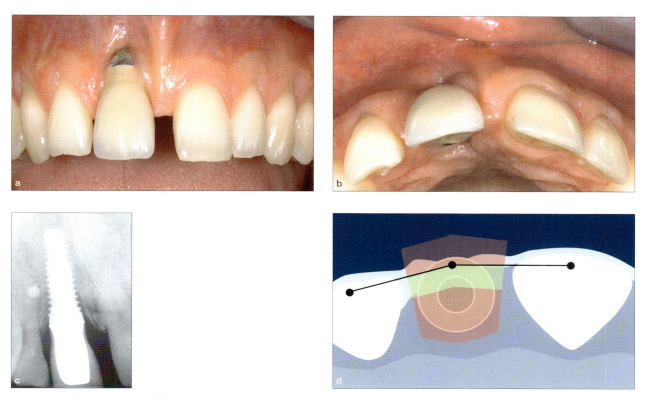

図6a〜d　直径が太すぎる歯根型インプラントは唇側骨の吸収を起こす。加えてインプラントの位置が唇側に寄りすぎている。

8.1.3 唇側骨壁の不足

唇側骨壁の高さと厚みが十分であることは、審美的に良好な結果を得るうえで非常に重要である。インプラントの全周が顎骨に取り囲まれ固定されることは、長期的に機能するためだけでなく、審美的にも望ましい治療結果を得るために重要な条件である。

臨床および実験的研究の結果から、唇側骨壁はその厚みを保つために2mm以上必要であることが示されている（Sprayら、2000；Qahashら、2008）。もし、インプラント埋入時に唇側骨壁の高さと厚みが足りなければ、十分な唇側骨構造を再建するためにインプラント埋入時に骨増生が必要である（図7a〜d；Dr.V. Chappuis）。

上顎前歯部では、唇側骨壁はもともと高い頻度で非常に薄く（Brautら、2011；Januárioら、2011）、軟組織の形態を長期にわたって維持するためには、唇側骨壁のカントゥアを保てるよう増生が必要である。骨が不足した部位を予知性をもって再建するためのもっともよく実証された外科手技は、バリアメンブレンと適切な骨補填材料を用いた骨誘導再生法（以下GBR）である（AghalooとMoy、2007）。コラーゲンメンブレン、自家骨小片、Bio-Oss顆粒を併用することで、長期的に高いPESスコアを保つ良好な骨再生結果をもたらす（Buserら、2013a；Buserら、2013b）。

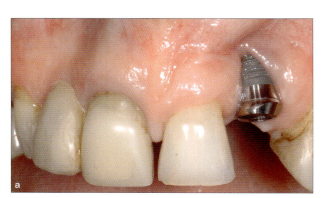
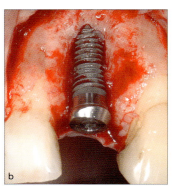
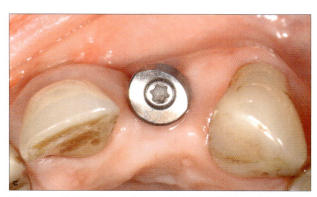
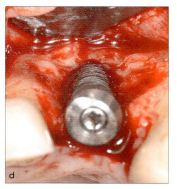

図7a〜d　抜歯即時インプラント埋入後に唇側骨の再生が失敗したことによって、唇側で粘膜の退縮が起きた（a、b）。インプラントの唇側には骨再生がまったく起きていなかった（c、d）。加えてインプラントの位置が唇側に寄りすぎている。

8.1.4 顔面の晩期成長による審美的失敗

頭蓋顔面の成長とそれに伴うインプラントの低位は、単独インプラントの患者においてよく報告されてきた問題である（Forsberg、1979；Bisharaら1994；Anderssonら、2013；Zitzmannら、2015）。平均4.2年の観察期間で上顎前歯部の変化を調べたBernardらの研究（2004）によれば、若い成人グループ（15.5〜21歳）では変化が認められなかったが、成熟した成人のグループ（40〜55歳）では、0.12〜1.86mmの垂直的変化があった（Bernardら、2004）。短頭もしくは長頭型の患者においても、特に隣在歯の継続的な萌出によるさらなる成長は、20歳以降においても深刻なリスクとなることが報告されている（Heijら、2006）。

17〜19年にわたる長期的観察研究において、患者57名に対し審美領域における単独インプラントの低位が及ぼす影響について調査された（Anderssonら、2013）。わずかな低位（0.5mm未満）が患者の50％で観察されたのに対し、35％で1mmを超える低位が見られた。低位は女性と「長頭型」の患者でわずかに多く認められた。

最近の研究では、平均年齢29.3±9.9歳の患者35名を3年フォローアップした後に調査した。著者らは20代と30代のほうが、40代と50代よりも低位となる率が高いことを観察した（Schwartz-AradとBichacho、2015）。思春期成長は10代後半に止まるが、鼻上顎複合体にはいわゆる晩期顔面成長と呼ばれる、成人期における緩慢な成長が起きることがよく知られている（Forsbergら1991；AkgulとToygar、2002；Albertら、2007；Machteiら、2008；Roccuzzoら、2002；Schwartz-AradとBichacho、2015）。しかし、特に長頭型と短頭型の場合、晩期顔面成長の時期は年齢によってばらつきが大きい（Heijら、2006）。さらに、成人期における歯の継続的な萌出に関するリスクも考慮すべきである。

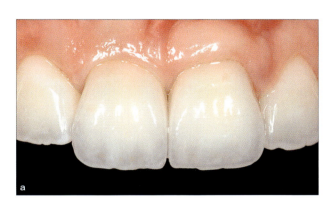
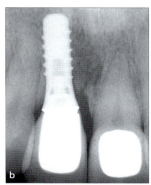
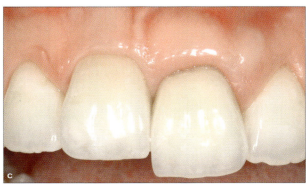
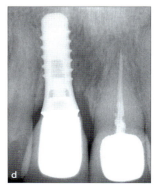

図8a〜d　この女性の患者はインプラントを埋入した時は21歳であった（a、b）。32歳で11年後のフォローアップをした際に、インプラントクラウンは2.5mm低位であった（c、d）。興味深いことに、この患者はインプラントクラウンの低位について特に困ってはいなかった。

8章　審美的合併症

まとめると、患者に対しインプラント埋入前に晩期顔面成長について説明するべきである。短頭型や長頭型、若年者、高いスマイルライン、審美性への高い要求などのよく知られたリスクファクターを有する患者には特に、将来補綴装置の修正が必要となる可能性を知らせておく必要がある。どのような患者で晩期顔面成長が起こりやすく、成人期の頭蓋顔面の変化がどの程度になるかを、高い精度で予測することは現在のところ不可能である（Froum、2010）（図8a～d；Dr. V. Chappuis）。

8.1.5　科学的検証が十分でないインプラントやサードパーティーのインプラントコンポーネントによる審美的失敗

臨床医は国際標準化機構（International Organization for Standardization：ISO）または米国食品医薬品局（FDA）の基準を満たす、優れた製造工程を守ったメーカーからインプラントを購入するよう注意を払わなくてはならない。原材料および製造上の欠陥が後に明らかとなる場合があるため、臨床医は適切に対応できるよう製品のロット番号と患者記録をきちんと記録・保持すべきである（図9a～d；Dr. V. Chappuis）。

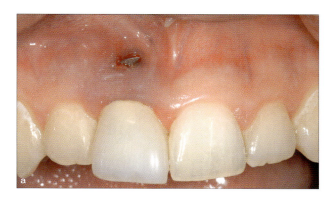
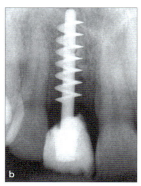
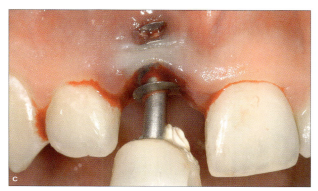
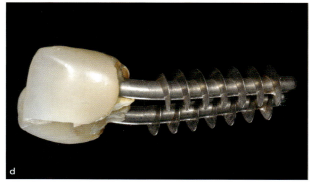

図9a～d　非純正のインプラントブランドの使用に起因した失敗。患者は上顎右側中切歯部に慢性的な痛みがあり、自然発生的に唇側粘膜の開窓が生じインプラントスレッドが露出した（a）。デンタルX線写真で、骨頂部にインプラント周囲骨欠損が見られる（b）。オッセオインテグレーションしていないため、インプラントは容易に逆回転させて撤去することができた（c）。撤去されたインプラント。コンポジットレジン製クラウンに大量の残留セメントが付着していた（d）。

審美領域におけるインプラントアバットメント選択には、特別な配慮がなされなければならない。インプラントシステムのメーカーが認めたアバットメント（オリジナルのアバットメント）を用いれば、インプラントと接合部の適合は正確であり、機能時の（回転する）動きを抑制することが保証され、スクリューの緩みやアバットメント破折のリスクを低くできる（Hamiltonら、2013、Gigandetら、2014）。非純正の（オリジナルではない）アバットメントを使用すると、アバットメントおよびアバットメントスクリューの設計の違いによって、機能時に回転による不適合が生じ、アバットメントの破折や補綴装置の失敗に至る可能性がある。特にジルコニア製アバットメントは、インプラントと精確に適合することが必須であり、わずかな適合不良もアバットメント破折のリスクを増加させ（Suiら、2014）、補綴装置の再製作が必要となるような審美的失敗につながる可能性がある（図10a、b；Dr W Martin）。

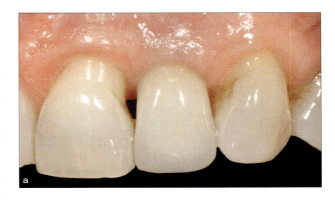

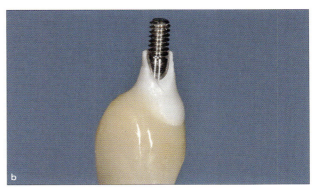

図10a、b 上顎左側側切歯部インプラントに装着された6ヵ月後に破折した非純正のジルコニア製アバットメント。

8章　審美的合併症

全世界で毎年200万本の新しいインプラントが埋入されていることを考えると、数千万本のインプラントが機能下にあり、失敗に終わるインプラントの数は１年におおよそ20万～25万本と推定される（Machteiら、2008）。インプラントが失敗した部位は、臨床医にとって困難な治療ジレンマとなる：失敗となった部位の歯槽骨が通常著しく吸収し、その後のインプラント埋入にとって理想的な状況とは程遠い。一方で、インプラント治療は、（多くの患者にとってしばしば治療の第一選択である）固定性補綴を可能にする唯一の治療オプションであることが多い。そして失敗に至る前にさまざまなレベルの治療に関する合併症が起きているため、救済治療が可能な合併症を見逃さずに早期発見することで、インプラントの運命を変えられるかもしれない。再埋入されたインプラントは、最初に埋入されたインプラントよりも残存率が低いということも、さらなるジレンマである（Machteiら、2008）。

8.2.1　審美領域のインプラントを救済するための意思決定基準

審美的問題を抱えたインプラントを救済するために必要な第一の条件は、インプラントが最適領域内の三次元的に適切な位置にあるということである。第二の必要条件は、補綴装置の長期的成功のために非常に重要な、十分な骨支持が存在することである。これら２つの必要条件が満たされていれば、審美的に問題のあるインプラントを救済するために、次のオプションを考慮することができる；すなわち、軟組織の増生、骨の再増生、分割骨切り術、補綴的対応である。

問題を抱えたインプラントを救済可能か否かを決定するために、三次元CBCTでインプラント周囲の状況、三次元的インプラントポジション、残存骨、そして隣在歯の状態

を評価することが望ましい。もし、失敗しつつあるインプラントの救済に疑問がある場合は、審美領域では早めにインプラントを撤去することで、より歯槽堤を保存できる可能性が高くなり、その後の治療のためにより多くの手段を残すことができる。インプラントの撤去を先延ばしにすると、失敗したインプラント部位の残存骨が著しく不足したり、隣接する歯やインプラントにも悪影響を及ぼす可能性がある。

軟組織再増生：浅く限局した唇側粘膜の退縮が存在する部位に対しては、唇側粘膜退縮の改善を試みることができる。天然歯周囲の唇側歯肉退縮に対する被覆術はよく実証されているが（Roccuzzoら、2002；Cairoら、2008；Chambroneら、2009；Tatakisら、2015）、インプラント周囲の被覆術はあまり理解されていない。インプラント周囲粘膜の退縮を被覆するために行った、結合組織移植を伴う粘膜弁歯冠側移動術に関する前向きのケースシリーズ研究がある。軟組織裂開の66％が６ヵ月後に被覆されており、有意な軟組織の改善を認めたが、インプラント周囲の退縮を完全に被覆することはできなかった（Burkhardtら、2008）。上顎結節から採取し上皮を除去した結合組織移植片を用いた退縮部の被覆術では、平均89.6％の被覆が達成され、１年後において全症例の56.3％で完全に被覆されていた（Roccuzzoら、2014）。結合組織移植を伴う粘膜弁歯冠側移動術と、新製した補綴装置を用いて外科的および補綴的アプローチを組み合わせた、少し改変されたテクニックも報告されている（Zucchelliら、2013）。結果は、治療部位の75％において完全な被覆が認められた。まとめると、患者に対しより良い審美性を達成するためだけではなく、インプラント周囲に増生した軟組織が長期的に安定するためにも、退縮部位の被覆テクニックを改善する必要がある（**図11a～j**；臨床写真はDr. Stephen Chen（Balwyn, Australia）のご厚意による）。

8.2 審美的合併症の対処

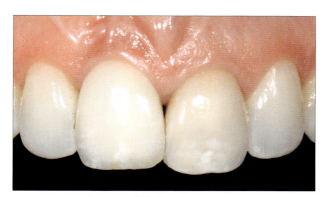

図11a フラップレスでの抜歯後即時（type 1）インプラント埋入から11年後、歯槽部の成長により上顎右側中切歯部のインプラントクラウンと隣接する上顎左側中切歯の切端の間に段差が生じている。瘢痕組織は抜歯前に行われた過去の外科的歯内療法に起因する。患者は見た目を改善するためにクラウンのやり直しを希望していた。

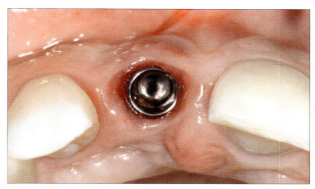

図11b クラウンを除去後の咬合面観。歯槽堤唇側にリモデリングが起きている。唇側の粘膜は薄い。新しいクラウンを製作する前に唇側軟組織量を増やす治療が必要であった。

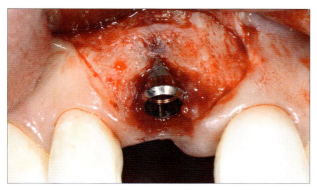

図11c フラップを挙上後、唇側骨にV字形の裂開を認め、インプラントの粗面部が露出していた。

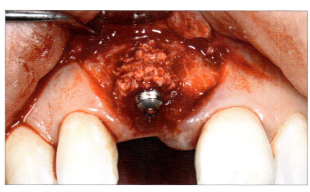

図11d 自家骨移植片とDBBMを混合して、裂開部と骨の唇側面に移植した。

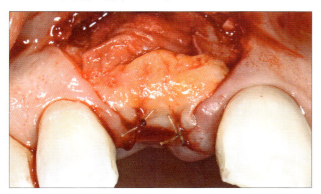

図11e 移植部位を吸収性コラーゲンメンブレンで保護した。結合組織を口蓋から採取し、メンブレンの上からインプラントの歯冠側に設置した。移植片を固定するために2ヵ所で縫合を行った。

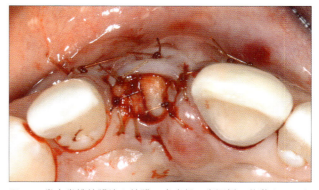

図11f 歯肉歯槽粘膜境と粘膜の瘢痕部が歯冠側に移動するのを避けるため、フラップを歯冠側に移動させずに閉創した。歯槽頂上部に、結合組織移植片が見える。

Implant Therapy in the Esthetic Zone – Current Treatment Modalities and Materials for Single-tooth Replacements

8章　審美的合併症

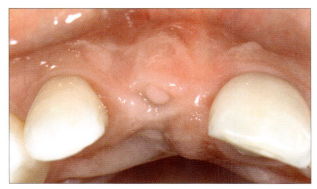

図11g　10週後、移植部は治癒し、完全に上皮化して周囲組織と一体化した。

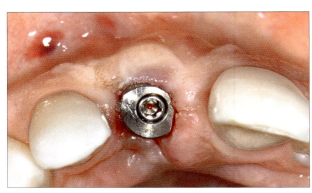

図11h　インプラント上の軟組織を除去し、ヒーリングアバットメントを装着した。

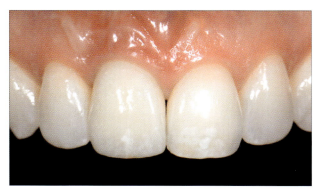

図11i　新しいインプラントクラウンを製作した。

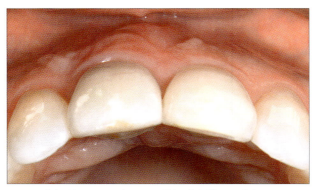

図11j　咬合面観。インプラント唇側の軟組織量が増大した。

　骨再増生：問題を抱えるインプラント周囲への骨増生に関する文献は非常に少なく、ケースレポートに限定される（AlGhamdi、2012）。ほとんどの症例において、継続的な骨吸収はインプラント周囲炎かセメント残留の結果である。近年のコンセンサスレポートでは、インプラント周囲炎の発生率は28％〜56％と報告されている（LindheとMeyle、2008）。長期的な研究から、インプラント周囲炎に罹患した部位、特に早期に発症した場合では、インプラント周囲組織の健康を回復するのは容易でないことが示されている（Charalampakisら、2011）。外科的切除術は、インプラント周囲炎の治療法のひとつである（LandとBerglundh、2011）。このアプローチでは、高い予知性をもってインプラント周囲のポケットが浅くなるが、同時にインプラント表面の著しい露出を伴う。審美性の悪化を防ぐために、再生的外科療法の有効性を調べてきた研究者もいる（Roos-Jansåkerら、2007；Matarassiら、2014）。インプラント周囲炎に対する再生療法の有効性は、インプラント周囲の欠損形態に大きく影響され、4壁性の骨欠損では有効な結果が得られている（Schwarzら、2010）。

　分割骨切り術：分割骨切り術は、インプラントの位置が不良なケースで検討する。しかしながら、分割骨切り術を考慮する場合、望ましい審美を得るためには、唇側骨頂部に十分な骨支持があるだけでなく、隣接する歯根から十分な距離があることも必要である。不正な位置に埋入されたインプラントを分割骨切り術によって補綴的に適切な位置に移動させる可能性を示す症例報告は少ない（da Cunhaら、2011；Kassolisら、2003；Stacchiら、2008）。分割骨切り術は複雑な術式であり、現存する文献は症例報告しかない。したがって、この治療オプションは慎重に選択する必要がある。

8.2 審美的合併症の対処

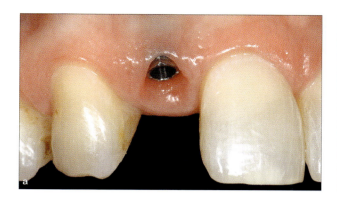
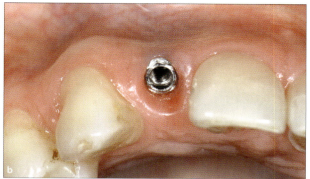
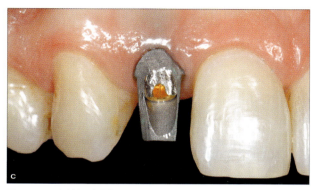
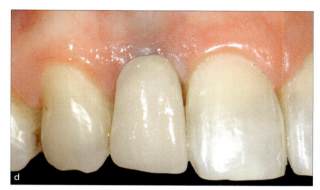

図12a〜d　唇側に傾斜したインプラントを補正するために既製の角度付き(25°)チタン製アバットメントを用いたが、補綴スペースが不足して妥協的な補綴結果となった。

　審美を改善するための補綴オプション：位置や角度が理想的でないインプラントや、周囲粘膜のカントゥアが不十分な場合には、許容可能な審美結果を達成するためにさまざまな補綴的テクニックや材料が用いられる。これらの補綴治療によって、インプラントの撤去と再治療を不要なものとし、不良な治療結果から救済することができる。よくある臨床的場面としては、垂直的に浅めかつ唇側に傾斜して埋入されたインプラントである。この状況では、傾斜軸を補正するために角度付きアバットメントを利用することになるが、もし傾斜が大きい(20°以上)の場合は、歯槽頂部の皮質骨に好ましくない圧縮ならびに引張応力が発生する可能性がある(Sadrimaneshら、2012)。それゆえ、補綴装置に加わる咬合力を小さくするような配慮が必要である。アバットメント材料の選択は、ジルコニアではなく金属(ゴールドまたはチタン)に限定されることが多いが、これは角度を補正することによりアバットメントが薄くなり破折することがあるからである(Thulasidasら、2015)。唇口蓋的な補綴スペースも不足するため、歯科技工士にとって最終補綴装置の適切なエマージェンスプロファイルや深さ、透光性を付与するための材料選択の幅が狭くなる(図12a〜d；Dr. W. Martin)。

　インプラント埋入前もしくは埋入後に周囲粘膜の欠損が存在する場合は、外科的あるいは補綴的オプションを決定する適切な診断が非常に重要である。従来から、臨床医が治療アプローチを決定して、患者に対し再建に必要な処置を説明するために、硬組織と軟組織の欠損をそれぞれ白とピンクのワックスで示した診断用模型が用いられてきた(図13；Dr. W. Martin)。

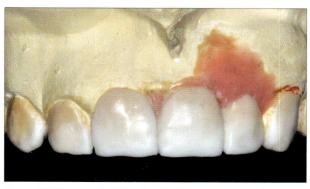

図13　硬組織および軟組織欠損の診断用ワックスアップ。

8章 審美的合併症

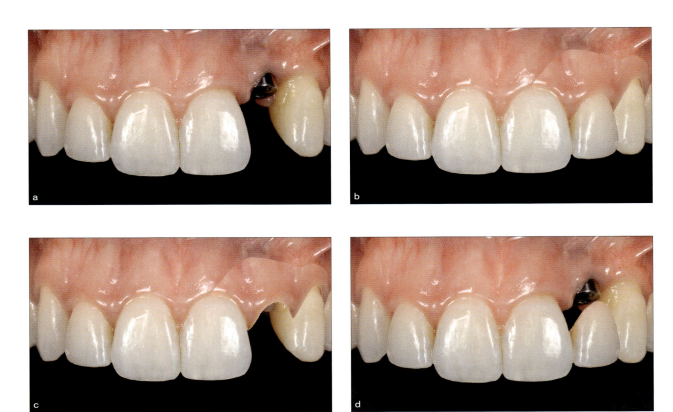

図14a〜d　上顎右側側切歯周囲における硬・軟組織のデジタルモックアップ。

　ソフトウェアプログラム(Adobe Photoshop, Adobe Systems, San Jose, CA, USA)が利用可能となったことで、理想的な反対側同名歯を切り取ってコピーし、歯肉と歯の不足分を取り出したレイヤーをマスク処理して、より効果的な診断ができるようになった(図14a〜d；Dr. W. Martin)。

8.2 審美的合併症の対処

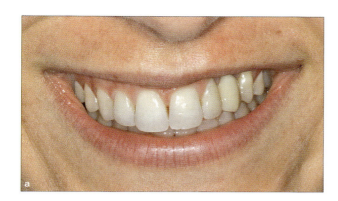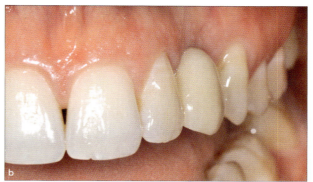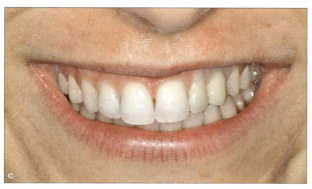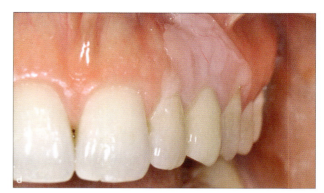

図15a〜d　PVS（ポリビニルシロキサン）材料を用いた硬・軟組織の口腔内評価。

　インプラント埋入後あるいは補綴後に、周囲粘膜の欠損が残っている場合は、ポリビニルシロキサン（シリコーン）材料を欠損部に流し、口唇圧下で完全に重合させることで口腔内での評価を行うことができる（図15a〜d；Dr. W. Martin）。

　患者はしばしば周囲粘膜が不足した補綴装置をオーバーカントゥアだと思い違うことが多いが、このテクニックによって理想的なカントゥアを与え即時に評価することができる。

　インプラント埋入後に粘膜の欠損がある場合は、カントゥアを改善するためにまず外科的オプションで対処すべきである。補綴医は移植部位に圧が加わらないように、アンダーカントゥアの暫間補綴装置を製作することで外科医を支える。治癒が完了したら、理想的なエマージェンスカントゥアとなるよう暫間補綴装置を修正して、移行部位の粘膜組織の形態形成を開始することができる（図16a〜o；Dr. W. Martin）。

8章 審美的合併症

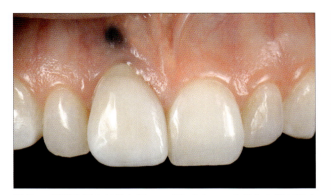

図16a 唇側粘膜の欠損とアマルガムタトゥーを伴う上顎右側中切歯部のインプラントクラウン。

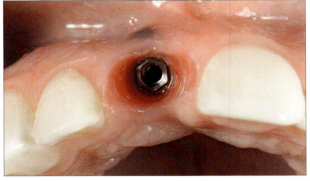

図16b クラウンとアバットメントを除去した後の、唇側粘膜の欠損を示す咬合面観。

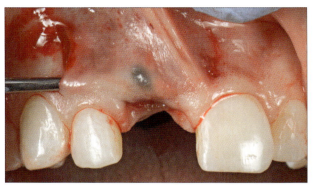

図16c 結合組織移植のための部分層パウチを側方から形成する。

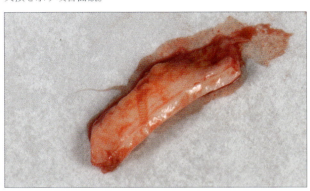

図16d 口蓋から採取した結合組織移植片。

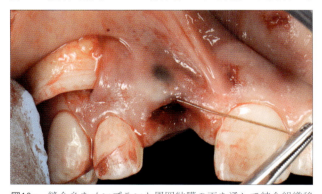

図16e 縫合糸をインプラント周囲粘膜の下を通して結合組織移植片を上皮下に設置する。

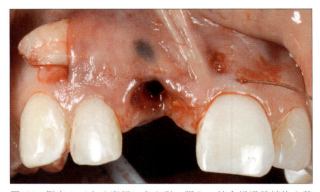

図16f 側方のパウチ底部に糸を引っ張り、結合組織移植片を静置する。

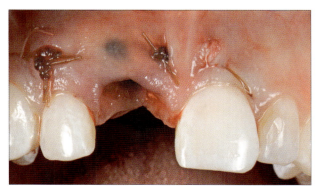

図16g 結合組織移植片を固定した縫合の唇側面観。

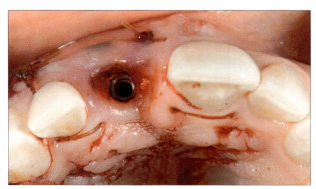

図16h 唇側カントゥアが改善された粘膜の咬合面観。

8.2 審美的合併症の対処

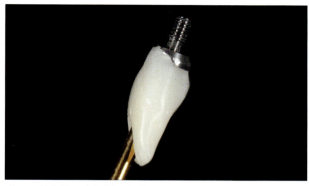

図16i 軟組織を歯冠側に移動させるためアンダーカントゥアにしたスクリュー固定式暫間補綴装置。

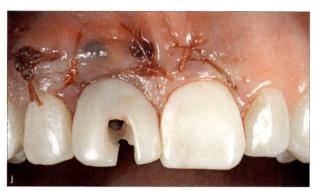
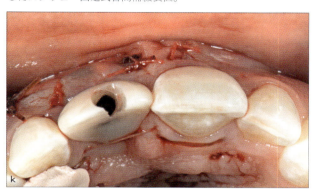

図16j、k 暫間補綴装置を装着しアクセスホールを封鎖前の唇側および咬合面観。

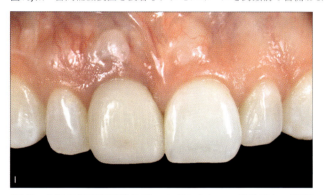
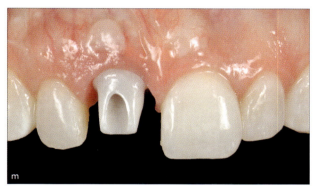

図16l 8週の治癒期間後にアマルガムタトゥーを除去し、理想的なカントゥアを付与した新しいスクリュー固定式暫間補綴装置を装着した。

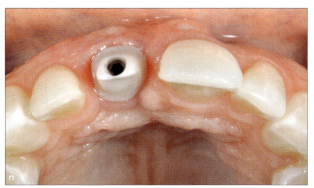
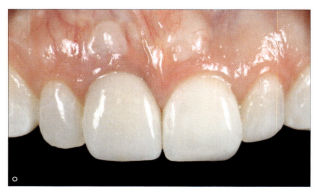

図16m〜o ジルコニア製カスタムアバットメントとセメント固定式二ケイ酸リチウム製補綴装置。

Implant Therapy in the Esthetic Zone – Current Treatment Modalities and Materials for Single-tooth Replacements 371

8章　審美的合併症

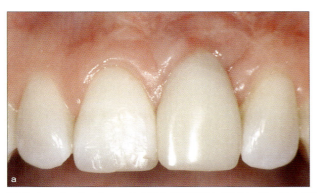 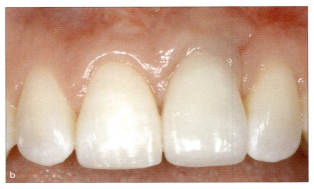

図17a、b　ピンクセラミックを遠心歯間部分に延ばして「二重の歯間乳頭」を作り、周囲粘膜の欠損を隠している。

外科的手法が効果的ではない、または望ましくない場合は、補綴的な代替手法が審美的な対称性を維持するための適切な手段となる。粘膜欠損を隠す補綴材料(セラミックス、コンポジットレジン、アクリルレジン)には、製作方法、適応、永続性に関してそれぞれ異なる利点と欠点がある(Goodacre、1990；DuncanとSwift、1994；Hannonら、1994；Costello、1995；ZalkindとHochman、1997；Greene、1998；PriestとLindke、1998；BothaとGluckman、1999；Jacquesら、1999；Curaら、2002；Haj-AliとWalker、2002；BarzilayとIrene、2003；GarciaとVerrett、2004；Capa、2007；Kamalakidisら、2007；Cascioneら、2008；Mankoo、2008；Coachmanら、2009；Kimら、2009a；Salamaら、2009；Coachmanら、2010；Kimら、2010；Alaniら、2011)。特定の臨床状況に対し適切な材料を選択することは、最終補綴装置と隣在歯間に粘膜の対称性を獲得するために非常に重要な要素である。従来から歯肉色セラミックは、粘膜の欠損を隠すためにインプラントの補綴装置に組み込まれて用いられてきた；より最近では、粘膜が薄いフェノタイプ(厚さが2mm未満)の患者で、ジルコニア製アバットメントの粘膜縁下カントゥア部分に、これらのセラミックを用いて審美的結果が改善したという報告もある(Thomaら、2016c)。

歯肉色セラミックは、色調の安定性、表面の多孔性、耐久性といった点では利点があるが、使用するセラミックシステムに専用のシェードタブを使った正確なシェードのコミュニケーションが必要であり、テクニックセンシティブである(Wangら、2013)。加えて、組織のモックアップを治療計画に取り込み、歯科技工士と理想的なカントゥアについて情報交換することが推奨される。

インプラント埋入前に粘膜の欠損が判明している場合は、「ピンクパワーコンセプト(PPC)」と呼ばれる審美領域における複数歯欠損の治療のため構造化されたインプラント・補綴戦略もある(VailatiとBelser、2011)。このアプローチの重要な要素は、スマイルライン自体とそれが人工歯肉の程度や位置およびカントゥアに与える影響を評価することである。

このような状況において、患者への教育は最重要項目であり、審美的結果と清掃性の両立を最高の状態にさせることをめざしている。

特に注意すべき箇所は、天然歯と隣接する粘膜の欠損であり、その箇所ではピンクセラミックを主に補綴装置のゼニス(歯肉頂)部に適用すべきで、歯間鼓形空隙に延ばすべきでない。なぜなら、口腔衛生のための効果的な清掃が妨げられ、"double-papilla(二重の歯間乳頭)"という状況に陥る可能性があるためである(VailatiとBelser、2011)(図17a、b；Dr. W. Martin)。

もっとも重要なこととして、適切にデザインされたPPC補綴装置(訳者注：人工歯肉付き補綴装置)は、歯間乳頭を有する調和がとれたスキャロップ形状の粘膜カントゥアを模倣して、ブラックトライアングルをなくすか大幅に減らし、また解剖学的歯冠の正常な長径と幅径の比率を再構成することによって、審美的結果と清掃性の最適なバランスを提供しなければならない(VailatiとBelser、2011)(図18a～h；臨床例はProf. Urs Belser(Bern, Switzerland)の厚意による)。

8.2 審美的合併症の対処

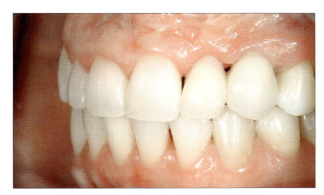

図18a 暫間補綴装置装着時の側方面観。審美的観点から3つの小さな問題点が見られる。(1)上顎左側側切歯と犬歯の間にある歯間乳頭様組織が低いこと、(2)上顎左側側切歯部のオベイトポンティックの歯槽粘膜からの立ち上がりが根尖側すぎること、(3)上顎左側中切歯と側切歯の間に見られるブラックトライアングル。

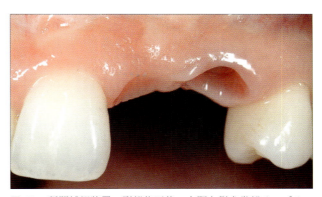

図18b 暫間補綴装置の形態修正後、上顎左側犬歯部インプラント周囲ならびに側切歯部の凹面形態になったオベイトポンティックとの接触部位の両方で、欠損部歯槽堤は調和がとれた軟組織形態を示した。残存した粘膜の欠損は最終補綴装置に付与するピンクセラミックで補う必要がある。

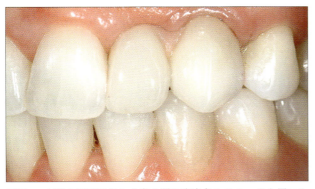

図18c 上顎左側側切歯と犬歯の間に歯肉色セラミックを用いた最終補綴装置の装着時。審美性と清掃性を改善するためにカントゥアのわずかな修正が必要である。

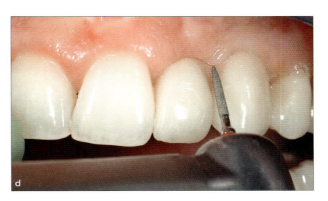

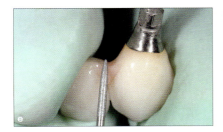
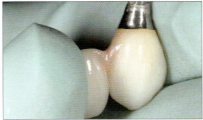

図18d〜f 全体が凸面形態となるよう火焔状の研磨用ファインダイヤモンドバーを用いて、口腔内および口腔外で調整する。

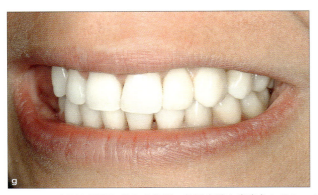
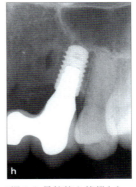

図18g、h 上顎左側側切歯と犬歯間の鼓形空隙を歯肉色セラミックで埋めた最終的な状態(g)。2年後のデンタルX線写真(h)。

Implant Therapy in the Esthetic Zone – Current Treatment Modalities and Materials for Single-tooth Replacements 373

8章　審美的合併症

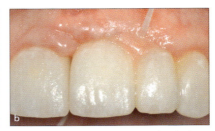
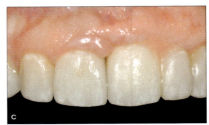

図19a〜c　コンポジットレジンによって上顎左側中切歯インプラント部遠心鼓形空隙における粘膜欠損を隠した。

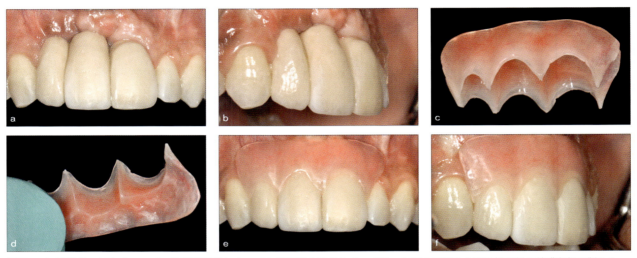

図20a〜f　可撤性のアクリルレジン性補綴装置によって上顎両側中切歯のインプラント部の唇側ならびに根尖側の粘膜欠損を隠した。

　歯肉色のコンポジットレジンは、セラミックと比較して臨床医が適用・修正・修理をコントロール可能な点が利点であるが、色調安定性が劣り、時間の経過とともに除去してやり直しが必要となることが多く、長期的な審美性のためには不十分である（図19a〜c；Dr. W. Martin）。

　多くのコンポジット材料は彩度が高く、赤みが強くなりがちであるため、色調についても特に注意が必要である。シェード選択の目的は、目立たないようにその周囲環境と馴染むような、多少薄めの歯肉様の色調を得ることである（VailatiとBelser、2011）。基本色とモディファイヤーを組み合わせたカスタムシェードタブは、より実物に近い色調を再現することに役立つ。粘膜欠損のマネージメントにおける湿気のコントロールと補綴装置への接着は、剥離や着色を減らすために重要である。プラークコントロールのためのアクセスも依然として重要であり、可能であれば、必要な際に取り外しできる補綴装置が推奨される。

　アクリルレジンは、補綴装置の粘膜マージンを超えるような大きな粘膜欠損がある場合に限って用いるべきである。

　このような状況においては、アクリルレジンは可撤性補綴装置として使用され、粘膜との密着や鼓形空隙に入れることで維持を図る（図20a〜f；Dr. W. Martin）。アクリルレジンは大きな粘膜欠損を隠すための安価な方法ではあるが、色調安定性は低く患者が紛失してしまうことも多いため、再製を余儀なくされることがある。最初から患者へ複数の可撤性人工歯肉を提供しておくことを考慮してもよい。

組織の垂直的欠損についてのさらに詳しい情報は、ITI Online Academyの講演動画「Prosthetic Solutions for Vertical Tissue Deficiencies」（Dr. Urs C. Belser、英語、有料の場合あり）を視聴のこと。その他Online Academyのコンテンツはacademy.iti.org を参照。

8.2.2 インプラント撤去の基準

インプラント撤去時期を決定する明確なガイドラインはないが、失敗したインプラント撤去の意思決定プロセスには、次の要素を含める必要がある。

a．審美的失敗
b．インプラントの動揺
c．インプラント周囲炎
d．インプラントの破折
e．インプラントの位置不良
f．疼痛
g．局所的病変
h．精神的な問題
i．補綴装置接合部の損傷
j．生産が中止されたコンポーネント/インプラント

さらに、重度の骨吸収をきたす前に経過不良なインプラントを撤去することで、広範囲な再建の必要性や隣在歯への悪影響を与える可能性を排除して再埋入を容易にする。

インプラントの動揺あるいは破折は、明らかな失敗の徴候である。患部のインプラントはただちにすべて撤去してさらなる骨吸収を防止する。インプラントの全周にほぼ完全な骨吸収をきたし動揺するインプラントは、カウンタートルクラチェットに付けたドライバーや鉗子で反時計回りに回転させるか、小さな揺さぶり動作で、周囲組織への損傷を最小限にとどめ撤去することができる。しかしながら、動揺のないインプラントの撤去が必要になる場合もある。すなわち不適切な埋入位置や移植部位の感染、また進行したインプラント周囲炎のような場合である。インプラントに動揺がない場合は、外科的に撤去する必要がある。

インプラント撤去ツール：審美的合併症が起きてしまったら、ほとんどの場合でインプラントの撤去がもっとも効果的なアプローチであり、その後に骨増生と新しいインプラント埋入を行う。インプラント撤去の際に、残存骨と隣在歯に対して余計な損傷を与えないことがもっとも重要である。審美的失敗症例の大半は、唇側骨壁は損なわれているため、「将来のインプラント治療のために大切な骨構造」となる口蓋側骨壁を維持することがきわめて重要である。トレフィンバーの使用は周囲骨を大きく損傷する可能性があるため、避けるべきである。インプラントと骨との結合を弱めるために、唇側面と隣接面を小さなフィッシャーバーで慎重に骨削すると、インプラントを鉗子で撤去できるようになる。

ピエゾサージェリー：現在、骨‐インプラント界面の骨を切削するための、非常に細いピエゾサージェリーツールがある。それらのツールは、高速バーよりも切削時の術中コントロールがしやすい(Vercellotti、2000)(図21a、b；Dr. V. Chappuis)。

撤去トルクシステム：撤去ツールの大きな進歩によって、インプラント撤去トルクシステムが登場した。逆トルクラチェット法は、少ない周囲骨の損傷でインプラントを撤去できる、もっとも侵襲が少ない術式である。インプラントにかみ込み、リバーストルクが加わるためには、インプラント接合部の損傷がなく、それに対応するアダプターが必要となる(図21c、d；Dr. V. Chappuis)。

リバーススクリューシステム：リバーススクリュー法は、特に接合部が損傷した場合に用いる第二選択である(AnituaとOrive、2012)。ラチェットに取り付けたリバーススクリューを用いて、比較的簡単に反時計回りに回転させることができる。撤去トルクは20〜80Ncmの範囲である。最大トルクが200Ncmに達してしまう場合は、小さなフィッシャーバーまたはピエゾサージェリーを用いて周囲骨を削除し、骨結合面積を小さくする。緻密な皮質骨に埋入された直径の細いインプラントの場合、撤去の際簡単に破折するため常に注意を払う必要がある(図21e〜k；Dr. V. Chappuis)。

8章　審美的合併症

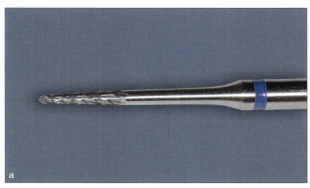
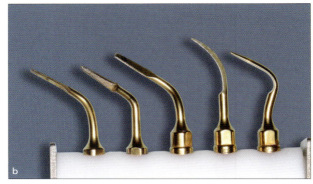

図21a、b　インプラント撤去ツール。細いフィッシャーバー（a）；骨-インプラント界面を壊すためのピエゾサージェリー用器具（b）。

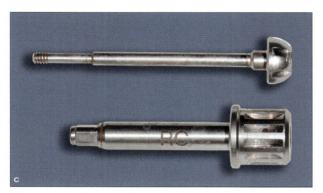
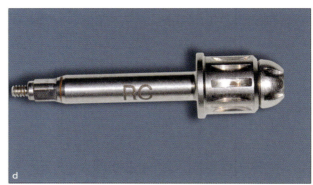

図21c、d　その他のインプラント撤去ツール。リバーストルクデバイス、インターナルコネクションに適合するインプラントメーカー製ツール（c下）。インプラントに装着後、逆トルクデバイスをインプラントにスクリュー固定する（c上；d）。ラチェットは反時計回りで使用する。

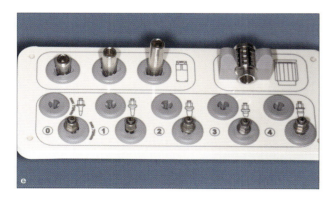
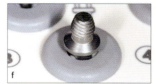
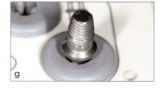
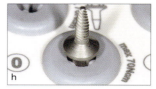
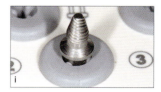

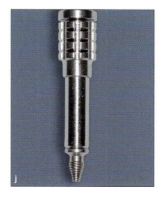
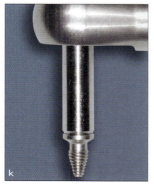

図21e〜k　さらに他のインプラント撤去ツール。リバーススクリューデバイスキット（BTI, Vitoria-Gasteiz, Spain）（e）。リバーススクリューのインサートは、インプラントの接合部に応じ、さまざまなサイズが用意されている（f〜i）。装置をインプラント内にねじ込むためにエクステンションとハンドルにインサートを装着する（j）。ラチェットは反時計回転で使うようになっている（k）。

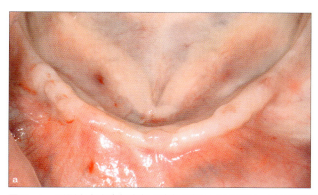
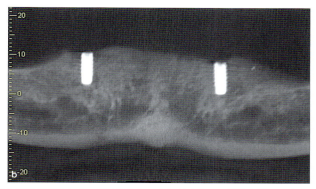

図22a、b　下顎左右犬歯相当部の直径が細いインプラントは機能開始2年後に破折した。CBCTから、オトガイ孔への近接が認められた。解剖学的条件を考慮すると、これ以上長いインプラントは選択できない。

即時インプラント再埋入は、骨量が十分ある場合に考慮することができる。再埋入するインプラント部位に感染が存在しないこと、リスクの低い患者であることが望ましい。より直径の大きなインプラントの埋入が、インプラント即時再埋入の選択肢として推奨されている（EvianとCutler、1995）。審美領域では、インプラントが太いほど三次元的に適正な位置への埋入が困難になる可能性が高く、直径の大きさの違いが唇側への位置不良につながるため、この選択肢は慎重に考慮しなければならない。直径が大きいと、骨壁の欠損が好ましくない形態になる傾向にあり、予知性のある骨再生が難しくなる。もし、残存骨量と解剖学的条件が許せば、即時再埋入に対してより長いインプラントを用いるという選択肢もある（図22a～j；Dr. V. Chappuis）。

要するに、即時再埋入は審美的領域においては解剖学的制限があるためほとんど適応とならない。

8章　審美的合併症

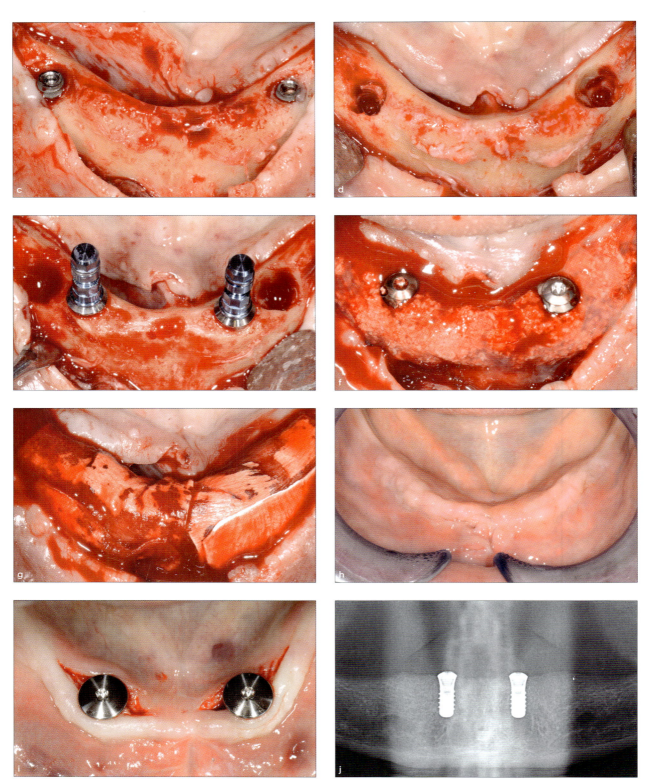

図22c〜j　粘膜骨膜弁を挙上し、オトガイ孔を明示した（c）。両方のインプラントをピエゾサージェリー（Mectron）とリバーススクリューテクニック（BTI）を用いて撤去した（d）。2本新しいインプラントを埋入した（SP Roxolid, 直径4.1mm、長さ10mm、Institut Straumann AG, Basel, Switzerland）（e）。骨欠損部には自家骨小片、DBBM（Bio-Oss；Geistlich Pharma, Wolhusen, Switzerland）、コラーゲンメンブレン（Bio-Gide）を用いてカントゥアオグメンテーションを行った（f〜g）。術後10週でアバットメントを締結し、軟組織は健康でISQ値も82を示した（i）。術後X線写真から、新たに埋入されたインプラントの配置が良好であることと、オトガイ孔から十分離れていることが示された（j）。

8.2 審美的合併症の対処

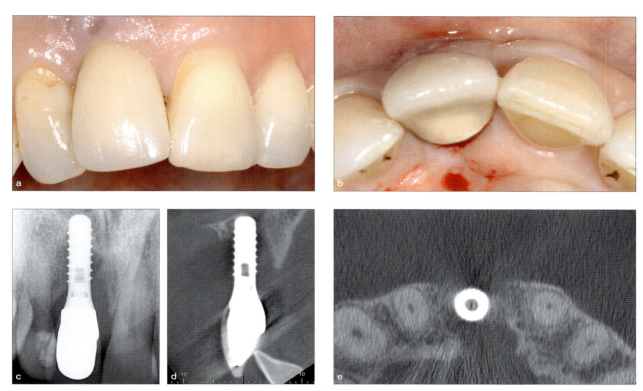

図23a〜e インプラント埋入後21年経過し、患者は上顎右側中切歯部に繰り返す痛みと出血を訴えた。臨床的にはプロービング時に出血が観察された。ポケットの深さは10mmで排膿を伴った(a、b)。デンタルX線写真でインプラントの第4スレッドに及ぶ大きな骨吸収が認められる(c)。インプラント周囲骨欠損部の再生か、あるいはインプラントの撤去かを決定するためにCBCT撮影を行った。CBCT画像所見では、唇側骨壁は完全に喪失し、口蓋側骨壁には大きな垂直的骨吸収を認め、クレーター状の欠損が切歯管に穿孔していた(d、e)。インプラントを撤去することとした。

　審美領域における、インプラント即時再埋入の治療成績に関する文献は非常に少なく、現時点では失敗した部位へのインプラント埋入に関する臨床的ガイドラインはない。最初のインプラント埋入と比較して短期的残存率が低いこと(71%〜83%)を示す臨床データもあるが(GrossmannとLevin、2007)、85%〜94%とより高い残存率を示した最近の研究もある(Mardingerら、2012；Wangら、2015)。リスクの低い患者条件において、骨移植を行い中程度の粗面インプラントを用いた場合、5.8年の経過観察期間後に94%とより予知性が高い残存率が得られた(Wangら、2015)。しかしながら、現存する文献は非常に限定的である。この術式に関して十分なエビデンスを得るためには、より多くの臨床症例とより長期の観察期間で行った臨床研究が必要である。

遅延再埋入：重度の感染が存在しているか、適正なサイズのインプラントを正しい位置に埋入するためには残存骨量が不足していような場合には、常に遅延再埋入を考慮すべきである。インプラントの撤去後に起きる骨吸収を減らすため、同時法の歯槽堤保存術または段階法の歯槽堤増生術を適用することができる(Darbyら、2009；Vignolettiら、2012；McAllisterとHaghighat、2007)(図23、24)。もし、インプラント撤去後すぐに再埋入できないような場合は、将来的に埋入できるよう、患部の再建を検討すべきである(図25)。しかしながら、インプラント撤去後の骨増生に関する論文も非常に少ないことに留意すべきである。患部の再建は、GBRと歯槽堤保存術の確立された原則に従うべきである(図23a〜eから30a〜n；Dr. V. Chappuis；第5章も参照；補綴処置はDr. Ramona Buser, Department of Reconstructive Dentistry and Gerodontology, University of Bern, Switzerland)。

8章　審美的合併症

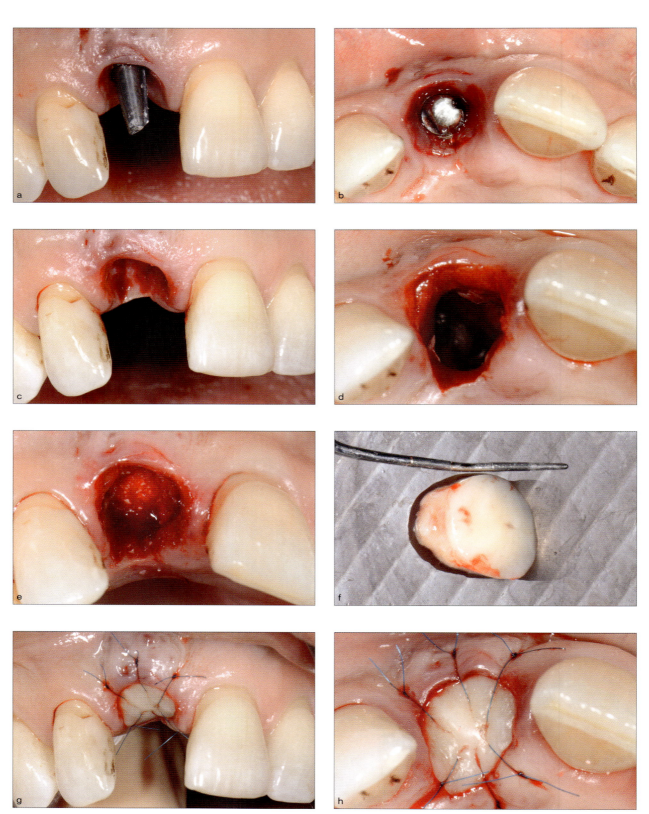

図24a〜h　インプラントクラウンとアバットメントを除去すると、唇側へわずかに傾斜していることが確認された(a、b)。インプラント撤去後、患部を慎重にきれいにし、洗浄した(c、d)。骨を極力保存するためにBio-Ossコラーゲン(Geistlich Pharma)を創部に塡入した(e)。良好な再生結果を得るために口蓋から遊離歯肉移植片をパンチ法で採取した(f)。この移植片を手術部位に適合させ、7-0のポリアミド縫合糸Seralon(Serag-Wiesner, Naila, Germany)で縫合した(g、h)。

8.2 審美的合併症の対処

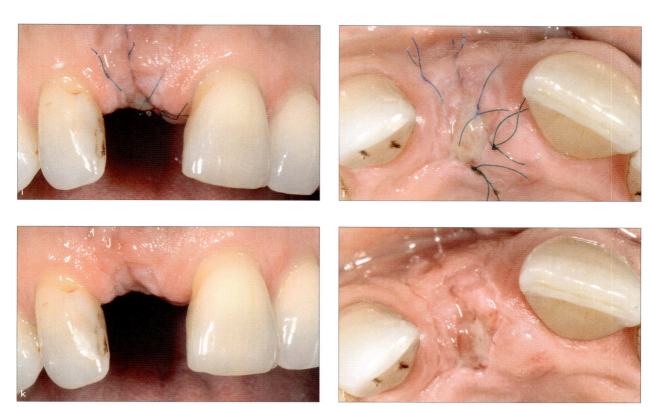

図24i～l 2週後、創部は問題なく治癒した。遊離移植片は周囲の軟組織と良好に一体化した。

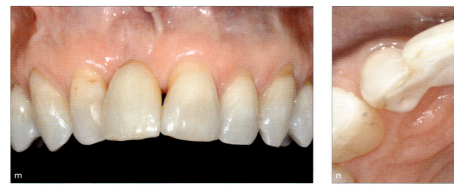

図24m、n 骨吸収が大きく、患者が喫煙量を減らそうとしないため、接着性ブリッジを装着した。

8章　審美的合併症

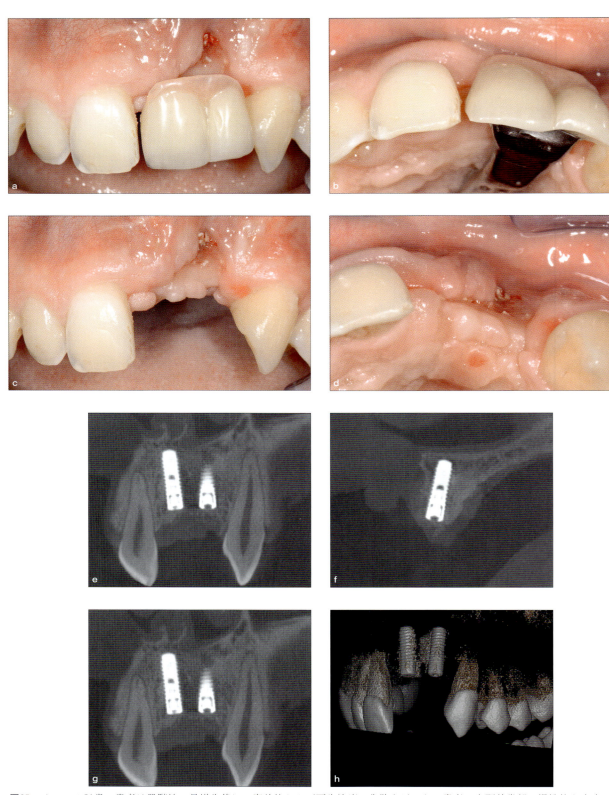

図25a〜h　この21歳の患者は段階法の骨増生後に、審美的および再生治療の失敗を示した。患者は上顎前歯部の慢性的な疼痛に悩まされていた。大きな垂直的・水平的骨および軟組織の欠損を認めた。移植部位に慢性的な感染の徴候と生体材料の漏洩を認めた。口蓋の矯正用インプラントを利用して、固定性暫間補綴装置を装着した（a〜d）。CBCT画像から、移植を行った部位での骨再生は不十分であることが認められた。さらに2本のNDIが過剰に深く埋入されていた（e〜h）。インプラントの撤去を計画した。インプラント部の感染および著しい瘢痕組織を示す大きな軟組織欠損のため、遅延再埋入を選択した。

8.2 審美的合併症の対処

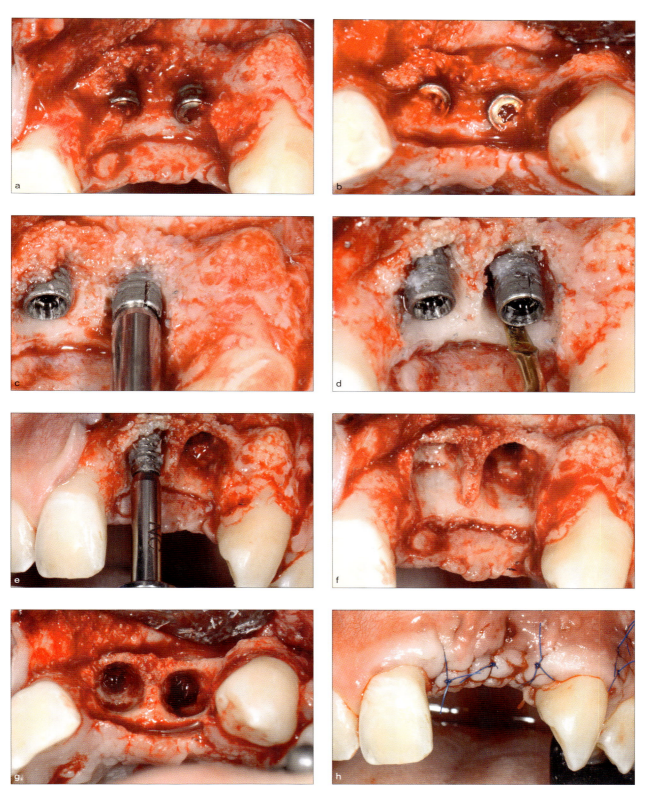

図26a〜h　骨欠損部の粘膜骨膜弁を挙上し、肉芽組織を除去した(a、b)。リバーススクリューシステム(BTI)で、インプラントの縦破折が起きた(c〜g)。患部の重篤な感染のため、移植は二次手術時に後から行うようにした。インプラント撤去後、軟組織の治癒を改善するためにコラーゲンスポンジを挿入し(Collagen Tissue cone, Baxter, Deerfield, IL, USA)、創縁を適合させた(h)。

Implant Therapy in the Esthetic Zone – Current Treatment Modalities and Materials for Single-tooth Replacements　　383

8章 審美的合併症

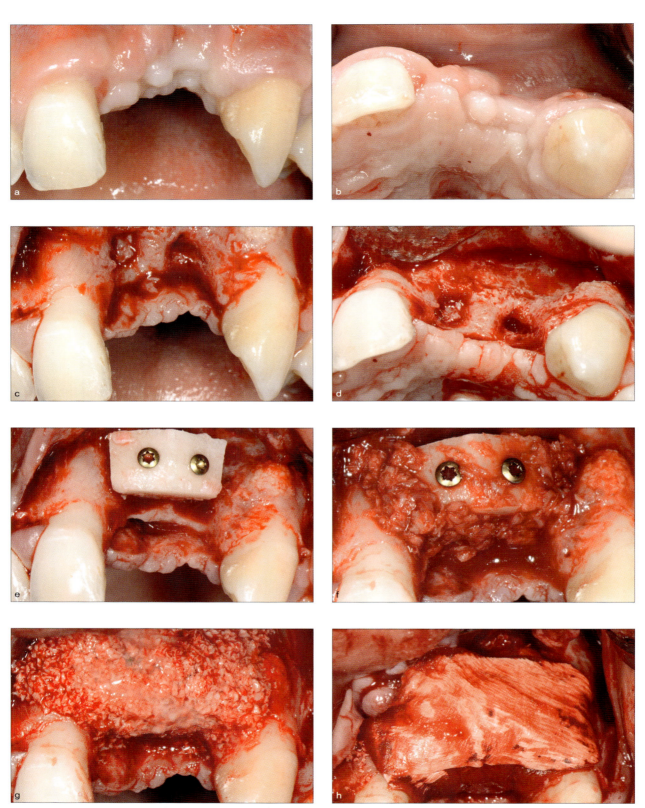

図27a〜h　4ヵ月の治癒期間後、患者は無症状であった(a〜d)。オトガイ部から自家ブロック骨を採取し、トラクションスクリュー(Medartis, Basel, Switzerland)を2本用いて固定した(e)。受容部位とブロック骨間の隙間に自家骨チップ(f)を充填した。術後における移植部の骨吸収をできるだけ減らすために、自家骨をDBBM(Bio-Oss)と二枚重ねにしたコラーゲンメンブレン(Bio-Gide)(g、h)で保護した。

8.2 審美的合併症の対処

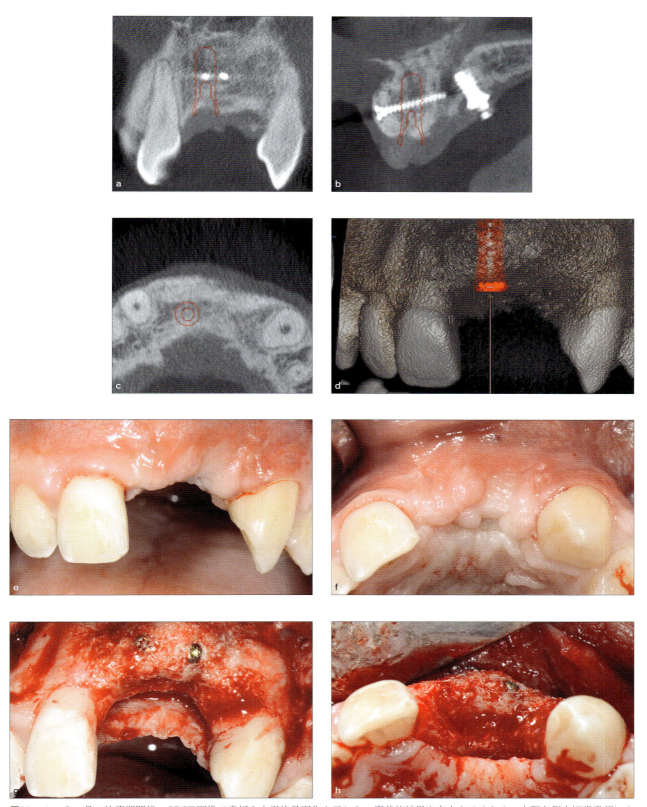

図28a〜h　8ヵ月の治癒期間後、CBCT画像で良好な水平的骨再生を示した。審美的結果を向上させるため、上顎左側中切歯患部に1本だけインプラントを埋入する計画とした（a〜d）。垂直的欠損を補償するため、STLデザインのインプラント（SP, 直径4.1mm、長さ10mm；Institut Straumann AG）を選択した。リエントリー時には、軟組織の角化と健康は改善していた（e、f）。フラップを挙上後、固定スクリューは骨によってしっかりと覆われており、移植部位に吸収の徴候は認められなかった（g、h）。

Implant Therapy in the Esthetic Zone − Current Treatment Modalities and Materials for Single-tooth Replacements

8章 審美的合併症

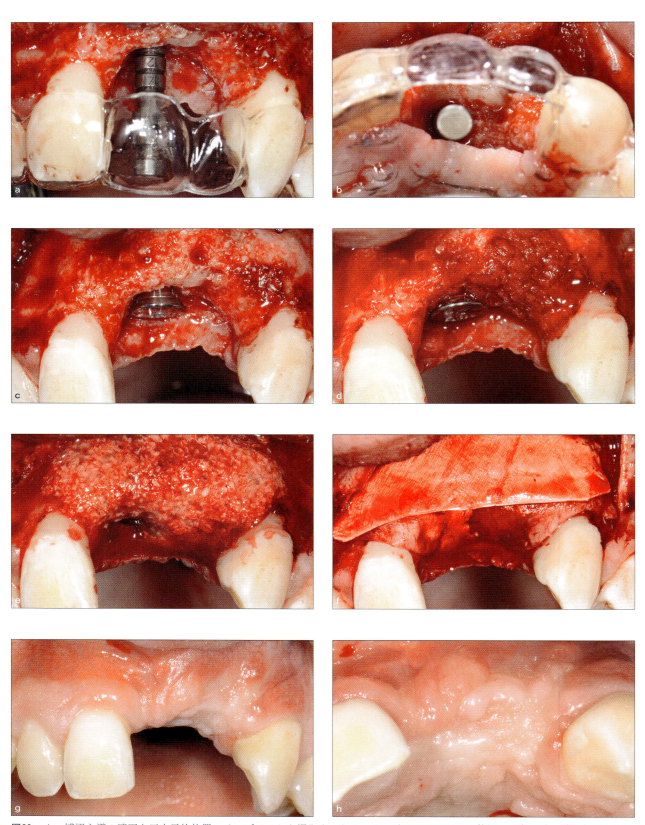

図29a〜h 補綴主導の適正な三次元的位置へインプラントを埋入するため、サージカルステントを使用した(a〜d)。遠心側の残存した小さな骨欠損は、自家骨、DBBM(Bio-Oss)、およびコラーゲンメンブレン(Bio-Gide)を用いて再度移植した(c〜f)。二次手術時、治癒は良好であった(g、h)。

8.2 審美的合併症の対処

合併症についてのさらに詳しい情報は、ITI Online Academyの講演動画「Biological and Technical Complications in Implant Dentistry」(Dr. Lisa J. A. Heitz-Mayfield、英語、有料の場合あり)を視聴のこと。その他Online Academyのコンテンツはacademy.iti.org を参照。

合併症の対処法についてのさらに詳しい情報は、ITI Online Academyの講演動画「Surgical Treatment of Esthetic Disasters 」(Dr. Waldemar Daudt Polido、英語、有料の場合あり)を視聴のこと。その他Online Academyのコンテンツはacademy.iti.org を参照。

Implant Therapy in the Esthetic Zone – Current Treatment Modalities and Materials for Single-tooth Replacements　　387

9章　結論

Conclusions

W. Martin、V. Chappuis／（訳）船越栄次、柴戸和夏穂

9章　結論

ITI Treatment Guide Volume 10 の主たる目的は、審美領域の単独歯補綴を必要とする患者に用いられる最新の治療法と材料を包括的に扱うことである。著者らの目的は、予知性のある審美的結果を獲得するために、外科ならびに補綴治療の両者に関する最先端の知見を提供することである。

ITI SAC 分類においては、審美領域の単独歯欠損補綴は、「アドバンス」あるいは「コンプレックス」治療に分類される。したがって、これらの治療は経験豊かな臨床家によって行われるべきである。インプラント外科治療前の詳細な審美的リスク評価（以下ERA）と治療計画が、予知性のある審美的結果を獲得するための秘訣である。ERAは、審美的結果の成功を危うくする要因を特定するために用いられるツールである。さらに、ITI Treatment Guide Volume 10の外科的ならびに補綴学的考慮事項が、経験豊かな臨床家に、長期的見地から機能的および審美的結果を最適化する治療学的アプローチを提供する。最終的に、臨床家は審美的合併症をいかに分析し対処するべきかという洞察力を得るであろう。

教育的内容は、エビデンスに基づいたコンセプトであるITI コンセンサス会議の臨床的推奨事項に基づいており、とりわけ以下のトピックを扱った実践的手法に由来する：

1．SAC分類に基づいた患者の術前診査とERAの審美的パラメータならびにデジタルテクノロジーを用いた治療計画

患者管理は、一定の臨床状況における個々の審美的リスクに関する詳細な体系的評価により開始する。この評価は、患者に関連した全身的および局所的リスクファクターの評価と、審美的結果を達成する可能性にそれらが与える影響を含む。　計画された修復治療結果を明瞭化するインプラントプランニングソフトウェアとコーンビームCT（以下CBCT）との併用のような現代テクノロジーの統合は、外科的治療アプローチのための正確なプランを立てるのに役立つ。審美的リスクについて患者と事前に情報交換することは、患者の期待に応えうるか、それとも代替的治療アプローチを模索するべきかどうかを決定するのに重要である。特に重要なのは、症例の複雑性と根拠に基づいた治療アプローチ遵守の重要性との直接的な関係であって、それは、ケースプレゼンテーション形式で、このTreatment Guideの中で強調されている。

2．骨移植材料、生体材料、メンブレンおよび利用可能な生物製剤（例えば、成長因子、エナメルマトリックスタンパク質、あるいは濃縮自己血小板）の選択

臨床経験ならびに移植材料や補助材料の知識は、審美的結果の成功のための確固たる基礎を形成する鍵である。生体材料や利用可能な生物製剤の骨形成能および骨伝導能を理解することに、骨再生成功にとって必須条件である。さらに、欠損形態は、応用される生体材料、メンブレンそして生物製剤の再生能に大きな影響を及ぼすため、包括的治療の計画の際に考慮されるべきである。

3．審美領域における抜歯後の寸法上の硬・軟組織の変化についての最近の知見、およびそれらがいかに臨床診療に影響を及ぼすかについての理解；すなわち、歯槽堤保存および軟組織増大の適応症についての理解

審美的成功を得るために、天然歯の自然な硬・軟組織構造を再生することは、まず一番に念頭に置く事柄である。抜歯後の治癒過程と硬・軟組織の寸法変化が、重要な研究テーマになってきている。上顎前歯部における審美的結果にとって鍵となる必須条件は、正しい補綴主導のインプラントポジショニングとともに、十分な幅と高さのある完全な唇側骨壁を伴う歯槽堤の十分な三次元的骨量である。唇側骨の解剖学的欠損は、審美性にマイナスの影響があり、インプラントの審美的合併症や失敗の致命的な原因因子である。したがって、臨床医は、抜歯後の歯槽堤の生理的寸法変化と上顎前歯部のインプラント埋入について理解する必要がある。この知識に基づいて、臨床医は、治療結果の成功のため最適な治療プロトコール、適切な時期、そして最適な生体材料の選択を決定することができる。

4．治療結果を最適化するための適切なインプラントデザイン、長さ、そして直径の選択を伴う段階的な外科処置

インプラント生体材料、インプラントデザイン、そしてサーフェステクノロジーにおける近年の進歩は、その使用の適応症と適切な操作についての幅広い知識を必要とする。新しいチタン合金は、機械的性質を改善する目的で開発されており、インプラント体破折のリスクを最小限にするだけでなく、骨量の限られた部位におけるナローインプラント（NDI）の適応症を拡大している。強度を増大させる目的で、チタンはアルミニウム、バナジウム、あるいはジルコニウムなどの他の元素と合金化されている。同じ表面加工（サンドブラストそして酸エッチングによる）が市販の商用純チタン（SLActive）およびいくつかのチタン合金インプラントに応用されているが、これらの新しいインプラント材料では異なる表面性状となる可能性がある（例えば、粗さ、親水性、濡れ性で異なる）。

つい最近では、新しいデンタルインプラント材料としてイットリア安定化ジルコニアが市場にもたらされた。チタン製インプラントの開発と同様に、ワンピースおよびツーピースジルコニア製インプラントが開発された。ジルコニアで作られたセラミックインプラントは、医科応用のための非常に興味深い生体材料のように思われ、ジルコニア製インプラントは、チタン製インプラントの可能な代替案として提案されてきた。しかしながら、現在、歯科におけるジルコニア製インプラントは、チタン製インプラントよりも臨床的残存および成功率は良好でない。良く計画された長期研究が、ジルコニア製インプラントの残存あるいは成功率の有意義な評価と、チタンと比較したそれらの使用推奨のため、急務とされる。

5．補綴的考慮事項、軟組織カントゥアを最大化するテクニックと材料、修復デザイン、推奨される臨床および技工上の段階的手法に関するガイドラインに焦点を当てた材料の選択と光学的特性

インプラント再建の補綴治療段階においては、合理的かつエビデンスに基づいた臨床的および技工プロトコールの応用が、隣在菌のシェード、カントゥア、そして光学的特性を模倣した補綴装置を製作するために必要不可欠である。特に、適切なカントゥアの暫間補綴装置（望ましいのはスクリュー固定式）を用いて粘膜貫通部の形態を作ることと、これらの組織を記録すること（カスタム印象コーピング）が、補綴デザインについて歯科技工士へ伝える際の鍵となる。カスタムアバットメント、フレームワークの作製支援のためのCAD/CAM技術と審美的修復材料（二ケイ酸リチウムとジルコニア）の導入は、これらの審美的補綴装置を製作する機会を増やしてきた。

6．審美的に重要な領域に認められる外科的および補綴的合併症の分析と対策

インプラント支持型補綴装置が結果として審美的な問題を生じた場合、原因の慎重な評価が必要である。結果を改善するためのその後の外科的、補綴的治療オプションを検討し、インプラント撤去と慎重に比較するべきである。治療開始に先立って、患者は審美的に妥協が必要な治療結果となることや硬・軟組織量の増大のために必要となるあらゆる追加的外科治療について十分に情報提供されるべきである。なぜならこれらの外科的手法は、すでに補綴まで終了したインプラント周囲で行う場合は予知性が劣るからである。許容できる審美的結果を提供しつつ口腔衛生のためのアクセスが保たれるようにデザインされていれば、場合によっては、補綴材料（歯肉色のポーセレン、コンポジットおよびアクリルレジン）は、組織欠損を上手く隠す助けになるのではないだろうか

10章　参考文献

References

10章　参考文献

文献はまず（1）著者名でのアルファベット順、そして（2）出版年の順に記載。さらに簡略表記が同一のものは、本文に対応したアルファベットをカッコ書きで追記した。

Abduo J, Lyons K, Bennani V, Waddell N, Swain M. Fit of screw-retained fixed implant frameworks fabricated by different methods: a systematic review. Int J Prosthod. **2011** May–Jun; 24(3): 207–220.

Abrahamsson I, Berglundh T, Glantz PO, Lindhe J. The mucosal attachment at different abutments. An experimental study in dogs. J Clin Periodontol. **1998** Sep; 25(9): 721–727.

Abrahamsson I, Berglundh T. Effects of different implant surfaces and designs on marginal bone-level alterations: a review. Clin Oral Implants Res. **2009** Sep; 20 (Suppl 4): 207–215.

Adell R, Lekholm U, Rockler B, Brånemark PI. A 15-year study of osseointegrated implants in the treatment of the edentulous jaw. Int J Oral Surg. **1981** Dec; 10(6): 387–416.

Adell R, Eriksson B, Lekholm U, Brånemark PI, Jemt T. Long-term follow-up study of osseointegrated implants in the treatment of totally edentulous jaws. Int J Oral Maxillofac Implants. **1990** Winter: 5(4): 347–359.

Adibrad M, Shahabuei M, Sahabi M. Significance of the width of keratinized mucosa on the health status of the supporting tissue around implants supporting overdentures. J Oral Implantol. **2009**; 35(5): 232–237.

Agar JR, Cameron SM, Hughbanks JC, Parker MH. Cement removal from restorations luted to titanium abutments with simulated subgingival margins. J Prosthet Dent. **1998** Jul; 78(1): 43–47.

Aghaloo TL, Moy PK. Which hard tissue augmentation techniques are the most successful in furnishing bony support for implant placement? Int J Oral Maxillofac Implants. **2007**; 22 (Suppl): 49–70.

Akcalı A, Schneider D, Ünlü F, Bıcakcı N, Köse T, Hämmerle CH. Soft tissue augmentation of ridge defects in the maxillary anterior area using two different methods: a randomized controlled clinical trial. Clin Oral Implants Res. **2015** Jun; 26(6): 688–695.

Akgül AA, Toygar TU. Natural craniofacial changes in the third decade of life: a longitudinal study. Am J Orthod Dentofacial Orthop. **2002** Nov; 122(5): 512–522.

Alani A, Maglad A, Nohl F. Br Dent J. The prosthetic management of gingival aesthetics. Br Dent J. **2011** Jan 22; 210(2): 63–69.

Albert AM, Ricanek K Jr, Patterson E. A review of the literature on the aging adult skull and face: implications for forensic science research and applications. Forensic Sci Int. **2007** Oct; 172(1): 1–9.

Albrektsson T, Zarb G, Worthington P, Eriksson AR. The long-term efficacy of currently used dental implants: a review and proposed criteria of success. Int J Oral Maxillofac Implants. **1986** Summer; 1(1): 11–25.

Albrektsson T, Dahlin C, Jemt T, Sennerby L, Turri A, Wennerberg A. Is Marginal Bone Loss around Oral Implants the Result of a Provoked Foreign Body Reaction? Clin Implant Dent Relat Res. **2014**; 16: 155–165.

AlGhamdi AS. Successful treatment of early implant failure: a case series. Clin Implant Dent Relat Res. **2012** Jun; 14(3): 380–387.

Alharbi HM, Babay N, Alzoman H, Basudan S, Anil S, Jansen JA. Bone morphology changes around two types of bone-level implants installed in fresh extraction sockets—a histomorphometric study in Beagle dogs. Clin Oral Implants Res. **2015** Sep; 26(9): 1106–1112.

Al-Nawas B, Brägger U, Meijer HJ, Naert I, Persson R, Perucchi A, Quirynen M, Raghoebar GM, Reichert TE, Romeo E, Santing HJ, Schimmel M, Storelli S, ten Bruggenkate C, Vandekerckhove B, Wagner W, Wismeijer D, Müller F. A double-blind randomized controlled trial (RCT) of Titanium-13Zirconium versus Titanium Grade IV small-diameter bone level implants in edentulous mandibles—results from a 1-year observation period. Clin Implant Dent Relat Res. **2012** Dec; 14(6): 896–904.

Altuna P, Lucas-Taulé E, Gargallo-Albiol J, Figueras-Álvarez O, Hernández-Alfaro F, Nart J. Clinical evidence on titanium-zirconium dental implants: a systematic review and meta-analysis. Int J Oral Maxillofac Surg. **2016** Jul; 45(7): 842–850.

American Dental Association. **2007** Survey of Current Issues in Dentistry (SCID). **2008**.

Andersson L, Emami-Kristiansen Z, Högström J. Single-tooth implant treatment in the anterior region of the maxilla for treatment of tooth loss after trauma: a retrospective clinical and interview study. Dent Traumatol. **2003** Jun; 19(3): 126–131.

Andersson B, Bergenblock S, Fürst B, Jemt T. Long-term function of single-implant restorations: a 17- to 19-year follow-up study on implant infraposition related to the shape of the face and patients' satisfaction. Clin Implant Dent Relat Res. **2013** Aug; 15(4): 471–480.

Andreiotelli M, Wenz HJ, Kohal RJ. Are ceramic implants a viable alternative to titanium implants? A systematic literature review. Clin Oral Implants Res. **2009** Sep; 20 (Suppl 4): 32–47.

Anitua E, Orive G. Short implants in maxillae and mandibles: a retrospective study with 1 to 8 years of follow-up. J Periodontol. **2010** Jun; 81(6): 819–826.

Anitua E, Orive G. A new approach for atraumatic implant explantation and immediate implant installation. Oral Surg Oral Med Oral Pathol Oral Radiol. **2012** Mar; 113(3): e19–e25.

Annibali S, Bignozzi I, Cristalli MP, Graziani F, La Monaca G, Polimeni A. Peri-implant marginal bone level: a systematic review and meta-analysis of studies comparing platform switching versus conventionally restored implants. J Clin Periodontol. **2012** Nov; 39(11): 1097–1113.

Annibali S, Bignozzi I, Cristalli MP, Graziani F, La Monaca G, Polimeni A. Peri-implant marginal bone level: a systematic review and meta-analysis of studies comparing platform switching versus conventionally restored implants. J Clin Periodontol. **2012** Nov; 39(11): 1097–1113. (**a**)

Annibali S, Cristalli MP, Dell' Aquila D, Bignozzi I, La Monaca G, Pilloni A. Short dental implants: a systematic review. J Dent Res. **2012** Jan; 91(1): 25–32. (**b**)

Antoun H, Sitbon JM, Martinez H, Missika P. A prospective randomized study comparing two techniques of bone augmentation: onlay graft alone or associated with a membrane. Clin Oral Implants Res. **2001** Dec; 12(6): 632–639.

Araújo MG, Sonohara M, Hayacibara R, Cardaropoli G, Lindhe J. Lateral ridge augmentation by the use of grafts comprised of autologous bone or a biomaterial. An experiment in the dog. J Clin Periodontol. **2002** Dec; 29(12): 1122–1131.

Araújo MG, Sukekava F, Wennström JL, Lindhe J. Ridge alterations following implant placement in fresh extraction sockets: an experimental study in the dog. J Clin Periodontol. **2005** Jun; 32(6): 645–652. (**a**)

Araújo MG, Lindhe J. Dimensional ridge alterations following tooth extraction. An experimental study in the dog. J Clin Periodontol. **2005** Feb; 32(2): 212–218. (**b**)

Araújo MG, Lindhe J. Ridge alterations following tooth extraction with and without flap elevation: an experimental study in the dog. Clin Oral Implants Res. **2009** Jun; 20(6): 545–549. (**a**)

Araújo MG, Lindhe J. Ridge preservation with the use of Bio-Oss collagen: A 6-month study in the dog. Clin Oral Implants Res. **2009** May; 20(5): 433–440. (**b**)

10章　参考文献

Araújo MG, da Silva JC, de Mendonca AF, Lindhe J. Ridge alterations following grafting of fresh extraction sockets in man. A randomized clinical trial. Clin Oral Implants Res. **2015** Apr; 26(4): 417–412. (**a**)

Araújo MG, Silva CO, Misawa M, Sukekava F. Alveolar socket healing: what can we learn? Periodontol 2000. **2015** Jun; 68(1): 122–134. (**b**)

Ashman A. An immediate tooth root replacement: an implant cylinder and synthetic bone combination. J Oral Implantol. **1990**; 16(1): 28–38.

Ata-Ali J, Ata-Ali F, Peñarrocha-Oltra D, Galindo-Moreno P. What is the impact of bisphosphonate therapy upon dental implant survival? A systematic review and meta-analysis. Clin Oral Implants Res. **2016** Feb; 27(2): e38–46.

Atieh MA, Ibrahim HM, Atieh AH. Platform switching for marginal bone preservation around dental implants: a systematic review and meta-analysis. J Periodontol. **2010** Oct; 81(10): 1350–1366.

Attard NJ, Zarb GA. Immediate and early implant loading protocols: a literature review of clinical studies. J Prosthet Dent. **2005** Sep; 94(3): 242–258.

Augthun M, Yildirim M, Spiekermann H, Biesterfeld S. Healing of bone defects in combination with immediate implants using the membrane technicue. Int J Oral Maxillofac Implants. **1995** Jul-Aug; 10(4): 421–428.

Avila-Ortiz G, Elangovan S, Kramer KW, Blanchette D, Dawson DV. Effect of alveolar ridge preservation after tooth extraction: a systematic review and meta-analysis. J Dent Res. **2014** Oct; 93(10): 950–958.

Barter S, Stone P, Brägger U. A pilot study to evaluate the success and survival rate of titanium-zirconium implants in partially edentulous patients: results after 24 months of follow-up. Clin Oral Implants Res. **2012** Jul; 23(7): 873–881.

Barzilay I, Irene T. Gingival prostheses—a review. J Can Dent Assoc. **2003** Feb; 69(2): 74–78.

Batista EL Jr., Batista FC, Novaes AB Jr. Management of soft tissue ridge deformities with acellular dermal matrix. Clinical approach and outcome after 6 months of treatment. J Periodontol. **2001** Feb; 72(2): 265–273.

Becker W, Goldstein M, Becker BE, Sennerby L. Minimally invasive flapless implant surgery: a prospective multicenter study. Clin Implant Dent Relat Res. **2005**; 7 (Suppl 1): S21–S27.

Belser UC. Ästhetik-Checkliste für den festsitzenden Zahnersatz. In: Schärer P, Rinn L, Kopp FR (eds). Ästhetische Richtlinien für die rekonstruktive Zahnheilkunde. Berlin: Quintessenz, **1980**. 187–204.

Belser UC, Buser D, Hess D, Schmid B, Bernard JP, Lang NP. Aesthetic implant restorations in partially edentulous patients—a critical appraisal. Periodontol 2000. **1998** Jun; 17: 132–150.

Belser UC, Buser D, Higginbottom F. Consensus statements and recommended clinical procedures regarding esthetics in implant dentistry. Int J Oral Maxillofac Implants. **2004**; 19 (Suppl): 73–74.

Belser UC, Grütter L, Vailati F, Bornstein MM, Weber HP, Buser D. Outcome evaluation of early placed maxillary anterior single-tooth implants using objective esthetic criteria: a cross-sectional, retrospective study in 45 patients with a 2- to 4-year follow-up using pink and white esthetic scores. J Periodontol. **2009** Jan; 80(1): 140–151.

Benic GI, Gallucci GO, Mokti M, Hämmerle CH, Weber HP, Jung RE. Titanium-zirconium narrow-diameter versus titanium regular-diameter implants for anterior and premolar single crowns: 1-year results of a randomized controlled clinical study. J Clin Periodontol. **2013** Nov; 40(11): 1052–1061.

Berberi A, Tehini G, Rifai K, Bou Nasser Eddine F, Badran B, Akl H. Leakage evaluation of original and compatible implant-abutment connections: In vitro study using Rhodamine B. J Dent Biomech. **2014** Aug 11; 5: 1758736014547143.

Berglundh T, Lindhe J. Dimension of the periimplant mucosa. Biological width revisited. J Clin Periodontol. **1996** Oct; 23(10): 971–973.

Berglundh T, Lindhe J. Healing around implants placed in bone defects treated with Bio-Oss. An experimental study in the dog. Clin Oral Implants Res. **1997** Apr; 8(2): 117–124.

Berglundh T, Giannobile WV. Investigational clinical research in implant dentistry: beyond observational and descriptive studies. J Dent Res. **2013** Dec; 92 (12 Suppl): 107S–108S.

Bernard JP, Schatz JP, Christou P, Belser U, Kiliaridis S. Long-term vertical changes of the anterior maxillary teeth adjacent to single implants in young and mature adults. A retrospective study. J Clin Periodontol. **2004** Nov; 31(11): 1024–1028.

Bishara SE, Treder JE, Jakobsen JR. Facial and dental changes in adulthood. Am J Orthod Dentofacial Orthop. **1994** Aug; 106(2): 175–186.

Bonewald LF. The amazing osteocyte. J Bone Miner Res. **2011** Feb; 26(2): 229–238.

Boogaarts JD, Grotenhuis JA, Bartels RH, Beems T. Use of a novel absorbable hydrogel for augmentation of dural repair: results of a preliminary clinical study. Neurosurgery. **2005** Jul; 57 (1 Suppl): 146–151; discussion 146–151.

Bormann KH, Gellrich NC, Kniha H, Dard M, Wieland M, Gahlert M. Biomechanical evaluation of a microstructured zirconia implant by a removal torque comparison with a standard Ti-SLA implant. Clin Oral Implants Res. **2012** Oct; 23(10): 1210–1216.

Bornstein MM, Hart CN, Halbritter SA, Morton D, Buser D. Early loading of nonsubmerged titanium implants with a chemically modified sand-blasted and acid-etched surface: 6-month results of a prospective case series study in the posterior mandible focusing on peri-implant crestal bone changes and implant stability quotient (ISQ) values. Clin Implant Dent Relat Res. **2009** Dec; 11(4): 338–347. (**a**)

Bornstein MM, Heynen G, Bosshardt DD, Buser D. Effect of two bioabsorbable barrier membranes on bone regeneration of standardized defects in calvarial bone: a comparative histomorphometric study in pigs. J Periodontol. **2009** Aug; 80(8): 1289–1299. (**b**)

Bornstein MM, von Arx T, Bosshardt DD: Properties of barrier membranes. In: Buser D (ed). 20 years of guided bone regeneration. Chicago: Quintessence, **2009**: 47–69. (**c**)

Bornstein MM, Wittneben JG, Brägger U, Buser D. Early loading at 21 days of non-submerged titanium implants with a chemically modified sandblasted and acid-etched surface: 3-year results of a prospective study in the posterior mandible. J Periodontol. **2010** Jun; 81(6): 809–818.

Bornstein MM, Scarfe WC, Vaughn VM, Jacobs R. Cone beam computed tomography in implant dentistry: a systematic review focusing on guidelines, indications, and radiation dose risks. Int J Oral Maxillofac Implants. **2014**; 29 (Suppl): 55–77. (**a**)

Bornstein MM, Al-Nawas B, Kuchler U, Tahmaseb A. Consensus statements and recommended clinical procedures regarding contemporary surgical and radiographic techniques in implant dentistry. Int J Oral Maxillofac Implants. **2014**; 29 (Suppl): 78–82. (**b**)

Bosshardt DD. Biological mediators and periodontal regeneration: a review of enamel matrix proteins at the cellular and molecular levels. J Clin Periodontol. **2008** Sep; 35 (8 Suppl): 87–105.

Botha PJ, Gluckman HL. The gingival prosthesis—a literature review. SADJ. **1999** Jul; 54(7): 288–290.

Botticelli D, Persson LG, Lindhe J, Berglundh T. Bone tissue formation adjacent to implants placed in fresh extraction sockets: an experimental study in dogs. Clin Oral Implants Res. **2006** Aug; 17(4): 351–358.

Bottino MC, Thomas V, Schmidt G, Vohra YK, Chu TM, Kowolik MJ, Janowski GM. Recent advances in the development of GTR/GBR membranes for periodontal regeneration--a materials perspective. Dent Mater **2012**; 28: 703–721.

Bouri A, Jr., Bissada N, Al-Zahrani MS, Faddoul F, Nouneh I. Width of keratinized gingiva and the health status of the supporting tissues around dental implants. Int J Oral Maxillofac Implants. **2008** Mar–Apr; 23(2): 323–326.

Brägger U, Hämmerle CH, Lang NP. Immediate trans-mucosal implants using the principle of guided tissue regeneration (II). A cross-sectional study comparing the clinical outcome 1 year after immediate to standard implant placement. Clin Oral Implants Res. **1996** Sep; 7(3): 268–276.

Brånemark PI, Adell R, Breine U, Hansson BO, Lindström J, Ohlsson A. Intra-osseous anchorage of dental prostheses. I. Experimental studies. Scand J Plast Reconstr Surg. **1969**; 3(2): 81–100.

Bratu EA, Tandlich M, Shapira L. A rough surface implant neck with microthreads reduces the amount of marginal bone loss: a prospective clinical study. Clin Oral Implants Res. **2009** Aug; 20(8): 827–832.

Braut V, Bornstein MM, Belser U, Buser D. Thickness of the anterior maxillary facial bone wall-a retrospective radiographic study using cone beam computed tomography. Int J Periodontics Restorative Dent. **2011** Apr; 31(2): 125–131.

Broggini N, McManus LM, Hermann JS, Medina R, Schenk RK, Buser D, Cochran DL. Peri-implant inflammation defined by the implant-abutment interface. J Dent Res. **2006** May; 85(5): 473–478.

Brown SD, Payne AG. Immediately restored single implants in the aesthetic zone of the maxilla using a novel design: 1-year report. Clin Oral Implants Res. **2011** Apr; 22: 445–454.

Bunyaratavej P, Wang HL. Collagen membranes: a review. J Periodontol. **2001** Feb; 72(2): 215–229.

Burchardt H. The biology of bone graft repair. Clin Orthop Relat Res. **1983**: 28–42.

Burkhardt R, Joss A, Lang NP. Soft tissue dehiscence coverage around endosseous implants: a prospective cohort study. Clin Oral Implants Res. **2008** May; 19(4): 451–457.

Busenlechner D, Tangl S, Arnhart C, Redl H, Schuh C, Watzek G, Gruber R. Resorption of deproteinized bovine bone mineral in a porcine calvaria augmentation model. Clin Oral Implants Res. **2012** Jan; 23(1): 95–99.

Buser D, Weber HP, Lang NP. Tissue integration of non-submerged implants. 1-year results of a prospective study with 100 ITI hollow-cylinder and hollow-screw implants. Clin Oral Implants Res. **1990** Dec; 1(1): 33–40.

Buser, D, Dula K, Belser U, Hirt HP, Berthold H. Localized ridge augmentation using guided bone regeneration. 1. Surgical procedure in the maxilla. Int J Periodontics Restorative Dent. **1993**; 13(1); 29–45.

Buser D, Dula K, Hirt HP, Schenk RK. Lateral ridge augmentation using autografts and barrier membranes: a clinical study with 40 partially edentulous patients. J Oral Maxillofac Surg. **1996** Apr; 54(4): 420–432; discussion 432–423.

Buser D, Mericske-Stern R, Bernard JP, Behneke A, Behneke N, Hirt HP, Belser UC, Lang NP. Long-term evaluation of non-submerged ITI implants. Part 1: 8-year life table analysis of a prospective multi-center study with **2359** implants. Clin Oral Implants Res. **1997** Jun; 8(3): 161–172.

Buser D, Nydegger T, Hirt HP, Cochran DL, Nolte LP. Removal torque values of titanium implants in the maxilla of miniature pigs. Int J Oral Maxillofac Implants. **1998** Sep–Oct; 13(5): 611–619. (**a**)

Buser D, Hoffmann B, Bernard JP, Lussi A, Mettler D, Schenk RK. Evaluation of filling materials in membrane--protected bone defects. A comparative histo-morphometric study in the mandible of miniature pigs. Clin Oral Implants Res. **1998** Jun; 9(3): 137–150. (**b**)

Buser D, von Arx T, ten Bruggenkate C, Weingart D. Basic surgical principles with ITI implants. Clin Oral Implants Res. **2000**; 11 (Suppl 1): 59–68.

Buser D, Martin W, Belser UC. Optimizing esthetics for implant restorations in the anterior maxilla: anatomic and surgical considerations. Int J Oral Maxillofac Implants. **2004**; 19 (Suppl): 43–61. (**a**)

Buser D, Broggini N, Wieland M, Schenk RK, Denzer AJ, Cochran DL, Hoffmann B, Lussi A, Steinemann SG. Enhanced bone apposition to a chemically modified SLA titanium surface. J Dent Res. **2004** Jul; 83(7): 529–533. (**b**)

Buser D, Bornstein MM, Weber HP, Grütter L, Schmid B, Belser UC. Early implant placement with simultaneous guided bone regeneration following single-tooth extraction in the esthetic zone: a cross-sectional, retrospective study in 45 subjects with a 2- to 4-year follow-up. J Periodontol. **2008** Sep; 79(9): 1773–1781.

Buser D, Chen ST, Weber HP, Belser UC. Early implant placement following single-tooth extraction in the esthetic zone: biologic rationale and surgical procedures. Int J Periodontics Restorative Dent. **2008** Oct; 28(5): 441–451.

Buser D, Halbritter S, Hart C, Bornstein MM, Grütter L, Chappuis V, Belser UC. Early implant placement with simultaneous guided bone regeneration following single-tooth extraction in the esthetic zone: 12-month results of a prospective study with 20 consecutive patients. J Periodontol. **2009** Jan; 80(1): 152–162.

Buser D, Wittneben J, Bornstein MM, Grütter L, Chappuis V, Belser UC. Stability of contour augmentation and esthetic outcomes of implant-supported single crowns in the esthetic zone: 3-year results of a prospective study with early implant placement postextraction. J Periodontol. **2011** Mar; 82(3): 342–349.

Buser D, Janner SF, Wittneben JG, Brägger U, Ramseier CA, Salvi GE. 10-year survival and success rates of 511 titanium implants with a sandblasted and acid-etched surface: a retrospective study in 303 partially edentulous patients. Clin Implant Dent Relat Res. **2012** Dec; 14(8): 839–851.

Buser D, Chappuis V, Bornstein MM, Wittneben JG, Frei M, Belser UC. Long-term stability of contour augmentation with early implant placement following single tooth extraction in the esthetic zone: a prospective, cross-sectional study in 41 patients with a 5- to 9-year follow-up. J Periodontol. **2013** Nov; 84(11): 1517–1527. (**a**)

Buser D, Chappuis V, Kuchler U, Bornstein MM, Wittneben JG, Buser R, Cavusoglu Y, Belser UC. Long-term stability of early implant placement with contour augmentation. J Dent Res. **2013** Dec; 92 (12 Suppl): 176S–182S. (**b**)

Buser D, Chappuis V, Belser UC, Chen S: Implant placement post extraction in esthetic single tooth sites: when immediate, when early, when late? Periodontol 2000. **2017** Feb; 73(1): 84–102.

Butkevica A, Nathanson D, Pcber R, Strating H. Measurements of repeated tightening and loosening torque of seven different implant/abutment connection designs and their modifications: an in vitro study. J Prosthodont. **2015** Mar 22. [Epub ahead of print.].

Byrne PJ, Irwin C, Mullally B, Alen W, Ziada H. Periodontics: 8. Periodontal problems associated with compromised anterior teeth. Dent Update. **2008** Jan–Feb; 35(1): 21–22, 24–26, 28.

Caballé-Serrano J, Bosshardt DD, Buser D, Gruber R. Proteomic analysis of porcine bone-conditioned medium. Int J Oral Maxillofac Implants. **2014** Sep–Oct; 29(5): 1208–1215d.

Cairo F, Pagliaro U, Nieri M. Treatment of gingival recession with coronally advanced flap procedures: a systematic review. J Clin Periodontol. **2008** Sep; 35 (8 Suppl): 136–162.

Calcaterra R, Di Girolamo M, Mirisola C, Baggi L. Effects of repeated screw tightening on implant abutment interfaces in terms of bacterial and yeast leakage in vitro: one-time abutment versus the multiscrewing technique. Int J Periodontics Restorative Dent. **2016** Mar–Apr; 36(2): 275–280.

Caneva M, Salata LA, de Souza SS, Bressan E, Botticelli D, Lang NP. Hard tissue formation adjacent to implants of various size and configuration immediately placed into extraction sockets: an experimental study in dogs. Clin Oral Implants Res. **2010** Sep; 21(9): 885–890.

Capa N. An alternative treatment approach to gingival recession: gingiva-colored partial porcelain veneers: a clinical report. J Prosthet Dent. **2007** Aug; 98(2): 82–84.

Carbonell JM, Martin IS, Santos A, Pujol A, Sanz-Moliner JD, Nart J. High-density polytetrafluoro-ethylene membranes in guided bone and tissue regeneration procedures: a literature review. Int J Oral Maxillofac Surg. **2014** Jan; 43(1): 75–84.

Cardaropoli G, Araújo M, Lindhe J. Dynamics of bone tissue formation in tooth extraction sites. An experimental study in dogs. J Clin Periodontol. **2003** Sep; 30(9): 809–818.

Cardaropoli D, Re S, Corrente G. The Papilla Presence Index (PPI): a new system to assess interproximal papillary levels. Int J Periodontics Restorative Dent. **2004** Oct; 24(5): 488–492.

Carr AB, Brunski JB, Hurley E. Effects of fabrication, finishing, and polishing procedures on preload in prostheses using conventional 'gold' and plastic cylinders. Int J Oral Maxillofac Implants. **1996** Sep–Oct; 11(5): 589–598.

Cascione D, Nowzari H, Kim TH. Simulated tissue in modern implant dentistry. Spectrum Dialogue. **2008**: 7: 64–76.

Cavalcanti AG, Fonseca FT, Zago CD, Brito Junior RB, França FM. Efficacy of gutta-percha and polytetrafluoroethylene tape to microbiologically seal the screw access channel of different prosthetic implant abutments. Clin Implant Dent Relat Res. **2016** Aug; 18(4): 778–787.

Chambrone L, Sukekava F, Araújo MG, Pustiglioni FE, Chambrone LA, Lima LA. Root coverage procedures for the treatment of localised recession-type defects. Cochrane Database Syst Rev. **2009** Apr 15: (2) CD007161.

Chappuis V, Gamer L, Cox K, Lowery JW, Bosshardt DD, Rosen V. Periosteal BMP2 activity drives bone graft healing. Bone. **2012** Oct; 51(4): 800–809.

Chappuis V, Buser R, Brägger U, Bornstein MM, Salvi GE, Buser D. Long-term outcomes of dental implants with a titanium plasma-sprayed surface: a 20-year prospective case series study in partially edentulous patients. Clin Implant Dent Relat Res. **2013** Dec; 15(6): 780–790. (**a**)

Chappuis V, Engel O, Reyes M, Shahim K, Nolte LP, Buser D. Ridge alterations post-extraction in the esthetic zone: a 3D analysis with CBCT. J Dent Res. **2013** Dec; 92 (12 Suppl): 195S-201S. (**b**)

Chappuis V, Engel O, Shahim K, Reyes M, Katsaros C, Buser D. Soft-tissue alterations in esthetic postextraction sites: a 3-dimensional analysis. J Dent Res. **2015** Sep; 94 (9 Suppl): 187S-193S.

Chappuis V, Bornstein MM, Buser D, Belser U. Influence of implant neck design on facial bone crest dimensions in the esthetic zone analyzed by cone beam CT: a comparative study with a 5-to-9-year follow-up. Clin Oral Implants Res. **2016** Sep; 27(9): 1055–1064. (**a**)

Chappuis V, Cavusoglu Y, Gruber R, Kuchler U, Buser D, Bosshardt DD. Osseointegration of zirconia in the presence of multinucleated giant cells. Clin Implant Dent Relat Res. **2016** Aug; 18(4): 686–698. (**b**)

Chappuis V, Cavusoglu Y, Buser D, von Arx T. Lateral ridge augmentation using autogenous block grafts and guided bone regeneration: a 10-year prospective case series study. Clin Implant Dent Relat Res. **2017** Feb; 19(1): 85–96.

Charalampakis G, Rabe P, Leonhardt A, Dahlen G. A follow-up study of peri-implantitis cases after treatment. J Clin Periodontol. **2011** Sep; 38(9): 864–871.

Chen ST, Buser D. Clinical and esthetic outcomes of implants placed in postextraction sites. Int J Oral Maxillofac Implants. **2009**; 24 (Suppl): 186–217.

Chen ST, Beagle J, Jensen SS, Chiapasco M, Darby I. Consensus statements and recommended clinical procedures regarding surgical techniques. Int J Oral Maxillofac Implants. **2009**; 24 (Suppl): 272–278. (**a**)

Chen ST, Darby IB, Reynolds EC, Clement JG. Immediate implant placement postextraction without flap elevation. J Periodontol. **2009** Jan; 80(1): 163–172. (**b**)

Chen FM, Zhang M, Wu ZF. Toward delivery of multiple growth factors in tissue engineering. Biomaterials. **2010** Aug; 31(24): 6279–6308.

Chen FM, Wu LA, Zhang M, Zhang R, Sun HH. Homing of endogenous stem/progenitor cells for in situ tissue regeneration: Promises, strategies, and translational perspectives. Biomaterials. **2011** Apr; 32(12): 3189–3209.

Chen ST, Buser D. Esthetic outcomes following immediate and early implant placement in the anterior maxilla—a systematic review. Int J Oral Maxillofac Implants. **2014**; 29 (Suppl): 186–215.

Chevalier J. What future for zirconia as a biomaterial? Biomaterials. **2006** Feb; 27(4): 535–543.

Chiapasco M, Zaniboni M, Boisco M. Augmentation procedures for the rehabilitation of deficient edentulous ridges with oral implants. Clin Oral Implants Res. **2006** Oct; 17 (Suppl 2):136–159.

Chiapasco M, Casentini P, Zaniboni M. Bone augmentation procedures in implant dentistry. Int J Oral Maxillofac Implants. **2009**; 24 (Suppl): 237–259. (**a**)

Chiapasco M, Zaniboni M. Clinical outcomes of GBR procedures to correct peri-implant dehiscences and fenestrations: a systematic review. Clin Oral Implants Res. **2009** Sep; 20 (Suppl 4): 113–123. (**b**)

Chiapasco M, Casentini P, Zaniboni M, Corsi E, Anello T. Titanium-zirconium alloy narrow-diameter implants (Straumann Roxolid® for the rehabilitation of horizontally deficient edentulous ridges: prospective study on 18 consecutive patients. Clin Oral Implants Res. **2012** Oct; 23(10): 1136–1141.

Chiapasco M, Colletti G, Coggiola A, Di Martino G, Anello T, Romeo E. Clinical outcome of the use of fresh frozen allogeneic bone grafts for the reconstruction of severely resorbed alveolar ridges: preliminary results of a prospective study. Int J Oral Maxillofac Implants. **2015** Mar–Apr; 30(2): 450–460.

Chiapasco M, Colletti G, Coggiola A, Di Martino G, Anello T, Romeo E. Clinical outcome of the use of fresh frozen allogeneic bone grafts for the reconstruction of severely resorbed alveolar ridges: preliminary results of a prospective study. Int J Oral Maxillofac Implants. **2015** Mar–Apr; 30(2): 450–460. (**a**)

Chiapasco M, Di Martino G, Anello T, Zaniboni M, Romeo E. Fresh frozen versus autogenous iliac bone for the rehabilitation of the extremely atrophic maxilla with onlay grafts and endosseous implants: preliminary results of a prospective comparative study. Clin Implant Dent Relat Res. **2015** Jan; 17 (Suppl 1): e251–266. (**b**)

Chiriac G, Herten M, Schwarz F, Rothamel D, Becker J. Autogenous bone chips: influence of a new piezoelectric device (Piezosurgery) on chip morphology, cell viability and differentiation. J Clin Periodontol. **2005** Sep: 32(9): 994–999.

Cho SC, Shetty S, Froum S, Elian N, Tarnow D. Fixed and removable provisional options for patients undergoing implant treatment. Compend Contin Educ Dent. **2005** Nov; 28(11): 604–608.

Choquet V, Hermans M, Adriaenssens P, Daelemans P, Tarnow DP, Malevez C. Clinical and radiographic evaluation of the papilla level adjacent to single-tooth dental implants. A retrospective study in the maxillary anterior region. J Periodontol **2001**; 72: 1364–1371.

Chrcanovic BR, Albrektsson T, Wennerberg A. Reasons for failures of oral implants. J Oral Rehabil. **2014** Jun; 41(6): 443–476.

Chrcanovic BR, Martins MD, Wennerberg A. Immediate placement of implants into infected sites: a systematic review. Clin Implant Dent Relat Res. **2015** Jan; 17 (Suppl 1): e1-e16.

Christensen GJ. Ridge preservation: why not? J Am Dent Assoc. **1996** May; 127(5): 669–670.

Chu SJ, Tarnow DP. Managing esthetic challenges with anterior implants. Part 1: Midfacial recession defects from etiology to resolution. Compend Contin Educ Dent. **2013** Oct; 34 Spec No 7: 26–31.

Chung DM, Oh TJ, Shotwell JL, Misch CE, Wang HL. Significance of keratinized mucosa in maintenance of dental implants with different surfaces. J Periodontol. **2006** Aug; 77(8): 1410–1420.

Cionca N, Müller N, Mombelli A. Two-piece zirconia implants supporting all-ceramic crowns: a prospective clinical study. Clin Oral Implants Res. **2015** Apr. 26(4): 413–418.

Coachman C, Salama M, Garber D, Calamita M, Salama H, Cabral G. Prosthetic gingival reconstruction in a fixed partial restoration. Part 1: introduction to artificial gingiva as an alternative therapy. Int J Periodontics Restorative Dent. **2009** Oct; 29(5): 471–477.

10章　参考文献

Coachman C, Salama M, Garber D, Calamita M, Salama H, Cabral G. Prosthetic gingival reconstruction in fixed partial restorations. Part 3: laboratory procedures and maintenance. Int J Periodontics Restorative Dent. **2010** Feb; 30(1): 19–29.

Cochran DL, Morton D, Weber HP. Consensus statements and recommended clinical procedrues regarding loading protocols for endosseous dental implants. Int J Oral Maxillofac Implants. **2004**; 19 (Suppl): 109–113.

Cochran DL, Jackson JM, Bernard JP, ten Bruggenkate CM, Buser D, Taylor TD, Weingart D, Schoolfield JD, Jones AA, Oates TW. A 5-year prospective multicenter study of early-loaded titanium implants with a sandblasted and acid-etched surface. Inf J Oral Maxillofac Implants. **2011** Nov–Dec; 26(6): 1324–1332.

Cochran DL, Mau LP, Higginbottom FL, Wilson TG, Bosshardt DD, Schoolfield J, et al. Soft and hard tissue histologic dimensions around dental implants in the canine restored with smaller-diameter abutments: a paradigm shift in peri-implant biology. Int J Oral Maxillofac Implants. **2013** Mar; 28(2): 494–502.

Colnot C. Skeletal cell fate decisions within periosteum and bone marrow during bone regeneration. J Bone Miner Res. **2009** Feb; 24(2): 274–282.

Cooper LF. Objective criteria: guiding and evaluating dental implant esthetics. J Esthet Restor Dent. **2008**; 20(3): 195–205.

Cordaro L, Amadé DS, Cordaro M. Clinical results of alveolar ridge augmentation with mandibular block bone grafts in partially edentulous patients prior to implant placement. Clin Oral Implants Res. **2002** Feb; 13(1): 103–111.

Cordaro L, Torsello F, Morcavallo S, di Torresanto VM. Effect of bovine bone and collagen membranes on healing of mandibular bone blocks: a prospective randomized controlled study. Clin Oral Implants Res. **2011** Oct; 22(10): 1145–1150.

Cordaro L, Torsello F, Chen S, Ganeles J, Brägger U, Hämmerle C. Implant-supported single tooth restoration in the aesthetic zone: transmucosal and submerged healing provide similar outcome when simultaneous bone augmentation is needed. Clin Oral Implants Res. **2013** Oct; 24(10): 1130–1136.

Cordaro L, Boghi F, Mirisola di Torresanto V, Torsello F. Reconstruction of the moderately atrophic edentulous maxilla with mandibular bone grafts. Clin Oral Implants Res. **2013** Nov; 24(11): 1214–1221.

Cordaro L, Terheyden H. Ridge augmentation procedures in implant patients: a staged approach. Berlin: Quintessence, **2014**.

Cortellini P, Tonetti MS. Microsurgical approach to periodontal regeneration. Initial evaluation in a case cohort. J Periodontol. **2001** Apr; 72(4): 559–569.

Costello FW. Real teeth wear pink. Dent Today. **1995** Apr; 14(4): 52–55.

Cosyn J, Hooghe N, De Bruyn H. A systematic review on the frequency of advanced recession following single immediate implant treatment. J Clin Periodontol. **2012** Jun; 39(6): 582–589.

Croll BM. Emergence profiles in natural tooth contour. Part II: Clinical considerations. J Prosthet Dent. **1990** Apr; 63(4): 374–379.

Cumbo C, Marigo L, Somma F, La Torre G, Minciacchi I, D' Addona A. Implant platform switching concept: a literature review. Eur Rev Med Pharmacol Sci. **2013** Feb; 17(3): 392–397.

Cura C, Saraçoğlu A, Cötert HS. J Prosthet Dent. Alternative method for connecting a removable gingival extension and fixed partial denture: a clinical report. **2002** Jul; 88(1): 1–3.

da Cunha HA, Filho HN, Batista JG, Matsumoto MA. Segmental osteotomy for the correction of a malpositioned single implant: an 8-year follow-up. Quintessence Int. **2011** Nov–Dec; 42(1): 817–822.

Dahlin C, Gottlow J, Linde A, Nyman S. Healing of maxillary and mandibular bone defects using a membrane technique. An experimental study in monkeys. Scand J Plast Reconstr Surg Hand Surg. **1990**; 24(1): 13–19.

Darby I, Chen ST, Buser D. Ridge preservation techniques for implant therapy. Int J Oral Maxillofac Implants. **2009**; 24 (Suppl): 260–271.

Dasmah A, Thor A, Ekestubbe A, Sennerby L, Rasmusson L. Particulate vs. block bone grafts: three-dimensional changes in graft volume after reconstruction of the atrophic maxilla, a 2-year radiographic follow-up. J Craniomaxillofac Surg. **2012** Dec; 40(8): 654–659.

Dawson A, Chen S (eds). The SAC Classification in implant dentistry. Chicago: Quintessence, **2009**.

De Leonardis D, Garg AK, Pecora GE. Osseointegration of rough acid-etched titanium implants: 5-year follow-up of 100 minimatic implants. Int J Oral Maxillofac Implants. **1999** May–Jun; 14(3): 384–391.

De Santis E, Lang NP, Scala A, Vigano P, Salata LA, Botticelli D. Healing outcomes at implants installed in grafted sites: an experimental study in dogs. Clin Oral Implants Res. **2012** Mar; 23(3): 340–350.

Degidi M, Nardi D, Piattelli A. Peri-implant tissue and radiographic bone levels in the immediately restored single-tooth implant: a retrospective analysis. J Periodontol. **2008** Feb; 79(2): 252–259. (**a**)

Degidi M, Novaes AB Jr, Nardi D, Piattelli A. Outcome analysis of immediately placed, immediately restored implants in the esthetic area: the clinical relevance of different interimplant distances. J Periodontol. **2008** Jun; 79(6): 1056–1061. (**b**)

den Hartog L, Meijer HJ, Stegenga B, Tymstra N, Vissink A, Raghoebar GM. Single implants with different neck designs in the aesthetic zone: a randomized clinical trial. Clin Oral Implants Res. **2011** Nov; 22(11): 1289–1297.

den Hartog L, Raghoebar GM, Slater JJ, Stellingsma K, Vissink A, Meijer HJ. Single-tooth implants with different neck designs: a randomized clinical trial evaluating the aesthetic outcome. Clin Implant Dent Relat Res. **2013** Jun; 15(3): 311–321.

Denry I, Kelly JR. State of the art of zirconia for dental applications. Dent Mater. **2008** Mar; 24(3): 299–307.

Depprich R, Zipprich H, Ommerborn M, Naujoks C, Wiesmann HP, Kiattavorncharoen S, Lauer HC, Meyer U, Kubler NR, Handschel J. Osseointegration of zirconia implants compared with titanium: an in vivo study. Head Face Med. **2008** Dec; 4: 30.

Depprich R, Naujoks C, Ommerborn M, Schwarz F, Kubler NR, Handschel J. Current findings regarding zirconia implants. Clin Implant Dent Relat Res. **2014** Feb; 16(1): 124–137.

Dhir S, Mahesh L, Kurtzman GM, Vandana KL. Peri-implant and periodontal tissues: a review of differences and similarities. Compend Contin Educ Dent. **2013** Jul–Aug; 34(7): e69–e75.

Di Giacomo GA, Cury PR, de Araujo NS, Sendyk WR, Sendyk CL. Clinical application of stereolithographic surgical guides for implant placement: preliminary results. J Periodontol. **2005** Apr; 76(4): 503–507.

Donos N, Kostopoulos L, Karring T. Alveolar ridge augmentation using a resorbable copolymer membrane and autogenous bone grafts. An experimental study in the rat. Clin Oral Implants Res. **2002** Apr; 13(2): 203–213.

Duncan JD, Swift EJ Jr. Use of tissue-tinted porcelain to restore soft-tissue defects. J Prosthodont. **1994** Jun; 3(2): 59–61.

Egar T, Müller HP, Heincke A. Ultrasonic determination of gingival thickness. Subject variation and influence of tooth type and clinical features. J Clin Periodontol. **1996** Sep; 23(9): 839–845.

Ehrler DM, Vaccaro AR. The use of allograft bone in lumbar spine surgery. Clin Orthop Relat Res. **2000** Feb; (371): 38–45.

Elian N, Ehrlich B, Jalbout ZN, Classi AJ, Cho SC, Kamer AR, Froum S, Tarnow DP. Advanced concepts in implant dentistry: creating the "aesthetic site foundation." Dent Clin North Am. **2007** Apr; 51(2): 547–563, xi-xii. (**a**)

Elian N, Cho SC, Froum S, Smith RB, Tarnow DP. A simplified socket classification and repair technique. Pract Proced Aesthet Dent. **2007** Mar; 19(2): 99–104. (**b**)

Elian N, Tabourian G, Jalbout ZN, Classi A, Cho SC, Froum S, Tarnow DP. Accurate transfer of peri-implant soft tissue emergence profile from the provisional crown to the final prosthesis using an emergence profile cast. J Esthet Restor Dent. **2007**; 19(6): 306–314. (**c**)

Elian N, Bloom M, Trushkowsky RD, Dard MM, Tarnow D. Effect of 3- and 4-mm interimplant distances on the height of interimplant bone crest: a histomorphometric evaluation measured on bone level dental implants in minipig. Implant Dent. **2014** Oct; 23(5): 522–528.

Engfors I, Ortorp A, Jemt T. Fixed implant-supported prostheses in elderly patients: a 5-year retrospective study of 133 edentulous patients older than 79 years. Clin Implant Dent Relat Res. **2004**; 6(4): 190–198.

Ericsson I, Lindhe J. Probing depth at implants and teeth. An experimental study in the dog. J Clin Periodontol. **1993** Oct; 20(9): 623–627.

Erisken C, Kalyon DM, Wang H. Functionally graded electrospun polycaprolactone and beta-tricalcium phosphate nanocomposites for tissue engineering applications. Biomaterials. **2008** Oct; 29(30): 4065–4073.

Ersoy AE, Turkyilmaz I, Ozan O, McGlumphy EA. Reliability of implant placement with stereolithographic surgical guides generated from computed tomography: clinical data from 94 implants. J Periodontol. **2008** Aug; 79(8): 1339–1345.

Esposito M, Ekestubbe A, Gröndahl K. Radiological evaluation of marginal bone loss at tooth surfaces facing single Brånemark implants. Clin Oral Implants Res. **1993** Sep; 4(3): 151–157.

Esposito M, Grusovin MG, Chew YS, Worthington HV, Coulthard P. One-stage versus two-stage implant placement. A Cochrane systematic review of randomised controlled clinical trials. Eur J Implantol. **2009** Summer; 2(2): 91–99.

Evans CD, Chen ST. Esthetic outcomes of immediate implant placements. Clin Oral Implants Res. **2008** Jan; 19(1): 73–80.

Evian CI, Cutler SA. Direct replacement of failed CP titanium implants with larger-diameter, HA-coated Ti-6Al-4V implants: report of five cases. Int J Oral Maxillofac Implants. **1995** Nov–Dec; 10(6): 736–743.

Fava J, Lin M, Zahran M, Jokstad A. Single implant-supported crowns in the aesthetic zone: patient satisfaction with aesthetic appearance compared with appraisals by laypeople and dentists. Clin Oral Implants Res. **2015** Oct; 26(10): 1113–1120.

Favero G, Botticelli D, Favero G, Garcia B, Mainetti T, Lang NP. Alveolar bony crest preservation at implants installed immediately after tooth extraction: an experimental study in the dog. Clin Oral Implants Res. **2013** Jan; 24(1): 7–12.

Felton DA, Kanoy BE, Bayne SC, Wirthman GP. Effect of in vivo crown margin discrepancies on periodontal health. J Prosthet Dent. **1991** Mar; 65(3): 357–364.

Fenner N, Hämmerle CH, Sailer I, Jung RE. Long-term clinical, technical, and esthetic outcomes of all-ceramic vs. titanium abutments on implant supporting single-tooth reconstructions after at least 5 years. Clin Oral Implants Res. **2016** Jun; 27(6): 716–723.

Ferguson SJ, Broggini N, Wieland M, de Wild M, Rupp F, Geis-Gerstorfer J, Cochran DL, Buser D. Biomechanical evaluation of the interfacial strength of a chemically modified sandblasted and acid-etched titanium surface. J Biomed Mater Res A. **2006** Aug; 78(2): 291–297.

Fickl S, Zuhr O, Wachtel H, Bolz W, Hürzeler M. Tissue alterations after tooth extraction with and without surgical trauma: a volumetric study in the beagle dog. J Clin Periodontol. **2008** Apr; 35(4): 356–363.

Filippi A, Pohl Y, von Arx T. Decoronation of an anky-losed tooth for preservation of alveolar bone prior to implant placement. Dent Traumatol. **2001** Apr; 17(2): 93–95.

Foong JK, Judge RB, Palamara JE, Swain MV. Fracture resistance of titanium and zirconia abutments: an in vitro study. J Prosthet Dent. **2013** May; 109(5): 304–312.

Forsberg CM. Facial morphology and ageing: a longitudinal cephalometric investigation of young adults. Eur J Orthod. **1979**; 1(1): 15–23.

Forsberg CM, Eliasson S, Westergren H. Face height and tooth eruption in adults—a 20-year follow-up investigation. Eur J Orthod. **1991** Aug; 13(4): 249–254.

Francetti L, Trombelli L, Lombardo G, Guida L, Cafiero C, Roccuzzo M, Carusi G, Del Fabbro M. Evaluation of efficacy of enamel matrix derivative in the treatment of intrabony defects: a 24-month multicenter study. Int J Periodontics Restorative Dent. **2005** Oct; 25(5): 461–473.

Franz S, Rammelt S, Scharnweber D, Simon JC. Immune responses to implants—a review of the implications for the design of immunomodulatory biomaterials. Biomaterials. **2011** Oct; 32(28): 6692–6709.

Frost NA, Mealey BL, Jones AA, Huynh-Ba G. Periodontal Biotype: Gingival Thickness as It Relates to Probe Visibility and Buccal Plate Thickness. J Periodontol. **2015** Oct; 86(10): 1141–1149.

Froum SJ. Dental implant complications: etiology, prevention, and treatment. Hoboken: Wiley-Blackwell, **2010**.

Fu JH, Yeh CY, Chan HL, Tatarakis N, Leong DJ, Wang HL. Tissue biotype and its relation to the underlying bone morphology. J Periodontol. **2010** Apr; 81(4): 569–574.

Fu JH, Oh TJ, Benavides E, Rudek I, Wang HL. A randomized clinical trial evaluating the efficacy of the sandwich bone augmentation technique in increasing buccal bone thickness during implant placement surgery: I. Clinical and radiographic parameters. Clin Oral Implants Res. **2014** Apr; 25(4): 458–467.

Fuentealba R, Jofré J. Esthetic failure in implant dentistry. Dent Clin North Am. **2015** Jan; 59(1): 227–246.

Fugazzotto PA. Success and failure rates of osseointegrated implants in function in regenerated bone for 6 to 51 months: a preliminary report. Int J Oral Maxillofac Implants. **1997** Jan–Feb; 12(1): 17–24.

Fugazzotto PA. Shorter implants in clinical practice: rationale and treatment results. Int J Oral Maxillofac Implants. **2008** May–Jun; 23(3): 487–496.

Fujihara K, Kotaki M, Ramakrishna S. Guided bone regeneration membrane made of polycaprolactone/calcium carbonate composite nano-fibers. Biomaterials. **2005** Jul; 26(19): 4139–4147.

Fürhauser R, Florescu D, Benesch T, Haas R, Mailath G, Watzek G. Evaluation of soft tissue around single-tooth implant crowns: the pink esthetic score. Clin Oral Implants Res. **2005** Dec; 16(6): 639–644.

Furze D, Byrne A, Donos N, Mardas N. Clinical and esthetic outcomes of single-tooth implants in the anterior maxilla. Quintessence Int. **2012** Feb; 43(2): 127–134.

Furze D, Byrne A, Alam S, Wittneben JG. Esthetic outcome of implant supported crowns with and without peri-implant conditioning using provisional fixed prosthesis: a randomized controlled clinical trial. Clin Implant Dent Relat Res. **2016** Dec; 18(6): 1153–1162.

Gahlert M, Gudehus T, Eichhorn S, Steinhauser E, Kniha H, Erhardt W. Biomechanical and histomorphometric comparison between zirconia implants with varying surface textures anc a titanium implant in the maxilla of miniature pigs. Clin Oral Implants Res. **2007** Oct; 18(5): 662–668.

Gahlert M, Röhling S, Sprecher CM, Kniha H, Milz S, Bormann K. In vivo performance of zirconia and titanium implants: a histomorphometric study in mini pig maxillae. Clin Oral Implants Res. **2012** Mar; 23(3): 281–286.

Gahlert M, Burtscher D, Pfundstein G, Grunert I, Kniha H, Röhling S. Dental zirconia implants up to three years in function: a retrospective clinical study and evaluation of prosthetic restorations and failures. Int J Oral Maxillofac Implants. **2013** May–Jun; 28(3): 896–904.

Gahlert M, Kniha H, Weingart D, Schild S, Gellrich NC, Bormann KH. A prospective clinical study to evaluate the performance of zirconium dioxide dental implants in single-tooth gaps. Clin Oral Implants Res. **2016** Dec; 27(12): e176–e184.

Gallucci GO, Belser UC, Bernard JP, Magne P. Modeling and characterization of the CEJ for optimization of esthetic implant design. Int J Periodontics Restorative Dent. **2004** Feb; 24(1): 19–29.

Gallucci GO, Guex P, Vinci D, Belser UC. Achieving natural-looking morphology and surface textures in anterior ceramic fixed rehabilitations. Int J Periodontics Restorative Dent. **2007** Apr; 27(2): 117–125.

Gallucci GO, Grütter L, Nedir R, Bischof M, Belser UC. Esthetic outcomes with porcelain-fused-to-ceramic and all-ceramic single-implant crowns: a randomized clinical trial. Clin Oral Implants Res. **2011** Jan; 22(1): 62–69.

Gapski R, Neugeboren N, Pomeranz AZ, Reissner MW. Endosseous implant failure influenced by crown cementation: A clinical case report. Int J Oral Maxillofac Implants. **2008** Sep–Oct; 23(5): 943–946.

Garber DA, Belser UC. Restoration-driven implant placement with restoration-generated site development. Compend Contin Educ Dent. **1995** Aug; 16(8): 796, 798–802, 804.

Garcia LT, Verrett RG. Metal-ceramic restorations--custom characterization with pink porcelain. Compend Contin Educ Dent. **2004** Apr; 25(4): 242–246.

Gelb DA. Immediate implant surgery: three-year retrospective evaluation of 50 consecutive cases. Int J Oral Maxillofac Implants. **1993**; 8(4): 388–399.

Giannobile WV, Somerman MJ. Growth and amelogenin-like factors in periodontal wound healing. A systematic review. Ann Periodontol. **2003** Dec; 8(1): 193–204.

Giannopoulou C, Bernard JP, Buser D, Carrel A, Belser, UC. Effect of intracrevicular restoration margins on peri-implant health: clinical, biochemical, and microbiologic findings around esthetic implants up to 9 years. Int J Oral Maxillofac Implants. **2003** Mar–Apr; 18(2): 173–181.

Gielkens PF, Schortinghuis J, de Jong JR, Paans AM, Ruben JL, Raghoebar GM, Stegenga B, Bos RR. The influence of barrier membranes on autologous bone grafts. J Dent Res. **2008** Nov; 87(11): 1048–1052.

Gigandet M, Bigolin G, Faoro F, Bürgin W, Brägger U. Implants with original and non-original abutment connections. Clin Implant Dent Relat Res. **2014** Apr; 16(2): 303–311.

Gittens RA, Scheideler L, Rupp F, Hyzy SL, Geis-Gerstorfer J, Schwartz Z, Boyan BD. A review on the wettability of dental implant surfaces. II: Biological and clinical aspects. Acta Biomater. **2014** Jul; 10(7): 2907–2918.

Glauser R, Sailer I, Wohlwend A, Studer S, Schibli M, Schärer P. Experimental zirconia abutments for implant-supported single-tooth restorations in esthetically demanding regions: 4-year results of a prospective clinical study. Int J Prosthodont. **2004** May–Jun; 17: 285–290.

Gobbato L, Paniz G, Mazzocco F, Chierico A, Tsukiyama T, Levi PA Jr, Weisgold AS. Significance of crown shape in the replacement of a central incisor with a single implant-supported crown. Quintessence Int. **2013** May; 44(5): 407–413.

Goldberg VM, Stevenson S. The biology of bone grafts. Semin Arthroplasty. **1993** Apr; 4(2): 58–63.

Goldberg M, Langer R, Jia X. Nanostructured materials for applications in drug delivery and tissue engineering. J Biomater Sci Polym Ed. **2007**; 18(3): 241–268.

Goodacre CJ. Gingival esthetics. J Prosthet Dent. **1990** Jul; 64(1): 1–12.

Gorski JP. Biomineralization of bone: a fresh view of the roles of non-collagenous proteins. Front Biosci (Landmark Ed). **2011** Jun 1; 16: 2598–2621.

Gotfredsen K, Berglundh T, Lindhe J. Anchorage of titanium implants with different surface characteristics: an experimental study in rabbits. Clin Implant Dent Relat Res. **2000**; 2(3): 120–128.

Gottlow J, Dard M, Kjellson F, Obrecht M, Sennerby L. Evaluation of a new titanium-zirconium dental implant: a biomechanical and histological comparative study in the mini pig. Clin Implant Dent Relat Res. **2012** Aug; 14: 538–545.

Graziani F, Gennai S, Cei S, Ducci F, Discepoli N, Carmignani A, Tonetti M. Does enamel matrix derivative application provide additional clinical benefits in residual periodontal pockets associated with suprabony defects? A systematic review and meta-analysis of randomized clinical trials. J Clin Periodontol. **2014** Apr; 41(4): 377–386.

Greene PR. The flexible gingival mask: an aesthetic solution in periodontal practice. Br Dent J. **1998** Jun 13; 184(11): 536–540.

Greenstein G, Greenstein B, Cavallaro J, Elian N, Tarnow D. Flap advancement: practical techniques to attain tension-free primary closure. J Periodontol. **2009** Jan; 80(1): 4–15.

Griffin JD Jr. Excellence in photography: heightening dentist-ceramist communication. Dent Today. **2009** Jul; 28(7): 124–127.

Grossmann Y, Levin L. Success and survival of single dental implants placed in sites of previously failed implants. J Periodontol. **2007** Sep; 78(9): 1670–1674.

Grunder U, Polizzi G, Goené R, Hatano N, Henry P, Jackson WJ, , Kawamura K, Köhler S, Renouard F, Rosenberg R, Triplett G, Werbitt M, Lithner B. A 3-year prospective multicenter follow-up report on the immediate and delayed-immediate placement of implants. Int J Oral Maxillofac Implants. **1999** May–Apr; 14(2): 210–216.

Grunder U. Stability of the mucosal topography around single-tooth implants and adjacent teeth: 1-year results. Int J Periodontics Restorative Dent. **2000** Feb; 20(1): 11–17.

Grunder U, Gracis S, Capelli M. Influence of the 3-D bone-to-implant relationship on esthetics. Int J Periodontics Restorative Dent. **2005** Apr; 25(2): 113–119.

Grunder U. Ideale Schnittführung. In: Grunder U (ed). Implantate in der ästhetischen Zone: Ein Behandlungskonzept step-by step. Berlin: Quintessenz, **2015**. 326–350.

Gruskin E, Doll BA, Futrell FW, Schmitz JP, Hollinger JO. Demineralized bone matrix in bone repair: history and use. Adv Drug Deliv Rev. **2012** Sep; 64(12): 1063–1077.

Grütter L, Belser UC. Implant loading protocols for the partially edentulous esthetic zone. Int J Oral Maxillofac Implants. **2009**; 24 (Suppl): 169–179.

Gurtner GC, Werner S, Barrandon Y, Longaker MT. Wound repair and regeneration. Nature. **2008** May 15; 453(7193): 314–321.

Haack JE, Sakaguchi RL, Sun T, Coffey KP. Elongation and preload stress in dental implant abutment screws. Int J Oral Maxillofac Implants. **1995** Sep–Oct; 10(5): 529–536.

Haag P, Nilner K. Bonding between titanium and dental porcelain: A systematic review. Acta Odontol Scand. **2010** May; 68(3): 154–164.

Haj-Ali R, Walker MP. A provisional fixed partial denture that simulates gingival tissue at the pontic-site defect. J Prosthodont. **2002** Mar; 11(1): 46–48.

Hallman M, Thor A. Bone substitutes and growth factors as an alternative/complement to autogenous bone for grafting in implant dentistry. Periodontol 2000. **2008**; 47: 172–192.

Hamilton A, Judge RB, Palamara JE, Evans C. Evaluation of the fit of CAD/CAM abutments. Int J Prosthodont. **2013** Jul–Aug; 26(4): 370–380.

Hämmerle CH, Jung RE. Bone augmentation by means of barrier membranes. Periodontol 2000. **2003**; 33: 36–53.

Hämmerle CH, Chen ST, Wilson TG Jr. Consensus statements and recommended clinical procedures regarding the placement of implants in extraction sockets. Int J Oral Maxillofac Implants. **2004**; 19 (Suppl): 26–28.

Hämmerle CH, Araújo MG, Simion M. Evidence-based knowledge on the biology and treatment of extraction sockets. Clin Oral Implants Res. **2012** Feb; 23 (Suppl 5): 80–82.

Hämmerle CH, Cordaro L, van Assche N, Benic GI, Bornstein M, Gamper F, Gotfredsen K, Harris D, Hürzeler M, Jacobs R, Kapos T, Kohal RJ, Patzelt SB, Sailer I, Tahmaseb A, Vercruyssen M, Wismeijer D. Digital technologies to support planning, treatment, and fabrication processes and outcome assessments in implant dentistry. Summary and consensus statements. The 4th EAO Consensus Conference 2015. Clin Oral Implants Res. **2015** Sep; 26 (Suppl 11): 97–101.

Han CH, Johansson CB, Wennerberg A, Albrektsson T. Quantitative and qualitative investigations of surface enlarged titanium and titanium alloy implants. Clin Oral Implants Res. **1998** Feb; 9(1): 1–10.

Hannon SM, Colvin CJ, Zurek DJ. Selective use of gingival-toned ceramics: case reports. Quintessence Int. **1994** Apr; 25(4): 233–238.

Harris D, Buser D, Dula K, et al. EAO Guidelines for the use of diagnostic imaging in implant dentistry. Clin Oral Implants Res. **2002**; 13: 566–570.

Harris D, Horner K, Gröndahl K, Jacobs R, Helmrot E, Benic GI, Bornstein MM, Dawood A, Quirynen M. EAO guidelines for the use of diagnostic imaging in Implant Dentistry 2011: A consensus workshop organized by the European Association for Osseointegration at the Medical University of Warsaw. Clin Oral Implants Res. **2012** Nov; 23(11): 1243–1253.

Heij DG, Opdebeeck H, van Steenberghe D, Kokich VG, Belser U, Quirynen M. Facial development, continuous tooth eruption, and mesial drift as compromising factors for implant placement. Int J Oral Maxillofac Implants. **2006** Nov–Dec; 21(6): 867–878.

Heitz-Mayfield LJ, Huynh-Ba G. History of treated periodontitis and smoking as risks for implant therapy. Int J Oral Maxillofac Implants. **2009**; 24 (Suppl): 39–68.

Heitz-Mayfield LJ, Mombelli A. The therapy of peri-implantitis: a systematic review. Int J Oral Maxillofac Implants. **2014**; 29 (Suppl): 325–345. (**a**)

Heitz-Mayfield LJ, Needleman I, Salvi GE, Pjetursson BE. Consensus statements and clinical recommendations for prevention and management of biologic and technical implant complications. Int J Oral Maxillofac Implants. **2014**; 29 Suppl: 346–350. (**b**)

Hermann JS, Buser D. Guided bone regeneration for dental implants. Curr Opin Periodontol. **1996** May–Jun; 3: 168–177.

Hermann JS, Cochran DL, Nummikoski PV, Buser D. Crestal bone changes around titanium implants. A radiographic evaluation of unloaded nonsubmerged and submerged implants in the canine mandible. J Periodontol. **1997** Nov: 68(11): 1117–1130.

Hermann JS, Buser D, Schenk RK, Cochran DL. Crestal bone changes around titanium implants. A histometric evaluation of unloaded non-submerged and submerged implants in the canine mandible. J Periodontol. **2000** Sep; 71(9): 1412–1424.

Hermann JS, Buser D, Schenk RK. Biologic width around one- and two-piece titanium implants. Clin Oral Implants Res. **2001** Dec; 12(6): 559–571.

Higginbottom FL, Wilson TG Jr. Three-dimensional templates for placement of root-form dental implants: a technical note. Int J Oral Maxillofac Implants. **1996** Nov–Dec; 11(6): 787–793.

Hinds KF. Custom impression coping for an exact registration of the healed tissue in the esthetic implant restoration. Int J Periodontics Restorative Dent. **1997** Dec; 17(6): 584–591.

Hinds KF. Intraoral digital impressions to enhance implant esthetics. Compend Contin Educ Dent. **2014** Sep; 35 (3 Suppl): 25–33.

Hisbergues M, Vendeville S, Vendeville P. Zirconia: Established facts and perspectives for a biomaterial in dental implantology. J Biomed Mater Res B Appl Biomater. **2009** Feb; 88(2): 519–529.

Hjørting-Hansen E. Bone grafting to the jaws with special reference to reconstructive preprosthetic surgery. A historical review. Mund Kiefer Gesichtschir. **2002** Jan; 6(1): 6–14.

Ho WF, Chen WK, Wu SC, Hsu HC. Structure, mechanical properties, and grindability of dental Ti-Zr alloys. J Mater Sci Mater Med. **2008** Oct; 19: 3179–3186.

Hochman MN, Chu SJ, Tarnow DP. Maxillary anterior papilla display during smiling: a clinical study of the interdental smile line. Int J Periodontics Restorative Dent. **2012** Aug; 32(4): 375–383.

Holtzclaw D, Toscano N, Eisenlohr L, Callan D. The safety of bone allografts used in dentistry: a review. J Am Dent Assoc. **2008** Sep; 139(9): 1192–1199.

Horowitz R, Holtzclaw D, Rosen PS. A review on alveolar ridge preservation following tooth extraction. J Evid Based Dental Pract. **2012** Sep; 12(3): 149–160.

Huang ZM, Zhang YZ, Kotaki M, Ramakrishna S. A review on polymer nanofibers by electrospinning and their applications in nanocomposites. Compos Sci Technol. **2003** Nov; 63(15): 2223–2253.

Hürzeler MB, Quiñones CR, Schupbach P. Guided bone regeneration around dental implants in the atrophic alveolar ridge using a bioresorbable barrier. An experimental study in the monkey. Clin Oral Implants Res. **1997** Aug; 8(4): 323–331.

Hürzeler MB, Kohal RJ, Naghshbandi J, Mota LF, Conradt J, Hutmacher D, Caffesse RG. Evaluation of a new bioresorbable barrier to facilitate guided bone regeneration around exposed implant threads. An experimental study in the monkey. Int J Oral Maxillofac Surg. **1998** Aug; 27(4): 315–320.

Hürzeler MB, Fickl S, Zuhr O, Wachtel H. Clinical failures and shortfalls of immediate implant procedures. Eur J Esthet Dent. **2006** Aug; 1(2): 128–140.

Hürzeler MB, Zuhr O, Schupbach P, Rebele SF, Emmanouilidis N, Fickl S. The socket-shield technique: a proof-of-principle report. J Clin Periodontol. **2010** Sep; 37(9): 855–862.

Huynh-Ba G, Pjetursson BE, Sanz M, Cecchinato D, Ferrus J, Lindhe J, Lang NP. Analysis of the socket bone wall dimensions in the upper maxilla in relation to immediate implant placement. Clin Oral Implants Res. **2010** Jan; 21(1): 37–42.

Hwang D, Wang HL. Flap thickness as a predictor of root coverage: a systematic review. J Periodontol. **2007** Oct; 77(10): 1625–1634.

Iasella JM, Greenwell H, Miller RL, Hill M, Drisko C, Bohra AA, Scheetz JP. Ridge preservation with freeze-dried bone allograft and a collagen membrane compared to extraction alone for implant site development: a clinical and histologic study in humans. J Periodontol. **2003** Jul; 74(7): 990–999.

Ikarashi Y, Toyoda K, Kobayash E, Doi H, Yoneyama T, Hamanaka H, Tsuchiya T. Improved biocompatibility of titanium-zirconium (Ti-Zr) alloy: tissue reaction and sensitization to Ti-Zr alloy compared with pure Ti and Zr in rat implantation study. Mater Trans. **2005**; 46(10): 2260–2267.

Intini G. The use of platelet-rich plasma in bone reconstruction therapy. Biomaterials. **2009** Oct; 30(28): 4956–4966.

Ioannidis A, Gallucci GO, Jung RE, Borzangy S, Hämmerle CH, Benic GI. Titanium-zirconium narrow-diameter versus titanium regular-diameter implants for anterior and premolar single crowns: 3-year results of a randomized controlled clinical study. J Clin Periodontol. **2015** Nov; 42(11): 1060–1070.

Ishikawa-Nagai S, Da Silva JD, Weber HP, Park SE. Optical phenomenon of peri-implant soft tissue. Part II. Preferred implant neck color to improve soft tissue esthetics. Clin Oral Implants Res. **2007** Oct; 18(5): 575–580.

Jacobs R, Pittayapat P, van Steenberghe D, De Mars G, Gijbels F, Van Der Donck A, Li L, Liang X, Van Assche N, Quirynen M, Naert I. A split-mouth comparative study up to 16 years of two screw-shaped titanium implant systems. J Clin Periodontol. **2010** Dec; 37(12): 1119–1127.

Jacques LB, Coelho AB, Hollweg H, Conti PC. Tissue sculpturing: an alternative method for improving esthetics of anterior fixed prosthodontics. J Prosthet Dent. **1999** May; 81(5): 630–633.

Jaime APG, de Vasconcellos DK, Mesquita AM, Kimpara ET, Bottino MA. Effect of cast rectifiers on the marginal fit of UCLA abutments. Journal of Applied & Oral Science. **2007** Jun; 15(3): 169–174.

Januário AL, Barriviera M, Duarte WR. Soft tissue cone-beam computed tomography: a novel method for the measurement of gingival tissue and the dimensions of the dentogingival unit. J Esthet Restor Dent. **2008**; 20(6): 366–373.

Januário AL, Duarte WR, Barriviera M, Mesti JC, Araújo MG, Lindhe J. Dimension of the facial bone wall in the anterior maxilla: a cone-beam computed tomography study. Clin Oral Implants Res. **2011** Oct; 22(10): 1168–1171.

Jemt T. Regeneration of gingival papillae after single-implant treatment. Int J Periodontics Restorative Dent. **1997** Aug; 17(4): 326–333.

Jemt T, Johansson J. Implant treatment in the edentulous maxillae: a 15-year follow-up study on 76 consecutive patients provided with fixed prostheses. Clin Implant Dent Relat Res. **2006**; 8(2): 61–69.

Jensen SS, Aaboe M, Pinholt EM, Hjorting-Hansen E, Melsen F, Ruyter IE. Tissue reaction and material characteristics of four bone substitutes. Int J Oral Maxillofac Implants. **1996** Jan–Feb; 11(1): 55–66.

Jensen J, Joss A, Lang NP. The smile line of different ethnic groups depending on age and gender. Acta Med Dent Helv. **1999**; 4: 38–46.

Jensen SS, Broggini N, Weibrich G, Hjørting-Hansen E, Schenk R, Buser D. Bone regeneration in standardized bone defects with autografts or bone substitutes in combination with platelet concentrate: a histologic and histomorphometric study in the mandibles of minipigs. Int J Oral Maxillofac Implants. **2005** Sep–Oct; 20(5): 703–12.

Jensen SS, Broggini N, Hjørting-Hansen E, Schenk R, Buser D. Bone healing and graft resorption of autograft, anorganic bovine bone and beta-tricalcium phosphate. A histologic and histomorphometric study in the mandibles of minipigs. Clin Oral Implants Res. **2006** Jun; 17(3): 237–243.

Jensen SS, Yeo A, Dard M, Hunziker E, Schenk R, Buser D. Evaluation of a novel biphasic calcium phosphate in standardized bone defects: a histologic and histomorphometric study in the mandibles of minipigs. Clin Oral Implants Res. **2007** Dec; 18(6): 752–760.

Jensen SS, Terheyden H. Bone augmentation procedures in localized defects in the alveolar ridge: clinical results with different bone grafts and bone-substitute materials. Int J Oral Maxillofac Implants, **2009**; 24 (Suppl): 218–236.

Jensen SS, Bosshardt DD, Gruber R, Buser D. Long-term stability of contour augmentation in the esthetic zone. Histologic and histomorphometric evaluation of 12 human biopsies 14 to 80 months after augmentation. J Periodontol. **2014** Nov; 85(11): 1–15.

Jensen SS, Gruber R, Buser D, Bosshardt DD. Osteoclast-like cells on deproteinized bovine bone mineral and biphasic calcium phosphate: light and transmission electron microscopical observations. Clin Oral Implants Res. **2015** Aug; 26(8): 859–864.

Jimbo R, Naito Y, Galli S, Berner S, Dard M, Wennerberg A. Biomechanical and histomorphometrical valuation of TiZr alloy implants: an in vivo study in the rabbit. Clin Implant Dent Relat Res. **2015** Oct; 17 (Suppl 2): e670–e678.

Joda T, Wittneben JG, Brägger U. Digital implant impressions with the Individualized Scanbody Technique for emergence profile support. Clin Oral Implants Res. **2014** Mar; 25(3): 395–397.

Joda, T, Bürki A, Bethge S, Brägger U, Zysset O. Stiffness, strength, and failure modes of implant-supported monolithic lithium disilicate crowns: influence of titanium and zirconia abutments. Int J Oral Maxillofac Implants. **2015** Nov–Dec; 30(6): 1272–1279.

Johansson CB, Han CH, Wennerberg A, Albrektsson T. A quantitative comparison of machined commercially pure titanium and titanium-aluminum-vanadium implants in rabbit bone. Int J Oral Maxillofac Implants. **1998** May–Jun; 13(3): 315–321.

Jones AR, Martin W. Comparing pink and white esthetic scores to layperson perception in the single-tooth implant patient. Int J Oral Maxillofac Implants. **2014** Nov–Dec; 29(6): 1348–1353.

Jovanovic SA, Spiekermann H, Richter EJ. Bone regeneration around titanium dental implants in dehisced defect sites: a clinical study. Int J Oral Maxillofac Implants. **1992** Summer; 7(2): 233–245.

Jovanovic SA, Nevins M. Bone formation utilizing titanium-reinforced barrier membranes. Int J Periodontics Restorative Dent. **1995** Feb; 15(1): 56–69.

Jung RE, Siegenthaler DW, Hämmerle CH. Postextraction tissue management: a soft tissue punch technique. Int J Periodontics Restorative Dent. **2004** Dec; 24(6): 545–553. (**a**)

Jung R. Replacement of an upper right central incisor with a regular neck implant restored with an all- ceramic crown, cemented. In: Belser U, Buser D, Hämmerle C, Jung R, Martin W, Morton D, Schmid B. ITI Treatment Guide, Vol. 1. Implant therapy in the esthetic zone: single-tooth replacements. Editors: Belser U, Buser D, Wismeijer D. Berlin: Quintessence, **2006**. (**b**)

Jung RE, Cochran DL, Domken O, Seibl R, Jones AA, Buser D, Hämmerle CH. The effect of matrix bound parathyroid hormone on bone regeneration. Clin Oral Implants Res. **2007** Jun; 18(3): 319–325.

Jung RE, Sailer I, Hämmerle CH, Attin T, Schmidlin P. In vitro color changes of soft tissues caused by restorative materials. Int J Periodontics Restorative Dent. **2007** Jun; 27(3): 251–257.

Jung RE, Thoma DS, Hämmerle CH. Assessment of the potential of growth factors for localized alveolar ridge augmentation: a systematic review. J Clin Periodontol. **2008** Sep; 35 (8 Suppl): 255–281.

Jung RE, Holderegger C, Sailer I, Khraisat , Suter A, Hämmerle CH. The effect of all-ceramic and porcelain-fused-to-metal restorations on marginal peri-implant soft tissue color: a randomized controlled clinical trial. Int J Periodontics Restorative Dent. **2008** Aug; 28(4): 357–365.

Jung RE, Schneider D, Ganeles J, Wismeijer D, Zwahlen M, Hämmerle CH, Tahmaseb A. Computer technology applications in surgical implant dentistry: a systematic review. Int J Oral Maxillofac Implants. **2009**; 24 (Suppl): 92–109.

Jung RE, Zembic A, Pjetursson BE, Zwahlen M, Thoma DS. Systematic review of the survival rate and the incidence of biological, technical, and aesthetic complications of single crowns on implants reported in longitudinal studies with a mean follow-up of 5 years. Clin Oral Implants Res. **2012** Oct; 23 (Suppl 6): 2–21.

Jung RE, Fenner N, Hämmerle CH, Zitzmann NU. Long-term outcome of implants placed with guided bone regeneration (GBR) using resorbable and non-resorbable membranes after 12–14 years. Clin Oral Implants Res. **2013** Oct; 24(10): 1065–1073. (H365)

Jung RE, Philipp A, Annen BM, Signorelli L, Thoma DS, Hämmerle CH, Attin T, Schmidlin P. Radiographic evaluation of different techniques for ridge preservation after tooth extraction: a randomized controlled clinical trial. J Clin Periodontol. **2013** Jan; 40(1): 90–98. (**b**)

10章 参考文献

Kaitsas R, Paolone MG, Paolone G. Guided orthodontic regeneration: a tool to enhance conventional regenerative techniques in implant surgery. Int Orthod. **2015** Dec; 13(4): 539–554.

Kamalakidis S, Paniz G, Kang KH, Hirayama H. Nonsurgical management of soft tissue deficiencies for anterior single implant-supported restorations: a clinical report. J Prosthet Dent. **2007** Jan; 97(1): 1–5.

Kan JY, Rungcharassaeng K, Umezu K, Kois JC. Dimensions of peri-implant mucosa: an evaluation of maxillary anterior single implants in humans. J Periodontol. **2003** Apr; 74(4): 557–562.

Kan JY, Rungcharassaeng K, Umezu K, Kois JC. Dimensions of peri-implant mucosa: an evaluation of maxillary anterior single implants in humans. J Periodontol. **2003** Apr; 74(4): 557–562. (**a**)

Kan JY, Rungcharassaeng K. Interimplant papilla preservation in the esthetic zone: a report of six consecutive cases. Int J Periodontics Restorative Dent. **2003** Jun; 23(3): 249–259. (**b**)

Kan JY, Rungcharassaeng K, Sclar A, Lozada JL. Effects of the facial osseous defect morphology on gingival dynamics after immediate tooth replacement and guided bone regeneration: 1-year results. J Oral Maxillofac Surg. **2007** Jul; 65 (7 Suppl 1): 13–19.

Kan JY, Rungcharassaeng K, Fillman M, Caruso J. Tissue architecture modification for anterior implant esthetics: an interdisciplinary approach. Eur J Esthet Dent. **2009** Summer; 4(2): 104–117. (**a**)

Kan JY, Rungcharassaeng K, Morimoto T, Lozada J. Facial gingival tissue stability after connective tissue graft with single immediate tooth replacement in the esthetic zone: Consecutive case report. J Oral Maxillofac Surg. **2009**; 67: 40–48. (**b**)

Kan JY, Morimoto T, Rungcharassaeng K, Roe P, Smith DH. Gingival biotype assessment in the esthetic zone: visual versus direct measurement. Int J Periodontics Restorative Dent. **2010** Jun; 30(3): 237–243.

Kan JYK, Roe P, Rungcharassaeng K, Patel RD, Waki T, Lozada JL, Zimmerman G. Classification of sagittal root position in relation to the anterior maxillary osseous housing for immediate implant placement: a cone beam computed tomography study. Int J Oral Maxillofac Implants. **2011** Jul; 26(4): 873–876.

Kapos T, Evans C. CAD/CAM technology for implant abutments, crowns, and superstructures. Int J Oral Maxillofac Implants. **2014**; 29 (Suppl): 117–136.

Karageorgiou V, Kaplan D. Porosity of 3D biomaterial scaffolds and osteogenesis. Biomaterials. **2005** Sep; 26(27): 5474–5491.

Karl M, Krafft T, Kelly JR. Fracture of a narrow-diameter roxolid implant: clinical and fractographic considerations. Int J Oral Maxillofac Implants. **2014** Sep–Oct; 29(5): 1193–1196.

Karoussis IK, Brägger U, Salvi GE, Burgin W, Lang NP. Effect of implant design on survival and success rates of titanium oral implants: a 10-year prospective cohort study of the ITI Dental Implant System. Clin Oral Implants Res. **2004** Feb; 15(1): 8–17.

Kassolis JD, Baer ML, Reynolds MA. The segmental osteotomy in the management of malposed implants: a case report and literature review. J Periodontol. **2003** Apr; 74(4): 529–536.

Keith JD, Jr., Petrungaro P, Leonetti JA, Elwell CW, Zeren KJ, Caputo C, Nikitakis NG, Schopf C, Warner MM. Clinical and histologic evaluation of a mineralized block allograft: results from the developmental period (2001–2004). Int J Periodontics Restorative Dent. **2006** Aug; 26(4): 321–327.

Kelly JR, Denry I. Stabilized zirconia as a structural ceramic: An overview. Dent Mater. **2008** Mar; 24(3): 289–298.

Kelly JR, Benetti P. Ceramic materials in dentistry: historical evolution and current practice. Aust Dent J. **2011** Jun; 56 (Suppl): 84–96.

Khan SN, Bostrom MP, Lane JM. Bone growth factors. Orthop Clin North Am. **2000** Jul; 31(3): 375–388.

Khoury F, Hanser T. Mandibular bone block harvesting from the retromolar region: a 10-year prospective clinical study. Int J Oral Maxillofac Implants. **2015** May–Jun; 30(3): 688–397.

Kim TH, Cascione D, Knezevic A. Simulated tissue using a unique pontic design: a clinical report. J Prosthet Dent. **2009** Oct; 102(4): 205–210. (**a**)

Kim BS, Kim YK, Yun PY, Yi YJ, Lee HJ, Kim SG, Son JS. Evaluation of peri-implant tissue response according to the presence of keratinized mucosa. Oral Surg Oral Med Oral Pathol Oral Radiol Endod. **2009** Mar; 107(3): e24–28. (**b**)

Kim TH, Cascione D, Knezevic A, Nowzari H. Restoration using gingiva-colored ceramic and a ridge lap pontic with circumferential pressure: a clinical report. J Prosthet Dent. **2010** Aug; 104(2): 71–76.

Klein MO, Schiegnitz E, Al-Nawas B. Systematic review on success of narrow-diameter dental implants. Int J Oral Maxillofac Implants. **2014**; 29 (Suppl): 43–54.

Kleinheinz J, Büchter A, Kruse-Lösler B, Weingart D, Joos U. Incision design in implant dentistry based on vascularization of the mucosa. Clin Oral Implants Res. **2005** Oct, 16(5): 518–523.

Klinge B, Meyle J. Peri-implant tissue destruction. The Third EAO Consensus Conference. Clin Oral Implants Res. **2012** Oct; 23 (Suppl 6): 108–110.

Klokkevold PR. Cone beam computed tomography for the dental implant patient. J Calif Dent Assoc. **2015** Sep; 43(9): 521–530.

Klotz MW, Taylor TD, Goldberg AD. Wear at the titanium-zirconia implant-abutment interface: a pilot study. Int J Oral Maxillofac Implants. **2011** Sep–Oct; 26(5): 970–975.

Kobayashi E, Matsumoto S, Doi H, Yoneyama T, Hamanaka H. Mechanical properties of the binary titanium-zirconium alloys and their potential for biomedical materials. J Biomed Mater Res. **1995** Aug; 29(8): 943–950.

Kohal RJ, Weng D, Bächle M, Strub JR. Loaded custom-made zirconia and titanium implants show similar osseointegration: an animal experiment. J Periodontol. **2004** Sep; 75(9): 1262–1268.

Kois JC. Predictable single tooth peri-implant esthetics: five diagnostic keys. Compend Contin Educ Dent. **2001** Mar; 22(3): 199–206.

Kokich VO Jr, Kiyak HA, Shapiro PA. Comparing the perception of dentists and lay people to altered dental esthetics. J Esthet Dent. **1999**; 11(6): 311–324.

Kolk A, Handschel J, Drescher W, Rothamel D, Kloss F, Blessmann M, Heiland M, Wolff KD, Smeets R. Current trends and future perspectives of bone substitute materials—from space holders to innovative biomaterials. J Craniomaxillofa Surg. **2012** Dec; 40(8): 706–718.

Komiyama A, Klinge B, Hultin M. Treatment outcome of immediately loaded implants installed in edentulous jaws following computer-assisted virtual treatment planning and flapless surgery. Clin Oral Implants Res. **2008** Jul; 19(7): 677–685.

Koutouzis T, Neiva R, Lipton D, Lundgren T. The effect of interimplant distance on peri-implant bone and soft-tissue dimensional changes: a nonrandomized, prospective, 2-year follow-up study. Int J Oral Maxillofac Implants. **2015** Jul–Aug; 30(4): 900–908.

Krennmair G, Piehslinger E, Wagner H. Status of teeth adjacent to single-tooth implants. Int J Prosthodont. **2003** Sep–Oct; 16(5): 524–528.

Kuchler U, von Arx T. Horizontal ridge augmentation in conjunction with or prior to implant placement in the anterior maxilla: a systematic review. Int J Oral Maxillofac Implants. **2014**; 29 (Suppl): 14–24.

Lang NP, Berglundh T, Working Group 4 of Seventh European Workshop on Periodontology. Periimplant diseases: where are we now?—Consensus of the Seventh European Workshop on Periodontology. J Clin Periodontol. **2011** Mar; 38 (Suppl 11): 178–181.

Langer B. Spontaneous in situ gingival augmentation. Int J Periodontics Restorative Dent. **1994** Dec; 14(6): 524–535.

Langer L, Langer B, Salem D. Unintentional root fragment retention in proximity to dental implants: a series of six human case reports. Int J Periodontics Restorative Dent. **2015** May–Jun; 35(3): 305–313.

Lanyon LE. Osteocytes, strain detection, bone modeling and remodeling. Calcif Tissue Int. **1993**; 53 (Suppl 1): S102–S106; discussion S106–S107.

Lazzara RJ. Immediate implant placement into extraction sites: surgical and restorative advantages. Int J Periodontics Restorative Dent. **1989**; 9(5): 332–343.

Lazzara RJ, Porter SS. Platform switching: a new concept in implant dentistry for controlling postrestorative crestal bone levels. Int J Periodontics Restorative Dent. **2006** Feb; 26(1): 9–17.

Le Guéhennec L, Soueidan A, Layrolle P, Amouriq Y. Surface treatments of titanium dental implants for rapid osseointegration. Dent Mater. **2007** Jul; 23(7): 844–854.

Lee K, Silva EA, Mooney DJ. Growth factor delivery-based tissue engineering: general approaches and a review of recent developments. J R Soc Interface. **2011** Feb 6; 8(55): 153–170.

LeGeros RZ, Lin S, Rohanizadeh R, Mijares D, LeGeros JP. Biphasic calcium phosphate bioceramics: preparation, properties and applications. J Mater Sci Mater Med. **2003** Mar; 14(3): 201–209.

LeGeros RZ. Calcium phosphate-based osteoinductive materials. Chem Rev. **2008** Nov; 108(11): 4742–4753.

Lekholm U, Gunne J, Henry P, Higuchi K, Lindén U, Bergström C, van Steenberghe D. Survival of the Brånemark implant in partially edentulous jaws: a 10-year prospective multicenter study. Int J Oral Maxillofac Implants. **1999** Sep–Oct; 14(5): 639–645.

Levin L, Schwartz-Arad D. The effect of cigarette smoking on dental implants and related surgery. Implant Dent. **2005** Dec; 14(4): 357–361.

Levine RA, Huynh-Ba G, Cochran DL. Soft tissue augmentation procedures for mucogingival defects in esthetic sites. Int J Oral Maxillofac Implants. **2014**; 29 (Suppl): 155–185.

Lewis S, Beumer J 3rd, Hornburg W, Moy P. The "UCLA" abutment. Int J Oral Maxillofac Implants. **1998** Fall; 3(3): 183–189.

Liao S, Wang W, Uo M, Ohkawa S, Akasaka T, Tamura K, Cui F, Watari F. A three-layered nano-carbonated hydroxyapatite/collagen/PLGA composite membrane for guided tissue regeneration. Biomaterials. **2005** Dec; 26(36): 7564–7571.

Lin GH, Chan HL, Wang HL. The significance of keratinized mucosa on implant health: a systematic review. J Periodontol. **2013** Dec; 84(12): 1755–1767. (a)

Lin WS, Harris BT, Morton D. Use of implant-supported interim restorations to transfer periimplant soft tissue profiles to a milled polyurethane definitive cast. J Prosthet Dent. **2013** May; 109(5): 333–337.

Lin WS, Harris B, Zandinejad A, Martin WC, Morton D. Use of prefabricated titanium abutments and customized anatomic lithium disilicate structures for cement-retained implant restorations in the esthetic zone. J Prosthet Dent. **2014** Mar; 111(3): 181–185.

Lindeboom JA, Tjiook Y, Kroon FH. Immediate placement of implants in periapical infected sites: a prospective randomized study in 50 patients. Oral Surg Oral Med Oral Pathol Oral Radiol Endod. **2006** Jun; 101(6): 705–710.

Lindfors LT, Tervonen EA, Sándor GK, Ylikontiola LP. Guided bone regeneration using a titanium-reinforced ePTFE membrane and particulate autogenous bone: the effect of smoking and membrane exposure. Oral Surg Oral Med Oral Pathol Oral Radiol Endod. **2010** Jun; 109(6): 825–830.

Lindhe J, Socransky SS, Nyman S, Westfelt E. Dimensional alteration of the periodontal tissues following therapy. Int J Periodontics Restorative Dent. **1987**; 7(2): 9–21.

Lindhe J, Meyle J. Peri-implant diseases: Consensus Report of the Sixth European Workshop on Periodontology. J Clin Periodontol. **2008** Sep; 35 (8 Suppl): 282–285.

Lindquist LW, Carlsson GE, Jemt T. A prospective 15-year follow-up study of mandibular fixed prostheses supported by osseointegrated implants. Clinical results and marginal bone loss. Clin Oral Implants Res. **1996** Dec; 7(4): 329–336.

Linkevicius T, Apse P. Influence of abutment material on stability of peri-implant tissues: a systematic review. Int J Oral Maxillofac Implants. **2008** May–Jun; 23(3): 449–456.

Linkevicius T, Vindasiute E, Puisys A, Peciuliene V. The influence of margin location on the amount of undetected cement excess after delivery of cement-retained implant restorations. Clin Oral Implants Res. **2011** Dec; 22(12): 1379–1384.

Linkevicius T, Vindasiute E, Puisys A, Linkeviciene L, Maslova N, Puriene A. The influence of the cementation margin position on the amount of undetected cement. A prospective clinical study. Clin Oral Implants Res. **2013** Jan; 24(1): 71–76.

Linkevicius T, Vaitelis J. The effect of zirconia or titanium as abutment material on soft peri-implant tissues: a systematic review and meta-analysis. Clin Oral Implants Res. **2015** Sep; 26 (Suppl 11): 139–147.

Lops D, Chiapasco M, Rossi A, Bressan E, Romeo E. Incidence of inter-proximal papilla between a tooth and an adjacent immediate implant placed into a fresh extraction socket: 1-year prospective study. Clin Oral Implants Res. **2008** Nov; 19(11): 1135–1140.

Lorenzana ER, Allen EP. The single-incision palatal harvest technique: a strategy for esthetics and patient comfort. Int J Periodontics Restorative Dent. **2000** Jun; 20(3): 297–305.

Lozano FE. Overview of dental photography. Lab communication: Part 1. Forum Implantologicum. **2014**; 10(1): 84–87.

Lozano FE. Overview of dental photography: white balance explained. Forum Implantologicum. **2015**; 11(2): 122–125. (**a**)

Lozano FE, Gonzaga LH. Overview of dental photography. Lab Communication: Part 2. Complex elements of lab communication. Forum Implantologicum. **2015**; 11(1): 40–43. (**b**)

Lughi V, Sergo V. Low temperature degradation—aging—of zirconia: a critical review of the relevant aspects in dentistry. Dent Mater. **2010** Aug; 26(8): 807–820.

Lutolf MP, Lauer-Fields JL, Schmoekel HG, Metters AT, Weber FE, Fields GB, Hubbell JA. Synthetic matrix metalloproteinase-sensitive hydrogels for the conduction of tissue regeneration: engineering cell-invasion characteristics. Proc Natl Acad Sci U S A. **2003** Apr 29; 100(9): 5413–5418.

Lutolf MP, Hubbell JA. Synthetic biomaterials as instructive extracellular microenvironments for morphogenesis in tissue engineering. Nat Biotechnol. **2005** Jan; 23(1): 47–55.

Machtei EE. The effect of membrane exposure on the outcome of regenerative procedures in humans: a meta-analysis. J Periodontol. **2001** Apr; 72(4): 512–516.

Machtei EE, Mahler D, Oettinger-Barak O, Zuabi O, Horwitz J. Dental implants placed in previously failed sites: survival rate and factors affecting the outcome. Clin Oral Implants Res. **2008** Mar; 19(3): 259–264.

Maeda Y, Miura J, Taki I, Sogo M. Biomechanical analysis on platform switching: is there any biomechanical rationale? Clin Oral Implants Res. **2007** Oct; 18(5): 581–584.

Magne P, Belser UC (eds). Bonded porcelain restorations in the anterior dentition: a biomimetic approach. Chicago: Quintessence, **2002**.

Maiorana C, Beretta M, Salina S, Santoro F. Reduction of autogenous bone graft resorption by means of Bio-Oss coverage: a prospective study. Int J Periodontics Restorative Dent. **2005** Feb; 25(1): 19–25.

Mankoo T. Maintenance of interdental papillae in the esthetic zone using multiple immediate adjacent implants to restore failing teeth—a report of ten cases at 2 to 7 years follow-up. European Journal of Esthetic Dentistry. **2008** Winter; 3(4): 304–322.

Manzano-Moreno FJ, Herrera-Briones FJ, Linares-Recatala M, Ocaña-Peinado FM, Reyes-Botella C, Vallecillo-Capilla MF. Bacterial contamination levels of autogenous bone particles collected by 3 different techniques for harvesting intraoral bone grafts. J Oral Maxillofac Surg. **2015** Mar; 73(3): 424–429.

Mao JJ, Giannobile WV, Helms JA, Hollister SJ, Krebsbach PH, Longaker MT, Shi S. Craniofacial tissue engineering by stem cells. J Dent Res. **2006** Nov; 85(11): 966–979.

Mardinger O, Ben Zvi Y, Chaushu G, Nissan J, Manor Y. A retrospective analysis of replacing dental implants in previously failed sites. Oral Surg Oral Med Oral Pathol Oral Radiol. **2012** Sep; 114(3): 290–293.

Markus SJ. Interim esthetic restorations in conjunction with anterior implants. J Prosthet Dent. **1999** Aug; 82(2): 233–236.

Martin W, Morton D, Buser D. Pre-operative analysis and prosthetic treatment planning in esthetic implant dentistry. In: Belser U, Buser D, Hämmerle C, Jung R, Martin W, Morton D, Schmid B. ITI Treatment Guide, Vol. 1. Implant therapy in the esthetic zone: single-tooth replacements. Editors: Belser U, Buser D, Wismeijer D. Berlin: Quintessence, **2006**.

Martin WC, Pollini A, Morton D. The influence of restorative procedures on esthetic outcomes in implant dentistry: a systematic review. Int J Oral Maxillofac Implants. **2014**; 29 (Suppl): 142–154.

Marx RE, Carlson ER, Eichstaedt RM, Schimmele SR, Strauss JE, Georgeff KR. Platelet-rich plasma: Growth factor enhancement for bone grafts. Oral Surg Oral Med Oral Pathol Oral Radiol Endod. **1998** Jun; 85(6): 638–646.

Matarasso S, Iorio Siciliano V, Aglietta M, Andreuccetti G, Salvi GE. Clinical and radiographic outcomes of a combined resective and regenerative approach in the treatment of peri-implantitis: a prospective case series. Clin Oral Implants Res. **2014** Jul; 25(7): 761–767.

Mattheos N, Janda MS. Exotic encounters with dental implants: managing complications with unidentified systems. Aust Dent J. **2012** Jun; 57(2): 236–242.

McAllister BS, Haghighat K. Bone augmentation techniques. J Periodontol. **2007** Mar; 78(3): 377–396.

McClure MJ, Sell SA, Simpson DG, Walpoth BH, Bowlin GL. A three-layered electrospun matrix to mimic native arterial architecture using polycaprolactone, elastin, and collagen: a preliminary study. Acta Biomater. **2010** Jul; 6(7): 2422–2433.

Meijer HJ, Stellingsma K, Meijndert L, Raghoebar GM. A new index for rating aesthetics of implant-supported single crowns and adjacent soft tissues—the Implant Crown Aesthetic Index. Clin Oral Implants Res. **2005** Dec; 16(6): 645–649.

Mendelson MR. Effective laboratory communication··· it's a two-way street. Dent Today. **2006** Jul; 25(7): 96–98.

Michaeli E, Weinberg I, Nahlieli O. Dental implants in the diabetic patient: systemic and rehabilitative considerations. Quintessence Int. **2009** Sep; 40(8): 639–645.

Miguel BS, Ghayor C, Ehrbar M, Jung RE, Zwahlen RA, Hortschansky P, Schmoekel HG, Weber FE. N-methyl pyrrolidone as a potent bone morphogenetic protein enhancer for bone tissue regeneration. Tissue Eng Part A. **2009** Oct; 15(10): 2955–2963.

Milella E, Ramires PA, Brescia E, La Sala G, Di Paola L, Bruno V. Physicochemical, mechanical, and biological properties of commercial membranes for GTR. J Biomed Mater Res. **2001**; 58(4): 427–435.

Miron RJ, Hedbom E, Saulacic N, Zhang Y, Sculean A, Bosshardt DD, Buser D. Osteogenic potential of autogenous bone grafts harvested with four different surgical techniques. J Dent Res. **2011** Dec; 90(12): 1428–1433.

Miron RJ, Gruber R, Hedbom E, Saulacic N, Zhang Y, Sculean A, Bosshardt DD, Buser D. Impact of bone harvesting techniques on cell viability and the release of growth factors of autografts. Clin Implant Dent Relat Res. **2013** Aug; 15(4): 481–489.

Mitrani R, Adolfi D, Tacher, S. implant-supported restorations in the esthetic zone: understanding the biology. J Esthet Restor Dent. **2005**; 17(4): 211–223.

Miyakawa O, Watanabe K, Okawa S, Nakano S, Kobayashi M, Shiokawa N. Layered structure of cast titanium surface. Dental Mater J. **1989** Dec; 8(2): 175–185.

Mombelli A, Wick P. Peri-implantitis treated by an antimicrobial and regenerative approach. In: Nrägger U, Heitz-Mayfield LJA. ITI Treatment Guide, Vol. 8. Biological and hardware complications in implant dentistry. Editors: Wismeijer D, Buser D, Chen S. Berlin: Quintessence, **2015**.

Montoya-Salazar V, Castillo-Oyagüe R, Torres-Sánchez C, Lynch CD, Gutiérrez-Pérez JL, Torres-Lagares D. Outcome of single immediate implants placed in post-extraction infected and non-infected sites, restored with cemented crowns: a 3-year prospective study. J Dent. **2014** Jun; 42(6): 645–652.

Moráguez OD, Belser UC. The use of polytetrafluoroethylene tape for the management of screw access channels in implant-supported prostheses. J Prosthet Dent. **2010** Mar; 103(3): 189–191.

Moraschini V, Barboza ES. Effect of autologous platelet concentrates for alveolar socket preservation: a systematic review. Int J Oral Maxillofac Surg. **2015** May; 44(5): 632–641.

Morris HF, Ochi S, Winkler S. Implant survival in patients with type 2 diabetes: placement to 36 months. Ann Periodontol. **2000** Dec; 5(1): 157–165.

Morton D, Bornstein MM, Wittneben JG, Martin WC, Ruskin JD, Hart CN, Buser D. Early loading after 21 days of healing of nonsubmerged titanium implants with a chemically modified sandblasted and acid-etched surface: Two-year results of a prospecive two-center study. Implant Dent Relat Res. **2010** Mar; 12(1): 9–17.

Morton D, Chen ST, Martin WC, Levine RA, Buser D. Consensus statements and recommended clinical procedures regarding optimizing esthetic outcomes in implant dentistry. Int J Oral Maxillofac Implants. **2014**; 29 (Suppl): 216–220.

Moskowitz EM, Sheridan JJ, Celenza F Jr, Tovilo K, Muñoz AM. Essix appliances. Provisional anterior prosthesis for pre and post implant patients. N Y State Dent J. **1997** Apr; 63(4): 32–35.

Moy PK, Medina D, Shetty V, Aghaloo TL. Dental implant failure rates and associated risk factors. Int J Oral Maxillofac Implants. **2005** Jul–Aug; 20(4): 569–577.

Müller HP, Heinecke A, Schaller N, Eger T. Masticatory mucosa in subjects with different periodontal phenotypes. J Clin Periodontol. **2000** Sep; 27(9): 621–626.

Müller F, Al-Nawas B, Storelli S, Quirynen M, Hicklin S, Castro-Laza J, Bassetti R, Schimmel M, Roxolid Study Group. Small-diameter titanium grade IV and titanium-zirconium implants in edentulous mandibles: five-year results from a double-blind, randomized controlled trial. BMC Oral Health. **2015** Oct 12; 15(1): 123.

Nauta A, Gurtner G, Longaker MT. Wound healing and regenerative strategies. Oral Dis. **2011** Sep; 17(6): 541–549.

Nemcovsky CE, Artzi Z. Comparative study of buccal dehiscence defects in immediate, delayed, and late maxillary implant placement with collagen membranes: clinical healing between placement and second-stage surgery. J Periodontol. **2002** Jul; 73(7): 754–761.

10章 参考文献

Nickenig HJ, Wichmann M, Schlegel KA, Nkenke E, Eitner S. Radiographic evaluation of marginal bone levels adjacent to parallel-screw cylinder machined-neck implants and rough-surfaced microthreaded implants using digitized panoramic radiographs. Clin Oral Implants Res. **2009** Jun; 20(6): 550–554.

Nissan J, Mardinger O, Calderon S, Romanos GE, Chaushu G. Cancellous bone block allografts for the augmentation of the anterior atrophic maxilla. Clin Implant Dent Relat Res. **2011** Jun; 13(2): 104–111.

Nyström E, Nilson H, Gunne J, Lundgren S. A 9–14 year follow-up of onlay bone grafting in the atrophic maxilla. Int J Oral Maxillofac Surg. **2009** Feb; 38(2): 111–116.

Oates TW, Valderrama P, Bischof M, Nedir R, Jones A, Simpson J, Toutenburg H, Cochran DL. Enhanced implant stability with a chemically modified SLA surface: a randomized pilot study. Int J Oral Maxillofac Implants. **2007** Sep–Oct; 22(5): 755–760.

Oliva J, Oliva X, Oliva JD. Five-year success rate of 831 consecutively placed Zirconia dental implants in humans: a comparison of three different rough surfaces. Int J Oral Maxillofac Implants. **2010** Mar–Apr; 25(2): 336–344.

Olsson M, Lindhe J. Periodontal characteristics in individuals with varying form of the upper central incisors. J Clin Periodontol **1991** Jan; 18(1): 78–82.

Osburn RC. Preservation of the alveolar ridge: a simplified technique for retaining teeth beneath removable appliances. J Indiana State Dent Assoc. **1974** Jan–Feb; 53(1): 8–11.

Ozaki W, Buchman SR. Volume maintenance of onlay bone grafts in the craniofacial skeleton: microarchitecture versus embryologic origin. Plast Reconstr Surg. **1998** Aug; 102(2): 291–299.

Palacci P, Nowzari H. Soft tissue enhancement around dental implants. Periodontol 2000. **2008**; 47: 113–132.

Pallesen L, Schou S, Aaboe M, Hjørting-Hansen E, Nattestad A, Melsen F. Influence of particle size of autogenous bone grafts on the early stages of bone regeneration: a histologic and stereologic study in rabbit calvarium. Int J Oral Maxillofac Implants. **2002** Jul–Aug; 17(4): 498–506.

Palmer SH, Gibbons CL, Athanasou NA. The pathology of bone allograft. J Bone Joint Surg Br. **1999** Mar; 81(2): 333–335.

Park SE, Da Silva JD, Weber HP, Ishikawa-Nagai S. Optical phenomenon of peri-implant soft tissue. Part I. Spectrophotometric assessment of natural tooth gingiva and peri-implant mucosa. Clin Oral Implants Res. **2007** Oct; 18(5): 569–474.

Park SH, Lee KW, Oh TJ, Misch CE, Shotwell J, Wang HL. Effect of absorbable membranes on sandwich bone augmentation. Clin Oral Implants Res. **2008** Jan; 19(1): 32–41.

Park JC, Kim CS, Choi SH, Cho KS, Chai JK, Jung UW. Flap extension attained by vertical and periosteal-releasing incisions: a prospective cohort study. Clin Oral Implants Res. **2012** Aug; 23(8): 993–998.

Patras M, Martin W. Simplified custom impression post for implant-supported restorations. J Prosthet Dent. **2016** May; 115(5): 556–559.

Pauletto N, Lahiffe BJ, Walton JN. Complications associated with excess cement around crowns on osseointegrated implants: a clinical report. Int J Oral Maxillofac Implants. **1999** Nov–Dec; 14(6): 865–868.

Payer M, Heschl A, Koller M, Arnetzl G, Lorenzoni M, Jakse N. All-ceramic restoration of zirconia two-piece implants—a randomized controlled clinical trial. Clin Oral Implants Res. **2015** Apr; 26(4): 371–376.

Peixoto A, Marques TM, Correia A. Gingival biotype characterization—a study in a Portuguese sample. Int J Esthet Dent. **2015** Winter; 10(4): 534–546.

Piattelli A, Scarano A, Russo P, Matarasso S. Evaluation of guided bone regeneration in rabbit tibia using bioresorbable and non-resorbable membranes. Biomaterials. **1996** Apr; 17(8): 791–796.

Piattelli M, Favero GA, Scarano A. Orsini G, Piattelli A. Bone reactions to anorganic bovine bone (Bio-Oss) used in sinus augmentation procedures: a histologic long-term report of 20 cases in humans. Int J Oral Maxillofac Implants. **1999** Nov–Dec; 14(6): 835–840.

Piattelli A, Vrespa G, Petrone G, Iezzi G, Annibali S, Scarano A. Role of the microgap between implant and abutment: a retrospective histologic evaluation in monkeys. J Periodontol. **2003** Mar; 74(3): 346–352.

Pjetursson BE, Tan K, Lang NP, Brägger U, Egger M, Zwahlen M. A systematic review of the survival and complication rates of fixed partial dentures (FPDs) after an observation period of at least 5 years. Clin Oral Implants Res. **2004** Dec; 15(8): 625–642.

Pjetursson BE, Asgeirsson AG, Zwahlen M, Sailer I. Improvements in implant dentistry over the last decade: comparison of survival and complication rates in older and newer publications. Int J Oral Maxillofac Implants. **2014**; 29 (Suppl): 308–324.

Polack MA. Simple method of fabricating an impression coping to reproduce peri-implant gingiva on the master cast. J Prosthet Dent. **2002** Aug; 88(2): 221–223.

Polimeni G, Albandar JM, Wikesjö UM. Prognostic factors for alveolar regeneration: effect of space provision. J Clin Periodontol. **2005** Sep; 32(9): 951–954.

Pontoriero R, Wennström J, Lindhe J. The use of barrier membranes and enamel matrix proteins in the treatment of angular bone defects. A prospective controlled clinical study. J Clin Periodontol. **1999** Dec; 26(12): 833–840.

Priest GF, Lindke L. Gingival-colored porcelain for implant-supported prostheses in the aesthetic zone. Pract Periodontics Aesthet Dent. **1998** Nov–Dec; 10(9): 1231–1240.

Priest G. Virtual-designed and computer-milled implant abutments. J Oral Maxillofac Surg. **2005** Sep; 63(9 Suppl 2): 22–32.

Priest GF. The esthetic challenge of adjacent implants. J Oral Maxillofac Surg. **2007** Jul; 65 (7 Suppl 1): 2–12.

Proussaefs P, Lozada J. The use of resorbable collagen membrane in conjunction with autogenous bone graft and inorganic bovine mineral for buccal/labial alveolar ridge augmentation: a pilot study. J Prosthet Dent. **2003** Dec; 90(6): 530–538.

Qahash M, Susin C, Polimeni G, Hall J, Wikesjö UM. Bone healing dynamics at buccal peri-implant sites. Clin Oral Implants Res. **2008** Feb; 19(2): 166–172.

Rathe F, Junker R, Chesnutt BM, Jansen JA. The effect of enamel matrix derivative (Emdogain) on bone formation: a systematic review. Tissue Eng Part B Rev. **2009** Sep; 15(3): 215–224.

Reddi AH. Morphogenesis and tissue engineering of bone and cartilage: inductive signals, stem cells, and biomimetic biomaterials. Tissue Eng. **2000** Aug; 6(4): 351–359.

Richter WA, Ueno H. Relationship of crown margin placement to gingival inflammation. J Prosthet Dent. **1973** Aug; 30(2): 156–161.

Rocchietta I, Simion M, Hoffmann M, Trisciuoglio D, Benigni M, Dahlin C. Vertical bone augmentation with an autogenous block or particles in combination with guided bone regeneration: a clinical and histological preliminary study in humans. Clin Implant Dent Relat Res. **2016** Feb; 18(1): 19–29.

Roccuzzo M, Bunino M, Needleman I, Sanz M. Periodontal plastic surgery for treatment of localized gingival recessions: a systematic review. J Clin Periodontol. **2002**; 29 (Suppl 3): 178–194; discussion 195–196.

Roccuzzo M, Gaudioso L, Bunino M, Dalmasso P. Surgical treatment of buccal soft tissue recessions around single implants: 1-year results from a prospective pilot study. Clin Oral Implants Res. **2014** Jun; 25(6): 641–646.

Roe P, Kan JY, Rungcharassaeng K, Caruso JM, Zimmerman G, Mesquida J. Horizontal and vertical dimensional changes of peri-implant facial bone following immediate placement and provisionalization of maxillary anterior single implants: a 1-year cone beam computed tomography study. Int J Oral Maxillofac Implants. **2012** Mar–Apr; 27(2): 393–400.

10章 参考文献

Roffi A, Filardo G, Kon E, Marcacci M. Does PRP enhance bone integration with grafts, graft substitutes, or implants? A systematic review. BMC Musculoskelet Disord. **2013** Nov 21; 14: 330.

Röhling S, Meng B, Cochren D. Sandblasted and acid etched implant surfaces with or without high surface free energy —＋H482 experimental and clinical background. In: Wennerberg A, Albrektsson T, Jimbo R: Implant surfaces and their biological and clinical impact. Springer Science, **2014**.

Romanos GE, Javed F. Platform switching minimises crestal bone loss around dental implants: truth or myth? J Oral Rehabil. **2014** Sep; 41(9): 700–708.

Roos-Jansåker AM, Renvert H, Lindahl C, Renvert S. Surgical treatment of peri-implantitis using a bone substitute with or without a resorbable membrane: a prospective cohort study. J Clin Periodontol. **2007** Jul; 34(7): 625–632.

Rothamel D, Schwarz F, Sager M, Herten M, Sculean A, Becker J. Biodegradation of differently cross-linked collagen membranes: an experimental study in the rat. Clin Oral Implants Res. **2005** Jun; 16(3): 369–378.

Rothamel D, Schwarz F, Fienitz T, Smeets R, Dreiseidler T, Ritter L, Happe A, Zöller J. Biocompatibility and biodegradation of a native porcine pericardium membrane: results of in vitro and in vivo examinations. Int J Oral Maxillofac Implants. **2012** Jan–Feb; 27(1): 146–154.

Rotstein I, Zalkind M, Mor C, Tarabeah A, Friedman S. In vitro efficacy of sodium perborate preparations used for intracoronal bleaching of discolored non-vital teeth. Endod Dent Traumatology. **1991** Aug; 7(4): 177–180.

Rungcharassaeng K, Kan Joseph YK, Yoshino S, Morimoto T, Zimmerman G. Immediate implant placement and provisionalization with and without a von-nective tissue graft: an analysis of facial gingival tissue thickness. Int J Periodontics Restorative Dent. **2012** Dec; 32(6): 657–663.

Sadrimanesh R, Siadat H, Sadr-Eshkevari P, Monzavi A, Maurer P, Rashad A. Alveolar bone stress around implants with different abutment angulation: an FE-analysis of anterior maxilla. Implant Dent. **2012** Jun; 21(3): 196–201.

Sailer I, Zembic A, Jung RE, Hämmerle CH, Mattiola A. Single-tooth implant reconstructions: esthetic factors influencing the decision between titanium and zirconia abutments in anterior regions. Eur J Esthet Dent. **2007** Autumn; 2(3): 296–310.

Sailer I, Philipp A, Zembic A, Pjetursson BE, Hämmerle CH, Zwahlen M. A systematic review of the performance of ceramic and metal implant abutments supporting fixed implant reconstructions. Clin Oral Implants Res. **2009** Sep; 20 (Suppl 4): 4–31. (**a**)

Sailer I, Sailer T, Stawarczyk B, Jung RE, Hämmerle CH. In vitro study of the influence of the type of connection on the fracture load of zirconia abutments with internal and external implant-abutment connections. Int J Oral Maxillofac Implants. **2009** Sep–Oct; 24(2): 850–858. (**b**)

Sailer I, Mühlemann S, Zwahlen M, Hämmerle CH, Schneider D. Cemented and screw-retained implant reconstructions: a systematic review of the survival and complication rates. Clin Oral Implants Res. **2012** Oct; 23 (Suppl 6): 163–201.

Sailer I, Fehmer V, Ioannidis A, Hämmerle CH, Thoma DS. Threshold value for the perception of color changes of human gingiva. Int J Periodontics Restorative Dent. **2014** Nov–Dec; 34(6): 757–762.

Sailer I, Makarov NA, Thoma DS, Zwahlen M, Pjetursson BE. All-ceramic or metal-ceramic tooth-supported fixed dental prostheses (FDPs)? A systematic review of the survival and complication rates. Part I: Single crowns (SCs). Dent Mater. **2014** Jun; 31(6): 603–623.

Salama H, Salama M, Kelly J. The orthodontic-periodontal connection in implant site development. Pract Periodontics Aesthet Dent. **1996** Nov–Dec; 8(9): 923–932.

Salama M, Coachman C, Garber D, Calamita M, Salama H, Cabral G. Prosthetic gingival reconstruction in the fixed partial restoration. Part 2: diagnosis and treatment planning. Int J Periodontics Restorative Dent. **2009** Dec; 29(6): 573–581.

Salvi GE, Brägger U. Mechanical and technical risks in implant therapy. Int J Oral Maxillofac Implants. **2009**; 24 Suppl: 69–85.

Salvi GE, Zitzmann NU. The effects of anti-infective preventive measures on the occurrence of biologic implant complications and implant loss: a systematic review. Int J Oral Maxillofac Implants. **2014**; 29 (Suppl): 292–307.

Sanavi F, Weisgold AS, Rose LF. Biologic width and its relation to periodontal biotypes. J Esthet Dent. **1998**; 10(3): 157–163.

Santling HJ, Raghoebar GM, Vissink A, den Fartog L, Meijer HJ. Performance of the Straumann Bone Level Implant System for anterior single-tooth replacement in augmented and nonaugmented sites: a prospective cohort study with 60 consecutive patients. Clin Oral Implants Res. **2013** Aug; 24(8): 941–948.

Santosa RE, Martin W, Morton D. Effects of a cementing technique in addition to luting agent on the uniaxial retention force of a single-tooth implant-supported restoration: an in vitro study. Int J Oral Maxillofac Implants. **2010** Nov–Dec; 25(6): 1145–1152.

Sanz M, Lorenzo R, Aranda JJ, Martin C, Orsini M. Clinical evaluation of a new collagen matrix (Mucograft prototype) to enhance the width of keratinized tissue in patients with fixed prosthetic restorations: a randomized prospective clinical trial. J Clin Peridontol. **2009** Oct; 36(10): 868–876.

Sanz I, Garcia-Gargallo M, Herrera D, Martin C, Figuero E, Sanz M. Surgical protocols for early implant placement in post-extraction sockets: a systematic review. Clin Oral Implants Res. **2012** Feb; 23 (Suppl 5): 67–79.

Sanz-Sánchez I, Ortiz-Vigón A, Sanz-Martín I, Figuero E, Sanz M. Effectiveness of lateral bone augmentation on the alveolar crest dimension: a systematic review and meta-analysis. J Dent Res. **2015** Sep; 94 (9 Suppl): 128S–142S.

Saulacic N, Bosshardt DD, Bornstein MM, Berner S, Buser D. Bone apposition to a titanium-zirconium alloy implant, as compared to two other titanium-containing implants. Eur Cell Mater. **2012** Apr 10; 23: 273–286; discussion 286–288.

Saulacic N, Erdösi R, Bosshardt DD, Gruber R, Buser D. Acid and alkaline etching of sandblasted zirconia implants: a histomorphometric study in miniature pigs. Clin Implant Dent Relat Res. **2014** Jun; 16(3): 312–322.

Sbordone L, Toti P, Menchini-Fabris GB, Sbordone C, Piombino P, Guidetti F. Volume changes of autogenous bone grafts after alveolar ridge augmentation of atrophic maxillae and mandibles. Int J Oral Maxillofac Surg. **2009** Oct; 38(19): 1059–1065.

Scarano A, Piattelli M, Caputi S, Favero GA, Piattelli A. Bacterial adhesion on commercially pure titanium and zirconium oxide disks: an in vivo human study. J Periodontol. **2004** Feb; 75(2): 292–206.

Schenk RK, Buser D, Hardwick WR, Dahlin C. Healing pattern of bone regeneration in membrane-protected defects: a histologic study in the canine mandible. Int J Oral Maxillofac Implants. **1994** Jan–Feb; 9(1): 13–29.

Schimmel M, Srinivasan M, Herrmann F.R., Müller F. Loading protocols for implant-supported overdentures in the edentulous jaw: a systematic review and meta-analysis. Int J Oral Maxillofac Implants. **2014**; 29 (Suppl): 271–286.

Schlegel AK, Möhler H, Busch F, Mehl A. Preclinical and clinical studies of a collagen membrane (Bio-Gide). Biomaterials. **1997** Apr; 18(7): 535–538.

Schliephake H. Bone growth factors in maxillofacial skeletal reconstruction. Int J Oral Maxillofac Surg. **2002** Oct; 31(5): 469–484.

Schneider D, Grunder U, Ender A, Hämmerle CH, Jung RE. Volume gain and stability of peri-implant tissue following bone and soft tissue augmentation: 1-year results from a prospective cohort study. Clin Oral Implants Res. **2011** Jan; 22(1): 28–37.

10章　参考文献

Schneider D, Weber FE, Grunder U, Andreoni C, Burkhardt R, Jung RE. A randomized controlled clinical multicenter trial comparing the clinical and histological performance of a new, modified polylactide-co-glycolide acid membrane to an expanded polytetrafluorethylene membrane in guided bone regeneration procedures. Clin Oral Implants Res. **2014** Feb; 25(2): 150–158.

Schoenbaum TR, Han TJ. Direct custom implant impression copings for the preservation of the pontic receptor site architecture. J Prosthet Dent. **2012** Mar; 107(3): 203–206.

Schroeder A, Pohler O, Sutter F. [Tissue reaction to an implant of a titanium hollow cylinder with a titanium surface spray layer]. SSO Schweiz Monatsschr Zahnheilkd. **1976**; 86: 713–727.

Schroeder A, Sutter F, Krekeler G. Oral implantology: basics, ITI hollow cylinder system. New York: Thieme, **1991**.

Schropp L, Isidor F. Papilla dimension and soft tissue level after early vs. delayed placement of single-tooth implants: 10-year results from a randomized controlled clinical trial. Clin Oral Implants Res. **2015** Mar; 26(3): 278–286.

Schrott AR, Jimenez M, Hwang JW, Fiorellini J, Weber HP. Five-year evaluation of the influence of keratinized mucosa on peri-implant soft-tissue health and stability around implants supporting full-arch mandibular fixed prostheses. Clin Oral Implants Res. **2009** Oct; 20(10): 1170–1177.

Schulte W, Kleineikenscheidt H, Lindner K, Schareyka R. [The Tübingen immediate implant in clinical studies.] Dtsch Zahnärztl Z. **1978**; 33(5): 348–359.

Schwartz-Arad D, Levin L, Sigal L. Surgical success of intraoral autogenous block onlay bone grafting for alveolar ridge augmentation. Implant Dent. **2005** Jun; 14(2): 131–138.

Schwartz-Arad D, Bichacho N. Effect of age on single implant submersion rate in the central maxillary incisor region: a long-term retrospective study. Clin Implant Dent Relat Res. **2015** Jun; 17(3): 509–514.

Schwarz F, Ferrari D, Herten M, Mihatovic I, Wieland M, Sager M, Becker J. Effects of surface hydrophilicity and microtopography on early stages of soft and hard tissue integration at non-submerged titanium implants: an immunohistochemical study in dogs. J Periodontol. **2007** Nov; 78(11): 2171–2184.

Schwarz F, Rothamel D, Herten M, Ferrari D, Sager M, Becker J. Lateral ridge augmentation using particulated or block bone substitutes biocoated with rhGDF-5 and rhBMP-2: an immunohistochemical study in dogs. Clin Oral Implants Res. **2008** Jul; 19(7): 642–652.

Schwarz F, Sahm N, Schwarz K, Becker J. Impact of defect configuration on the clinical outcome following surgical regenerative therapy of peri-implantitis. J Clin Periodontol. **2010** May; 37(5): 449–455.

Sclar AG. Guidelines for flapless surgery. J Oral Maxillofac Surg. **2007** Jul; 65 (7 Suppl 1): 20–32.

Sculean A, Donos N, Blaes A, Lauermann M, Reich E, Brecx M. Comparison of enamel matrix proteins and bioabsorbable membranes in the treatment of intrabony periodontal defects. A split-mouth study. J Periodontol. **1999** Mar; 70(3): 255–262.

Sculean A, Gruber R, Bosshardt DD. Soft tissue wound healing around teeth and dental implants. J Clin Periodontol. **2014** Apr; 41 (Suppl 15): S6–S22.

Shegarfi H, Reikeras O. Review article: bone transplantation and immune response. J Orthop Surg (Hong Kong). **2009** Aug; 17(2): 206–211.

Shin YK, Han CH, Heo SJ, Kim S, Chun HJ. Radiographic evaluation of marginal bone level around implants with different neck designs after 1 year. Int J Oral Maxillofac Implants. **2006** Sep–Oct; 21(5): 789–794.

Shor A, Schuler R, Goto Y. Indirect implant-supported fixed provisional restoration in the esthetic zone: fabrication technique and treatment workflow. J Esthet Restor Dent. **2008**; 20(2): 82–95.

Siddiqi A, Kieser JA, De Silva RK, Thomson WM, Duncan WJ. Soft and hard tissue response to zirconia versus titanium one-piece implants placed in alveolar and palatal sites: a randomized control trial. Clin Implant Dent Relat Res. **2015** Jun; 17(3): 483–496.

Sigurdsson TJ, Nygaard L, Tatakis DN, Fu E, Turek TJ, Jin L, Wozney JM, Wikesjö UM. Periodontal repair in dogs: evaluation of rhBMP-2 carriers. Int J Periodontics Restorative Dent. **1996** Dec; 16(6): 524–537.

Silva TM, Salvia AC, Carvalho RF, Pagani C, Rocha DM, Silva EG. Polishing for glass ceramics: which protocol? J Prosthodont Res. **2014** Jul; 58(3): 160–170.

Simion M, Baldoni M, Rossi P, Zaffe D. A comparative study of the effectiveness of e-PTFE membranes with and without early exposure during the healing period. Int J Periodontics Restorative Dent. **1994** Apr; 14(2): 166–180. (**a**)

Simion M, Trisi P, Piattelli A. Vertical ridge augmentation using a membrane technique associated with osseointegrated implants. Int J Periodontics Restorative Dent. **1994** Dec; 14(6): 496–511. (**b**)

Simion M, Misitano U, Gionso L, Salvato A. Treatment of dehiscences and fenestrations around dental implants using resorbable and nonresorbable membranes associated with bone autografts: a comparative clinical study. Int J Oral Maxillofac Implants. **1997** Mar–Apr; 12(2): 159–167.

Simion M, Jovanovic SA, Trisi P, Scarano A, Piattelli A. Vertical ridge augmentation around dental implants using a membrane technique and autogenous bone or allografts in humans. Int J Periodontics Restorative Dent. **1998** Feb; 18(1): 8–23.

Simion M, Fontana F, Rasperini G, Maiorana C. Long-term evaluation of osseointegrated implants placed in sites augmented with sinus floor elevation associated with vertical ridge augmentation: a retrospective study of 38 consecutive implants with 1- to 7-year follow-up. Int J Periodontics Restorative Dent. **2004** Jun; 24(3): 208–221.

Simion M, Fontana F, Rasperini G, Maiorana C. Vertical ridge augmentation by expanded-polytetrafluoroethylene membrane and a combination of intraoral autogenous bone graft and deproteinized anorganic bovine bone (Bio-Oss). Clin Oral Implants Res. **2007** Oct; 18(5): 620–629.

Simion M, Rocchietta I, Fontana F, Dellavia C. Evaluation of a resorbable collagen matrix infused with rhPDGF-BB in peri-implant soft tissue augmentation: a preliminary report with 3.5 years of observation. Int J Periodontics Restorative Dent. **2012** Jun; 32(3): 273–282.

Smith DE, Zarb GA. Criteria for success of osseointegrated endosseous implants. J Prosthet Dent. **1989** Nov; 62(5): 567–572.

Sohrabi K, Mushantat A, Esfandiari S, Feine J. How successful are small-diameter implants? A literature review. Clin Oral Implants Res. **2012** May; 23(5): 515–525.

Spear FM, Kokich VG. A multidisciplinary approach to esthetic dentistry. Dent Clin North Am. **2007** Apr; 51(2): 487–505.

Speroni S, Cicciu M, Maridati P, Grossi GB, Maiorana C. Clinical investigation of mucosal thickness stability after soft tissue grafting around implants: a 3-year retrospective study. Indian J Dent Res. **2010** Oct–Dec; 21(4): 474–479.

Spin-Neto R, Stavropoulos A, Coletti FL, Pereira LA, Marcantonio E Jr, Wenzel A. Remodeling of cortical and corticocancellous fresh-frozen allogeneic block bone grafts—a radiographic and histomorphometric comparison to autologous bone grafts. Clin Oral Implants Res. **2015** Jul; 26(7): 747–752.

Spray JR, Black CG, Morris HF, Ochi S. The influence of bone thickness on facial marginal bone response: stage 1 placement through stage 2 uncovering. Ann Periodontol. **2000** Dec; 5(1): 119–128.

Springer IN, Terheyden H, Geiss S, Harle F, Hedderich J, Açil Y. Particulated bone grafts—effectiveness of bone cell supply. Clin Oral Implants Res. **2004** Apr; 15(2): 205–212.

10章 参考文献

Spyropoulou PE, Razzoog M, Sierraalta M. Restoring implants in the esthetic zone after sculpting and capturing the periimplant tissues in rest position: a clinical report. J Prosthet Dent. 2009 Dec; 102(6): 345–347.

Srinivasan M, Vazquez L, Rieder P, Moraguez O, Bernard JP, Belser UC. Survival rates of short (6 mm) micro-rough surface implants: a review of literature and meta-analysis. Clin Oral Implants Res. 2014 May; 25(5): 539–545.

Stacchi C, Costantinides F, Biasotto M, Di Lenarda R. Relocation of a malpositioned maxillary implant with piezoelectric osteotomies: a case report. Int J Periodontics Restorative Dent. 2008 Oct; 28(5): 489–495.

Stellini E, Comuzzi L, Mazzocco F, Parente N, Gobbato L. Relationships between different tooth shapes and patient's periodontal phenotype. J Periodontal Res. 2013 Oct; 48(5): 657–662.

Stenport VF, Johansson CB. Evaluations of bone tissue integration to pure and alloyed titanium implants. Clin Implant Dent Relat Res. 2008 Sep; 10(3): 191–199.

Stimmelmayr M, Edelhoff F, Guth FJ, Erdelt K, Happe A, Beuer F. Wear at the titanium-titanium and the titanium-zirconia implant-abutment interface: a comparative in vitro study. Dent Mater. 2012 Dec; 28(12): 1215–1220.

Strietzel FP, Khongkhunthian P, Khattiya R, Patchanee P, Reichart PA. Healing pattern of bone defects covered by different membrane types--a histologic study in the porcine mandible. J Biomed Mater Res B Appl Biomater. 2006 Jul(1); 78: 35–46.

Strietzel FP, Neumann K, Hertel M. Impact of platform switching on marginal peri-implant bone-level changes. A systematic review and meta-analysis. Clin Oral Implants Res. 2015 Mar; 26(3): 342–358.

Strub JR, Rekow ED, Witkowski S. Computer-aided design and fabrication of dental restorations: current systems and future possibilities. J Am Dent Assoc. 2006 Sep; 137(9): 1289–1296.

Sui X, Wei H, Wang D, Han Y, Deng J, Wang Y, Wang J, Yang J. Experimental research on the relationship between fit accuracy and fracture resistance of zirconia abutments. J Dent. 2014 Oct; 42(10): 1353–1359.

Svanborg LM. Andersson M, Wennerberg A. Surface characterization of commercial oral implants on the nanometer level. J Biomed Mater Res B Appl Biomater. 2010 Feb; 92(2): 462–469.

Tahmaseb A, Wismeijer D, Coucke W, Derksen W. Computer technology application in durgical implant dentistry: a systematic review. Int J Oral Maxillofac Implants. 2014; 29 (Suppl): 25–42.

Takei HH. The interdental space. Dent Clin North Am. 1980 Apr; 24(2): 169–176.

Tarnow DP, Cho SC, Wallace SS. The effect of inter-implant distance on the height of inter-implant bone crest. J Periodontol. 2000 Apr; 71(4): 546–549.

Tarnow D, Elian N, Fletcher P, Froum S, Magner A, Cho SC, Salama M, Salama H, Garber DA. Vertical distance from the crest of bone to the height of the interproximal papilla between adjacent implants. J Periodontol. 2003 Dec; 74(12): 1785–1788.

Tatakis DN, Chambrone L, Allen EP, Langer B, McGuire MK, Richardson CR, Zabalegui I, Zadeh HH. Periodontal soft tissue root coverage procedures: a consensus report from the AAP Regeneration Workshop. J Periodontol. 2015 Feb; 86 (2 Suppl): S52–S55.

Tettamanti S, Millen C, Gavric J, Buser D, Belser UC, Brägger U, Wittneben JG. Esthetic evaluation of implant crowns and peri-implant soft tissue in the anterior maxilla: comparison and reproducibility of three different indices. Clin Implant Dent Relat Res. 2016 Jun; 18(3): 517–526.

Teughels W, Van Assche N, Sliepen I, Quirynen M. Effect of material characteristics and/or surface topography on biofilm development. Clin Oral Implants Res. 2006 Oct; 17 (Suppl 2): 68–81.

Theoharidou, A, Petridis HP, Tzannas K, Garefis P. Abutment screw loosening in single-implant restorations: A systematic review. Int J Oral Maxillofac Implants. **2008** Jul–Aug; 23(4): 681–690.

Thoma DS, Benić GI, Zwahlen M, Hämmerle CH, Jung RE. A systematic review assessing soft tissue augmentation techniques. Clin Oral Implants Res. **2009** Sep; 20 (Suppl 4): 146–165.

Thoma DS, Jones AA, Dard M, Grize L, Obrecht M, Cochran DL. Tissue integration of a new titanium-zirconium dental implant: a comparative histologic and radiographic study in the canine. J Periodontol. **2011** Oct; 82: 1453–1461.

Thoma DS, Dard MM, Halg GA, Ramel CF, Hammerle CH, Jung RE. Evaluation of a biodegradable synthetic hydrogel used as a guided bone regeneration membrane: an experimental study in dogs. Clin Oral Implants Res. **2012** Feb; 23(2): 160–168. (**a**)

Thoma DS, Sancho-Puchades M, Ettlin DA, Hämmerle CH, Jung RE. Impact of a collagen matrix on early healing, aesthetics and patient morbidity in oral mucosal wounds—a randomized study in humans. J Clin Periodontol. **2012** Feb; 39(2); 157–165. (**b**)

Thoma DS, Buranawat B, Hämmerle CH, Held U, Jung RE. Efficacy of soft tissue augmentation around dental implants and in partially edentulous areas: a systematic review. J Clin Periodontol. **2014** Apr; 41 (Suppl 15): S77–S91. (**a**)

Thoma DS, Mühlemann S, Jung RE. Critical soft-tissue dimensions with dental implants and treatment concepts. Periodontol 2000. **2014** Oct; 66(1): 106–118. (**b**)

Thoma DS, Kruse A, Ghayor C, Jung RE, Weber FE. Bone augmentation using a synthetic hydroxyapatite/silica oxide-based and a xenogenic hydroxyapatite-based bone substitute materials with and without recombinant human bone morphogenetic protein-2. Clin Oral Implants Res. **2015** May; 26(5): 592–598.

Thoma DS, Ioannidis A, Cathomen E, Hämmerle CH, Hüsler J, Jung RE. Discoloration of the peri-implant mucosa caused by zirconia and titanium implants. Int J Periodontics Restorative Dent. **2016** Jan–Feb; 36(1): 39–45. (**a**)

Thoma DS, Zeltner M, Hilbe M, Hämmerle CH, Hüsler J, Jung RE. Randomized controlled clinical study evaluating effectiveness and safety of a volume-stable collagen matrix compared to autogenous connective tissue grafts for soft tissue augmentation at implant sites. J Clin Periodontol. **2016** Oct; 43(10): 874–875. (**b**)

Thoma DS, Brandenberg F, Fehmer V, Knechtle N, Hämmerle CH, Sailer I. The esthetic effect of veneered zirconia abutments for single-tooth implant reconstructions: a randomized controlled clinical trial. Clin Implant Dent Relat Res. **2016** Dec; 18(6): 1210–1217. (**c**)

Thomas V, Zhang X, Vohra YK. A biomimetic tubular scaffold with spatially designed nanofibers of protein/PDS bio-blends. Biotechnol Bioeng. **2008** Dec 1; 104(5): 1025–1033.

Thulasidas S, Givan DA, Lemons JE, O' Neal SJ, Ramp LC, Liu PR. Influence of implant angulation on the fracture resistance of zirconia abutments. J Prosthodont. **2015** Feb; 24(2): 127–135.

Tjan AH, Miller GD, The JG. Some esthetic factors in a smile. J Prosthet Dent. **1984** Jan; 51(1): 24–28.

Tonetti MS, Lang NP, Cortellini P, Suvan JE, Adriaens P, Dubravec D, Fonzar A, Fourmousis I, Mayfield L, Rossi R, Silvestri M, Tiedemann C, Topoll H, Vangsted T, Wallkamm B. Enamel matrix proteins in the regenerative therapy of deep intrabony defects. J Clin Periodontol. **2002** Apr; 29(4): 317–325.

Traore A, Yombi JC, Tribak K, Cornu O. Risk of virus transmission through femoral head allografts: a Belgian appraisal. J Clin Orthop Trauma. **2013** Sep; 4(3): 119–122.

Tsuji K, Bandyopadhyay A, Harfe BD, Cox K, Kakar S, Gerstenfeld L, Einhorn T, Tabin CJ, Rosen V. BMP2 activity, although dispensable for bone formation, is required for the initiation of fracture healing. Nat Genet. **2006** Dec; 38(12): 1424–1429.

10章 参考文献

Urban IA, Lozada JL, Jovanovic SA, Nagursky H, Nagy K. Vertical ridge augmentation with titanium-reinforced, dense-PTFE membranes and a combination of particulated autogenous bone and anorganic bovine bone-derived mineral: a prospective case series in 19 patients. Int J Oral Maxillofac Implants. **2014** Jan–Feb; 29(1): 185–193.

Urban IA, Monje A, Wang HL. Vertical ridge augmentation and soft tissue reconstruction of the anterior atrophic maxillae: a case series. Int J Periodontics Restorative Dent. **2015** Sep–Oct; 35(5): 613–623.

Urban IA, Lozada JL, Nagy K, Sanz M. Treatment of severe mucogingival defects with a combination of strip gingival grafts and a xenogenic collagen matrix: a prospective case series study. Int J Periodontics Restorative Dent. **2015** May–Jun; 35(3): 345–353.

Urist MR. Bone: formation by autoinduction. Science. **1965** Nov 12; 150(3698): 893–899.

Urist MR, Silverman BF, Büring K, Dubuc FL, Rosenberg JM. The bone induction principle. Clin Orthop Relat Res. **1967** Jul–Aug; 53: 243–283.

Vailati F, Belser U. Implant-supported fixed prostheses with integrated artificial gingiva for the esthetic zone: the Pink Power Concept. Forum Implantologicum. **2011**; 7(2): 108–123.

Van Assche N, Michels S, Naert I, Quirynen M. Randomized controlled trial to compare two bone substitutes in the treatment of bony dehiscences. Clin Implant Dent Relat Res. **2013** Aug; 15(4): 558–568.

van Brakel R, Noordmans HJ, Frenken J, de Roode R, de Wit GC, Cune MS. The effect of zirconia and titanium implant abutments on light reflection of the supporting soft tissues. Clin Oral Implants Res. **2011** Oct; 22(10): 1172–1178.

Van der Weijden F, Dell' Acqua F, Slot DE. Alveolar bone dimensional changes of post-extraction sockets in humans: a systematic review. J Clin Periodontol. **2009** Dec; 36(12): 1048–1058.

van Steenberghe D. Outcomes and their measurement in clinical trials of endosseous oral implants. Ann Periodontol. **1997** Mar; 2(1): 291–298.

van Steenberghe D. The use of oral implants in compromised patients. Periodontol 2000. **2003**; 33: 9–11.

Vela X, Méndez V, Rodríguez X, Segalá M, Tarnow DP. Crestal bone changes on platform-switched implants and adjacent teeth when the tooth-implant distance is less than 1.5 mm. Int J Periodontics Restorative Dent. **2012** Apr; 32(2): 149–155.

Velasco-Ortega E, Jos A, Cameán AM, Pato-Mourelo J, Segura-Egea JJ. In vitro evaluation of cytotoxicity and genotoxicity of a commercial titanium alloy for dental implantology. Mutat Res. **2010** Sep 30; 702(1): 17–23.

Velvart P, Ebner-Zimmermann U, Ebner JP. Comparison of long-term papilla healing following sulcular full thickness flap and papilla base flap in endodontic surgery. Int Endod J. **2004** Oct; 37(10): 687–693.

Vera C, De Kok IJ, Chen W, Reside G, Tyndall D, Cooper LF. Evaluation of post-implant buccal bone resorption using cone beam computed tomography: a clinical pilot study. Int J Oral Maxillofac Implants. **2012** Sep–Oct; 27(5): 1249–1257.

Vercellotti T. Piezoelectric surgery in implantology: a case report--a new piezoelectric ridge expansion technique. Int J Periodontics Restorative Dent. **2000** Aug; 20(4): 358–365.

Vercruyssen M, Laleman I, Jacobs R, Quirynen M. Computer-supported implant planning and guided surgery: a narrative review. Clin Oral Implants Res. **2015** Sep; 26 (Suppl 11): 69–76.

Vervaeke S, Dierens M, Besseler J, De Bruyn H. The influence of initial soft tissue thickness on peri-implant bone remodeling. Clin Implant Dent Relat Res. **2014** Apr; 16(2): 238–247.

Vignoletti F, Johansson C, Albrektsson T, De Sanctis M, San Roman F, Sanz M. Early healing of implants placed into fresh extraction sockets: an experimental study in the beagle dog. De novo bone formation. J Clin Periodontol. **2009** Mar; 36(3): 265–277.

Vignoletti F, Matesanz P, Rodrigo D, Figuero E, Martin C, Sanz M. Surgical protocols for ridge preservation after tooth extraction. A systematic review. Clin Oral Implants Res. **2012** Feb; 23 (Suppl 5): 22–38.

Vignoletti F, Sanz M. Immediate implants at fresh extraction sockets: from myth to reality. Periodontol 2000. **2014** Oct; 66(1): 132–152.

Villa R, Rangert B. Immediate and early function of implants placed in extraction sockets of maxillary infected teeth: a pilot study. J Prosthet Dent. **2007** Jun; 97 (6 Suppl): S96-S108.

Vo TN, Kasper FK, Mikos AG. Strategies for controlled delivery of growth factors and cells for bone regeneration. Adv Drug Deliv Rev. **2012** Sep; 64(12): 1292–1309.

von Arx T, Cochran DL, Hermann JS, Schenk RK, Higginbottom FL, Buser D. Lateral ridge augmentation and implant placement: an experimental study evaluating implant osseointegration in different augmentation materials in the canine mandible. Int J Oral Maxillofac Implants. **2001** May–Jun; 16(3): 343–354.

von Arx T, Broggini N, Jensen SS, Bornstein MM, Schenk RK, Buser D. Membrane durability and tissue response of different bioresorbable barrier membranes: a histologic study in the rabbit calvarium. Int J Oral Maxillofac Implants. **2005** Nov–Dec; 20(6): 843–853.

von Arx T, Buser D. Horizontal ridge augmentation using autogenous block grafts and the guided bone regeneration technique with collagen membranes: a clinical study with 42 patients. Clin Oral Implants Res. **2006** Aug; 17(4): 359–366.

von Arx T, Salvi GE. Incision techniques and flap designs for apical surgery in the anterior maxilla. Eur J Esthet Dent. **2008** Summer; 3(2): 110–126.

Waasdorp JA, Evian CI, Mandracchia M. Immediate placement of implants into infected sites: a systematic review of the literature. J Periodontol. **2010** Jun; 81(6): 801–808.

Waasdorp J, Reynolds MA. Allogeneic bone onlay grafts for alveolar ridge augmentation: a systematic review. Int J Oral Maxillofac Implants. **2010** May–Jun; 25(3): 525–531. (**b**)

Wadhwani, C. Piñeyro, A. Technique for controlling the cement for an implant crown. J Prosthet Dent. **2009** Jul; 102(1); 57–58.

Wadhwani C, Piñeyro A, Hess T, Zhang H, Chung KH. Effect of implant abutment modification on the extrusion of excess cement at the crown abutment margin for cement-retained implant restorations. Int J Oral Maxillofac Implants. **2011** Nov–Dec; 26(6): 1241–1246.

Wadhwani CP, Piñeyro A, Akimoto K. An introduction to the implant crown with an esthetic adhesive margin (ICEAM). J Esthet Restor Dent. **2012** Aug; 24(4): 246–254. (**a**)

Wadhwani C, Rapoport D, La Rosa S, Hess T, Kretschmar S. Radiographic detection and characteristic patterns of residual excess cement associated with cement-retained implant restorations: a clinical report. J Prosthet Dent. **2012** Mar; 107(3): 151–157. (**b**)

Wadhwani C, Chung KH. Effect of modifying the screw access channels of zirconia implant abutment on the cement flow pattern and retention of zirconia restorations. J Prosthet Dent. **2014** Jul; 112(1): 45–50.

Wadhwani C, Goodwin S, Chung KH. Cementing an implant crown: a novel measurement system using computational fluid dynamics approach. Clin Implant Dent Relat Res. **2016** Feb; 18(1): 97–106.

Wallace DG, Cruise GM, Rhee WM, Schroeder JA, Prior JJ, Ju J, Maroney M, Duronio J, Ngo MH, Estridge T, Coker GC. A tissue sealant based on reactive multifunctional polyethylene glycol. J Biomed Mater Res. **2001**; 58(5): 545–555.

Wang F, Zhang Z, Monje A, Huang W, Wu Y, Wang G. Intermediate long-term clinical performance of dental implants placed in sites with a previous early implant failure: a retrospective analysis. Clin Oral Implants Res. **2015** Dec; 26(12): 1443–1449.

Weber HP. Kim FM, Ng MW, Hwang JW, Fiorellini JP. Peri-implant soft-tissue health surrounding cement- and screw-retained implant restorations: a multi-center, 3-year prospective study. Clin Oral Implants Res. **2006** Aug; 17(4): 375–379.

Weber HP, Morton D, Gallucci GO, Roccuzzo M, Cordaro L, Grutter L. Consensus statements and recommended clinical procedures regarding loading protocols. Int J Oral Maxillofac Implants. **2009**; 24 (Suppl): 180–183.

Wechsler S, Fehr D, Molenberg A, Raeber G, Schense JC, Weber FE. A novel, tissue occlusive poly(ethylene glycol) hydrogel material. J Biomed Mater Res A. **2008** May; 85(2): 285–292.

Weisgold AS. Contours of the full crown restoration. Alpha Omegan. **1977** Dec; 70(3): 77–89.

Wennerberg A, Albrektsson T. Effects of titanium surface topography on bone integration: a systematic review. Clin Oral Implants Res. **2009** Sep; 20 (Suppl 4): 172–184.

Wennström JL, Bengazi F, Lekholm U. The influence of the masticatory mucosa on the peri-implant soft tissue condition. Clin Oral Implants Res. **1994** Mar; 5(1): 1–8.

Wennström JL, Ekestubbe A, Gröndahl K, Karlsson S, Lindhe J. Implant-supported single-tooth restorations: a 5-year prospective study. J Clin Periodontol. **2005** Jun; 32(6): 567–574.

Wennström JL, Derks J. Is there a need for keratinized mucosa around implants to maintain health and tissue stability? Clin Oral Implants Res. **2012** Oct; 23 (Suppl 6): 136–146.

Weston JF, Haupt E. Creating aesthetic success through proper clinician and laboratory technical communication. Dent Clin North Am. **2011** Apr; 55(2): 371–382.

Widmann G, Stoffner R, Schullian P, Widmann R, Keiler M, Zangerl A, Puelacher W, Bale RJ. Comparison of the accuracy of invasive and noninvasive registration methods for image-guided oral implant surgery. Int J Oral Maxillofac Implants. **2010** May–Jun; 25(3): 491–498.

Widmark G, Andersson B, Ivanoff CJ. Mandibular bone graft in the anterior maxilla for single-tooth implants. Presentation of surgical method. Int J Oral Maxillofac Surg. **1997** Apr; 26(2): 106–109.

Wiesner G, Esposito M, Worthington H, Schlee M. Connective tissue grafts for thickening peri-implant tissues at implant placement. One-year results from an explanatory split-mouth randomised controlled clinical trial. Eur J Oral Implantol. **2010** Spring; 3(1): 27–35.

Williams D. The golden anniversary of titanium biomaterials. Med Device Technol. **2001** Sep; 12(7): 8–11.

Williams DF. On the mechanisms of biocompatibility. Biomaterials. **2008** Jul; 29(20): 2941–2953.

Wilson TG Jr. positive relationship between excess cement and peri-implant disease: a prospective clinical endoscopic study. J Periodontol. **2009** Sep; 80(9): 1388–1392.

Winkler S. Ring K, Ring JD, Boberick KG. Implant screw mechanics and the settling effect: overview. J Oral Implantol. **2003**; 29(5): 242–245.

Wittneben JG, Buser D, Belser UC, Brägger U. Peri-implant soft tissue conditioning with provisional restorations in the esthetic zone: the dynamic compression technique. Int J Periodontics Restorative Dent. **2013** Jul–Aug; 33(4): 447–455.

Wittneben JG, Millen C, Brägger U. Clinical performance of screw- versus cement-retained fixed implant-supported reconstructions—a systematic review. Int J Oral Maxillofac Implants. **2014**; 29 (Suppl): 84–98.

Wood DL, Hoag PM, Donnenfeld OW, Rosenfeld LD. Alveolar crest reduction following full and partial thickness flaps. J Periodontol. **1972** Mar; 43(3): 141–144.

Yan JJ, Tsai AY, Wong MY, Hou LT. Comparison of acellular dermal graft and palatal autograft in the reconstruction of keratinized gingiva around dental implants: a case report. Int J Periodontics Restorative Dent. 2006 Jun; 26(3): 287–292.

Yilmaz B. Gilbert AB, Seidt JD, McGlumphy EA, Clelland NL Displacement of implant abutments following initial and repeated torqueing. Int J Oral Maxillofac Implants. 2015 Sep–Oct; 30(5): 1011–1018.

Young MP, Carter DH, Worthington H, Korachi M, Drucker DB. Microbial analysis of bone collected during implant surgery: a clinical and laboratory study. Clin Oral Implants Res. 2001 Apr; 12(2): 95–103.

Zadik Y, Abu-Tair J, Yarom N, Zaharia B, Elad S. The importance of a thorough medical and pharmacological history before dental implant placement. Aust Dent J. 2012 Sep; 57(3): 388–392.

Zalkind M, Hochman N. Alternative method of conservative esthetic treatment for gingival recession. J Prosthet Dent. 1997 Jun; 77(6): 561–563.

Zembic A, Sailer I, Jung RE, Hämmerle CH. Randomized-controlled clinical trial of customized zirconia and titanium implant abutments for single-tooth implants in canine and posterior regions: 3-year results. Clin Oral Implants Res. 2009 Aug; 20(8): 802–808.

Zembic A, Bösch A, Jung RE, Hämmerle CH, Sailer I. Five-year results of a randomized controlled clinical trial comparing zirconia and titanium abutments supporting single-implant crowns in canine and posterior regions. Clin Oral Implants Res. 2013 Apr; 24(4): 384–390.

Zembic A, Kim S, Zwahlen M, Kelly JR. Systematic review of the survival rate and incidence of biologic, technical, and esthetic complications of single implant abutments supporting fixed porstheses. Int J Oral Maxillofac Implants. 2014; 29 (Suppl): 99–116.

Zembic A, Philipp AO, Hämmerle CH, Wohlwend A, Sailer I. Eleven-year follow-up of a prospective study of zirconia implant abutments supporting single all-ceramic crowns in anterior and premolar regions. Clin Implant Dent Relat Res. 2015 Oct; 17 (Suppl 2): e417–e426.

Zinsli B, Sägesser T, Mericske E, Mericske-Stern R. Int J Oral Maxillofac Implants. 2004 Jan–Feb; 19(1): 92–99.

Zitzmann NU, Schärer P, Marinello CP. Factors influencing the success of GBR. Smoking, timing of implant placement, implant location, bone quality and provisional restoration. J Clin Periodontol. 1999 Oct; 26(10): 673–682.

Zitzmann NU, Arnold D, Ball J, Brusco D, Triaca A, Verna C. Treatment strategies for infraoccluded dental implants. J Prosthet Dent. 2015 Mar; 113(3): 169–174.

Zouras CS, Winkler S. The custom implant impression coping: technical note. Implant Dent. 1995 Fall; 4(3): 178–180.

Zucchelli G, Mazzotti C, Mounssif I, Mele M, Stefanini M, Montebugnoli L. A novel surgical-prosthetic approach for soft tissue dehiscence coverage around single implants. Clin Oral Implants Res. 2013 Sep; 24(9): 957–962.

Zwahlen RA, Cheung LK, Zheng LW, Chow RL, Li T, Schuknecht B, Grätz KW, Weber FE. Comparison of two resorbable membrane systems in bone regeneration after removal of wiscom teeth: a randomized-controlled clinical pilot study. Clin Oral Implants Res. 2009 Oct; 20(10): 1084–1091.

ITI Treatment Guide シリーズ
既刊一覧

Volume 1　審美領域におけるインプラント治療　単独歯欠損修復
Implant Therapy in the Esthetic Zone – Single Tooth Replacements
[編] D. Buser, [編] U. Belser, [編] D. Wismeijer
[著] U. Belser他　　　　　　　　　　　　　　　　　　2007年発行

Volume 2　インプラント歯学における荷重プロトコール　部分欠損患者
Loading Protocols in Implant Dentistry – Partially Dentate Patients
[編] D. Wismeijer, [編] D. Buser, [編] U. Belser
[著] D. Morton,[著] J. Ganeles　　　　　　　　　　　　2008年発行

Volume 3　抜歯部位へのインプラント埋入　治療オプション
Implant Placement in Post-Extraction Sites – Treatment Options
[編] D. Buser, [編] D. Wismeijer, [編] U. Belser
[著] S. Chen,[著] D. Buser　　　　　　　　　　　　　　2008年発行

Volume 4　インプラント歯学における荷重プロトコール　無歯顎患者
Loading Protocols in Implant Dentistry – Edentulous Patients
[編] D. Wismeijer, [編] D. Buser, [編] U. Belser
[著] D. Wismeijer他　　　　　　　　　　　　　　　　　2010年発行

Volume 5　上顎洞底挙上術
Sinus Floor Elevation Procedures
[編] S. Chen, [編] D. Buser, [編] D. Wismeijer
[著] H. Katsuyama,[著] S. S. Jensen　　　　　　　　　　2011年発行

Volume 6　審美領域における複数歯欠損
Extended Edentulous Spaces in the Anterior Zone
[編] D. Wismeijer, [編] S. Chen, [編] D. Buser
[著] J.-G. Wittneben,[著] H. P. Weber　　　　　　　　　　2013年発行

Volume 7　インプラント患者への歯槽堤増生術　段階的アプローチ
Ridge Augmentation Procedures in Implant Patients – A Staged Approach
[編] S. Chen, [編] D. Buser, [編] D. Wismeijer
[著] L. Cordaro, [著] H. Terheyden　　　　　　　　　2014年発行

Volume 8　インプラント治療における合併症
Biological and Hardware Complications in Implant Dentistry
[編] D. Wismeijer, [編] D. Buser, [編] S. Chen
[著] U. Brägger, [著] L. J. A. Heitz-Mayfield　　　　　2015年発行

Volume 9　高齢患者へのインプラント治療
Implant Therapy in the Geriatric Patient
[編] D. Wismeijer, [編] S. Chen, [編] D. Buser
[著] F. Müller, [著] S. Barter　　　　　　　　　　　　2017年発行

クインテッセンス出版の書籍・雑誌は，歯学書専用通販サイト『**歯学書.COM**』にてご購入いただけます．

PCからのアクセスは…
歯学書　検索

携帯電話からのアクセスは…
QRコードからモバイルサイトへ

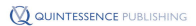

ITI Treatment Guide
Volume 10　審美領域におけるインプラント治療：
　　　　　　単独歯欠損修復に関する最新の治療法と材料

2018年7月10日　第1版第1刷発行

編　　　者	D. Buser／S. Chen／D. Wismeijer
監 訳 者	黒江敏史／船越栄次
発 行 人	北峯康充
発 行 所	クインテッセンス出版株式会社 東京都文京区本郷3丁目2番6号　〒113-0033 クイントハウスビル　電話(03)5842-2270(代表) 　　　　　　　　　　　　(03)5842-2272(営業部) 　　　　　　　　　　　　(03)5842-2276(編集部) web page address　http://www.quint-j.co.jp/
印刷・製本	サン美術印刷株式会社

Ⓒ2018　クインテッセンス出版株式会社　　　　　禁無断転載・複写
Printed in Japan　　　　　　　　　　　　　　　落丁本・乱丁本はお取り替えします
ISBN978-4-7812-0621-9　C3047　　　　　　　　定価は表紙に表示してあります